系統看護学講座

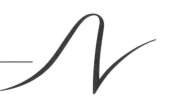

専門分野

災害看護学・国際看護学

看護の統合と実践 **3**

■編集

庄野　泰乃　日本赤十字社医療事業推進本部看護部長　　東　　智子　前熊本赤十字病院看護部長
内木　美恵　日本赤十字看護大学教授

■執筆

竹下喜久子　日本赤十字社看護師同方会理事長　　　　　田中　孝美　日本赤十字看護大学准教授
庄野　泰乃　日本赤十字社医療事業推進本部看護部長　　鷹野　朋実　日本赤十字看護大学教授
川原由佳里　日本赤十字看護大学教授　　　　　　　　　中村　光江　日本赤十字九州国際看護大学教授
稲田　眞治　日本赤十字社愛知医療センター　　　　　　織方　　愛　日本赤十字看護大学准教授
　　　　　　名古屋第二病院救命救急センター長
田口　茂正　さいたま赤十字病院　　　　　　　　　　　村上　典子　神戸赤十字病院心療内科部長
　　　　　　高度救命救急センター長　　　　　　　　　池田由美子　日本赤十字社医療事業推進本部看護部参事
丸山　嘉一　日本赤十字看護大学附属災害救護研究所　　池田　載子　大阪赤十字病院国際医療救援部
　　　　　　情報企画連携室長　　　　　　　　　　　　　　　　　　国際救援課長
安江　　一　日本赤十字社事業局救護・福祉部次長　　　髙原　美貴　姫路赤十字病院看護副部長
奥本　克己　熊本赤十字病院救命救急センター長　　　　辻田　　岳　日本赤十字社事業局国際部開発協力課長
山地　智仁　日本赤十字社事業局救護・福祉部　　　　　菅原　直子　日本赤十字社愛知医療センター
　　　　　　救護課主事　　　　　　　　　　　　　　　　　　　　名古屋第二病院看護師長
内木　美恵　日本赤十字看護大学教授　　　　　　　　　橋本　香織　福岡赤十字病院看護師長
東　　智子　前熊本赤十字病院看護部長　　　　　　　　田中　康夫　日本赤十字社業務執行理事事業局長
小林　賢吾　熊本赤十字病院看護主任　　　　　　　　　青木　裕貴　日本赤十字社事業局国際部国際救援課主事
西村佳奈美　熊本赤十字病院看護副部長　　　　　　　　佐藤　展章　日本赤十字社事業局国際部次長
赤池　尋恵　熊本赤十字病院看護副部長　　　　　　　　関塚　美穂　日本赤十字社愛知医療センター
島津　千秋　熊本赤十字病院看護師長　　　　　　　　　　　　　　　名古屋第二病院看護副部長
江本　リナ　日本赤十字看護大学教授　　　　　　　　　川瀬佐知子　大阪赤十字病院看護係長
東　　園子　日本赤十字看護大学准教授　　　　　　　　伊藤万祐子　鳥取赤十字病院看護係長
住谷ゆかり　日本赤十字看護大学准教授　　　　　　　　堀　　乙彦　日本赤十字社国際担当理事

医学書院

系統看護学講座 専門分野

看護の統合と実践[3] 災害看護学・国際看護学

発　行	2010 年 1 月 15 日	第 1 版第 1 刷
	2012 年 2 月 1 日	第 1 版第 5 刷
	2013 年 2 月 1 日	第 2 版第 1 刷
	2014 年 2 月 1 日	第 2 版第 2 刷
	2015 年 3 月 1 日	第 3 版第 1 刷
	2018 年 2 月 1 日	第 3 版第 4 刷
	2019 年 1 月 15 日	第 4 版第 1 刷
	2023 年 3 月 1 日	第 4 版第 5 刷
	2024 年 1 月 15 日	第 5 版第 1 刷Ⓒ

編　集　庄野泰乃・内木美恵・東　智子

発行者　株式会社　医学書院

　　　　代表取締役　金原　俊

　　　　〒113-8719　東京都文京区本郷 1-28-23

　　　　電話　03-3817-5600(社内案内)

　　　　　　　03-3817-5657(販売部)

印刷・製本　アイワード

本書の複製権・翻訳権・上映権・譲渡権・貸与権・公衆送信権(送信可能化権を含む)は株式会社医学書院が保有します.

ISBN978-4-260-05301-3

はしがき

わが国は、古来より、地震や風水害などの自然災害が多発し、被災地の人々は命や健康をそこない、財産を奪われるなど、多くの被害を受けてきた。近代までは、地域の人々のたすけ合いにより、このような災害をしのいできたが、明治期になると、被災地外からの医療従事者や日本赤十字社などの救護団体による救護活動が行われるようになった。

第二次世界大戦後は、「災害救助法」(1947年)や「災害対策基本法」(1961年)が制定されるなど、国や地方公共団体をはじめとした公共機関の責務を明確にし、防災対策を進めてきた。しかし、本格的・総合的に災害対策が講じられてきたのは、1995年に発生した阪神・淡路大震災を経験してからである。災害拠点病院の設置や災害救護チームの育成、医療職以外の職種やボランティアとの協働などの総合的な対策が講じられてきた。

2011年に発生した東日本大震災では、超急性期・急性期における救護のみならず、慢性期・復興期の支援および静穏期の防災・減災対応の充実が課題となった。また、原子力発電所の事故による放射線被害は、原子力発電所を有する諸外国をはじめ、世界的にも大きな課題をもたらした。

また2016年の熊本地震では、震度7の大きな揺れが前震・本震という二度にわたっておそった。屋内での避難生活に不安をいだき車中泊を選択した人も多く、深部静脈血栓症(エコノミー症候群)を発症して死亡した例もみられ、あらためて災害関連死が課題として浮きぼりとなった。

一方、グローバリゼーションがますます進展している現在、各国のできごとは、相互に影響を及ぼし合い、けっして1つの国のできごととしてはおさまらない状況にある。たとえば、中国で発生した新型コロナウイルス感染症が世界的な流行をまねき、各国に直接的な健康被害をもたらしたのみならず、人々の活動の制限や経済状況の悪化などといった多様で複雑な社会的課題を生み、災害時の支援や国際救援のあり方にも影響を与えた。また、地球温暖化に伴う世界的な気候変動の影響により、わが国だけでなく世界中で洪水や土砂災害などの災害の頻度や規模が拡大し、被害が増大している。気候変動は、すべての国が対応しなければ解決できないグローバルな課題である。

このような状況のなかで、医療・看護への期待はますます大きくなり、看護職者は人々の健康にかかわる看護の専門職として、役割を発揮していくことが求められている。

本書は、看護基礎教育課程において、災害看護を実践できる基礎的能力を身につけるとともに、国際看護における具体的な活動内容を考察することができるように構成した。

まず第1章では、災害看護と国際看護を学ぶにあたっての基礎として、グローバリゼーションと看護の関係を概括するとともに、それぞれの活動において不可分なものであることにふれた。そして、持続可能な開発目標(SDGs)や世界防災会議などの世界的な防災・減災の取り組みについても記述し、また、それぞれの活動の土台となる人道支援の原則についても取り上げている。

第2章は、近年の災害から得られた知見も含めた災害看護学の基礎的な知識を学べるものとした。災害時の救護活動は、看護職者だけで行えるものではなく、さまざまな職種の

人々と協働し，チームとして活動し，国や地域の災害対策にのっとり実施される。その理解の基礎となる，救護活動の法的根拠や，災害時の看護活動を円滑に行うために必要となる災害医療の知識を解説した。

さらに，災害現場の状況をイメージできるように，災害サイクル別に，活動現場に応じた看護活動を具体的に提示した。とくに，近年重要性を増している避難生活における看護についての解説を充実させた。そのほか，被災者特性に応じた看護の展開を述べるとともに，救援者も含めたこころのケアを具体的に解説している。

第3章では，さらに災害現場を具体的にイメージしながら，看護師がどのように活動していくのかが理解できるように，地震災害を設定した事例を設け，災害看護活動のペーパーシミュレーションを試みた。今回の改訂では，新たに被災病院における看護師の視点も加えて充実をはかった。看護過程の展開の理解のための演習や災害活動演習に活用していただきたい。

第4章では，国際救援ならびに開発協力における看護師の活動をより具体的に学べるよう，内容を充実させた。グローバルヘルスや国際協力のしくみ，文化を考慮した看護といった国際看護の基礎知識を学んだうえで，国際看護の展開過程や開発協力・国際救援における具体的な看護活動を紹介し，諸外国との協力をはじめとした国際看護活動を具体的に考察できる内容とした。本章での学びを通じて国外へも目を向け，活躍されることを期待している。

最後に第5章では，今後の災害看護学・国際看護学を支え・発展させていくために必要な教育・研究に関して概説している。

なお，巻末には，応急処置や搬送法の実際を動画を含めて学べる資料を収載した。

本書の執筆にあたっては，より実践的な知識を学べるよう，実際の災害状況や国際協力における看護の実際のイメージ化に努め，具体的に解説することを心がけた。看護学生の皆さんにはテキストとして，さらに看護教育施設の教員の方々には救護演習などの場面において，さまざまな工夫をして活用いただければ幸いである。

また，救護活動の要請が増加している現状において，臨床で勤務しておられる看護師の方々にもご活用いただき，今後想定される大災害に対して，「備え」としていただければ幸甚である。

2023 年 12 月

編者ら

目次

第3章

地震災害看護の展開

池田由美子・東智子・小林賢吾

国際看護学

内木美恵ほか

第**5**章 **災害看護学・国際看護学における教育・研究**

内木美恵

第 **1** 章

災害看護学・国際看護学を学ぶにあたって

A　看護とグローバル化した社会

1　グローバル化の影響

　現代の日本に暮らしている私たちは，科学技術の発達した社会において便利な生活を享受している。たとえば，交通手段の発達により諸外国への行き来に必要な時間も短くなり，世界のさまざまな物品も手軽に入手できるようになっている。

　また通信技術の発達により，スマートフォンやパーソナルコンピュータでインターネットを使えば，世界の情報を得ることができ，また発信することも簡単になっている。

●**グローバル化**　このような人や物，さらには情報の交流は，国家や地域の境界をこえ，「地球上 global（グローバル）」に拡大して，政治・経済・文化，そして健康に影響を及ぼしている。このような地球全体に変化がおこるようになった現象を，**グローバル化** globalization（**グローバリゼーション**）とよぶ。

●**グローバル化による健康への影響**　一方，グローバル化による健康への影響として，国境をこえて広がる感染症や，大気や水の汚染による健康被害があげられる。とくに 2019 年 12 月に中国湖北省武漢市付近で発生した新型コロナウイルス感染症（COVID-19）は，その後，急速に広まって世界的流行（パンデミック）を引きおこした。わが国でも，2020 年 1 月に患者が発生しまたたく間に拡大した。パンデミックにより世界中で人々の命や健康，人権がおびやかされ，政治，経済，文化，生活様式や精神に大きく影響を及ぼした。2023 年 11 月現在，世界の感染者数は 7 億 7000 万人をこえ，死亡者数は約 700 万人[1]，わが国でも感染者数約 3400 万人，死亡者数約 7 万 5000 人に上っている[2]。2023 年 5 月には，WHO は感染拡大を受けて出していた緊急事態宣言の終了を発表し，また，わが国でも新型コロナウイルス感染症の位置づけを，「感染症の予防及び感染症の患者に対する医療に関する法律」（感染症法）における「新型インフルエンザ等感染症」（いわゆる 2 類相当）から「5 類感染症」に変更したが，いまだ感染は続いており警戒していく必要がある。

●**健康にかかわるグローバルな課題**　そのほか，グローバルな課題としては，貧困や教育，ジェンダー，軍縮と平和などがあげられ，いずれも人々の健康に深くかかわっている。これらの課題に対して，国際連合（国連）や主要国首脳会議（サミット）から非政府組織（NGO）・非営利組織（NPO）まで，さまざまなレベルでの取り組みが行われている。

---

1 ）WHO：*WHO Coronavirus（COVID-19）Dashboard.*（https://covid19.who.int/?adgroupsurvey=%7badgroupsurvey%7d&gclid=EAIaIQobChMI-LPG9Y37_AIV1ttMAh3w7QcZEAAYASABEgKQsvD_BwE）（参照 2023-12-01）.
2 ）厚生労働省：データからわかる——新型コロナウイルス感染症情報.（https://covid19.mhlw.go.jp/）（参照 2023-12-01）.

2022 年 2 月に始まったウクライナ人道危機は，現在にいたるまで多くの民間人を含む死傷者と 800 万人をこえる避難民を出す悲惨な状況が続いている。この戦争は，多くの国々を巻き込み，原油や食物の供給不足などによる物価高など，世界経済にも多くの影響を及ぼしている。

さらに，近年は気候変動の影響などにより被害規模が大きくなる傾向にある自然災害も，住民の健康や生活に大きな影響を及ぼす。これらの課題に対して一国のみで対応することは困難であり，グローバルな課題としてとらえ，世界的に対処していく必要がある。

2 看護職者に求められるグローバルな視点

● **個人の視点とグローバルな視点**　看護職者は，ひとりの人に深く向き合い，その人のニーズに合ったケアを提供する。そして，その人は，感染症や環境汚染，さらには世界に現存する貧困など，健康に影響するグローバルな問題の影響を受けている。

したがって，看護職者は地球全体に目を向け，個々人を取り巻くグローバルな環境や影響についての知識を得て，個人をアセスメントしてケアを行うことが必要となる。

つまり，個人に対するケアであっても，個人を深くとらえる視点と，個人を取り巻く地球環境全体をみるグローバルな視点の両方をもつことが，専門職としての看護職者には求められる。

● **ミレニアム開発目標と持続可能な開発目標**　看護職者に求められるグローバルな視点の 1 つとして，2000 年 9 月にニューヨークで開催された国連総会（ミレニアムサミット）において採択された**ミレニアム開発目標（MDGs）**と，それに引きつづき 2015 年 9 月の国連総会で採択された**持続可能な開発目標（SDGs）**があげられる（◉255 ページ）。

① ミレニアム開発目標（MDGs）　国際社会が直面している困難に対して，国際社会全体が 2015 年までの達成を目ざす 8 つの目標が提示された。目標のなかには，直接健康に関するものや，間接的に健康や人権に関するものが含まれている。たとえば，目標 1「極度の貧困と飢餓の撲滅」は栄養・衛生などにもかかわり，間接的に健康に大きな影響を与える。また，目標 4「乳幼児死亡率の削減」や目標 5「妊産婦の健康の改善」，目標 6「HIV/エイズ，マラリア，その他の疾病の蔓延防止」などは健康に直結した課題としてあげられ，世界的に取り組まれてきた。

② 持続可能な開発目標（SDGs）　MDGs の後継として，MDGs で残された課題や新たに顕在化した課題に対応すべく策定されたもので，2016 年から 2030 年までの国際開発目標として 17 の目標があげられている。そのなかには，目標 1「貧困をなくそう」，目標 2「飢餓をゼロに」，目標 3「すべての人に健康と福祉を」，目標 4「質の高い教育をみんなに」，目標 5「ジェンダー平等を実現しよう」，目標 6「安全な水とトイレを世界中に」，目標 13「気候変動に具体的な対策を」など，人々の健康や暮らしに深くかかわるも

のが掲げられている。さらに，それぞれの目標に，169の具体的なターゲットが設けられている。

このような地球規模の課題を克服していくことは，地球に住む人々全体の健康を向上させることとなり，ひいては1人ひとりの健康をまもることにつながっていくのである。

● **国内におけるグローバルな視点**　国内に目を転じると，200万人をこえる在留外国人の健康問題や災害時の安否確認が重要な課題となっている。看護職者には，これらへの対応が求められており，国内での看護においても，グローバル化は身近なものとなっている。

B　求められる災害看護学と国際看護学

1　災害看護学と国際看護学を学ぶ意義

1　災害被害の国際化

私たち人類は，海や空，山，川，木々の緑に囲まれた自然ゆたかな地球に暮らしている。しかし，自然はときとして猛威をふるい，風水害や地震・津波，火山爆発，干ばつなどを引きおこし，人々の命や健康を奪い，広く社会機能も麻痺させ，日常生活をも困難にする。また，自然災害だけでなく，列車や航空機の事故や，化学工場や放射性物質を扱う施設での事故など，人間が関与するいわゆる人為災害も同様に大きな被害をもたらす。

これらの災害は規模が大きくなるほど一国の被害にとどまらなくなる。たとえば，1960年にチリ近海で発生した巨大地震により生じた津波は，太平洋の諸国に大きな被害をもたらし，わが国だけでも死者・行方不明者が142名に上った。また，後述する2011年の東日本大震災での原子力発電所の事故は，わが国だけでなく各国において原子力発電の必要性や存続，放射線災害についての議論を引きおこした。

● **国際状況と災害**　災害の被害は，被災国の医療体制や上下水道・道路などのインフラストラクチャー（以下，インフラと称す）の整備状況や，保健衛生状態がわるいほどその規模が大きくなる。つまり，その国の社会・政治・経済・文化・教育・保健医療システムが，災害による被害や，災害からの復興に大きな影響を及ぼしている。したがって，世界の国々に関心をもち，国際協力開発を進めることは，地球全体の減災（●146ページ）につながることになる。また，このように各国にはそれぞれの文化や保健医療システムがあるため，他国への災害救援を行う場合は，その国の情勢を十分に把握し，その国の人々を尊重したケアを行う必要がある。

このように，災害とグローバル化が切りはなせない現在，看護職者には災害看護学と国際看護学をともに学ぶことが求められている。

2　近年の国内外の災害

◆ 世界の災害の発生状況とその被害

　災害の年間発生数は，1970 年から近年にかけて大きく増加しているが，10 年ごとに区切って傾向をみてみると，2000〜2009 年の発生件数に比べて近年（2010〜2019 年）はわずかに減少していることがわかる（●図1-1）。また，災害による死者数は，災害の規模により大きく変動するため一概にはいえないが，発生件数と同様に減少傾向にある（●図1-2）。災害の発生件数・死者数が減少傾向にある理由は不明ではあるが，これまでさまざまな災害にみまわれてきた経験をふまえ，災害を予防するための取り組みや，発災後の被害

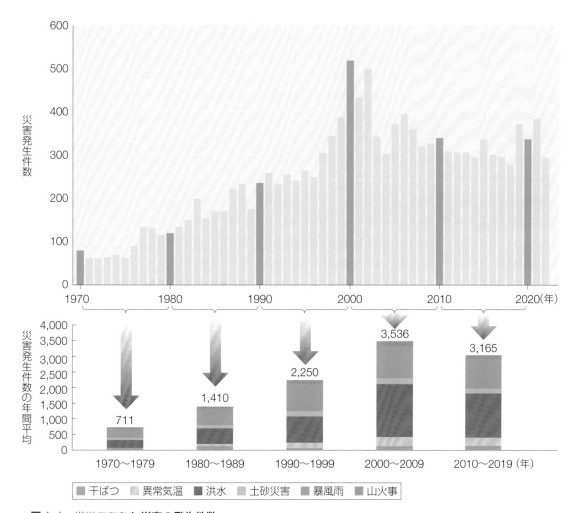

●図 1-1　世界のおもな災害の発生件数

感染症や紛争の発生件数は含まれていない。世界の地域別の災害数については第 4 章で述べる（●305 ページ）。

（International Federation of Red Cross and Red Crescent Societies : *World Disasters Report 2022*. <https://www.ifrc.org/document/world-disasters-report-2022><参照 2023-12-01>, World Meteorological Organization : *WMO ATLAS OF MORTALITY AND ECONOMIC LOSSES FROM WEATHER, CLIMATE AND WATER EXTREMES（1970-2019）*. <https://unfccc.int/documents/306865?gclid=EAIaIQobChMIhqLnyp24gAMVjtMWBR0UWggXEAAYASAAEgLnP_D_BwE><参照 2023-12-01>をもとに作成）

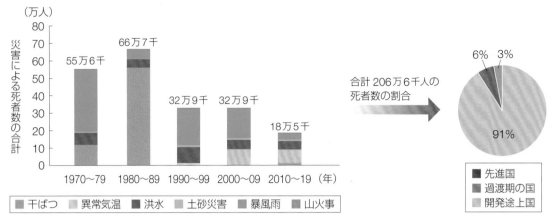

●**図1-2　世界のおもな災害による死者数**
感染症や紛争による死者は含まれていない。
（World Meteorological Organization : *WMO ATLAS OF MORTALITY AND ECONOMIC LOSSES FROM WEATHER,
CLIMATE AND WATER EXTREMES*(1970-2019)．＜https://unfccc.int/documents/306865?gclid=EAIaIQobChMIhqLnyp24
gAMVjtMWBR0UWggXEAAYASAAEgLnP_D_BwE＞＜参照 2023-12-01＞をもとに作成）

を最小限に抑えるための取り組みが，世界中で行われてきた効果のあらわれ
とも考えられる。気象予報などの早期警戒システムの改善などとともに，災
害医療の発展は，死者数の減少に大きく寄与しているといえるだろう。

　しかし，災害の発生状況とその被害に関しては，次にあげるような多くの
課題がいまだに山積している。

●**開発途上国における被害**　災害によって大きな打撃を受けやすいのは開
発途上国であり，実際，災害による死亡の91％は開発途上国で発生してい
る（●図1-2）。つまり，開発途上国は，災害に対して脆弱であると考えられ
る。開発途上国の人々は，被災しやすい場所に住んでいたり，災害に耐えら
れないつくりの家に住んでいたりすることが多い。また，衛生的な水の供給
や，上下水道，傷病者の搬送に必要な道路，医療施設などのインフラが整っ
ていないことも多く，治療の遅れや感染症の蔓延，水・食料の不足などと
いった被害を拡大させる要因が多くある。したがって，迅速な国際援助が必
要であり，援助がなければさらに被害が拡大することになる。

●**気候変動の影響**　急速に激化する気候変動が，災害の激甚化・頻発化をま
ねくことが懸念されている。気候変動に関する政府間パネル Intergovernmental
Panel on Climate Change（IPCC）の第1作業部会（自然科学的根拠）における第6
次評価報告書が 2021 年8月に発表され，そこでは人間の活動の影響によっ
て温暖化していることは疑う余地がないと述べられているほか，将来的にお
こりうる影響について以下のように示されている[1]。

• 世界の平均気温は，CO_2 およびほかの温室効果ガスの排出が大幅に減少し
ない限り上昇しつづけ，21 世紀中に＋1.5℃～＋2℃をこえる。

---

1) Intergovernmental Panel on Climate Change : *Climate Change 2021: The Physical Science Basis.*（https://www.ipcc.ch/
report/sixth-assessment-report-working-group-i/）（参照 2023-12-01）.

- 地球温暖化の進行に伴い，極端な高温，海洋熱波，大雨，強い熱帯低気圧，干ばつの頻度と激しさが増加し，北極域の海氷や積雪および永久凍土の縮小がおこる。
- 海洋，氷床，および世界の海面水位における変化は，数百年から数千年にわたって不可逆的となる。

　このように，人間の生活や経済活動によって引きおこされる気候変動の影響は，想像以上に広範囲かつ深刻で，われわれに回復できないほどの損失を与える可能性が十分にある。

● **感染症の蔓延**　近年，感染症の流行が世界的に大きな問題となっている。1980 年代初頭には年間 1,000 件以下であったアウトブレイク❶の件数は，2010 年代後半には年間 3,000 件をこえている[1]。2010 年以降のおもな感染症の流行をみても，2012 年の中東呼吸器症候群（MERS）の発生，2013〜2016 年にかけて西アフリカで流行したエボラウイルス病，2015 年の中南米を中心としたジカウイルス感染症の流行など，さまざまな例があげられる。とくに COVID-19 の世界的流行は，21 世紀に人類をおそった最も深刻な災害であり，その死者数は，過去数十年間に発生したどの災害の死者数よりも多い。

　感染症の拡大の背景には，人口密度の増加と，世界的な交通網の発達などがあげられる。また，気候変動や開発による環境の変化は，新興感染症・再興感染症（●245 ページ）の発生の要因となる。国際的な協力によって感染症制御に取り組むことは<ruby>喫緊<rt>きっきん</rt></ruby>の課題である。

● **難民・国内避難民の増加**　地震や津波といった自然災害とは異なるが，世界各地で発生している戦争や紛争などの人道危機もまた，日常生活を理不尽に根こそぎ奪うという点で，災害の一種といえる。2022 年末時点で，迫害や紛争，暴力，人権侵害，および治安を著しく乱すできごとによって強制的に避難を余儀なくされた人々の数は 1 億 840 万人と推定されている[2]。2021 年末に比べて約 1900 万人増加しており，これは国連難民高等弁務官事務所（UNHCR，●270 ページ）が統計をとりはじめてから最大の増加数である。とくに，2022 年 2 月に始まったウクライナ人道危機は，第二次世界大戦以来，最大規模の避難民危機を引きおこしている。難民・国内避難民の状況の詳細については後述する（●308 ページ）。

● **連続・重複する災害**　ここまで解説してきたような災害が連続して発生したり，同時に発生したりすることが多くなっている。わが国でも，2020 年に COVID-19 の流行と豪雨（令和 2〔2020〕年 7 月豪雨）が重なり，被害に悪影響を及ぼし合った。1 つの災害に対しては最小限の被害で耐えられても，2 つの災害が重なると深刻な被害をこうむることがある。現在の世界は，このような **マルチハザード** の時代に突入しており，複数の災害に頻繁に直面することに対して相応の備えが必要とされている。

NOTE

❶**アウトブレイク**
　通常予測されるレベルをこえて感染者が増加している流行状況のことをいう。

1）Smith, K. F. et al.: Global rise in human infectious disease outbreaks. *Journal of The Royal Society Interface*, 11(101): 20140950, 2014.
2）UNHCR : *Global trends forced displacement in 2022*.（https://www.unhcr.org/global-trends-report-2022）（参照 2023-12-01）.

◆ わが国の状況

　災害大国であるわが国は，地震，津波，噴火，洪水などによるさまざまな自然災害のリスクをかかえている。首都直下地震や南海トラフ地震などの国難災害の発生が想定される一方，近年は毎年のように大規模な気象災害や土砂災害が頻発しており，わが国の災害対応力の強化は喫緊の課題とされている。2012〜2021年の間に世界で発生したマグニチュード6以上の地震の約1割がわが国の周辺で発生し，世界の活火山の約1割がわが国にある[1]。

● 地震災害　近年，わが国において大きな被害をもたらした地震災害としては，1995（平成7）年に発生した阪神・淡路大震災，2011（平成23）年に発生した東日本大震災，そして2016（平成28）年に発生した熊本地震などがあげられる（●10ページ，図1-3）。

　🔲 阪神・淡路大震災　最大震度7の地震により，死者・行方不明者6,437人，負傷者43,792人，全壊家屋104,906棟，焼失家屋7,036棟という被害をもたらした。また，情報網が寸断されるとともに，行政機能や道路・鉄道・港湾などの諸機能が停止し，そのため，とくに発生直後には被害情報が迅速に収集できず，被害規模の把握が困難な状況に陥った。

　これをふまえて，24時間体制で情報収集を行う内閣情報集約センターの設置，官邸の危機管理センターの設置のほか，大地震が発生した際には，緊急参集チームがただちに参集し，初動対応を行うこととされるなど，緊急参集体制の構築がなされた。

　また，阪神・淡路大震災では，全国各地から130万人以上の人々が各種ボランティア活動に参加し，1995年はのちに「ボランティア元年」といわれるようになった。災害時のボランティアの役割が重要との認識のもと，1995年に「災害対策基本法」が改正され，ボランティアの活動環境の整備に関する規定がはじめて設けられた。

　🔲 東日本大震災　国内観測史上最大の規模となる地震と，それに伴う広範囲の津波によって，死者・行方不明者22,252人，負傷者6,233人，全壊家屋121,995棟の甚大な被害をもたらした。また，津波によって東京電力福島第一原子力発電所事故が発生し，放射線物質が放出されたことで多くの住民が避難を余儀なくされた。発災当初の避難者は47万人にも及ぶ，また，あらゆる産業が大きな被害を受けるなど未曾有の複合災害となった。多くの医療機関が損壊し，後方搬送や移動も困難であったため，おもに高齢者の災害関連死（●37ページ）も多かった。

　長期にわたり多くの人々が避難生活をしいられることとなった東日本大震災では，避難所ごとに運営の差が大きく，被災者ニーズの変化に十分対応できなかった避難所も少なくなかったという課題が報告されている。また，女性，高齢者，障害者などへの配慮の必要性についても指摘された。これらをふまえて，2012（平成24）年および2013（平成25）年の「災害対策基本法」の

1）国土交通省：河川データブック 2023．（https://www.mlit.go.jp/river/toukei_chousa/kasen_db/index.html）（参照 2023-12-01）．

改正では，被災者が一定期間滞在する避難所と緊急時の一時的な避難場所をあらかじめ指定する規定や，避難行動要支援者（◯87ページ）に関する規定などが設けられた。また，避難所運営に関する取組指針やガイドラインの制定なども行われた。被災した行政や医療機関などが外部からの支援者を円滑に受け入れるための受援（◯144ページ）体制の整備や，平時からさまざまな対策を組み合わせ，被害を最小化する減災の考え方の徹底が求められるようになったのも東日本大震災が契機である。

　③熊本地震　まず最大震度7の前震があり，その2日後にまた最大震度7の本震が発生するという，2度の大きな地震によって被害が拡大した。死者273名，負傷者2,809名，全壊・半壊家屋は43,386棟という状況であった。また，その後も揺れが続いたため，屋内にいることが不安であるなどの理由から，車中泊をする被災者が多かった。深部静脈血栓症（◯31ページ）の発症が危惧されたため，弾性ストッキング（◯32ページ）やテント，キャンピングカーなどが提供されたが，実際に発症して死にいたった人もおり，熊本地震による災害関連死は220人を数えた。災害関連死の予防や要配慮者の支援，避難所支援の充実のほか，災害医療コーディネーター（◯56ページ）や多職種連携の必要性については東日本大震災後からの課題であったが，一層その必要性が問われた。

　そのほか，2018（平成30）年に発生した大阪府北部地震や北海道胆振東部地震が，大きな被害をもたらした地震災害として知られている。

● **わが国における気候変動とその影響**　わが国では，1959年（昭和34）年の伊勢湾台風をはじめとして，暴風，豪雨，洪水，土砂災害，高潮などの気象災害による被害が毎年のように発生している。近年では，令和2（2020）年7月豪雨などにより大きな被害を受けている。

　前述したように，地球温暖化とそれに伴う世界的な気候変動は，わが国にも大きな影響を及ぼしており，全国的な平均気温の上昇と大雨の頻度の増加がみられる。1時間降水量80 mm以上，3時間降水量150 mm以上，日降水量（当日の0時00分〜24時00分の降水量）300 mm以上といった大雨の平均年間発生回数は，1976〜1985年の10年間と比較して，最近の10年間（2013〜2022年）はおおむね2倍程度になっており[1]，わが国の災害対策における重要な問題となっている。

● **災害医療体制の整備と看護師の役割**　わが国では，こうした過去のさまざまな災害の経験と反省，そして今後の災害の予測をもとに，災害時の医療体制の整備がはかられてきた。大規模な災害の発生は，人々の生命や健康への直接的な脅威となる。災害時，健康危機に直面したとき，多くの負傷者や避難所で不安をかかえながら過ごす被災者の生命と健康をまもるために，看護師の役割は重要である。近年，災害が頻発化・激甚化・多様化するなかで，看護師自身が安全を確保したうえで専門的な知識と技術に基づく看護を提供していけるように，日ごろから学び，備えていく必要がある。

1）気象庁：気候変動監視レポート2022．（https://www.data.jma.go.jp/cpdinfo/monitor/index.html）（参照 2023-12-01）．

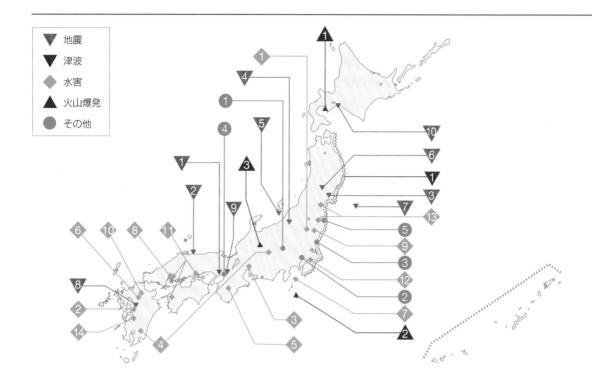

凡例
▼ 地震
▼ 津波
◆ 水害
▲ 火山爆発
● その他

発生年月日	災害名	被害	災害の種類
1985年8月12日	日本航空123便墜落事故	死者：520 人，負傷者：4 人	その他 ❶
1995年1月17日	阪神・淡路大震災（最大震度 7）	死者・行方不明者：6,437 人，全壊家屋：104,906 棟，焼失家屋：7,036 棟	地震 ▼
1995年3月20日	地下鉄駅構内毒物使用多数殺人事件（地下鉄サリン事件）	死者：12 人，その他，多数の重軽傷者	その他 ❷
1998年8月26日〜27日	栃木・福島豪雨	死者・行方不明者：25 人，全半壊・流出家屋：486 棟，床下・床上浸水：13,924 棟	水害 ◆❶
1999年9月24日	台風 18 号・不知火高潮（熊本県）	死者：30 人，全壊・半壊家屋：3,355 棟，床下・床上浸水：18,601 棟	水害 ◆❷
1999年9月30日	東海村 JCO 臨界事故	被曝による死亡：2 人	その他 ❸
2000年3月29日	有珠山噴火災害（火山性地震の最大震度 5）	全壊・半壊家屋：474 棟，人的被害なし（噴火は予知されており，住民の避難が完了していたため）	火山爆発 ▲❶
2000年7月8日	三宅島噴火および新島・神津島近海地震災害	全島民 3,800 人あまりが避難，家屋・農地など壊滅状態	火山爆発 ▲❷
2000年9月11日〜12日	東海豪雨（愛知県，岐阜県，三重県，静岡県）	死者：10 人，全壊・半壊家屋：104 棟，床上・床下浸水：71,291 棟	水害 ◆❸
2000年10月6日	鳥取県西部地震（最大震度 6 強）	負傷者：182 人，全壊・半壊家屋：3,536 棟，崖くずれ：367 か所	地震 ▼❷
2003年7月26日	宮城県北部地震災害（最大震度 6 強）	負傷者：674 人，住居被害：16,060 棟	地震 ▼❸

▶ **図 1-3　最近発生したわが国のおもな災害**
（総務省消防庁：災害情報をもとに作成）

発生年月日	災害名	被害	災害の種類
2004年10月23日	新潟県中越地震（最大震度7）	死者：68人，負傷者：4,805人，住居被害：122,667棟，10万人の避難民	地震 ▼4
2005年4月25日	JR西日本福知山線列車事故	死者：107人，負傷者：549人	その他 ④
2006年7月1日	豪雨災害（長野県，宮崎県，鹿児島県）	死者・行方不明者：32人，負傷者：81人，全壊・半壊家屋：10,636棟，床上・床下浸水：1,966棟	水害 ④
2007年7月16日	新潟県中越沖地震（最大震度6強）	死者・行方不明者：15人，負傷者：2,346人，全壊・半壊家屋：7,041棟	地震 ▼5
2008年6月14日	岩手・宮城内陸地震（最大震度6強）	死者・行方不明者：23人，負傷者：426人，全壊・半壊家屋：176棟	地震 ▼6
2011年3月11日	東日本大震災（東北地方太平洋沖地震・津波，最大震度7）	死者：19,689人，行方不明者：2,563人，負傷者：6,233人，避難者数：517,702人※，全壊家屋：121,995棟，半壊家屋：282,939棟（※は2011年3月16日時点での官邸発表値）	地震 ▼7　津波 ▲1　その他（原発事故）⑤
2011年8月30日〜9月6日	台風12号（おもに紀伊半島）	死者：83人，行方不明者：15人，負傷者：113人，全壊・半壊家屋：3,539棟，床上・床下浸水：22,091棟	水害（土石流）◆5
2012年7月11日〜14日	九州北部豪雨（福岡県，熊本，大分県）	死者：30人，行方不明者：2人，全壊・半壊家屋：1,863棟，床上・床下浸水：12,606棟，	水害 ◆6
2013年10月16日	台風26号（東京都大島町ほか）	死者：40人，行方不明者：3人，負傷者：130人全壊・半壊家屋：147棟，床上・床下浸水：6,142棟	水害（土石流）◆7
2014年8月20日	平成26年8月豪雨（広島市）	死者：77人，負傷者：68人，全壊・半壊家屋：396棟，床上・床下浸水：4,183棟	水害（土石流）◆8
2014年9月27日	御嶽山噴火	死者：58人，行方不明者：5人，負傷者：69人	火山爆発 ▲3
2015年9月9日〜11日	平成27年9月関東・東北豪雨	死者：20人，全壊・半壊家屋：7,171棟，床上・床下浸水：15,782棟，	水害 ◆9
2016年4月14日	熊本地震（最大震度7）	死者：273人，負傷者：2,809人，全壊・半壊家屋：43,386棟	地震 ▼8
2017年7月5日〜6日	平成29年7月九州北部豪雨（福岡県・大分県ほか）	死者：42人，行方不明者：2人，全壊・半壊家屋：1,439棟，床上・床下浸水：2,242棟	水害 ◆10
2018年6月18日	大阪府北部地震	死者：6人，負傷者：462人，全壊・半壊家屋：504棟	地震 ▼9
2018年6月28日〜7月8日	平成30年7月豪雨（広島県・岡山県・愛媛県ほか）	死者：263人，行方不明者：8人，負傷者：484人全壊・半壊家屋：18,129棟，床上・床下浸水：28,619棟	水害 ◆11
2018年9月6日	北海道胆振東部地震（最大震度7）	死者：43人，負傷者：782人，全壊・半壊家屋：2,129棟	地震 ▼10
2019年9月9日〜10日	台風15号（千葉県ほか）	死者：2人，負傷者：150人，全壊・半壊家屋：4,595棟，床上・床下浸水：230棟	水害 ◆12
2019年10月12日〜26日	令和元年東日本台風及び前線による大雨（おもに東日本太平洋側）	死者：99人，行方不明者：3人，負傷者：484人，全壊・半壊家屋：28,079棟，床上・床下浸水：37,289棟	水害 ◆13
2020年7月3日〜31日	令和2年7月豪雨（熊本県を中心とした九州地方・中部地方ほか）	死者：84人，行方不明者：2人，負傷者：30人，全壊・半壊家屋：6,096棟，床上・床下浸水：8,466棟	水害 ◆14

3　災害看護の役割

　被災者は，生命の危機に陥ったり健康をそこなったり，また住むところさえなくすなど，たいへんな危機的状況になる。さらに，危機的な状況をのりこえても，避難所などでの集団生活を余儀なくされるなど，従来の生活とは異なる生活をしいられる。したがって，被災者は，身体的にも，社会的にも，心理的にも大きな打撃を受ける。

　このような被災者に対して，看護師への期待は大きく，次のような役割が求められる。

●**心理面の役割**　とくに心理面については，阪神・淡路大震災後の調査により，発災直後に被災者にさまざまなストレス反応が発生する**急性ストレス障害** acute stress disorder（**ASD**）や，**心的外傷後ストレス障害** post traumatic stress disorder（**PTSD**）がおこることが明らかになっている（◎177 ページ）。つねに人々の最も近くでこころに寄り添い，ニーズにそってケアを行う存在である看護職者が，その役割を十分に発揮することは，被災者の回復に大きな力を与える。

●**こころのケア**　最近では，被災者のこころの痛みを癒すこころのケアが必要とされ，とくに看護職者に求められる能力として重要となっている。さらに，災害の悲惨な状況に身をおいて看護・救護する看護職者や救援者も大きな心的ストレスを受けるため，看護職者・救援者のこころのケアも重要になっている。

●**日ごろからの準備**　災害現場では，医療施設や設備，機器が十分に活用できず，また，医療従事者数も不十分となる。このような状況では，みずからの判断で多様なケアを実施しなければならない。看護職者が十分に役割を発揮するためには，日常の看護の能力を高めておくとともに，災害における看護の知識や技術を修得し，それを実際に駆使する能力が必要となる。

　また，ライフラインの機能低下や住居の損害など，社会的機能が麻痺している状況下で，広範囲の被災者に対して看護を実施することが求められることも多い。看護職者は，ほかの医療従事者だけでなく，行政・消防・警察などの多くの職種の人々と連携・協働しつつ，チームの一員として，看護の専門職としての役割を発揮することが求められる。したがって，日ごろから他職種と共同訓練を行い，被災者を中心とした総合的な対処を身につけることが必要となる。

●**自己完結型行動**　災害により差はあるにしても，被災地では二次災害の危険がつねにつきまとい，さまざまな物資が不足した状態にある。被災地で看護を行うためには，自分自身でみずからの安全をまもり，救護者が救護されることのないようにしなければならない。そのためには，被災地に向かう前にできる限り被災地の情報を収集して状況を把握することが必要となる。

　被災地では医療機器や薬剤の調達が困難なだけでなく，食糧および宿泊施設の確保も困難となる。救護活動期間を考慮し，医療・看護に必要な機器や薬剤などに加え，自分自身の食料・飲料水，被災地の天候や状況に応じた服

装を用意しなければならない。また，被災地への移動にあたっては，交通ルートや移動手段の確保は平時のようにはいかず，みずからの安全をまもるためにも，慎重に行わざるをえなくなる。

　被災地に入ってからは，通信手段を複数用意し，活動中はつねに情報を収集し，救護チームや本部への報告・連絡・相談を通じて，チームリーダーや本部の指示のもと，危険を回避しながらの災害看護活動が求められる。被災地での活動中は，精神的にも身体的にもみずからの限界をこえて行動してしまうことがある。自己の限界を知り，休息をとり，栄養に気をつけるなど，心身の管理を行いながら活動することが必要である。

4 国際的な広がりをもつ災害看護学

◆ 災害看護学と国際看護学の統合

　日本以外の国においても，災害時には，人の命を救う，人権を尊重し，苦痛を軽減するという災害看護活動を支える理念に基づき，災害サイクル(◉51ページ)や被災者特性に応じた看護(◉151ページ)が求められることは共通である。しかしその一方で，その国のおかれた地理的・気象的な条件により生じやすい災害の種類は異なり，被害の状況も異なってくる。また，防災体制および保健衛生状況や保健医療体制，もちろん言語や習慣などの文化も異なることになる。

　国際救援に携わる看護職者には，国境をこえて被害をもたらす災害に対して，国家間・地域間で共通することと異なることを理解し，世界的視野をもって災害看護学を学ぶことが求められる。そのためには，災害看護学で学んだことを，世界の健康問題や国際協力のしくみなども含めた国際看護学に統合することが必要となる。

●**国際的な防災・減災の取り組み**　前述したように，災害とその被害は国境をこえて規模が拡大しており，新たに生じた感染症や大気・水の汚染もたちまち世界に広がっていく。これらの問題に対して，もはや一国のみで対応することは困難になっている。また，一国の被災は，世界の人々の健康や経済に大きく影響を与えるため，もはやその国だけの問題ではなく，地球上に住む者全員の問題であるといえる。したがって，防災・減災に向けて国際的な相互支援の取り組みが必要であり，とくにインフラの整備や医療保健システムが脆弱な国ほど被害は大きくなるため，開発協力などによる援助が必要となる。

　また，これまでは防災・減災への取り組みや災害時救護が自国で十分に対応できるとは言いがたい開発途上国への支援が主であったが，今日の災害がもたらす世界的な影響や被災の大きさを見ると，先進国においても同様に支援が必要となっている。たとえば，2005 年にアメリカを襲撃したハリケーン「カトリーナ」や，2011 年の東日本大震災は被害の規模が大きく，各国からの支援が行われた。ただ，それはおもに物資や支援金による支援であり，直接的な医療・看護の支援が被災者のもとに十分に届いたとは言いがたい。

先進国における医療・看護の支援を受ける体制は，まだ未整備であり，今後の課題である。

◆ 国連防災世界会議（WCDRR）

　国際的な防災協力活動に関する枠組み・戦略・政策・計画調整を検討し，人道分野および開発分野に防災の観点を取り入れるための総合的な取り組みの推進に向けて，およそ10年ごとに国連主催で**国連防災世界会議** UN World Conference on Disaster Risk Reduction（WCDRR）が開催されている。WCDRRは，これまで3回開催されており，それぞれ以下のような取り組みがなされてきた。

●**第1回国連防災世界会議**　1982年から数年にわたって，エチオピアは干ばつによる甚大な被害を受けたため，国際的な人道支援が実施されるとともに，各国が災害に注目する契機となった。そして1987年の第44回国連総会にて，1990年代は「**国際防災10年**」と定められた。その目的は，自然災害による甚大な被害を，国際協調行動を通じて軽減することである。中間年となる1994年には，第1回国連防災世界会議が横浜で開催された。国際的に防災戦略について議論し，各国が取り組む防災や減災の指針が示され，「**より安全な世界に向けての横浜戦略と行動計画**」（横浜戦略）が採択された。「持続可能な経済成長は，災害に強い社会の構築と事前の準備による被害軽減なくしては達成できない」「人命・財産をまもり，自然災害による被害を軽減するために地球規模の防災体制確立に向けた事業に着手する」という2つの基本認識のもとに，防災の取り組みの重要性の普及や，リスクアセスメント手法の開発，防災情報の共有，多分野の協力推進などの行動計画を定めた。

●**第2回国連防災世界会議**　第2回の国連防災世界会議は，阪神・淡路大震災から10年となる2005年に神戸で開催された。「横浜戦略」の評価をもとに，2005年から2015年までの10年間の防災行動の国際的指針として，「**兵庫行動枠組**」が採択された。災害に対するコミュニティの強靱性の実現と被害を軽減することが課題として示され，防災文化を構築する，事前の備えを強化するなどの具体的な優先事項が定められた。

　これまでは発災後の被害に対する支援が中心であったが，災害を未然に防ぐ，または災害がおきても被害を最小限に抑えるための**防災・減災**に重点がおかれるようになった。

●**第3回国連防災世界会議**　第3回国連防災世界会議は，東日本大震災から4年後の2015年に仙台市で開催された。「兵庫行動枠組」による防災の取り組みは進んだものの，人を中心としたアプローチが重要であり，防災活動に人々の参加を促すことが必要であることなどの課題が見いだされた。この点も含め，2015年から2030年までの15年間に取り組む「**仙台防災枠組**」が採択された。

　この枠組の特徴は，災害リスク削減の取り組みに，女性や子ども，障害者，高齢者，移民などの参加を促していることである。災害時に脆弱な状況にあ

る要配慮者(◐87ページ)の意見を聞くことは，災害時の人権をまもるうえで重要なことである。

このように，国連を中心とした各国が，同じ目標に向かい，責任をもち，また相互に協力して地球規模の防災・減災に取り組むことは，住みやすい環境を創造することに近づく一歩になる。グローバル社会において，1人ひとりに世界に目を向けた行動が求められている。

② 災害看護・国際看護の原則

1 看護行為の判断の基盤となるもの

災害看護の実践で最も大事なことは，「なぜ，私は，被災者の看護を行うのか」という，看護職者としての理念と明確な目的をもつことである。山があるからといって無意味に山に登るのではなく，山に登る理由を明確にもつことが大切である。

そして，山に登るには，登り方にルールがある。登頂という目的を果たすためには，心身を整え，適切な道具を用い，天候などの状況を判断しなければならない。ルールをまもらなければ，自分自身だけではなく，一緒に登っている仲間や，ほかの登山者にも迷惑をかけたり，ときには生命をあやうくしたりすることもある。

同様に，災害看護の理念やルール(原則)を明確にし，それにそって実施しなければ，被災者の自尊心を傷つけ，被災者が望んでいるケアとは異なってしまうこともおこりうる。

また，「人道憲章と人道対応に関する最低基準」(◐311ページ)では，「災害援助の活動を行う最大の動機は，災害に対して最も脆弱な人々の苦痛を軽減したいという点にある」と述べられている。被災者を援助するにあたって，そのなかでも，災害時にはその人権がそこなわれる傾向があるといわれている高齢者，障害者，子ども，妊産婦などといった命・健康や生活に大きく影響を受けやすい人々にとくに注意を向ける必要がある。

2019年末より発生したCOVID-19の世界的流行において，発症した人や家族，ひいては，その治療・看護に従事している人々までもが差別を受けた。それは，自己への感染を危惧したための言動であると考えられるが，社会の人々が対峙するのはウイルスであって，罹患者やその人にかかわる人々ではない。看護職者は，人権をまもる人としてのアドボケーター❶としての役割も重要である。

災害時の看護は，人の命や健康をまもり，人の尊厳を確保し，苦痛をやわらげるという，まさしく人道の行為であり，人道支援であるといえる。

2 人道支援の起源と思想

スイス人で実業家の**アンリ゠デュナン** Dunant, J. H.(1828〜1910)は，1859年，商用でイタリアのソルフェリーノ近辺を通りかかった。そこはまさに，イタ

□NOTE

❶アドボケーター

自身の権利や意見をうまく伝えることができない当人にかわって主張することをアドボカシーといい，それを行う人のことをアドボケーターという。代弁者，権利の擁護者ともよばれる。

リア統一戦争の激戦地であり，激しい戦闘が繰り広げられていた。デュナンは傷ついた兵士の悲惨なありさまを目撃し，みずから負傷兵の救護にあたった。

　この経験からデュナンは，「負傷して武器を持たない兵士はもはや軍人ではない。1人の人間としてその貴重な生命はまもらなければならない」「人間みな兄弟だ」と，国際的な救護団体を創立することを着想した。

　デュナンは，その著書『ソルフェリーノの思い出』を通じて，① 戦争発生時に，迅速に傷病兵を救護できるよう，平時から救護団体を組織しておくこと，② 救護団体は，戦時において，あくまでも中立の立場で，敵味方の差別なく救護できるよう各国が条約を結んでおくことを，世界の人々に訴えた。

　そして，デュナンとその提案に賛同する法律家・軍人・医師などの5人からなる委員会が組織された。実現に向けた彼らの熱心な活動によって，1863年に16か国の合意によって赤十字救護団体が設立され，1864年には，12か国がジュネーブ条約に調印し締結した。こうして，はじめて，国際的に人道的活動ができる組織と環境が整えられた。デュナンの思想は，「傷つき苦しんでいる人をたすけたい」という人道の精神に基づくものであるが，当時，戦争状態において敵兵をたすけるという考えは受け入れがたいものであった。このような国家中心的な社会通念を打ち破るデュナンの発想が受け入れられた背景には，それに先立つ18世紀に，ルソー Rousseau, J. J. をはじめとした啓蒙思想家による個人の尊重の考え方が影響していたといえる。

3 人道支援の原則

　赤十字救護団体ならびにジュネーブ条約は，戦時に適用されるものとして

---

plus	**情報発信——3つの感染症**

　COVID-19の流行に対して，国や自治体・メディアなどによって，国内外の感染状況やその対策が頻繁に報じられた。国民は，まだ治療薬やワクチンが開発されていないことや，ウイルスの感染力，命や健康への影響を知り，不安をつのらせながらも感染対策に取り組んだ。しかし，なかには，過剰な防衛反応を示す人もおり，電車内でマスクを着用していない人に対する暴言や，県外からの訪問者に対する攻撃的な言動などが横行し，ひいては，医療従事者やその家族に対する偏見・差別もみられた。

　そこで，日本赤十字社は，人権をまもり，負のスパイラルを断ち切るために「3つの感染症」，すなわち「病気そのもの」「不安と恐れ」「嫌悪・偏見・差別」への対応をまとめたサポートガイドを作成・配布し，周知に努めた（◉図）。

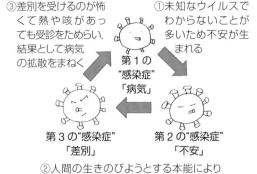

③差別を受けるのが怖くて熱や咳があっても受診をためらい，結果として病気の拡散をまねく

①未知なウイルスでわからないことが多いため不安が生まれる

第1の"感染症"「病気」

第3の"感染症"「差別」

第2の"感染症"「不安」

②人間の生きのびようとする本能によりウイルス感染にかかわる人を遠ざける

◉図 **3つの感染症**
（日本赤十字社：新型コロナウイルスの3つの顔を知ろう！——負のスパイラルを断ち切るために）

創設されたが，「人の生命をまもり，苦痛を予防し軽減する」「人の尊厳をまもる」という「人道」の精神に基づいた行為は，災害時に行う人道支援活動にも共通するものである。

　災害時は，看護職以外にも多くの他職種やボランティアなどの救援者が，それぞれの役割に基づいて救護を実施する。各自がそれぞれ果たすべき役割と限界を理解したうえで，協働作業を行うことが必要であり，そこには共通の目的・理念，原則が求められる。1994年，国際赤十字・赤新月社連盟（◉272ページ）と人道支援を行うNGOの6団体は協力して「国際赤十字・赤新月運動及び災害救援を行う非政府組織（NGO）のための行動規範」を作成した（◉311ページ）。

●**「人道」の原則**　この行動規範の第一にあげられている「人道的見地からなすべきことを第一に考える」は，ほかの行動規範の基盤となる原則である。「すべての国ですべての市民に認められた基本的な人道的原則として，人道的援助を受け，あるいはそれらを与える権利がある。また，国際社会の一員として，人道的援助が必要なところにはどこにでもそれを行う義務があり，災害救援活動を行う最大の動機は，災害に対して最も脆弱な人々の苦痛を軽減したいという点にある」と説明されている。つまり，人としての権利を尊重する倫理をうたっていることになる。

　しかし現在，災害時にこの規範に基づいた行動が十分にできているとは言えない。たとえば，東日本大震災での災害看護活動をふり返ると，高齢者や障害者，母子などの要配慮者とよばれる人々に対して，必要な援助が早期に届いたとは言いがたい。災害に対して脆弱な人々には，とくにつね日ごろからきめ細やかな対応策を講じておくなど，より一層，人の権利・尊厳に敏感に対応する必要がある。

●**「公平」「中立」「独立」の原則**　災害看護・国際看護を実践するときには，前述の「人道」の原則に加え，「公平」「中立」「独立」の原則にそって行動することが求められる。

（1）公平：援助の優先度は，その必要性（傷病の重症度や苦痛の度合い）に基づいて決定される。

（2）中立：政治的，人種的，宗教的，思想分野において厳正に中立を保つ。

（3）独立：政府から独立して行動する。

　いかなる立場の人々からも，信頼を得て支援を行うには，つねに人道的立場にたって被災者を尊重し，「公平」「中立」「独立」の原則にそった行動が適切にできるように，日ごろからさまざまな訓練を行うとともに，精神を養うことが，災害看護・国際看護を実践する看護職者には求められるのである。

✎ work　復習と課題

❶ グローバル化による健康への影響について説明しなさい。

❷ SDGs に関して，自分たちが取り組めることにはなにがあるか考えてみよう。

❸ 近年の世界の災害について，その特徴をまとめてみよう。

❹ 近年のわが国の災害について，その特徴をまとめてみよう。

❺ 災害看護の役割について説明しなさい。

❻ 仙台防災枠組の特徴について説明しなさい。

参考文献

1. 北原糸子：磐梯山噴火——災異から災害の科学へ．吉川弘文館，1998.
2. 神戸赤十字病院編：震災から5年——災害医療の現場から．神戸赤十字病院，2000.
3. テクノバ・災害研究プロジェクト編：近代日本の災害——明治・大正・昭和の自然災害．テクノバ，1993.
4. 日本赤十字社：大規模災害発生後の高齢者生活支援に求められるメンタルヘルスケアの対応に関する調査研究報告書．日本赤十字社，1996.
5. 野々山忠致：人道支援——ボランティアの心得（集英社新書）．集英社，2007.
6. 藤吉洋一郎監修，NHK 情報ネットワーク，NHK ソフトウェア編：NHK20 世紀日本大災．日本放送出版協会，2002.

第 **2** 章

災害看護学

A 災害看護の歩み

1 災害看護のはじまり

　わが国は過去に数々の災害にみまわれ，そのつど看護が行われてきた。とくに看護職の資格制度がはじまった明治期以降は，災害時の看護師の活動が記録で確認できる。

● 磐梯山噴火　1888（明治21）年の磐梯山噴火は死者477人という大きな被害を及ぼした。福島県歴史資料館が所蔵している『磐梯山噴火事変取扱ニ関スル書類』によると，当時，県立福島病院の医師や近隣の開業医，日本赤十字社や帝国大学医科大学などから派遣された医師とともに，県立福島病院の従来看護婦❶2名が活動した記録が残っている。この2名の看護婦[1]の技術は確かで，記録には熟練の看護婦による看護は親戚によるそれとは比べものにならないと記されている。磐梯山噴火は，日本赤十字社による災害時の救援活動や，災害時のボランティア活動のはじまりとなった災害でもある。

● トルコ軍艦遭難事件　1890（明治23）年，トルコの軍艦エルトゥールル号が和歌山県大島樫野崎の海上で座礁・沈没し，乗組員656人中，生存者69人の海難事故が発生した。救護のために日本赤十字社から人員が派遣され，そのなかには従来看護婦も4名いた。言語も文化習慣も異なる生存者への看護を行い，意思疎通をはかって彼らの回復に尽力した。このトルコ軍艦遭難事件は，看護職による初の国際救援である。

● 濃尾地震　1891（明治24）年に発生した濃尾地震では，岐阜・愛知両県にわたる広域に被害が及び，死者7,000人以上，負傷者1万7000人以上の被害が生じた。この震災では，有志共立東京病院（現在の東京慈恵会看護専門学校）や，京都看病婦学校（現在の同志社女子大学看護学科），日本赤十字社病院で正規の看護教育を受け卒業した看護婦が，従来看護婦とともに救護活動を行った。岐阜県歴史資料館が所蔵している『明治廿四年岐阜県震災誌草案』によれば，岐阜県で救護活動を行った看護婦は81名に上る。交代で夜勤もしながら活動し，引きあげの際には現地の女性に看護の引き継ぎも行った。

2 災害看護の組織化

● 明治三陸津波　1896（明治29）年，岩手県大船渡沖を震源とする地震により発生した明治三陸津波は，宮城・岩手・青森の三県の沿岸地域で死者・行方不明者2万2000人をこえる大惨事を引きおこした。当時，仙台にあった陸軍駐屯地の軍医や看護人が活躍するとともに，日本赤十字社の看護婦・看

NOTE
❶従来看護婦
　正規の看護教育を受けていないが，看護婦養成が開始される以前から病院などで雇用され看護を行っていた女性たちのことをいう。

1）本節では，看護職の表記として，当時の呼称に基づき看護婦を用いている。

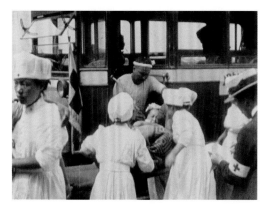

◉**図 2-1　関東大震災における看護**
日本赤十字社病院にて, 自動車で輸送されてきた患者を担架で
移送する様子。
(画像提供：国立映画アーカイブ)

護人, 派出看護婦会❶の有志看護婦も被災地で活動した。日清戦争直後の時期であり, 戦時の経験をふまえ, 患者の病状に応じて療養設備の整った施設への後送が試みられた。また, 看護婦長と看護婦からなる組織のもとに救護が行われたのも特徴である。

● **関東大震災**　1923(大正 12)年に発生した関東大震災では, 東京・神奈川・千葉を中心とした関東地方の広域で地震と津波による被害が出るとともに, 都市部で大火災が発生した。死者・行方不明者は約 10 万 5 千人に及び, そのうち火災による焼死が 87％であった。

　発災直後から, 派出看護婦ががれきの中から被災者を救うなどして活動した(◉図 2-1)。軍や日本赤十字社は, 全国からかけつけた救援者とともに救護を行い, 震災後の感染症の蔓延にも対応した。また, 震災以前から困窮者への医療の一環として済生会❷や日本赤十字社が行っていた巡回診療班も活躍した。この巡回診療は, 国際的な公衆衛生への関心の高まりを背景に, その後の聖路加女子専門学校(現在の聖路加国際大学)や日本赤十字社における社会看護婦(現在の保健師)教育の開始につながったといわれている。

● **その他の災害**　第二次世界大戦中も, わが国はたびたび災害にみまわれた。1944(昭和 19)年の昭和東南海地震では学校や軍需工場などを中心に死者 1,223 人の被害が, 1945(昭和 20)年の三河地震では死者 2,306 人の被害があった。これらの災害においても多くの看護婦が動員され, 資材が十分ではないなかで活動した。しかし, 戦時報道管制のもと, 被害に関する報道は厳しく規制された。

3　災害看護の発展

● **災害救助法・災害対策基本法の制定**　第二次世界大戦後, 1945(昭和 20)年の枕崎台風や, 1946(昭和 21)年の昭和南海大地震を契機として, 1947(昭和 22)年に「災害救助法」が制定された。1959(昭和 34)年の伊勢湾台風は, 高潮による甚大な被害を及ぼし, 死者は 5,098 人に達した。日本赤十字はのべ 1,483 班を派遣し, 巡回診療も行った。この伊勢湾台風をきっかけに, 1961(昭和 36)年には「災害対策基本法」が制定された。

NOTE
❶**派出看護婦会**
　数名の看護婦を常置し, 各家庭や病院で療養している患者のところへ派遣する団体である。1891(明治 24)年, 鈴木まさが慈善看護婦会をつくったことをきっかけに各地に設立されたが, 第二次世界大戦後に連合国軍最高司令官総司令部(GHQ)により解散となり, 以降は病院看護が主流となった。

NOTE
❷**済生会**
　明治天皇が医療によって生活困窮者を救済しようと 1911(明治 44)年に設立した慈善事業団体である。

●**日航機123便墜落事故**　1985（昭和60）年の日本航空機123便墜落事故は，乗客・乗員524人のうち520人が死亡するという大規模な航空事故であった。看護師は，警察や医師会，日赤救護班（●58ページ）とともに生存者の救出や，損傷の激しい遺体の検案と処置，身元確認をする家族への支援を行った。また，死者の尊厳を保ち，遺族の心痛を少しでもやわらげようと，遺族の希望で遺体を生前に近い姿に整える整体も行われた（●column）。一方でこの災害では，救護活動の過酷さから，事故から数か月，また数年が経過したあとも食欲不振や不眠などの症状を呈する者もおり，救援者のストレスにも注目されるようになった。

●**阪神・淡路大震災**　1995（平成7）年1月の阪神・淡路大震災では，大都市をマグニチュード7.3の直下型地震と火災が襲い，死者6,434人にも上る被害をもたらした。厳冬期に多くの人が避難生活をしいられ，現地の看護職者はみずからも被災しながら不眠不休で看護を実施した。被災状況はメディアによってまたたく間に全国に伝えられ，各地から医療職者が現地に集まり支援が行われた。また，医療職者だけでなく多数の人がボランティア活動に参加したため，1995年は「ボランティア元年」ともよばれている。

　兵庫県看護協会は，効果的な災害看護が展開されるように全国の看護師の受け入れを調整した。日本看護協会では，この災害を機に災害支援ナース（●348ページ）の制度を設け，その教育に取り組むようになった。また，1998（平成10）年には日本災害看護学会が設立され，さらに2009（平成21）年度から看護基礎教育カリキュラムに「災害看護」が導入されるなど，災害看護の研究・教育が活性化した。

　一方，阪神・淡路大震災を契機に，災害拠点病院の整備や，災害派遣医療チーム（DMAT，●55ページ）の養成，広域災害・救急医療情報システム（EMIS，●55ページ）の導入など，災害時における医療体制の整備がはかられた。また，PTSD（●177ページ）に関心がもたれるようになったのも，阪神・淡路大震災がきっかけである。中長期にわたり被災地で生活する人々の心身両面での看護の重要性が注目された。

●**東日本大震災**　2011（平成23）年3月に発生した東日本大震災では，宮城

---

column　**整体**

　日本航空機123便墜落事故では，損傷の激しい遺体が多かった。看護師は遺体安置所で身内を確認する家族に寄り添い，その思いを受けとめ，整体という技術を編み出した。故人の体形を家族に聞き，ダンボールや布など，その場にある資材を利用して生前の姿にできるだけ似せて棺におさめた。

　「お棺の中に，夫の腕一本だけが入っていると覚悟して開けました。なのに，夫の"身体"があった。絶対に見せられないと思っていた娘にも最後の別れをさせてやることができました。極限状態の中でどれだけ救われたか」[1]という遺族の言葉に，悲嘆に立ち向かう手だすけをする救援者の役割を考えることができる。

*1　金田和子：看護師金田和子と日赤救護班．p.67，インターメディカ，2008．

県牡鹿半島沖を震源とするマグニチュード 9.0 というわが国の観測史上最大の巨大地震と，それによる津波によって，多くの死者と行方不明者が出た。また，福島県の原子力発電所での事故により，周辺地域の住民は長期の避難生活を余儀なくされた。避難所でのインフルエンザの蔓延，高齢者の生活不活発病(◯34 ページ)，慢性疾患の悪化，生活・経済基盤の喪失，PTSD などの健康問題が以前にもまして大きな課題となった。

● **熊本地震**　2016(平成 28)年 4 月に熊本地方を震源とするマグニチュード 6.5 の前震が発生し，その 2 日後にはマグニチュード 7.3 の本震が発生した。この地震では，避難生活における体調悪化や過労などの間接的な原因による災害関連死(◯37 ページ)が多かったことが特徴としてあげられる。2 度の大きな地震による建物倒壊への不安から，車中泊をする人々が多く，深部静脈血栓症(◯31 ページ)のリスクが高まった。また，地震の被害が大きかったのが高齢化が著しい地域であったこともあり，災害関連死の約 6 割が 70 歳以上となった。あらためて，避難所の生活は高齢者や要配慮者(◯87 ページ)にとって過酷であることが確認された。さらに，東日本大震災後の課題であった多職種による支援の必要性とそのための連携・調整に加えて，被災地側が円滑に支援者を受け入れるための受援体制の整備が課題として明らかになった。

　その後も，地震，大雨，山くずれ，交通災害などが相ついで発生している。看護職者には急性期の人命救助はもちろんのこと，生活の破綻がもたらす健康障害の悪化予防や，中長期にわたる健康維持を目ざした活動が求められる。また災害の発生は，地球規模での気候変動や経済・政治情勢などとも無関係ではないことを理解し，個人としても社会としても生活のあり方を見直し，防災・減災に向け，行動することが必要である。

B　災害医療の基礎知識

1　災害の定義

● **「災害対策基本法」による定義**　わが国における法律上の災害の定義は，前述の「災害対策基本法」にみることができる。「災害対策基本法」は，防災に関する責務の明確化や組織づくり，計画策定などを定めた，災害対策の根幹をなす法律である。その第 2 条第 1 項第 1 号では，災害を「暴風，竜巻，豪雨，豪雪，洪水，崖崩れ，土石流，高潮，地震，津波，噴火，地滑りその他の異常な自然現象又は大規模な火事若しくは爆発その他その及ぼす被害の程度においてこれらに類する政令で定める原因により生ずる被害をいう」と定義している。また，「災害対策基本法施行令」の第 1 条では，災害の原因として「放射性物質の大量の放出，多数の者の遭難を伴う船舶の沈没その他の大規模な事故」も含まれるとされている。

　「災害対策基本法」による定義は，過去の災害の例を列挙したものである。これまで，2012（平成24）年の改正では竜巻が，2013（平成25）年の改正では崖くずれ，土石流，地滑りが加えられており，今後も別の原因で大規模な災害が発生すれば，そのつど追加されていくと考えられる。あくまで現時点で法律の対象となる災害をあげたものであり，ここに記載がないからといって災害ではないというわけではないことに留意する必要がある。

●**ガンによる定義**　世界災害救急医学会の元理事でもある外科医ガン Gunn, S. W. A. は，災害を「人間とそれを取り巻く環境の生態系の巨大な破壊によって生じた結果。重大かつ急激な（干ばつのように徐々に生ずるものもあるが）発生のために被災地域がその対策に非常な努力を必要とするが，時には外部や国際的な援助を必要とするほどの大規模な非常事態をいう」と定義している[1]。「外部や国際的な援助を必要とする」とあるように，災害とは被災地域だけで対応しきれない規模であることに言及したのがガンの定義の特徴である。災害医療においても，被災地域だけでなく，外部から救援を行うことで，被災者の生命をおびやかす危機に対応することが可能となる。

●**ハザードと災害**　以上の災害の定義をみると，地震や台風そのものが災害を意味するのではなく，それによって人の健康や生活に甚大な被害が生じることを災害とよんでいることがわかる。地震や台風は被害をおこしうる現象であり，**ハザード** hazard といわれる。

　たとえば，無人島で大規模な地震がおこったとしても，それは人の健康や生活に影響を及ぼさないため災害とはいえない。一方，市街地の直下で同じ地震が発生して大きな被害が生じれば，それは災害となる。また，その町の建造物の多くが不十分な耐震構造であったり，救助にかかわる消防などの組織に十分な人手や資材がない状況であったりすれば，より被害は大きくなるだろう。

　このように，ハザードの大きさだけでなく，ハザードによる被害の受けやすさ（脆弱性）や，ハザードが発生した際の対応能力によって，災害発生のリスクが決まる（◑図2-2）。

2　災害の種類と健康障害

1　災害の種類

●**原因による分類**　災害は，その原因に基づき，**自然災害，人為災害，特殊災害，複合災害**に分類されることが多い（◑表2-1）。

　①**自然災害**　自然現象によるものであり，なかでも集中豪雨や台風などは数日以内に収束するため**短期型災害**に分類され，長年にわたる干ばつなどは**長期型災害**に分類される。また，地震や津波，台風などのような自然災害は，比較的広い地域に被害が及ぶことから**広域災害**としてとらえられること

1）Gunn. S. W. A, 青野充ほか監訳：災害医学用語辞典──和・英・仏・西語．p.26，へるす出版，1992.

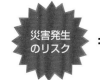

 図2-2　災害発生のメカニズム

 表2-1　災害の分類

災害の分類		災害の例，特徴
原因による分類	自然災害	地震，津波，台風，集中豪雨，洪水，火山噴火，干ばつ，竜巻，豪雪，崖くずれ，土砂災害など
	人為災害	船舶，航空機，列車などの大規模交通事故，工場などの爆発，大火災，高層ビルや地下街でのマスギャザリング，CBRNE災害，テロ，紛争
	特殊災害	CBRNE災害，石油コンビナート事故，海上災害，航空災害，林野火災など特殊な環境下で特別な対応が必要となるもの。
	複合災害	自然災害・人為災害・特殊災害が同時，もしくはいずれかがいずれかの原因となって二次的に被害が拡大し，複雑な様相を呈したもの。
発生場所による分類	都市型災害	人口が多い，建物多数，交通網発達，医療施設が多い
	地方型災害	人口が少ない，家屋分散，交通手段が少ない，医療施設が少ない

このほか被災範囲によって広域災害・局地災害に，被災期間によって長期型災害・短期型災害に分類されることもある。

が多いが，落雷や竜巻などのように**局地災害**ととらえられるものもある。

　② **人為災害**　人による誤認や機器の誤操作，整備不良などといった，人為的原因により発生する災害で，大規模交通事故や爆発，マスギャザリング（▶65ページ），大火災，テロなどがある。おもに短期型災害かつ局地災害であることが多いが，NBC災害（CBRNE災害，▶66ページ）や，紛争などは，長期型災害かつ広域災害となる。

　③ **特殊災害**　自然災害と人為災害のいずれにも分類されがたいものや，対応に特殊な装備が必要となるものなどをいう。NBC災害や，タンカー座礁によるオイルの海洋汚染，林野火災などが該当する。

　④ **複合災害**　複数の災害がかかわり合って生じたものをいう。たとえば，東日本大震災に引きつづいて発生した東京電力福島第一原子力発電所事故などが該当する。

● **発生場所による分類**　災害は，発生した場所によって都市型災害と地方型災害に分類され，それぞれ被害の様相が異なる。

　都市型災害は，人口密度が高く，建築物が密集している場所での発災となるため，建物の倒壊や火災による被害が広がりやすく，それに伴って死者・

負傷者数も多くなる傾向にある。また，複雑な構造をもつ地下街や高層ビルなどで被災した場合は救助が難航することも多い。都市部は医療機関が多いが，ライフライン❶や交通・通信網が途絶してしまうと，十分にその機能を果たせなくなる。

地方型災害では，人口密度が低く，建築物も分散しているため，都市型災害に比べて被災者数は少ないことが多い。しかし，交通網が発達していないため被災地が孤立しやすく，救援物資や被災者の搬送も困難となりやすい。また，医療機関が少ないことも問題となる。

NOTE

❶ライフライン
　電気・水道・ガスなどの生活や生存のために欠かせない基盤を提供するための設備のことをいう。

2　災害と疾病

災害の種類により，発生頻度の高い疾病は異なる。たとえば，阪神・淡路大震災における死因は建物の倒壊による圧死が約83％と最多であったが，東日本大震災では津波による溺死が最も多く，約92％を占めていた（◐図2-3）。

また，地震などの自然災害においては，発災当初は外科的疾患が多く，避難生活が長引くと内科的疾患や精神疾患が多くなるなど，同じ災害であっても時間経過によってその疾病構造は変化していく（◐図2-4）。さらに被災地域の特性などによっても災害時の疾病構造は異なり，それに伴って保健・衛生・医療のニーズは変化することになる。

◆ 災害時の外傷

▌災害時の外傷の特徴

地震などの自然災害の発生時には，打撲・骨折・切断・裂創・挫創といったさまざまな外傷が多数発生する。また，創が土ぼこりなどによって汚染されていることも多く，このような汚染創は時間が経過するにつれて感染を引きおこし，治癒の遅延の原因となる。流水で創と周囲の皮膚を洗浄し，ガーゼなどで保護して，十分な処置ができるようになるまで，できる限り創を保

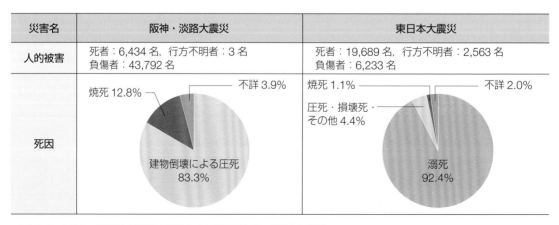

災害名	阪神・淡路大震災	東日本大震災
人的被害	死者：6,434名，行方不明者：3名 負傷者：43,792名	死者：19,689名，行方不明者：2,563名 負傷者：6,233名
死因	焼死 12.8%　不詳 3.9% 建物倒壊による圧死 83.3%	焼死 1.1%　不詳 2.0% 圧死・損壊死・その他 4.4% 溺死 92.4%

◐**図2-3　阪神・淡路大震災と東日本大震災の被害・死因の相違**
（内閣官房：東日本大震災復興構想会議──復興への提言をもとに作成）

		急性期		慢性期	
発災		おもな要因	おもな疾病	おもな要因	おもな疾病
自然災害	地震	建物倒壊や火災などの直接的外力，感染症	頭部・胸部・腹部外傷，熱傷，四肢の骨折挫傷，圧挫症候群とその後の急性腎不全，創感染，破傷風	長期避難での環境変化，運動不足，心身のストレス	深部静脈血栓症，糖尿病・高血圧・脂質異常症などの慢性疾患の増悪，生活不活発病，うつ病，自殺企図
	津波	溺水，漂流物との衝突，低体温症，感染症	津波肺，頭部・胸部・腹部外傷，四肢の骨折挫傷，創感染，破傷風	地震と同じ	地震と同じ
	台風・洪水	飛来物・落下物との衝突，転落，溺水，土石流や土砂くずれなどによる埋没窒息，感染症	汚水を吸い込んだことによる呼吸器感染，頭部・胸部・腹部外傷，四肢の骨折挫傷，創感染，破傷風	衛生環境悪化，カ，ハエ，ネズミなどの媒介動物の繁殖	赤痢・コレラ・カンピロバクター感染症といった水系感染症，細菌性食中毒，下痢症，A型肝炎，腸チフス，パラチフス，マラリア，デング熱
	火山噴火	噴石飛来，火砕流，火山性有毒ガス	外傷，熱傷，高温ガスによる気道熱傷，ガス中毒	火山灰，長期避難での環境変化，心身のストレス	慢性気管支炎，アレルギー，塵肺，うつ病
人為災害	大規模交通事故	高速衝突	頭部・胸部・腹部・骨盤・四肢の外傷，圧挫症候群，四肢の骨折・挫傷，創感染，破傷風	悲惨な事故の記憶，心身のストレス	PTSD，うつ病，外傷後遺症
	爆発	爆発による衝撃波，ガラスや金属片などの飛来物，家屋倒壊	熱傷，肺挫傷，鼓膜破裂による難聴，眼外傷による視力障害，四肢の骨折・挫傷，創感染，破傷風	大規模交通事故と同じ	大規模交通事故と同じ
	化学物質事故	有毒物質，有毒ガス	ガス中毒	有毒ガスの後遺症，悲惨な事故の記憶，心身のストレス	神経障害，PTSD，うつ病
	放射線事故	外部被曝	骨髄破壊，腸管障害，皮膚障害などの急性放射線障害，放射線宿酔，リンパ球減少	内部被曝，遺伝子異常	皮膚ケロイド，白血病，甲状腺がん，その他のがん，骨髄異形成症候群（MDS）

▷**図 2-4　災害の種類による疾病構造ならびに経過による違い**

護しておく必要がある。

　多数の傷病者が発生する災害時は，搬送が困難となるため，災害現場にとどまらざるをえない傷病者も多い。そのため，搬送を待つ間の傷病者の病態の安定化を目ざし，災害現場近くに設置された臨時の診療スペース（救護所，▷47ページ）で，搬送前の応急処置を実施し，搬送を待つ間の傷病者の病態安定化を目ざすこととなる。

▌圧挫症候群

● **概要**　がれきなどにはさまれることで骨格筋が長時間圧迫され，筋組織に虚血や損傷が生じると，圧迫が解除されたときに全身状態が急変し，心停止にいたる場合がある。これを**圧挫症候群** crush syndrome（**クラッシュ症候群**）とよぶ。

　阪神・淡路大震災で集中治療を要した傷病者は，外傷患者では2,346人のうち301人（12.8％），内因性疾患患者では3,389人のうち323人（9.5％）であったのに対し，圧挫症候群の患者では372人のうち262人（70.4％）であったという報告がある[1]。このように圧挫症候群は，地震災害の際にはとくに注意すべき緊急処置を要する疾患である。

　圧挫症候群は，次の2つの機序により発症する（●図2-5）。

（1）圧迫が解除されることで損傷された筋組織から大量のカリウムが漏出し，高カリウム血症となって致死性不整脈をおこす。

（2）圧迫が解除されることで損傷された筋組織に血液が流入し，相対的に循環血液が低容量となり循環血液量減少性ショックをおこす。

　また，破壊された筋組織からはミオグロビンも漏出するため，急性腎不全を引きおこすこともある。

　さらに，筋組織の損傷によって筋膜などに囲まれた区画（筋区画）の内圧が

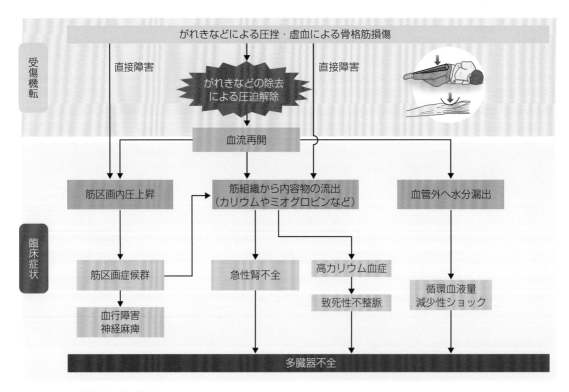

●**図 2-5　圧挫症候群の機序**

1）Tanaka H. et al.: Overview of evacuation and transport of patients following the 1995 Hanshin-Awaji earthquake. *The Journal of Emergency Medicine*, 16（3）: 439-444, 1998.

上昇した場合には，阻血性障害が生じて壊死にいたる**筋区画症候群（コンパートメント症候群）**が続発することもある。

● **所見**　救出直後は全身状態が安定していることが多く，腫脹や局所の皮膚所見に乏しいことがあるうえ，圧迫で生じた感覚障害のために受傷部位の疼痛を訴えないことも多い。受傷機転を確認し，長時間の圧迫を受けていた場合には圧挫症候群を疑う必要がある。

また，ミオグロビンの漏出により黒や赤褐色の尿（ポートワイン尿）がみとめられることもある。発生状況によっては，救出直前まで会話できていた傷病者が救出直後に急速進行し心停止する場合もあり，「smiling death」ともいわれる。

● **対応**　心停止を避けるために，圧迫の解除前から可能な限りの対策をとる必要がある。具体的には，圧迫解除前から十分な輸液を開始し，高カリウム血症を予防するためのカルシウム製剤の投与などが行われる。

◆ 熱傷

● **概要**　熱傷は火災時にしばしばみられる疾病であるが，近年は暖房器具の機能向上や「消防法」の整備，「建築基準法」の耐火基準の改正といった火災予防策の充実により発生数は少なくなっている。ただし，災害時に火災が発生すると，広範囲熱傷患者や有毒ガスの吸引を含む気道熱傷患者が多発することがある。

---

plus　感染症の世界的流行（パンデミック）は災害か

WHOは，2015年に締結された仙台防災枠組（◐14ページ）に基づいて「健康危機・災害リスク管理枠組み」[*1]を公表し，そのなかでハザードを大きく，自然ハザード，人為的ハザード，環境ハザードの3つに分類している。さらに自然ハザードを，地球物理学的ハザード（地震，津波，火山噴火など），気象学的ハザード（台風，洪水，干ばつなど），生物学的ハザード（ウイルスや赤潮など），宇宙学的ハザード（隕石落下や太陽風など）に分けている。このWHOの枠組みに従えば，パンデミックは生物学的ハザードによって引きおこされる災害だととらえることができる。

一方，わが国においては，「災害対策基本法」の災害の定義に感染症は含まれていない。しかし，2020（令和2）年1月，新型コロナウイルス感染症（COVID-19）の発生を受けて，当時の安倍内閣は災害派遣医療チーム（DMAT，◐55ページ）の活用を指示し，また，大型クルーズ船で発生した集団感染でもDMATが災害医療の知見をいかして医療対応を実施した。以降，現在にいたるまでDMATは，新型コロナウイルス感染症患者の搬送調整や，病院・福祉施設における集団感染発生時の対応などの支援を続けている。

元来，DMATの活動の対象に感染症は含まれていなかったが，以上の実績をふまえ，厚生労働省は「日本DMAT活動要領」を2022（令和4）年2月に改正し，災害時のほかに新興感染症の蔓延時にもDMATが活動できる根拠を示した[*2]。このように，わが国では，いまだパンデミックは法的に災害に含まれてはいないが，新興感染症への対応が重大な健康危機管理の一環として位置づけられている。

[*1] WHO：*Health Emergency and Disaster Risk Management Framework*.（https://apps.who.int/iris/bitstream/handle/10665/326106/9789241516181-eng.pdf）（参照：2023-12-01）.

[*2] 厚生労働省：日本DMAT活動要領の一部改正について.（https://www.mhlw.go.jp/content/10800000/000898830.pdf）（参照 2023-12-01）.

● **重症度の評価**　熱傷の重症度の指標として，体表面積に対する熱傷面積の比率と，熱傷の創部の深度がある。熱傷面積は，成人では9の法則，小児では5の法則（ブロッカーの法則）を用いて算出する。熱傷が散在している場合には，手掌の広さを体表面積の1%として概算する手掌法が用いられることもある。

● **対応**　受傷直後の応急処置としては，流水などによる冷却が有効である。ただし，長時間の冷却は体温低下をまねき，搬送後の病態に悪影響を及ぼすため注意しなければならない。重症度の高い全身熱傷の治療は，集中治療および急性期からのデブリドマンや植皮が必要となる場合もある。しかし，重度熱傷診療が可能な医療機関はけっして多くはなく，2020年の日本熱傷学会による「重症熱傷診療に関する現状調査」では全国で579床であった。

　一方，シアンや一酸化炭素などの有毒ガスの吸入がなければ，急性期であっても遠距離への搬送が可能であることが多い。よって，同時に多くの熱傷患者が発生した災害の場合であっても，遠距離医療機関への分散搬送が行われる可能性もある。

◆ 溺水

● **概要**　溺水とは，液体が気道内に吸引されることにより窒息または呼吸障害をきたした状態で，水害の際に多く発生する。重症度や予後は水没時間の長さに左右され，水没時間が長ければ低酸素から心停止にいたることもある。また，心肺停止に陥ることなく救助されても，肺コンプライアンス❶の低下や無気肺❷，非心原性肺水腫などが生じる。加えて，水害時の溺水では汚染された水の吸引による感染症の合併が大きな問題となる（◉35ページ）。

● **対応**　呼吸状態に合わせた酸素投与や人工呼吸器管理を中心とし，溺水の際に合併した感染症に対する抗菌薬の投与や外傷の治療などが行われる。

◆ 熱中症と低体温症

　被災地では，ライフラインの途絶などにより屋内の空調設備が十分に機能しなくなるため，夏季であれば熱中症が，冬季であれば低体温症が発生しやすくなる。

● **熱中症**　避難所は，多人数が収容されるため室温が上がりがちであることに加え，プライバシーを保つための仕切りなどが設置されるため風通しがわるい。また，水不足やトイレに行く回数を減らそうとして水分補給が不十分になりやすい。そのため，とくに災害が夏季に発生した場合には，被災者の熱中症発症のリスクが高まる。また，被災者だけでなく，被災地の支援者や復旧活動に従事するボランティアが，十分な休憩をとらずに熱中症に陥るケースもある。

　2015年の日本救急医学会熱中症分類では，重症度をⅠ〜Ⅲ度の3段階に分類している（◉表2-2）。一見，軽症であっても，無理に活動を続けることで脱水による臓器障害が進行することもまれではなく，早期の給水と涼しい環境での休息が重要である。

NOTE

❶肺コンプライアンス
　肺のふくらみやすさをいう。気道における気流が存在しない状態での肺のふくらみやすさをあらわす静肺コンプライアンスと，気道における気流が存在する状態での肺のふくらみやすさをあらわす動肺コンプライアンスに分けられる。

❷無気肺
　なんらかの原因により気管支が閉塞するなど，肺に空気が入っていない状態をいう。

◯ 表 2-2　熱中症の重症度分類

分類	症状	重症度	治療
Ⅰ度 （応急処置と見まもり）	めまい，立ちくらみ，生あくび，大量の発汗，筋肉痛，筋硬直（こむら返り），意識障害なし（JCS＝0）	低	通常は現場で対応可能 →冷所での安静，体表冷却，経口的に水分とナトリウムの補給
Ⅱ度 （医療機関へ）	頭痛，嘔吐，倦怠感，虚脱感，集中力や判断力の低下（JCS≦1）	中	医療機関での診察が必要 →体温管理，安静，十分な水分とナトリウムの補給（経口摂取が困難なときには点滴）
Ⅲ度 （入院加療）	下記の3症状のいずれか • 中枢神経症状：JCS≧2，小脳症状，痙攣発作 • 肝・腎機能障害：入院経過観察や入院加療が必要な程度の肝または腎障害 • 血液凝固異常：播種性血管内凝固症候群（DIC）*	高	入院加療（場合により集中治療）が必要 →体温管理（体表冷却に加え体内冷却，血管内冷却などを追加），呼吸・循環管理，DIC治療など

* 血液凝固異常がある場合はⅢ度のなかでもとくに重症度が高い。
（日本救急医学会：熱中症診療ガイドライン 2015. ＜https://www.jaam.jp/info/2015/pdf/info-20150413.pdf＞＜参照 2023-12-01＞による，一部改変）．

● **低体温症**　低体温症は，水害・雪害時にはつねに念頭におくべき疾病である。とくに冬季には，避難生活における不十分な温度管理などによって多数発生する可能性がある。重症度分類はさまざまあるが，おおむね軽症（34〜36℃），中等症（30〜34℃），重症（30℃以下）に分けられる。重症では腋窩といった体表での正確な体温測定は困難であり，中核温を把握するために直腸温を測定する。また，毛布などでおおう，ぬれた衣服を着がえさせるなどによる迅速な復温が必要になるが，重症の場合は外表からの復温だけではなく，カテーテルを用いて胃や膀胱にあたためた生理食塩水を注入するなど，体内からの復温も考慮する。

◆ 深部静脈血栓症および肺血栓塞栓症

● **概要**　骨近傍や筋内を走行する深部静脈に血栓が生じる疾患を**深部静脈血栓症** deep venous thrombosis（**DVT**）とよぶ。血栓が生じると静脈に血流障害が生じ，腫脹や疼痛，色調変化などがみられる。とくに下肢に DVT が発生した場合には，はがれた血栓が心臓に流れたのち肺循環へと入り，肺動脈を閉塞することで**肺血栓塞栓症** pulmonary embolism（**PE**）をおこし，生命の危険に陥ることがある❶。

● **危険因子**　DVT の原因にはさまざまなものがあるが，災害時には下記の要素から発症リスクが高まる。

(1) 避難生活による活動量の低下が下肢の血流の停滞をもたらす。過去の災害から，とくに車中泊が問題となることが知られている。

(2) ストレスによる交感神経亢進状態が血液凝固能を高める。

(3) 飲料水の不足に加え，トイレに行くのを避けるために水分摂取を控えることで脱水傾向となる。

─ NOTE
❶深部静脈血栓症と肺血栓塞栓症は一連の病態であることから，静脈血栓塞栓症と総称されることもある。また，飛行機旅行における長時間の座位でも発症することから，エコノミークラス症候群ともよばれる。

○ **表 2-3 新潟県中越地震における弾性ストッキング着用ガイドライン**

最も着用が必要	・現在までに3泊以上の車中泊経験者で妊娠歴のある女性(流産も含む)。 ・下肢に痛みを感じたことのある車中泊経験者(年齢・性別を問わない)。 ・片側の下肢腫脹を感じたことのある車中泊経験者(年齢・性別を問わない)。
なるべく着用が必要	・30歳以上で現在までに3泊以上の車中泊経験者。
着用する時間	・車中泊する場合は24時間着用する。車中泊以外(テント泊も含む)する場合では就寝時以外は着用(就寝時は着用しなくてよい)。
禁忌	・膝窩動脈と大腿動脈が触れない重度の閉塞性動脈硬化症(ASO)。 ・下肢の皮膚疾患,着用で疼痛を訴える場合(ただし被災地では着用のリスクよりベネフィットのほうが高いと考えられる)。

(榛沢和彦:新潟県中越地震時における急性肺・静脈血栓塞栓症.心臓39(2):104-109,2007による,一部改変)

(4)災害時の受傷により血管内皮を損傷する。

　2004(平成16)年に発生した新潟県中越地震では,死亡した68人中52人が災害関連死(○37ページ)で,このうち6人は地震発生から2週間以内に発生したPEによる死亡であった[1]。2011(平成23)年に発生した東日本大震災の際にもDVTの発症数の増加がみられ,災害時に適切な予防策をとることが重要視された。2016(平成28)年に発生した熊本地震では,大学病院を中心に予防活動が行われ,早期の検診開始,ポスターやメディアによる啓発,弾性ストッキングの配布・着脱指導,運動指導などといった組織的な対策がとられ,着実な効果を示した[2]。

● **対応**　下肢の運動や水分補給などを行って予防をはかる。トイレやプライバシーの確保,段ボールベッドの設置など,避難生活の環境整備を行うことも重要である。弾性ストッキング❶の着用も予防に有効で,新潟県中越地震の際には,とくにリスクの高い車中泊者に対する着用指針が示された(○表2-3)。下肢腫脹や下肢疼痛などのDVTを疑う症状がある場合には,すみやかに弾性ストッキングを着用してもらい,なるべく早期に病院を受診して超音波検査などを受けられるようにはたらきかける。受診が不可能な場合は,脱水の改善を行うようにする。

◆ **災害時に突然死を引きおこす疾患**

　災害時の被災者の生活環境の悪化とストレスの増加は,さまざまな疾患の発症リスクを高める。とくに大規模災害のあとには,心疾患,脳血管疾患,肺血栓塞栓症などが多数発生し,被災者の突然死の原因になることが知られている。

　発災後,ただちに突然死が増加するわけではなく,被災後の時間経過によって突然死の原因となる疾患も異なってくる。急性心筋梗塞や急性心不全,たこつぼ型心筋症(○plus)などの心血管疾患の発症が発災後1〜3日に増加

NOTE
❶**弾性ストッキング**
　下肢の静脈還流を促進する目的で着用される弾力性のあるストッキングである。下肢を圧迫することで静脈の血流速度が速くなり,静脈血のうっ滞を防ぎ,血栓の形成を予防する。

1)日本循環器学会ほか:2014年版災害時循環器疾患の予防・管理に関するガイドライン.(http://www.j-circ.or.jp/nishinihon2018/JCS2014_shimokawa_d.pdf)(参照2023-12-01).
2)橋本洋一郎:熊本地震血栓塞栓症予防プロジェクト:Kumamoto Earthquakes thrombosis and Embolism Protection(KEEP)Project.日本血栓止血学会誌28(6):665-674,2017.

○表2-4　被災地で多くみられる心停止の原因疾患と発症時期

	24時間以内	24〜72時間	4〜7日間	7日以後
急性心筋梗塞		◎	◎	○
たこつぼ型心筋症		◎	○	◎
心室性不整脈	○	◎	○	○
急性心不全	○	◎	◎	○
肺塞栓症		○	◎	○
急性大動脈解離	○	◎	○	
脳卒中		○	◎	○
低体温症	◎	◎		
腎不全増悪		◎	◎	○

○：時にみられる，◎：よくみられる
（日本循環器学会／日本高血圧学会／日本心臓病学会. 循環器病ガイドシリーズ2014年度版：災害時循環器疾患の予防・管理に関するガイドライン. https://www.j-circ.or.jp/cms/wp-content/uploads/2020/02/JCS2014_shimokawa_h.pdf. 2023年11月閲覧）

し，少し遅れて脳血管障害や肺塞栓症の増加がみとめられ，7日以降にはたこつぼ型心筋症が原因とみられる心停止の頻度が高い（○表2-4）。

　災害発生から1週間以内は，医療機関の被災により救急医療が十分に提供できないこともありうる。そのため，救急医療体制が回復するまで，災害現場で援助を行う多職種が協力して被災者の突然死防止策について検討し，災害時に突然死を引きおこす疾患の発生予防に努める必要がある。居住環境の整備，十分な睡眠の確保，身体活動の継続，良質な食事，内服薬の継続，血圧管理，禁煙など，包括的なリスク管理を基本とし，さらに災害時において留意すべき事項として，こまめな水分摂取をうながす。ただし，心不全や腎疾患のために水分制限がある場合もあるので注意する。

plus	**たこつぼ型心筋症**

　たこつぼ型心筋症は，胸痛・胸部不快感，呼吸困難などを突然生じる疾患であり，発生機序は十分には解明されていないが，過度のストレスをきっかけに発症すると考えられている。超音波検査や造影検査で，左心室の心尖部に広範囲の無収縮領域を，また，左心室の心基部に過収縮をみとめる。このときの左心室の形状がたこつぼ様であることから，たこつぼ型心筋症とよばれる。

　予後は一般的に良好だが，災害時の突然死の要因になることが知られている。2004（平成16）年の新潟県中越地震では，たこつぼ型心筋症が有意に増加したという報告があり[1]，また，実際には報告された以上に多くの発症例が突然死の原因になったと考えられている[2]。

[1] Watanabe, H. et al.: Impact of earthquakes on Takotsubo cardiomyopathy. *Journal of American Medical Association*, 294(3): 305-307, 2005.
[2] 日本循環器学会ほか：2014年版災害時循環器疾患の予防・管理に関するガイドライン. (https://www.j-circ.or.jp/cms/wp-content/uploads/2020/02/JCS2014_shimokawa_h.pdf)（参照 2023-12-01）.

◆ 生活不活発病

● **概要**　避難所や仮設住宅では自由に動けず，また，みずから行っていた仕事や家事などもできなくなる。そこに心労が重なることで，平時よりも活動の維持が困難になる。これにより，たとえば災害前は自力で歩行できていた高齢者が，避難生活を送るうちに歩行困難や寝たきりになってしまうようなことがおこる。とくに，もともとフレイル❶の状態であった高齢者などは，一層，心身の機能が低下しやすい状態に陥る。こうした心身の機能低下を**生活不活発病**❷とよぶ。

● **対応**　厚生労働省は，避難所で過ごす被災者に対し，生活機能の低下を防ぐために以下の5つに注意するようよびかけている[1]。

> (1) 毎日の生活のなかで活発に動くようにする(横になっているより，なるべく座るようにする)。
> (2) 動きやすいよう，身のまわりを片づけておく。
> (3) 歩きにくくなっても，すぐに車椅子などを使うのではなく，杖などで工夫をする。
> (4) 避難所でも楽しみや役割をもつ(遠慮せずに，気分転換を兼ねて散歩や運動も行う)。
> (5) 「安全第一」「無理は禁物」と思い込まない(病気のときはどの程度動いてよいか相談をする)。

　災害時には，生活不活発病の発生リスクが高くなるため，医療職者はその予防をつねに念頭におくべきである。

3 災害時に注意しなければならない感染症

　災害時には，平時とは異なる感染症が蔓延することがある。たとえば，地震であれば破傷風などの外傷関連感染症が，津波であれば津波肺などが発生しやすい。また，注意すべき感染症は災害後の時間経過によって遷移していく。前述した外傷関連感染症や津波肺などのように災害に特異的な感染症は発災直後の急性期におこりやすい。一方，発災後数日の亜急性期以降は，避難生活や衛生環境の悪化に関連して，呼吸器感染症や消化器感染症，発疹性感染症などが流行しやすい。

● **破傷風**　破傷風とは，土壌中に存在する破傷風菌に感染することで，菌が産生する神経毒❸が筋強直や全身性痙攣，後弓反張❹などの特徴的な神経症状と不安定な循環動態を引きおこし，ときに致死的となる疾患である。地震や津波災害後は破傷風患者が増加することが知られており，たとえば宮城県では，2006年から2010年の間は年に1～4例程度であった破傷風患者が，東日本大震災が発生した2011年は3月20日から4月6日の約2週間に

NOTE
❶**フレイル**
　加齢に伴い諸機能が低下した虚弱状態である。
❷生活不活発病は，学術用語としては廃用症候群とよばれる。しかし，「廃用」という表現が誤解や不快感をまねくことが危惧されるため，現在は生活不活発病という用語を用いることも多くなっている。

NOTE
❸破傷風菌が産生する毒素は破傷風毒素(テタノスパスミン)とよばれ，運動ニューロンの興奮の抑制を阻害するために反射が増強し，強直や痙攣を引きおこす。
❹**後弓反張**
　筋緊張の異常亢進により，体幹と頸部が過伸展し，弓のようにそり返る姿位になる現象をいう。破傷風の患者に特徴的にみられる。

1) 厚生労働省：からだを動かしましょう！──避難所で過ごされる方へ。(https://www.mhlw.go.jp/stf/newpage_00448.html)(参照 2023-12-01).

届出のあった症例だけで 7 例に達した。

　なお，「予防接種法」では，破傷風・ジフテリア・百日咳・ポリオの 4 種混合ワクチンが定期接種として定められているが，終生免疫ではないため成人以降は十分な破傷風抗体は期待できない。そのため，衛生環境が不良な被災地では汚染創，とくに屋外で受傷したものや，深さ 1 cm 以上のもの，肉眼的に汚染・異物・壊死組織・血流異常をみとめるものには注意して処置にあたる必要がある。創を十分洗浄し，壊死組織および異物を除去したうえで，抗菌薬と沈降破傷風トキソイドの投与を行う。予防接種歴が不完全な場合には抗破傷風ヒト免疫グロブリン(TIG)の投与もあわせて考慮し，発症予防に努める必要がある。

　進行した場合には十分な鎮静と集中治療が必要になるが，医療資源が不十分な被災地内では治療が困難な場合もあり，早期に被災地外への搬送が必要となることも多い。

● **津波肺**　津波に巻き込まれた傷病者は，溺水に加えて，汚染水の吸引による治療抵抗性の肺炎を生じることがある。これを津波肺といい，2004 年のスマトラ島沖地震の際にはじめて報告された。東日本大震災では，土壌や沼地，汚泥などに分布する真菌であるスケドスポリウム *Scedosporium* 属による肺炎のほか，緑膿菌 *Pseudomonas aeruginosa* やレジオネラ-ニューモフィラ *Legionella pneumophilla* などの感染が報告された[1]。

● **避難所における集団感染**　避難所で，集団生活によりさまざまな感染症が集団発生するリスクがある。避難所における集団感染を防ぐためには，避難所の生活環境を継続的に調査する必要がある。とりわけ重要な調査項目としては，次のようなものがあげられる。

- 避難所の運営に携わる組織とリーダーの存在
- 避難者数
- ライフラインの状態
- 食事の提供の有無とその内容
- トイレの衛生状態
- 要配慮者(●87 ページ)や医療ニーズのある人の有無

　これらの項目を効率よく継続的に調査できるように，全国保健師長会では，避難所日報を統一の様式として作成し，被災地の保健所などで使用するようによびかけている(●105 ページ，図 2-29)。

　大規模災害の発生時の診療状況は，**災害時診療概況報告システム** Surveillance in Post Extreme Emergencies and Disasters, Japan version(**J-SPEED**，●plus)に集積される。J-SPEED を用いれば，経時的に特定の感染症の発生状況を把握することができ，早期の対策立案と抑え込みが可能となる(●図 2-6)。

4 災害による心理的影響

● **被災者の心的ストレス**　災害発生後の被災者は，ストレスのかかる避難

1) 畠山祐司ほか：*Scedosporium* 属が分離された津波肺の 3 症例．日本臨床微生物学雑誌 22(4)：289-297，2012．

日付	全患者数	消化器感染症患者数				
		阿蘇	菊池	熊本市	御船	合計
2016 年 4 月 16 日	23					0
4 月 17 日	142	1				1
4 月 18 日	127	4				4
4 月 19 日	98	1				1
4 月 20 日	95	7				7
4 月 21 日	160	11		2		13
4 月 22 日	207	13			2	15
4 月 23 日	173	11	1	2	1	15
4 月 24 日	226	9			2	11
4 月 25 日	365	7	1	1	4	13
4 月 26 日	427	6		2	5	13
4 月 27 日	392	4		3		7
4 月 28 日	563			7	7	14
4 月 29 日	460	1			1	2
4 月 30 日	435	1		1	2	4
5 月 1 日	448			3	4	7
5 月 2 日	317				1	1
5 月 3 日	315	1		1	1	3
5 月 4 日	384	1				1
5 月 5 日	457	2		1		3
5 月 6 日	297	3			2	5
5 月 7 日	299			1		1
5 月 8 日	300	1			2	3
5 月 9 日	190					0
5 月 10 日	132					0
5 月 11 日	73					0
5 月 12 日	116	2				2
5 月 13 日	114					0
5 月 14 日	102				3	3

▶**図 2-6　J-SPEED による感染症流行の早期検知の例**
熊本地震におけるノロウイルス感染症の流行を早期に検知し, 大規模な流行を予防した。
(災害時の診療録のあり方に関する合同委員会：J-SPEED 標準教育資料①, J-SPEED 情報提供サイト. <http://www.J-speed.org/>
<参照 2023-12-01>による, 一部改変)

plus	**J-SPEED**

　J-SPEED とは, 災害時の標準化された診療記録様式（災害時標準診療記録）に基づき疾病の発生状況などを調査し, 結果を集積するためのツールである。東日本大震災では, 膨大な数の医療救護班が多様な組織から派遣され, 避難所などではさまざまな様式の診療記録が用いられた。そのため, 診療情報の引き継ぎや医療救護の全体像の把握に困難が生じた。

　この教訓をふまえて組織されたのが「災害時の診療録のあり方に関する合同委員会」であり, 同委員会は災害時の標準的な診療記録様式として災害時標準診療記録を作成し, さらに, それを情報源として医療情報を集積するために J-SPEED を開発した。

生活を余儀なくされる。避難生活のような平時とは異なる事態におかれた人は，気分が落ち込んだり，不眠を訴えたり，腹痛や便秘，頭痛などの身体症状が発生することもめずらしくない。このような症状が1か月未満でおさまる場合を**急性ストレス障害（ASD）**，1か月以上継続する場合を**心的外傷後ストレス障害（PTSD）**とよび，適切な精神医学的介入が必要になる（Ⓞ177ページ）。

　厚生労働省では，被災者の精神疾患発症の予防などを支援するために災害派遣精神医療チーム（DPAT，Ⓞ56ページ）を養成している。しかし，多くの被災者が気分の落ち込みなどを訴えるため，DPATだけでは対応が十分にできていない。被災者のこのような反応に対するケアをすべての医療職者が身につけておく必要がある。

　日本赤十字社では，国際赤十字・赤新月社連盟が作成したこころのケア活動を災害時の救護活動に取り入れている。またWHOでは，精神医学やカウンセリングの専門家ではなくても，ストレスの強い状態にある被災者を支援するために必要な傾聴の姿勢などを教育するプログラムとして，**サイコロジカルファーストエイド（PFA，Ⓞ181ページ）**の普及を進めている。

● **支援者に対して必要なケア**　災害時には，被災者のみならず，被災地で活動する支援者の心理にも影響を及ぼす。外部から被災地に入り救護活動を行う医療職者は，被災地での活動時に，みずからの安全を確保するべく慎重に行動するように教育を受けているが，危険に瀕する場合もある。幸い身体的に問題なく活動できた場合でも，恐怖感から抜け出すことができず，被災地支援終了後に平常業務に復帰できなかった例もある。このような事態を防ぐために，適宜，活動のふり返りを行うことが推奨されているが，それは個々人のセルフケアにとどめるのではなく組織で取り組むべきである。

　また，被災地行政や被災地の医療職者は，その責任感から，みずからを追い込みながら業務を継続する場合がある。彼らも間違いなく被災者であり，被災地外から派遣された医療救護チームは，こうした人たちへのケアも重要な業務であると認識しておく必要がある。

⑤ 災害関連死

● **概要**　災害による死亡は，家屋倒壊や火災発生などの直接的な被害によるものばかりではない。避難生活の疲労・ストレス，ライフラインの途絶，医療機関の機能停止といった環境の変化が，新たな疾患の発症や持病の悪化をもたらし，死につながることもある。このような，災害が間接的な原因となる死亡を**災害関連死**とよぶ。災害関連死には，復旧活動中の事故や過労による突然死，災害による心労・精神的ショックを原因とする自殺なども含まれる。

　災害関連死の認定は市町村が設置する審査委員会で行われ，災害との因果関係が認められた場合には災害弔慰金（Ⓞ81ページ）が支給される。内閣府は，災害関連死を「当該災害による負傷の悪化又は避難生活等における身体的負担による疾病により死亡し，災害弔慰金の支給等に関する法律（昭和48年法

律第82号)に基づき災害が原因で死亡したものと認められたもの(実際には災害弔慰金が支給されていないものも含めるが, 当該災害が原因で所在が不明なものは除く)」[1]と定義し, 統一的な認定基準は設けていないものの, 災害関連死の認定・不認定の例や, 災害弔慰金不支給の事例で発生した裁判例をまとめた災害関連死事例集を示している[2]。

● **近年の災害における災害関連死**　阪神・淡路大震災や東日本大震災では多くの災害関連死が報告され, また, 新潟県中越地震や熊本地震では直接死よりも災害関連死の死者数のほうが多かった。近年のおもな災害による災害関連死の特徴は次のとおりである。

□1 **阪神・淡路大震災**　災害関連死として認定された死者数は900人以上に上り, その死因の多くは心疾患・肺炎であった。また, 冬季に発災したため, インフルエンザの流行が高齢者の死亡に強く影響した。

□2 **新潟県中越地震**　車で避難生活を送る被災者が多く, 車中泊に関連する災害関連死がみられた。車中泊による肺血栓塞栓症での災害関連死がはじめて報告された。

□3 **東日本大震災**　災害関連死の死者数は, 2022年3月31日現在で3,789人に及び, 約9割が66歳以上である(◐図2-7-a)。県別にみると福島県が2,329人と最も多く, 宮城県が929人, 岩手県が470人と続く。また, 2012(平成24)年に復興庁が取りまとめた「東日本大震災における震災関連死に関する報告」では, 災害関連死の原因として「避難所などにおける生活の肉体・精神的疲労」「避難所などへの移動中の肉体・精神的疲労」「病院の機能停止による既往症の増悪」などが多いとされている(◐表2-5)。とくに福島県では, 東京電力福島第一原子力発電所事故によって地域の医療機関の機能が停止したため, 多くの患者が長時間の移動を余儀なくされたことで死亡につながる例もあった。このような患者や高齢者といった要配慮者(◐87ページ)への対応がとくに問題であることが浮きぼりとなった。

また, 認定されたのは震災後2年以内が約85%であるが, 震災後10年が経過して認定され事例もある(◐図2-7-b)。6年目以降の災害関連死は大半が福島県で, 地震や原発事故により長期化する避難生活での疲労やストレスが健康状態に深刻な影響を及ぼしていると考えられる。

□4 **熊本地震**　死者273人のうち, 災害関連死は223人を占め, 直接死(50人)の4倍以上となっている。熊本県による2017(平成29)年末時点の災害関連死197人の分析では, 年代は70歳以上が多かった(◐図2-7-a)。原因(複数選択)として「地震のショック, 余震への恐怖による肉体的・精神的負担」が100人と最も多く, 次に「避難所など生活の肉体的・精神的負担」が74人, 続いて「医療機関の機能停止など(転院を含む)による初期治療の遅れ(既往症の悪化および疾病の発症を含む)」が43人となっている(◐表2-6)。

---

1)　内閣府政策統括官(防災担当)付参事官(被災者行政担当):災害関連死の定義について, 災害関連死事例集参考資料. (https://www.bousai.go.jp/taisaku/hisaisyagyousei/kanrenshijirei.html) (参照2023-12-01).
2)　内閣府:災害関連死事例集(増補版). (https://www.bousai.go.jp/taisaku/hisaisyagyousei/kanrenshijirei.html) (参照2023-12-01).

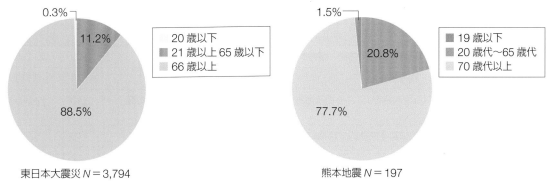

a. 災害関連死の死亡時の年代

東日本大震災 *N* ＝ 3,794

熊本地震 *N* ＝ 197

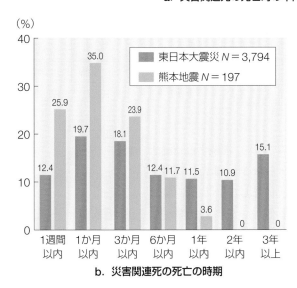

b. 災害関連死の死亡の時期

▶図 2-7　東日本大震災と熊本地震における災害
　　関連死の死亡時の年代と死亡の時期

（復興庁：東日本大震災における震災関連死の死者数（令和 5 年
3 月 31 日現在）．＜https://www.reconstruction.go.jp/topics/
main-cat2/sub-cat2-6/20140526131634.html＞＜参照 2023-12-
01＞．熊本県健康福祉部健康福祉政策課：震災関連死の概況
について，熊本災害デジタルアーカイブ．＜https://www.
kumamoto-archive.jp/post/58-99991j10004fg2＞＜参照 2023-
12-01＞をもとに作成）

▶表 2-5　東日本大震災における災害関連死の原因（複数選択可）

	岩手県および宮城県	福島県	合計
病院の機能停止による初期治療の遅れ	39	51	90
病院の機能停止（転院を含む）による既往症の増悪	97	186	283
交通事情などによる初期治療の遅れ	13	4	17
避難所などへの移動中の肉体・精神的疲労	21	380	401
避難所などにおける生活の肉体・精神的疲労	205	433	638
地震・津波のストレスによる肉体・精神的負担	112	38	150
原発事故のストレスによる肉体・精神的負担	1	33	34
救助・救護活動などの激務	1	0	1
多量の塵灰の吸引	0	0	0
その他	110	105	215
不明	65	56	121
合計	664	1,286	1,950

（震災関連死に関する検討会（復興庁）：東日本大震災における震災関連死に関する報告．＜https://www.reconstruc
tion.go.jp/topics/20120821_shinsaikanrenshihoukoku.pdf＞＜参照 2023-12-01＞による，一部改変）

◯**表2-6　熊本地震における災害関連死の原因（複数選択可）**

原因	人数	割合
地震のショック，余震への恐怖による肉体的・精神的負担	100	40.2%
避難所など生活の肉体的・精神的負担	74	29.7%
医療機関の機能停止など（転院を含む）による初期治療の遅れ（既往症の悪化および疾病の発症を含む）	43	17.3%
電気，ガス，水道などの途絶による肉体的・精神的負担	13	5.2%
社会福祉施設などの介護機能の低下	7	2.8%
交通事情などによる治療の遅れ	1	0.4%
多量の塵灰の吸引	1	0.4%
救助・救護活動の激務	0	0.0%
その他（倒壊した家屋による外傷など）	10	4.0%
合計	249	

（熊本県健康福祉部健康福祉政策課：震災関連死の概況について，熊本災害デジタルアーカイブ．＜https://www.kumamoto-archive.jp/post/58-99991jl0004fg2＞＜参照 2023-12-01＞による，一部改変）

　震度7の揺れに2度おそわれたことや，住家の被害に加え，継続する地震活動などによる避難所生活の長期化が影響したと考えられる[1]。また，新潟県中越地震と同様に車中泊する被災者が多かったが，前述した予防活動（◯32ページ）により肺血栓塞栓症による死亡は少なかった。

●**災害関連死を防ぐために必要なこと**　災害関連死の予防のためには，避難所を継続的に訪問し，高齢者や障害者などの災害関連死のリスクが高い要配慮者の早期発見と早期支援，感染予防，生活不活発病を防止するための生活指導など，生活環境を整えていくことがきわめて重要である。避難が長期にわたる場合には，被災者の心理的支援をあわせて実施していくことも必要である。また，車中泊を行う被災者に対しては，DVT を予防するように周知することを忘れてはならない。

3　災害医療の特徴

1　災害時の医療の考え方

●**災害医療の目的と実施者**　災害医療の目的は，被災者の生命をまもり，健康を維持することにある。生命をまもり，健康を維持することは，平時から地域医療として実施されていることである。

　それでは，災害医療を実施する主体は誰であろうか。これもまた地域医療が主体となって実施するものである。行政や各種団体によって整備されている支援チームは目だつ存在であるが，災害医療はこれらの特別な部隊やチー

1）熊本県健康福祉部健康福祉政策課：震災関連死の概況について，熊本災害デジタルアーカイブ．（https://www.kumamoto-archive.jp/post/58-99991jl0004fg2）（参照 2023-12-01）．

ムによってのみ実施されるものではない。また，災害時にはこれらのチームが専門家として活動する局面が多いため，あたかも専門の支援チームだけが災害医療を行うものだという誤解がある。しかし実際には，災害医療を実施する主体は，被災地の自治体，被災地の医療職者，そして支援チームなどである。災害看護学を学ぶ者すべてが災害医療にかかわる可能性があることを忘れてはならない。

● **災害医療と地域医療**　災害時には，さまざまな理由によって医療ニーズが増大する一方で，医療機関が被災したり，ライフラインに障害が発生したりすることで，地域医療の対応能力（キャパシティ）が低下する。

　地域医療の対応能力を可能な限り低下させないように，医療機関は平時から防災・減災に取り組み，レジリエンス（◯279ページ）を高めておく必要がある。そのためには，事業継続計画（BCP，◯57ページ）を医療機関ごとに策定し，BCPをもとに訓練することで具体的な医療機関の再開目標を設定できるようにする。災害拠点病院（◯54ページ）にはBCPの策定が義務づけられているが，有床・無床を問わず，すべての医療機関がBCPを策定することが望ましい。

　しかし，このような取り組みをしていても，大規模な災害の発生時には，地域医療の対応能力の低下は免れない。災害急性期に増大する医療ニーズ，具体的には多数の傷病者に対して，もとからある地域医療の資源をこえる対応能力を一時的に確保せねばならない。そのために存在するのが，さまざまな団体・組織による支援チームである。

　つまり，災害医療を実施するということは，次の3点にまとめることができる。

（1）地域医療の対応能力を極力低下させないように，ふだんから準備すること。

（2）それでも不足する対応能力を補うために，支援チームをふだんから養成すること。

（3）長期的目線で地域医療を回復させること。

　このように，支援チームは災害医療を実施する一部にすぎず，被災地の地域医療を担う医療職者が，災害医療を自分ごととして学んでいく必要がある。

● **救急医療と災害医療の違い**　救急医療と災害医療は，どちらも急に発生した傷病者に対して医療を行うことにかわりはないが，救急医療の規模を大きくしたものが災害医療ではない。

　平時における救急医療では，急に発生した傷病者に対して，医療スタッフや医療資機材が十分にそろっている環境のなかで，まずは必要とされるすべての医療を供給する。たとえば，事故による外傷性ショックの傷病者が搬送されたときには，その1人に対して，医師や看護師をはじめとした多数の医療スタッフが，その場にある医療資源をすべて投入し，救命のために治療をする。救命の可能性が非常に低い心肺停止状態であったとしても，心肺蘇生法が行われることが通例である。このことは，十分な医療資源がある平時の救急医療では当然のことである。

　一方，災害時には，多数の傷病者の発生により医療需要が急増するが，ライフラインの途絶や，物流システムの停止，救急搬送システムの混乱などにより医療供給は低下し，急増した医療需要とのバランスが大きくくずれる（●図2-8）。このような状況で，平時の救急医療と同じように医療を実施すると，限られた医療資源はすぐに枯渇してしまう。そのため，平時の医療から災害時の医療へと考え方を切りかえる必要がある。

　このように，救急医療は，十分な医療資源のもとですべての人を救うことを目的に行われ，対象はおもに少数であるが，災害医療は，限られた医療資源のなかで最大限の命を救うことを目標に行われ，数十人から数百人を対象として実施しなくてはならない。

●**医療の切りかえと宣言**　災害時には，被災地の被害状況や医療施設の稼働状況などの情報をもとに，通常の診療や予定手術を中止するなどして医療の切りかえを行わなければならない。多数の傷病者に対し，限りある医療資源を有効に使うため，治療などの優先順位をつけ，医療を実施していくことが必要となる。発災時にこの切りかえが遅れると，医療供給能力のさらなる低下をまねき，よりバランスが医療需要へと傾いてしまう。災害医療を実践するための第一歩は，この切りかえにあり，すべての始まりであるといえる。

　とくに局地災害では，この切りかえに失敗して対応が後手にまわることが

---

plus　**医療需要と医療供給**

　災害時の医療需要の増大にはフェーズによっていくつかの理由がある（●図）。

　発災直後から急性期には，直接発生した外傷や災害をきっかけに発症した急性疾患など，災害によって直接発生した傷病者数が増大する。

　一方，数日から1週間以降は，間接的に発生する疾病によって医療需要が増大する。間接的な医療需要の増大とは，衛生状態の悪化，服薬状況の悪化，栄養バランスの悪化，介護福祉機能の低下，生活不活発化，コミュニティの喪失などによって，避難所でも自宅でも健康でいられるための環境が整わず，肺炎やDVTなどの有病率が上昇するとともに，本来コントロール

されていた慢性疾患の増悪などによって発生する疾病のことをいう。

　一方，医療供給とは，地域医療体制そのもの，もしくは医療チームによって展開される医療である。地域医療体制は，① 医療スタッフ（医師・看護師・薬剤師・医療事務ほか多数の職種），② 薬剤や医療機器などの医療資機材，③ 医療施設のライフライン，④ 救急搬送体制・情報伝達などの救急医療システム，⑤ 連携のとれた地域医療体制，などにより成立している。平時の医療システムは患者の需要に十分な医療を供給することを目的に構築されている。

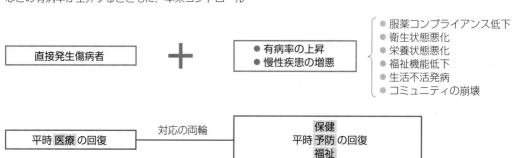

●図　災害時の医療需要の高まり

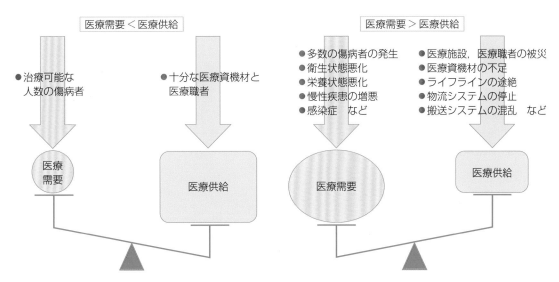

a. 平時の医療需要と医療供給のバランス　　　　b. 災害時の医療需要と医療供給のバランス

◎図 2-8　平時・災害時における医療需要と医療供給のバランスの違い

多い。切りかえるための具体的な行動をわかりやすく決めておく必要がある。最もわかりやすく簡単な切りかえ方法は，「災害（サイガイ）」という言葉を用いて宣言をすることである。

　地震による大きな揺れを感じれば，切りかえは各自のなかで自動的におこるだろう。しかし，メディアの情報でしかわからないこと，遠隔地で発生したこと，近隣で発生した大事故などについて，「いまおこっていることは災害なのではないか」「いま自分たちは災害のなかで医療を行っているのではないか」という考えをもち，「これは災害だ」と宣言することは簡単なようでむずかしい。なぜなら，宣言することで各自の対応を大きく変化させることになるからである。

　それでも，災害医療の目的を達成するためには，最初に誰かが「災害」を宣言しなければならない。本書を通じて災害看護学を学ぶ皆さんは，その宣言をしうる存在になることを認識してほしい。

2　CSCATTT

● **CSCATTT**　災害発生時には，国や都道府県，市区町村，病院，医師会などのあらゆる単位で災害医療対応を行うためのしくみを迅速に構築しなくてはならない。十分な計画・訓練を行っていたとしても，実際の災害時には少なからず混乱をきたす。そこで，どのような災害に対しても迅速に災害医療対応をするために，基本的かつ体系的な対応方法の原則を把握しておくことが必要となる。その原則が，**CSCATTT** である（◎図 2-9）。

　CSCATTT は，災害によるあらゆる混乱に秩序を見いだすために用いられ，災害時に活動する全医療職者の共通言語になっている。災害医療の考え方の根底であり，行動原則ともいえる CSCATTT は，医療職者だけでなく，ボランティアや多くの一般市民にも浸透してきており，災害看護学を学ぶに

> **医療管理**
> C：Command & Control　指揮・統制
> S：Safety　　　　　　　安全
> C：Communication　　 情報伝達
> A：Assessment　　　　　評価
>
> CSCAが確立できてからTTTが始まる
>
> **医療支援**
> T：Triage　　　　トリアージ
> T：Treatment　　応急処置・治療
> T：Transport　　搬送

◗図2-9　CSCATTT

あたって必須の考え方である。

　CSCATTT は，次に解説する項目の頭文字をつなぎ合わせた略語である。

　①C：Command and Control（指揮・統制）　たとえば，列車事故の災害発生現場には，消防や警察，医療チームなど，多くの組織が集結するが，これらの組織が有効に活動するためには，指揮・統制が必要となる。指揮とは組織内の縦の命令系統をさし，統制とは組織間の横の連携をいう。消防という組織のなかでの命令系統が指揮であり，医療チームと消防という組織間の連携が統制ということになる。この指揮と統制により，大きな組織を構築して災害に対応することができる。

　具体的にはリーダーを決めること，リーダーをもとに構成員が役割分担をすること，そして多職種で役割分担しチームづくりをすることが第一歩である。災害現場や被災地で支援チームとして活動する場合は，他組織・団体のチームとともに役割分担をし，組織をこえたチームづくりをすることが，活動を始める前に実施すべきことである。

　②S：Safety（安全）　災害時は安全が確保されていない状況であり，つねに自分の安全や，現場の安全，傷病者の安全を考慮しなければならない。とくに医療施設のスタッフは，消防や警察の職員とは異なり，平時は安全な環境で勤務しているため危険への認識を高める必要がある。安全が保てない場合には医療活動を行ってはならない。また，災害発生時にはつねに危険があると考えて情報を収集し，行動することが求められる❶。

　③C：Communication（情報伝達・通信）　災害時は情報が混乱することが多く，また，情報の収集・伝達が困難になる。災害時に情報を迅速に収集・伝達するためには，平時の準備が重要である。衛星携帯電話や防災行政無線，インターネットなどの複数の通信手段を備えておく。また，通信手段の確保だけではなく，必要な情報を収集することも重要である。震度や被災状況などといった災害そのものの情報や，医療施設にとって必要な情報，支援チームに必要な情報など，情報の質と量は，活動の局面において変化する。災害時に発生する多くの混乱は情報伝達・通信によって改善することができるとされる。

　④A：Assessment（評価）　得られた情報をもとに，自分たちはどのような状況におかれていて，今後なにをなすべきかの行動計画をたてる。そのために必要なのが評価である。評価の結果，なにもできないかもしれないし，

積極的な医療活動や支援活動が求められるかもしれない。本部が混乱していれば指揮・統制の体制を立ち上げることに医療資源を割かねばならないかもしれない。評価には，多くの情報を分析してまとめ，全体として管理・運営するコーディネーション能力が求められる。評価を疎かにして手あたりしだいに医療を実施することは，結果的に最大多数に対する最大限の医療提供に結びつかない。評価があって，はじめて次の TTT，すなわち医療提供につながる。

⑤ T：Triage（トリアージ）　トリアージとは，後述するように，多数の傷病者をふり分け，優先順位をつけて救助・治療・搬送などをすみやかに決定する手法である（●46ページ）。迅速な救命活動のためには，トリアージ→治療・処置→搬送という，3T の流れをつくることが必要である。

⑥ T：Treatment（治療・処置）　災害時の治療・処置は，限られた医療資源でいかに多数の傷病者に提供すべきかを考慮しながら行われる。たとえば，地震災害の発災から数時間は，病院や災害現場などのあらゆる場面で，バイタルサインの安定化を目標とした治療が優先される。そのうえで，外傷の止血や骨折の治療など，根本的な治療が施せるように搬送へとつなげていく。

⑦ T：Transport（搬送）　搬送時には，① 傷病者の緊急度・重症度，② 搬送手段や移動距離などの搬送能力，③ 医療施設の対応能力，などを考慮しなければならない。列車事故のような局地災害時には，地域の医療機関の被害はないため，傷病者を 1 つの医療施設に集中させないように複数の医療施設に搬送すること（分散搬送）が原則である（●図 2-10-a）。多くの医療施設が同時に被害を受ける広域災害では，被災地外の各地域へ分散搬送を実施することにより傷病者の救命を目ざす（●図 2-10-b）。

● **CSCATTT の活用**　指揮・統制から評価までの CSCA は医療管理，つまり災害医療を実施するための組織づくりのための項目である。一方，3T は医療支援に関する項目である。平時と同様に，災害時においても医療管理が確立されなければ，医療支援である 3T は円滑に実施できない。とくに

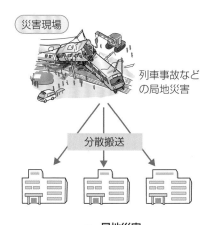

a. 局地災害

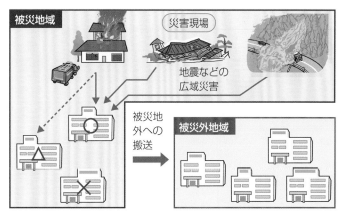

b. 広域災害

●図 2-10　分散搬送

CSCA は医療活動の基盤であるため，活動の折々で立ちどまって，問題の有無をミーティングを開きながら修正するものである。

3　トリアージ

　災害により多数の傷病者が発生した場合，限られた時間と医療資源のなかで，すべての傷病者に最良の医療を提供することは困難である。**トリアージ** triage とは，そのような状況下で医療資源を最大限に活用し，1 人でも多くの命を救うために，傷病者の緊急度や重症度を評価して，最も効率的な搬送・治療の優先順位を決定する手法である[1]。たとえば，大規模地震の発生現場で誰を先に医療施設に搬送するか，あるいは，医療施設に搬送されてきた多くの傷病者のなかで誰を先に治療するかを決定する必要が生じる。このように，災害時にはさまざまな場所で，看護師を含めたさまざまな医療職者がトリアージを行うことになる。

　トリアージでは，救命の見込みがある重症例から順に医療資源を投入し，軽症の傷病者には受診を待機してもらう。また，救命の見込みがない傷病者には，医療資源を費やさないという判断をしなければならない場面もある。混乱した災害時に優先順位を決めることは困難をきわめ，また，命の平等や資源の公平な分配などの点から大きなジレンマを感じることもある。災害医療に携わる医療者にとって，トリアージに関する基本的な考え方や実施方法は，身につけておかなければならない必要不可欠な知識・技術である。

◆ トリアージによる優先順位の区分

　一般的に，トリアージでは傷病者を治療の優先順位から 4 つの区分に分類する（●表2-7）。4 つの区分の呼称はさまざまであるが，それぞれ「最優先治療群」「待機治療群」「治療不要・軽処置群」「死亡・救命困難群」などとよばれる。さらに，トリアージの結果が第三者にわかりやすいように，優先順位に応じた番号（Ⅰ，Ⅱ，Ⅲ，0）と，色の区分が設けられている。迅速な救命処置を必要とする最優先治療群は赤（区分Ⅰ），次に治療が必要な待機治療群は黄（区分Ⅱ），治療不要・軽処置群は緑（区分Ⅲ），そして死亡・救命困難

□ NOTE

[1]トリアージは，災害現場だけでなく，平時の救急外来などにおいても患者の緊急度・重症度を判断して診察・治療の優先順位を決めるといった場面でも用いられる。このようなトリアージを院内トリアージという。

●表2-7　トリアージ区分

識別色	区分		状態	症例
赤	Ⅰ	最優先 要緊急治療	生命を救うために，ただちに処置を行う必要がある傷病者	意識障害，呼吸困難，ショック，大量出血，多発骨折，圧挫症候群，多発外傷，頸髄損傷，気道熱傷など
黄	Ⅱ	待機 非緊急治療	治療の必要性はあるが，緊急性は低い傷病者	四肢の骨折（開放骨折を除く），胸髄以下の損傷，気道熱傷を伴わない熱傷など
緑	Ⅲ	軽症・保留 救急搬送不要	処置不要，歩行可能または処置後に外来通院可能な傷病者	打撲，捻挫，擦過傷，浅い挫傷，軽度熱傷，過換気症候群など
黒	0	不搬送・死亡 絶望的重篤	すでに死亡している，または治療しても救命の可能性がない傷病者	心拍停止，呼吸停止

群は黒(区分0)である。

　トリアージを実施する者によって判断基準が異なると，傷病者ごとに受ける治療も異なってしまう。また，トリアージに多くの時間を費やしていては，緊急を要する傷病者への対応が遅れて多くの命が失われかねない。したがって，トリアージの判定は，災害現場や傷病者を受け入れる医療施設で短時間のうちに正確に，統一した基準で行われなければならない。

　なお，傷病者の状態や利用可能な医療資源は刻々と変化するため，トリアージは災害現場で1回行うだけでなく，救護所(◯plus)，搬送前，搬送先の医療機関の入り口，各診療科の待合室など，さまざまな場所で何度も行う必要がある。分類した優先順位は，実施した時点あるいは実施した場所でのものであり，時間経過とともに生じた変化を見逃さないように，トリアージが行われたあとも必要に応じて繰り返し再評価することを念頭におく必要がある。

◆ トリアージの方法

　トリアージは，一般的に1次トリアージと2次トリアージの2つに分けられる。

●1次トリアージ　1次トリアージは，多数の傷病者の緊急度を迅速に分類するために，簡便な生理学的評価を行うものである。おもには災害発生現場に近く，多数の傷病者が存在する現場救護所などで行われることが多いが，傷病者が直接病院に殺到した際などには，病院のトリアージエリアでも行われる。

　1次トリアージの方法はさまざま提唱されているが，わが国では**START**(Simple Triage And Rapid Treatment)が多く用いられている(◯図2-11)。STARTによるトリアージは以下の手順で30秒以内に判定を行う。

(1)歩行が可能か：自力で歩行が可能であれば緑(区分Ⅲ)と判定する。歩行できない場合は(2)に進む。

(2)自発呼吸の有無：気道を確保しても自発呼吸がない場合は黒(区分0)と判定する。気道確保により自発呼吸が出現したならば赤(区分Ⅰ)と判定する。気道確保しなくても自発呼吸がある場合は(3)に進む。

(3)呼吸数の確認：9回/分以下または30回/分以上であれば赤(区分Ⅰ)と

plus	救護所

　救護所とは，常設された医療施設以外で，臨時に応急手当ができる機能をもつ場所のことをいう。たとえば地域のスポーツ大会などで看護師が配置されるのも救護所である。災害時の救護所は，列車事故現場などに消防が設置する現場救護所，病院前に設置して病院機能をまもる病院前救護所，大規模な避難所に常設される避難所救護所，無医地区になったエリアの医療拠点となる拠点救護所，搬送拠点に設置される救護所などに分類される。

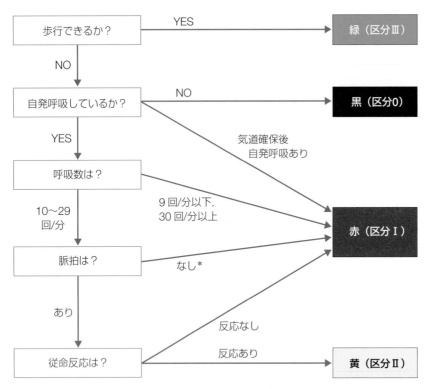

○**図 2-11　START**
＊ 脈の触知に加えて，① 皮膚の蒼白，冷汗あり，② 末梢動脈は触れるが微弱，③ 頻脈
（120 回/分超），といった循環不全の徴候のいずれかを伴う場合，赤（区分Ⅰ）と判定し
てもよい。

判定する。迅速性が求められるため，1 分間ではなく 6 秒間の呼吸数を
計測して 10 倍するといった工夫が必要になる。呼吸数が 10〜29 回/分
であれば（4）に進む。

（4）脈拍の測定：橈骨動脈などに触れ，脈拍がない場合は赤（区分Ⅰ）と判定
する。また，顔面蒼白，冷汗湿潤，脈拍が微弱あるいは 120 回/分以上
などのショックの徴候がみとめられた場合にも赤と判定してよい。

（5）意識の確認：「手を握ってください，離してください」などの簡単な指
示に従えない場合は赤（区分Ⅰ），従えれば黄（区分Ⅱ）と判定する。

●**2 次トリアージ**　1 次トリアージでおおまかに優先順位を分類したあと，
より詳細に評価するために 2 次トリアージが行われる。2 次トリアージは救
護所や病院など医療資源がある程度確保された状況で行われる。わが国では，
生理学的解剖学的トリアージ physiology and anatomical triage（**PAT**）が多く用い
られている（○図 2-12）。

　PAT は，全身の観察による生理学的評価と解剖学的評価を行い，生命を
おびやかす異常が 1 つでもあれば赤（区分Ⅰ）と判定する。また，必要に応じ
て受傷機転を加味し，該当する項目があれば一見軽症のようでも黄（区分Ⅱ）
とする。さらに，要配慮者（○87 ページ）にも注意し，必要に応じて黄（区分
Ⅱ）とする。1 人の傷病者の観察に要する時間は 2〜3 分が望ましい。

第 1 段階：生理学的評価
意識：ジャパン-コーマ-スケール(JCS)2 桁以上 呼吸：9/分以下または 30/分以上 脈拍：120/分以上または 50/分未満 血圧：収縮期血圧 90 mmHg 未満または 200 mmHg 以上 Spo₂：90%未満 その他：ショック症状，低体温(35℃以下)

第 2 段階：解剖学的評価
開放性頭蓋骨骨折 外頸静脈の著しい怒張 頸部または胸部の皮下気腫 胸壁動揺(フレイルチェスト) 緊張性気胸 腹部膨隆，腹壁緊張 骨盤骨折(骨盤の動揺，圧痛，下肢長差) 両側大腿骨骨折 四肢の切断 四肢麻痺 穿通性外傷 デグロービング損傷* 15%以上の熱傷，顔面・気道熱傷の合併

いずれかに該当すれば緊急治療群(赤)に分類する。

第 3 段階：受傷機転
体幹部の挟圧 1 肢以上の挟圧(4 時間以上) 爆発 高所墜落 異常温度環境 有毒ガス発生 汚染(NBC)

第 4 段階：要配慮者(災害弱者)
女性 小児 高齢者 障害者 妊婦 患者(心疾患，呼吸器疾患，糖尿病，肝硬変，透析患者，出血性疾患など) 旅行者 貧困者

とくに第 3 段階の「受傷機転」で重症の可能性があれば，軽症にみえても待機治療群(黄)に分類する。

◐図 2-12　PAT

* デグロービング損傷：回転しているローラーやベルトなどに前腕や手を巻き込まれ，あるレベル以遠の皮膚が手袋を脱ぐように全周性に剝脱される損傷である。

◆ トリアージタッグの使用法

● **トリアージタッグ**　トリアージタッグとは，トリアージの結果をほかの援助者にもわかるように示すための識別票である(◐図 2-13)。トリアージ後は，トリアージタッグに必要事項を記入し，傷病者の適切な部位に取りつけることで，傷病者の基本的情報や緊急度を迅速に伝えることができる。

● **記入内容**　トリアージタッグに記入する内容は各組織によって異なることもあるが，おもには次のような項目からなる。

(1) トリアージタッグの通し番号

(2) 傷病者の氏名・年齢・性別・住所・電話番号などの基本情報

(3) トリアージ実施場所・実施日時・実施者(職種・氏名)

(4) 搬送機関名，収容医療機関名

(5) 症状・傷病名

(6) トリアージ区分

(7) バイタルサイン(呼吸・脈拍・血圧・意識など)，応急処置内容，既往歴，

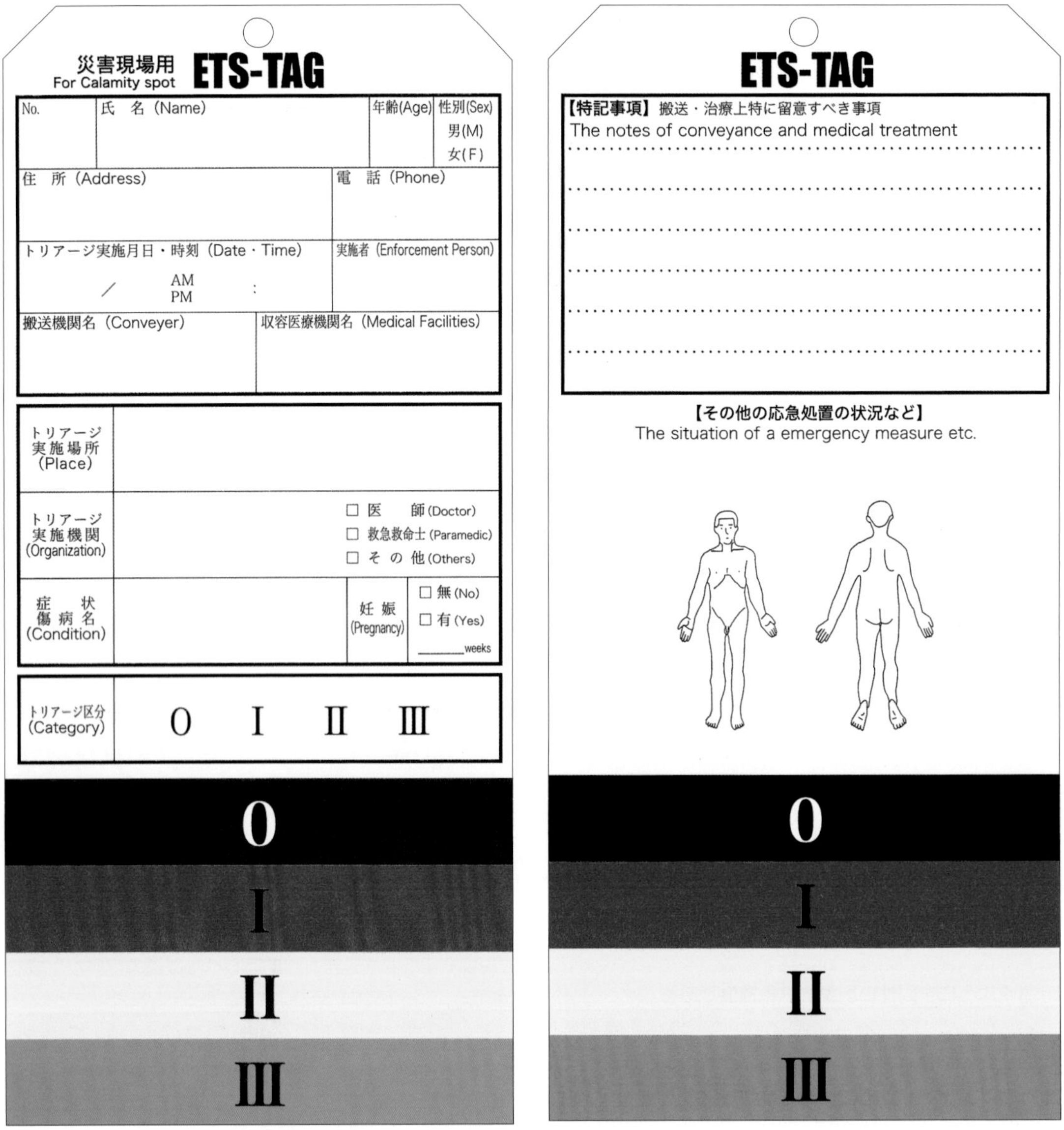

災害現場用 **ETS-TAG**
For Calamity spot

No.	氏 名 (Name)		年齢(Age)	性別(Sex)
				男(M)
				女(F)

住 所 (Address)	電 話 (Phone)

トリアージ実施月日・時刻 (Date・Time)	実施者 (Enforcement Person)
／ AM PM ：	

搬送機関名 (Conveyer)	収容医療機関名 (Medical Facilities)

トリアージ実施場所 (Place)	
トリアージ実施機関 (Organization)	□ 医 師 (Doctor) □ 救急救命士 (Paramedic) □ その他 (Others)
症 状 傷病名 (Condition)	妊娠 (Pregnancy) □ 無(No) □ 有(Yes) _____weeks

トリアージ区分 (Category)	O I II III

O
I
II
III

ETS-TAG

【特記事項】搬送・治療上特に留意すべき事項
The notes of conveyance and medical treatment
....
....
....
....
....
....

【その他の応急処置の状況など】
The situation of a emergency measure etc.

O
I
II
III

a. 表面　　　　　　　　　　b. 裏面

○**図 2-13　トリアージタッグの一例(約65%に縮小している)**
(写真提供：日本赤十字看護大学附属災害救護研究所　宮田昭氏)

　そのほか特記事項(おもにトリアージタッグの裏面に記入欄がある)
　災害現場などで行われる1次トリアージの場合は，規定時間以内にすべて
を記載することは不可能である。そのため，傷病者の氏名やトリアージ区分，
その区分を選択した理由などを優先的に記入する。一方，2次トリアージの
際には，時間が許す限り記載することが望ましい。なお，(1)や(3)などは，
現場到着前に記入しておくとよい。また，タッグは3枚複写(1枚目：災害
現場用，2枚目：搬送機関用，3枚目：収容医療機関用)になっており，それ
ぞれ保管・集計できるようになっている(○図2-14)。
● **カラー部分の切り取り**　記入箇所の下部のカラー部分は，ミシン目に

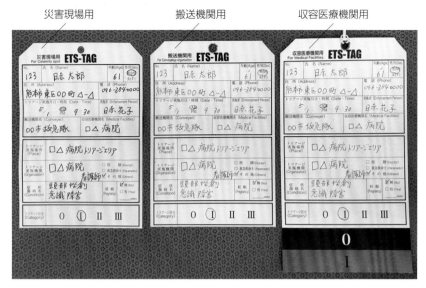

災害現場用　　搬送機関用　　収容医療機関用

○図 2-14　**トリアージタッグの使用法**
3枚複写になっている。
（写真提供：日本赤十字看護大学附属災害救護研究所　宮田昭氏）

沿って手で切り取れるようになっている。トリアージ区分と一致する色が一
番下となるように，必要に応じて切り取る。

● **装着部位**　トリアージタッグは，ゴムの輪で傷病者の身体に装着できる
ようになっている。装着する部位は，原則として右手首である。右手首に装
着できない場合は左手首→右足首→左足首→頸部の順に優先して装着する。
衣服や靴などへの装着は脱落の可能性があるため避ける。

● **トリアージ結果に変更がある場合**　再度トリアージを行い，傷病者の状
態に変化があった際には，次のように対応する。

（1）重症化した場合：新たな色になるようにトリアージタッグのカラー部分
　　を切り取り，旧記載部分を二重線で消して内容を追加する。

（2）軽症化した場合：装着しているトリアージタッグに大きく×印をつけて，
　　新しいトリアージタッグを同じ部位につける。この際，古いほうのトリ
　　アージタッグを取り外したり捨てたりしてはならない。新しいトリアー
　　ジタッグにはすべての情報をもう一度記入し，区分を変更する。

4　災害サイクルから考える災害医療

● **災害サイクル**　時間経過によって災害の状況は変化し，それに伴い必要
とされる医療も変化していく。発災から復興，そしてまた次の災害が発生す
るまでの変化を，時間経過とともに示したものが**災害サイクル**である（○図
2-15）。とくに地震のような大規模な自然災害は，災害サイクルにあてはめ
ることで一連の流れを理解しやすい。災害サイクルの視点をもつことで，発
災後，地域医療が回復するまでの期間や，平時とよべる状態に戻るまでの期
間を予測し，収束を見すえた医療活動を行うことができる。これは，過不足
のない医療資源の投入を検討するにあたり重要である。

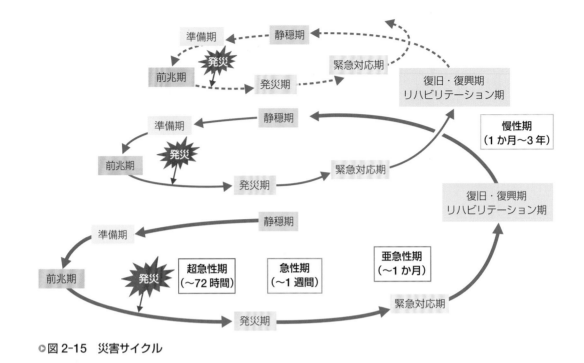

◐図 2-15　災害サイクル

◐表 2-8　災害の種類による災害サイクルの時間経過の違い

| 災害の種類 | サイクルの全期間 | 超急性期 | | 急性期 | 亜急性期 | 慢性期 |
		救援まで	救援開始後			
地震・津波	数十年～数百年	数時間	～72 時間	～7 日	～1 か月	～3 年
台風・洪水	数年～数十年	数時間	～72 時間	～7 日	～2 週間	～数か月
大規模事故 （列車事故など）	数年	数分～数十分	～3 時間	～3 日	～1 週間	～1 か月

注：火山爆発，放射線事故，紛争などサイクルの期間の想定がきわめて困難な災害も存在する。
（和藤幸弘：災害サイクル．太田宗夫編：災害医療——救急医・救急看護師・救急救命士のための災害マニュアル（EMERGENCY CARE 2007 年新春増刊）．メディカ出版，2007 をもとに作成）

　発災初期は発災期や緊急対応期とよばれる。その後，大規模災害では復旧・復興期・リハビリテーション期として数か月から数年が復興に必要となり，続発する災害がなければ平時の状態である静穏期となり，次の災害に備える準備期，そしてまた予報や警報などから予期される災害に備える前兆期となる。ただし，災害の種類や規模によってこれらの期間には違いがあることを念頭におかなくてはならない（◐表 2-8）。
　また，近年は豪雨や台風などの気象災害が頻発しており，静穏期とよべる期間を実感することが少なくなっている。災害が発生して対応が終了するたびに，次の災害に即応し，変化する力があらゆる医療職者・医療組織に求められている時代ともいえる。
　さらに災害サイクルは，発災からの時間経過により超急性期，急性期，亜急性期，慢性期に分けられる。

① **超急性期（発災〜3日）**　とくに発災から数時間までの間は，インフラなどの破壊により非常に混乱した状況になる。まだ被災地外からの援助もない段階であり，被災地内の人的・物的資源で対応しなければならない。医療施設においても，災害対策本部の立ち上げ，職員の参集・招集，施設の被災状況の確認など，災害対応準備に追われる。

発災から数時間が経過したあとは，消防や自衛隊などにより救出された被災者が医療施設に搬送されるようになり，最も医療ニーズが高まる時期となる。医療施設の対応能力を上まわる多数の傷病者を受け入れなくてはならなくなるため，トリアージに基づく応急処置・救命治療と，高次医療機関への搬送をすみやかに行うことが必要となる。DMAT（◖55ページ）や日赤救護班（◖58ページ）などが派遣されるのもこの時期である。

② **急性期（3日〜7日）**　一部のインフラは復旧するが，完全ではなく混乱が継続している。被災地外からの支援のため，人的・物的資源は増加しているが，被災者・支援者ともに不眠不休で活動しており，最も疲弊する時期でもある。また，被災地外からの支援に関しては災害対策本部（◖76ページ）や災害医療コーディネーター（◖56ページ）による調整が重要となる。救助やトリアージは少しずつ収束に向かい，集中的に治療が行われる。糖尿病や高血圧症など，被災前から慢性疾患をかかえていた被災者が，薬がなくなったなどの理由で医療施設を訪れることもある。また，避難所への巡回診療（◖115ページ）などで新たな傷病者が見つかることもある。

③ **亜急性期（1週間〜1か月）**　インフラの復旧とともに被災地の混乱も収束しはじめ，行政の指揮・統制や情報収集などが機能するようになる。また地域医療も回復してくるため，急性期に活動する医療チームの一部は撤収することとなる。緊急的な治療は少なくなるが，避難生活におけるストレスや慢性疾患の増悪，心理的問題に注意をはらう必要がある。また，避難所の感染症対策などの公衆衛生的ニーズへの対応も重要である。この時期になると，多種多様な支援チームが活動する。

④ **慢性期（1か月〜数年）**　復旧・復興に向けてさまざまな整備が本格化する時期である。被災者は，避難所から応急仮設住宅（◖130ページ）に移り，新たなコミュニティを形成する一方，孤立することもあり注意を要する。また，心的外傷後ストレス障害などに対する長期的なこころのケアも必要である（◖177ページ）。

5 わが国の災害医療体制

◆ 災害医療体制の変遷

わが国では，「災害救助法」（◖79ページ）と「災害対策基本法」（◖75ページ）を中心とした多くの災害関連法制度によって，自治体ごとに地域防災計画（◖76ページ）が策定され，協定を結んだ団体・組織が災害医療対応を担っている。このような災害医療体制の整備は，過去の災害から教訓を得て発展してきた。ここでは，阪神・淡路大震災と東日本大震災を中心に，わが国の

災害医療体制の変遷についてみていく。

● **災害医療体制整備の契機となった阪神・淡路大震災**　1995(平成7)年の阪神・淡路大震災では，多数傷病者の医療機関への集中と偏在が発生したこと，情報が共有されなかったこと，被災地外への傷病者搬送が遅れたことなどが原因となり，防ぎえた災害死❶が多く発生したとされ，超急性期の救命医療の充実が急務とされた。これを機に，その後の国内災害対応の基礎となる災害拠点病院，広域災害救急医療情報システム(EMIS，●74ページ)，災害派遣医療チーム(DMAT)が整備された。

● **新たな課題を浮きぼりにした東日本大震災**　2011(平成23)年の東日本大震災では，広域に甚大な被害が発生し，自治体機能や保健医療行政機能が喪失または低下した。その状況で多数の医療チームが支援におもむいた結果，地域によって支援の方法や手厚さの違いが発生した。災害時に医療提供体制を機能させるためには，保健機能の回復も不可欠であるという考え方が主流となった。そのため，2012(平成24)年の厚生労働省通知により，医療チームの派遣調整などを行うために，災害医療コーディネート機能を構築することが求められた。その後，各都道府県単位，市町村単位，支援組織単位において災害医療コーディネート研修が開催され，災害医療コーディネーター(●56ページ)の委嘱が進んだ。

● **近年の災害医療体制整備**　2016(平成28)年の熊本地震以降，急性期は災害拠点病院を拠点として救命医療を中心に支援がなされ，亜急性期には避難所を中心とする地域の保健医療体制全般を支援するために，保健所単位(二次医療圏単位)で地域災害医療対策会議を設置し，災害医療コーディネーターが保健所長を支えるかたちで地域の保健医療支援を調整するという方向性が定まった。

また，2017(平成29)年7月の厚生労働省通知により，被災都道府県に保健医療調整本部を設置し，① 保健医療活動チームに対する指揮，連絡および派遣調整，② 保健医療活動チームとの情報共有，③ 集約した保健医療活動にかかわる情報の整理および分析を一元的に実施し，保健医療活動の総合調整を行うことが求められた。保健医療調整本部には，担当する行政の職員とともに災害医療コーディネーターを配置することとされた。また，2022(令和4)年には，災害時の福祉分野の重要性が認識され，保健・医療・福祉の連携を調整するために，従来の保健医療調整本部を**保健医療福祉調整本部**とするように，厚生労働省より都道府県に通知が発出された。

そのほかにも，2021(令和3)年の東京オリンピックに向けたテロ対策に関する災害医療教育の強化や，COVID-19の流行後は医療チームが感染症対応を支援するための教育も開始された。このように，災害医療の領域は年々広く，深くなっている状況である。

◆ **災害拠点病院**

災害拠点病院とは，災害医療活動において中心的な役割を担うことを目的として，都道府県から指定を受けた救命救急センターもしくは二次救急医療

▢ NOTE
❶ **防ぎえた災害死**
災害による死亡のうち，平時の救急医療が提供されていれば救命の可能性があったものをいう。

機関である。24 時間緊急対応が可能な体制を有し，災害発生時には重症の傷病者の受け入れおよび搬送の拠点となる。おもに次のような機能を有することが指定要件となっている。

(1) ヘリコプターによる傷病者や医療物資などのピストン輸送❶を行える機能を有していること。なお，ヘリコプター搬送の際には，同乗する医師の派遣ができることが望ましい。

(2) DMAT とその派遣体制を整備し，ほかの医療機関の医療チームの支援を受け入れる体制を整えていること。

(3) BCP を整備し，それに基づいた研修・訓練を実施していること。また，地域の第二次救急医療機関や医師会，日本赤十字社などとの定期的な訓練を実施すること。

NOTE
❶ピストン輸送
　車両などを休みなく往復させて，人や物品を次から次へと送ることをいう。

　そのほか，傷病者の多数発生に対応可能なスペースがあること，EMIS への参加，食料・飲料水・医薬品などの備蓄，井戸や自家発電機の保有，衛星電話回線などの通信手段の確保など，さまざまな施設・設備の整備が指定要件になっている。

　災害拠点病院は，**基幹災害拠点病院**と**地域災害拠点病院**に分けられ，原則として基幹災害拠点病院は各都道府県に 1 か所以上，地域災害拠点病院は二次医療圏に 1 か所以上設置される。基幹災害拠点病院は，前述の指定要件のほかに，複数の DMAT を保有していることや，救命救急センターであること，災害医療研修用の設備があること，病院機能を維持するために必要なすべての施設が耐震構造であること，病院敷地内にヘリコプターの離着陸場があることが必要となっている。

◆ 広域災害救急医療情報システム（EMIS）

　広域災害救急医療情報システム Emergency Medical Information System（**EMIS**）とは，ウェブ上で医療機関の被災状況や傷病者受け入れ状況，医療チームの活動状況を関係者で共有できるように構築されたシステムである（◯74 ページ）。DMAT 隊員への一斉通知システムや，災害対策本部の設置状況と組織図の共有，掲示板による災害状況の共有をはじめ，アップデートのたびに機能が強化されている。現在は，スマートフォンのアプリケーションでの利用が進められている。

◆ 災害派遣医療チーム（DMAT）

　災害派遣医療チーム Disaster Medical Assistance Team（**DMAT**）とは，大規模な災害や事故の発生時に，被災地に迅速（おおむね 48 時間以内）にかけつけて救急治療を行うための専門的な訓練を受けたチームである。1 チームにつき医師 1 名，看護師 2 名，業務調整員 1 名の計 4 名で編成することを標準としているが，災害の状況によって編成が強化されることが多い。厚生労働省 DMAT 事務局が主催する養成研修を受講した者が隊員資格を付与される。都道府県が指定する DMAT 指定医療機関でチームが編成され，運用は都道府県ごとに定められている。

DMATは，防ぎえた災害死を低減すること，ついで健康被害を低減することを目標としている。DMATが発足した当初は，災害現場でのトリアージや現場治療がおもな業務内容であったが，災害が発生するたびにDMATのあり方が検討され，しだいに求められる業務は広がっている。活動の優先順位は，災害拠点病院の支援と拠点化，一般病院の支援，救助現場や介護保険施設などの支援，そして孤立集落や避難所の支援とされている。機動性をもつチームであり，搬送にたけていることが多い。近年は，本部支援に特化したチームを編成し，保健医療福祉調整本部などの支援も行っている。

◆ 災害派遣精神医療チーム（DPAT）

災害時，被災地域の精神保健医療機能は一時的に低下する一方，ストレスから新たな精神的問題が生じるなど，精神保健医療への需要は拡大する。発災直後（おおむね48時間以内）に被災地に入り，精神医療・精神保健活動の支援を行う専門的なチームが**災害派遣精神医療チーム** Disaster Psychiatric Assistance Team（**DPAT**）である。DMATと同様に厚生労働省によって定められ，DPAT事務局が実施する研修会で隊員資格を取得し，都道府県ごとに協定を結んだ医療機関がチームを編成する。チームは基本的に精神科医，看護師，業務調整員からなり，現地のニーズに合わせて児童精神科医，薬剤師，保健師，精神保健福祉士や心理士などがチームに加わることもある。とくに被災した精神科病院の支援に重要な役割を果たすほか，被災地における支援者（地域の医療職者，救急隊員，自治体職員など）への専門的支援も行う。

◆ 災害時健康危機管理支援チーム（DHEAT）

災害時健康危機管理支援チーム Disaster Health Emergency Assistance Team（**DHEAT**）とは，被災都道府県の保健医療福祉調整本部や保健所が行う保健医療行政の指揮調整機能などを支援するために派遣されるチームのことである。東日本大震災で保健医療行政機能の回復が注目されたことを機に，全国衛生部長会で検討され，2016（平成28）年度より厚生労働省の管轄下で人材育成と登録が開始された。

研修・訓練を受けた都道府県および指定都市の職員で，医師，歯科医師，薬剤師，獣医師，保健師，臨床検査技師，管理栄養士，精神保健福祉士，環境衛生監視員，食品衛生監視員，その他の専門職および業務調整員のなかから，1チームあたり5名程度が現地のニーズに合わせて編成される。急性期から慢性期までの長期間，指揮調整体制の構築の支援や，情報の収集・分析・対策立案など，都道府県や保健所のマネジメント業務を多岐にわたり支援する。近年は，保健医療福祉調整本部の機能強化や被災保健所との連携強化をはかるために，応援派遣されたDHEATの取りまとめを行う統括DHEATの整備も進められている。

◆ 災害医療コーディネーター

災害時には多くの医療チームが被災地に入るが，広範囲かつ刻々と変化す

る被災地のニーズや支援情報を体系的に収集することはむずかしい。そこで，被災地の医療情報を集約・一元化し，保健医療福祉調整本部において適切に活動が総括・調整されるように，**災害医療コーディネーター**が配置される。被災地内の保健医療福祉に関するニーズの把握や医療チームの派遣調整などを行い，行政の本部長への助言および支援を行う。DMAT を含む多くの医療チームが，災害医療コーディネーターによる調整下で活動することになる。

　災害医療コーディネーターは，災害医療に精通した地域の医療職者が都道府県から指定される。平時から地域の医療事情に精通した地元のコーディネーターを育てることがきわめて重要である。また，保健医療福祉調整本部運営のための能力に加えて，災害の初動から支援活動の終結までの流れを俯瞰的な視点で読む力が求められる。

◆ 災害時小児周産期医療リエゾン

　災害時小児周産期リエゾンとは，災害時に，小児・周産期医療にかかわる保健医療活動の総合調整を都道府県が適切かつ円滑に行えるように，保健医療福祉調整本部において，災害医療コーディネーターをサポートする者である。都道府県により任命され，小児・周産期の緊急性の高い搬送の調整を行うほか，小児・周産期に特化した医療チームの派遣や物資調達などを調整する。母体搬送や新生児搬送については，平時から二次医療圏単位より広域のネットワークが構築されていることが多く，この平時のネットワークを拡張するかたちで，災害時に効果的に機能させることが多い。

◆ 事業継続計画（BCP）

　医療機関は，大規模災害によってライフラインが途絶するなどの障害が生じても，被災者や入院患者に継続して医療を提供しつづける必要がある。そのため，緊急時においても，業務遂行能力の低下をできる限り抑え，早期復旧をはかることができるように，準備体制や方策をまとめる必要がある。これを**事業継続計画** business continuity plan（**BCP**）とよぶ。

　当該地域で考えられる最大被害の災害を想定し，初動体制の構築，一時停止する医療内容と拡大すべき医療内容の明記，参集できる職員数の時間帯別の見通し，通常診療再開までの具体的な期間目標など，医療機関の実情に合わせた具体的な内容となっている。災害拠点病院は BCP の策定が義務づけられており，一般の医療機関においても策定が推進されている。

◆ 災害派遣福祉チーム（DWAT）

　災害派遣福祉チーム Disaster Welfare Assistance Team（**DWAT**）とは，災害時におもに避難所で要配慮者に対する福祉支援を行うチームである。自治体によっては，DCAT（Disaster Care Assistance Team）ともよばれる。具体的には，要配慮者のスクリーニングによる必要に応じた福祉避難所（●121ページ）への誘導，要配慮者のアセスメント，日常生活支援，相談支援，避難所内の環境整備，保健医療福祉調整本部との連携などを行う。都道府県，社会

福祉協議会, 社会福祉施設などの関係団体が, 災害福祉支援ネットワークを構築し, これを通じてチームを構成している。チームの構成員は, 精神保健福祉士, 社会福祉士, 介護福祉士, 訪問介護員(ホームヘルパー), 看護師, そのほか福祉関係の職員などである。

東日本大震災では, 多くの団体が独自の福祉支援チームを編成して活動したが, それ以降も医療・保健に加えて福祉視点での健康維持が課題とされ, 先述したように2022(令和4)年には従来の保健医療調整本部を保健医療福祉調整本部としている。そのようななかで, 今後も重要性が高まることが見込まれる。

◆ 災害時の保健医療福祉に関するそのほかの支援組織・チーム

ここまで述べてきたチーム以外にも, 災害時の保健医療福祉にはさまざまな支援組織・チームが関与する。その数は増加しており, また活動の幅も拡大傾向にある。ここでは, その代表的なものを取り上げる。

● **日本医師会災害医療チーム** 日本医師会災害医療チーム Japan Medical Association Team(JMAT)は, 日本医師会が編成する医療チームで, 被災者の生命および健康をまもり, 被災地の公衆衛生を回復し, 地域医療の再生を支援することを目的としている。日本医師会または都道府県医師会で研修会が開催されている。被災地の医師会による被災地JMATと, 被災地外の医師会が派遣する支援JMATがあり, とくに被災地JMATは地域に根ざす医療機関のチームとして, 発災初期の住民への医療提供を目的とした救護所の設置について, 市区町村と協定を結んでいる例が多い。

● **国立病院機構の医療班** 独立行政法人国立病院機構 National Hospital Organization(NHO)も, 独自の研修システムでチームを編成している。NHOチームとよばれることが多く, DMATなどのほかの医療チームと同様に, 急性期から慢性期までの対応を行う。

● **全日本病院医療支援班** 全日本病院医療支援班 All Japan Hospital Medical Assistance Team(AMAT)は, 全日本病院協会が編成する医療チームで, 民間病院への支援を目的として東日本大震災後に正式に発足し, 研修が開始された。近年の災害では, 民間病院への支援のみならず, ほかの医療チームと同様にさまざまな保健医療活動を被災地内で実施している。

● **日本赤十字社の救護班** 日本赤十字社は, 本社および各都道府県支部に約500の救護班(日赤救護班)を常備している。日赤救護班による救護活動は, 長年の経験や組織力に基づく安定性と持続力, 活動範囲の広さがあり, 急性期から慢性期まで長期的な活動を行うだけでなく, こころのケア, 拠点救護所の設置, 復旧・復興期の支援など, あらゆるニーズに対応することができる。多くの搬送車両や無線の専用周波数帯を確保しているなど, 装備も充実している。ほかの医療チームと協働して被災地の命と健康をまもるために, 日赤独自の運用から保健医療福祉調整本部での運用へとなるように, 日赤災害医療コーディネートチームの設置も行っている。

● **災害支援ナース**　公益社団法人日本看護協会が編成する看護師の支援チームである（◐348ページ）。

● **薬剤師会**　近年，災害時の薬剤師の役割の重要性は増している。医療チームの構成員としての活動はもちろん，日本薬剤師会および都道府県薬剤師会が災害支援薬剤師を養成し，被災地の薬剤師会の支援にあたっている。また，災害時に医薬品を搭載して移動型薬局として活動できる車両（モバイルファーマシー）をもつ薬剤師会もあり，お薬手帳を紛失した被災者や，避難生活で新たな健康障害が発生した被災者に対して的確な処方ができるように運用されている。

● **日本災害歯科支援チーム**　日本災害歯科支援チーム Japan Dental Alliance Team（JDAT）は，日本歯科医師会が編成するチームである。災害発生後おおむね72時間以降に，地域歯科保健医療専門職が緊急災害歯科医療や避難所などでの口腔衛生を中心とした公衆衛生活動を支援し，地域歯科医療の復旧を支援することを目的としている。

● **日本栄養士会災害支援チーム**　日本栄養士会災害支援チーム Japan Dietetic Association-Disaster Assistance Team（JDA-DAT）は，災害時に迅速に被災地内の医療・福祉・行政栄養部門と協力して，状況に応じた栄養・食生活支援活動を通じて被災地支援を行うチームである。日本栄養士会が編成しており，とくに特定の栄養剤が必要な要配慮者への対応や，炭水化物にかたよりがちな避難所での食生活改善などの重要な役割を担っている。

● **日本災害リハビリテーション支援協会**　日本災害リハビリテーション支援協会 Japan Disaster Rehabilitation Assistance Team（JRAT）は，リハビリテーションに関与する学会，理学療法士協会，作業療法士協会をはじめとする13の団体で構成される組織である。平時から所属団体が連携し，地域住民が災害に立ち向かうしくみづくりに貢献している。災害発生時には，災害リハビリテーション支援チームを発足させ，被災者の生活不活発病対策や災害関連死の予防を行う。

◆ 今後の災害保健医療福祉で大切なこと

　ここまで解説してきたように，近年ではさまざまな視点で被災者への支援が行われる。いま一度，本書の読者に確認してもらいたいのは，地域にもとからいる医療職者，すなわち「地元の医療職者」が，災害時には最も重要な存在となるという点である。

　みずからが支援チームの一員とならない場合でも，勤務する地域で災害が発生した場合，「被災地の医療職者」には必ずなる。災害への意識の高さの程度にかかわらず，健康障害の危機に瀕している被災者をまのあたりにして，「なにかをなさなければ」という使命感にかられて活動した事例に筆者は多くの災害で出会った。なかでも看護師は，ふだんから患者の最も近くでケアをする職種であり，患者との距離の取り方，健康障害のサインに敏感に反応できるため，多くの避難所で，支援チームが到着するまでの数日間，自助・共助の一環として看護師が自主的に活動している。

　国や各種団体の施策は，基本的には支援をいかに手厚くするかの方向に向かう。しかし，大切なことは，どの被災地にもふだんから保健・医療・福祉を担っている関係者が存在しており，平時の体制に戻していくことが重要であるという点である。支援を受ける限り，被災地の関係者は受援（◯144ページ）という新たな業務も発生する。受援に関する業務が，平時の機能回復の遅れにつながるようなことはけっしてあってはならない。節度をわきまえた支援，組織化された支援でなければ，かえって被災者や被災地の医療職者の負担になるということを理解してもらいたい。

6 災害対応にかかわる職種間・組織間連携

● **災害にかかわる多くの職種・組織**　災害対応や支援活動の基本は，人間の命と健康，尊厳をまもることであり，保健・医療・福祉・生活という暮らし全般にわたるさまざまな活動が含まれる。また，活動は災害サイクルという時間軸の見方や，多分野・多領域に及ぶ支援組織における立ち位置など，多角的な視点でとらえなければならず，災害対応の連携・協働には多面的・複合的なアプローチが求められる。

　たとえば，避難所運営に関係する支援者をみても，医療・保健・福祉・生活にかかわるさまざまな職種・組織が支援に参加している（◯図2-16）。そして，災害サイクルに応じて多分野の行政機関，救護組織，保健医療機関，ボ

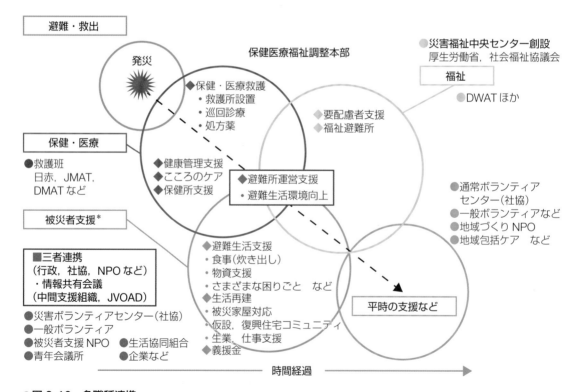

◯**図2-16　多職種連携**
＊ 被災者支援とは，おもに制度による支援ではなく，自発的な支援であって，避難生活や生活再建を支える活動である。
（資料提供：日本赤十字社安江一氏）

ランティアなどがジグソーパズルのピースのように組み合わさって，支援のネットワークをつくり上げていく。

　こうした災害時の支援ネットワークは，被災地・被災者を中心とし，各支援組織はフラットな関係にある。平時は活動をともにしない職種・組織が，同じ目的に向かい協働するためには，ていねいな調整が求められる。一方，同じ組織であり，同じ災害支援活動を行っているにもかかわらず，担当部署が異なるだけで情報共有が容易ではなく，調整が煩雑になることもあるため注意が必要である。

● **クラスターアプローチ**　大規模な災害にみまわれた地域は，その地域だけでの対処はむずかしく，外部の支援が必要となる。災害の規模が大きくなるほど，被災地外からの支援も増大する。災害支援活動は，「すべては被災地・被災者のために」を目的として，いち早く被災地にかけつけ，被災地・被災者が自立するまでの間，継続的な支援を行うことである。急性期だけでなく，災害サイクル全般にわたり，多くの機関や支援者がかかわる。外部からの支援者は，被災地の復旧・復興とともに撤収していくが，撤収にあたり被災地内組織への活動の引き継ぎが必要である。

　国連は，包括的な被災地・被災者の支援のために11の領域（クラスター）を提唱し，これをもとにしたアプローチをクラスターアプローチとよんでいる（**○**273ページ）。

　大規模災害において，国連やNGOを含む人道支援機関がそれぞれ個別に活動するよりも，連携協力体制を強化したほうが援助の効率・効果が上がる。単なる支援団体の情報交換にとどまらず，支援における重複を避け，支援が不足しているところに届けるため，限られた資源を効率よく活用し，最大限の効果を上げることをめざしている。各クラスター内にはさまざまな職種・組織がかかわり，その連携が必須である。また，11のクラスター間にも緊密な連携が求められる。個々の支援組織は，それぞれの立場，活動内容，活動期間などを明らかにすることが求められる。

　スムーズな連携のためには，調整するしくみや組織が必要であり，それぞれのクラスターには，クラスターリードとよばれる調整役がおかれ，クラスター内およびほかのクラスター間との調整を行っている。発災と同時に，職種，組織，支援内容，派遣期間が異なる支援者が，被災地内外から駆けつけて保健・医療・福祉・生活の支援にあたり，最終的には被災地の復旧・復興を待って被災地組織に活動を引き継いで撤収していく。この一連の支援活動には，クラスターアプローチにおけるクラスターリードのような調整役が欠かせない存在である。

● **多職種・多組織間の連携に必要なこと**　災害時には，被災地内外にかかわらず，平時には顔を合わせることのない職種・組織が参集し，協働して支援にあたる。それぞれの領域が異なっても，同じ目的に向かい連携するためには，共通の原則として前述したCSCAが必要である。CSCAは，災害医療におけるマネジメントの原則であり，医療以外の災害マネジメントにも共通する原則である。

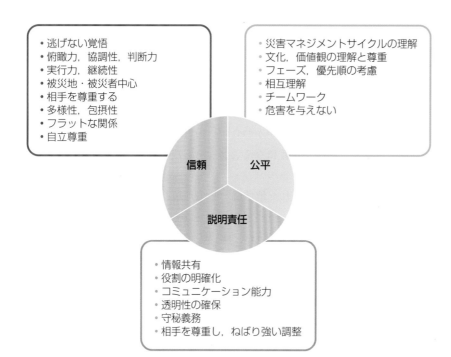

●図2-17　調整に必要なコンピテンシー

　多職種・多組織が連携するうえで必要なコンピテンシー(●86ページ)には，次のようなものがあげられる。
- C：フラットな関係，価値観の尊重，相互理解，継続性，役割の明確化
- S：自己完結(被災地に求めない，残さない)，危害を与えない
- C：情報ツール・内容の共有，協調性，説明責任
- A：詳細観察，フェーズ・優先順位の考慮

　調整においてコアとなるコンピテンシーは，信頼・公平(平等とは異なり，より困っている地域・人々に手厚い支援を行う)・説明責任である(●図2-17)。

7　医療に限らない災害時の連携

　近年，災害が頻発・広域化しており，さらに将来的には南海トラフ地震や首都直下地震などの大規模な災害が発生することも想定されている。そのようななか，被災者の命と健康，尊厳をまもるためには，災害医療の体制整備だけでなく，避難生活の環境改善や，平時から地域住民の防災意識を向上させる取り組みなどが必要となっている。

　災害医療にかかわる看護師は，被災者ができる限り早期に平時の生活に戻れるように，保健医療活動チーム内での連携はもちろんのこと，救助に携わる消防・警察・自衛隊などの実働部隊や，生活再建の支援にかかわる行政，ボランティア，NPO，企業といった支援者との連携も重要となる。連携のためには，ふだんから互いの活動について理解しておき，災害時にはそれぞれの支援活動に必要な情報を共有するなどを心がけなければならない。

◆ 非医療従事者（事務担当職員）との連携

　平時の医療施設においては，医師や看護師などの医療従事者と，非医療従事者である事務担当職員が専門性をいかして連携することにより，高度化・複雑化する業務に対応しながら安全かつ質の高い医療を提供している。同様に，災害時においても，保健医療活動チームが効果的・効率的に医療を提供するためには，チームの医療職者と事務担当職員との連携が必要である。

　災害時，医師や看護師が医療を担うのに対し，事務担当職員はおもに情報収集，連絡，調整などの業務のほか，通信，移動手段，医薬品，宿泊地などの確保といったロジスティクス❶を担う。このように，災害時の事務担当職員の役割は多岐にわたるため，チーム全体が効果的に活動できるように，ときにはチーム内で補助することも必要である。

◆ 組織間連携

▌国・地方公共団体との連携

　中央官庁においては内閣府が防災の主管官庁であり，「災害対策基本法」を基本として防災や発災後の応急対策，復旧・復興を一元的に担っている。また，2013（平成25）年度には「災害救助法」が厚生労働省から内閣府に移管され，発災後からより迅速な対応を行うための体制が敷かれている。なお，災害医療については，「医療法」に定められている医療計画（●column）に関連して厚生労働省が所管している。ほかの官庁も所管する災害関連法に基づきさまざまな業務を行っており，必要に応じて適切な官庁との連携が必要となる。

　また，被災地となる都道府県や市町村などにおいても，防災に関係する部署はさまざまであるため，日ごろから災害時に連携できるように窓口を確認し，顔の見える関係を構築しておくことが必要である。被災地の災害対策本

□NOTE
❶ロジスティクス
　一般的には物流管理のことをいう。災害医療活動におけるロジスティクスとは，被災地での医療活動が効果的かつ円滑に実施されるためのさまざまな資源・環境の調整や提供全般をさす。もとは兵站を意味する軍事用語である。

---

column　医療計画

　医療計画とは，「医療法」第30条の4に基づき，地域の実情に応じた医療提供体制の確保をはかるために，都道府県が策定するものである。医療計画では，とくに重点的に取り組む対象として，5疾病（がん，脳卒中，心血管疾患，糖尿病，精神疾患）と6事業（救急医療，災害時における医療，新興感染症等の感染拡大時における医療，へき地の医療，周産期医療，小児救急を含む小児医療）および在宅医療が示されている。2023（令和5）年度までの第7次医療計画では，新興感染症等の感染拡大時における医療を除く5疾病5事業であったが，2024（令和6）年度から開始される第8次医療計画から「新興感染症等の感染拡大時における医療」が加わり，5疾病6事業となっている。

　6事業の1つに災害時の医療が掲げられているとおり，都道府県は，災害が発生した際に医療供給が遅滞なく実施できるように体制を整備することが求められている。

部や保健医療福祉調整本部，保健所などとの連携は必須である。

消防・警察・自衛隊などとの連携

大規模災害の直後は，警察・消防・自衛隊といった実働部隊が人命救助を行い，これと連携して DMAT などの保健医療活動チームが救出された傷病者に対する緊急医療の提供を行う。さらに，実働部隊の搬送協力を得て後方医療機関への搬送を行うこともあるほか，保健医療活動チームの輸送などで実働部隊の協力を得ることもある。また，実働部隊は，災害急性期以降の避難生活における給水や風呂などの支援も行う。このような支援は，被災者の避難生活の環境の向上に必要不可欠である。日ごろから，実働部隊と情報の共有や訓練などを通して連携について確認を行っておくとよい。

弁護士会などとの連携

多くの被災者は，生活再建に関するさまざまな悩みをかかえているが，被災ローン減免制度や住まいの補修などに関する公的支援制度について把握している人は少ない。東日本大震災以降，多くの災害において，弁護士会などが被災地におもむき，公的支援制度の周知や個別の法律相談を行い，支援の窓口につないだり，相談のなかで知りえた避難生活上の困りごとをほかの支援者につないだりといった支援活動を行っている。一方，相談に行くこともできない被災者もおり，このような人に対してはアウトリーチ❶によって状況を把握し，必要な支援がもれなく届くようにする活動も必要となる。

看護師は，避難所などで被災者と信頼関係を築きながら支援を行うため，被災者からさまざまな悩みごとを聞くことも多い。なかには公的支援が必要とされる悩みを打ち明けられることもあり，その際には被災地で活動を行っている弁護士などの支援につないでいくことが重要である。

防災ボランティアとの連携

ボランティアの支援活動は，行政の支援のすきまを埋め，1 人ひとりの被災者に寄り添い，急性期以降も続く避難生活や生活再建の支援ができることが特徴である。災害発生時から復興にいたるまで，被災地の支援を行うボランティアを**防災ボランティア**といい，1995（平成 7）年の阪神淡路大震災から被災地の復旧・復興の大きな力として認知された。「災害対策基本法」では，国や地方公共団体がボランティアとの連携に努めること（第 5 条の 3）や，ボランティアの防災活動の環境の整備に努めること（第 8 条第 2 項第 13 号）が規定されるなど官民連携が進められている。

1998（平成 10）年に「特定非営利活動促進法」が施行され，被災者支援活動を目的とする NPO が相ついで設立された。また，2004（平成 16）年の新潟県中越地震のころからは，社会福祉協議会が開設する災害ボランティアセンターが一般ボランティアの受付窓口や調整機能を担うようになった。

しかし，2011（平成 23）年の東日本大震災では，多くのボランティアが被災地にかけつけたものの，とくに NPO などのボランティア団体については支援のもれやむらが生じ，支援調整を行うしくみがないなどの課題が浮きぼりとなった。そのため，支援調整を行う連携組織が必要とされ，NPO，社会福祉協議会，日本赤十字社，内閣府（防災担当），経済界などにより災害中

□ NOTE
❶アウトリーチ
　支援が必要であるにもかかわらず届いていない人に対し，支援を行う側が積極的にはたらきかけることをいう。災害時においては，自立・生活再建の課題をかかえながらもみずから支援にアクセスできない被災者に対し，住居や避難所などに訪問したり，当事者が出向きやすい場所での相談会を開催したり，ニーズを発見するためのしくみをつくり，支援につながるよう積極的にはたらきかける取り組みをさす。

間支援組織❶の設立準備が進められた。

　また，行政，災害ボランティアセンター(社会福祉協議会)，NPO などが連携して，被災者の避難生活や生活再建の支援を行う三者連携も行われた。被災地では，三者連携による被災状況やニーズ，支援状況などの情報共有や支援のもれ・むらをなくし，課題解決を目的とした情報共有会議が開催され，2016(平成 28)年の熊本地震までに一般的となった。2016 年に特定非営利活動法人(認定 NPO 法人)**全国災害ボランティア支援団体ネットワーク** Japan Voluntary Organizations Active in Disaster(**JVOAD**)が設立され，以降，さまざまな災害において，三者連携と JVOAD によるボランティアの調整が進められている。一方，避難所における生活環境の改善については医療の知見が必要なことや，こころのケアや感染症への対応など医療にかかわる専門的な支援はできないことから，防災ボランティアと医療従事者との連携が必要とされている。

　2022(令和 4)年度からは，行政職員やさまざまな支援者とともに避難生活支援を行うボランティアのリーダーやサポーターの養成が進められたほか，2023(令和 5)年度の防災基本計画では，都道府県による災害中間支援組織の育成・強化，関係者の役割分担の明確化などが盛り込まれ，官民連携による防災ボランティアの被災者支援体制整備が進められている。

NOTE

❶災害中間支援組織
　災害時の NPO やボランティアなどの活動支援や活動調整を行う組織をいう。

4　マスギャザリングと NBC 災害への対応

1　マスギャザリング

◆ マスギャザリングの概要

　日本災害医学会は，**マスギャザリング**を「一定期間，限定された地域において，同一目的で集合した多人数の集団」と定義している[1]。わが国においては，多人数の集団とは 1,000 人以上とされているが，群衆のサイズによる定義は一定ではない。祭り，催し物，音楽コンサート，花火大会，スポーツイベントなどがマスギャザリングに相当する。

　イベントの規模が大きくなるにつれ人員数も多くなる傾向にあり，そこで不測の事態がおこると，人々が密集しているためパニック状態になり，多くの死傷者が出る集団災害に発展する。また，国際的なマスギャザリングでは，テロリズムの標的となることがあり，後述する NBC 災害が引きおこされる可能性も十分にある。

　歴史的にみると，マスギャザリングによる集団災害では，災害規模の大きさ以上に死傷者が多数出ており，集団災害のなかでも特殊な災害ととらえられる。近年のマスギャザリングによる集団災害の例としては，明石花火大会での歩道橋事故(2001 年)やボストンマラソンでの爆弾事件(2013 年)，パリ

　1) 日本集団災害医学会監修：DMAT 標準テキスト，改訂第 2 版．p.226，へるす出版，2015.

同時多発テロ(2015年)，ソウルでの群集事故(2022年)などがあげられる。

◆ マスギャザリングによる集団災害のリスク

● **イベント特有のリスク**　イベントの内容によって特有のリスクが存在する。たとえばマラソン大会では一定の割合でランナーの心肺停止が発生するため，適切な距離ごとに AED を設置したり，AED を持って自転車で待機する要員の配置がなされる。また，花火大会では熱傷の，自動車レースでは多発外傷のリスクがある。このようにイベントごとに想定されるリスクに対応できるような災害医療計画が必要である。

● **マスギャザリング特有のリスク**　集団であるがゆえに多数傷病者の発生が懸念される。熱中症や失神などの大量発生，観客席の崩落，狭い出入口への多人数の殺到による将棋倒しなどがそれにあたる。また，暴力を行使する危険性のあるグループがいると，乱闘のリスクとなる。

● **一般救急増加のリスク**　イベントに集まった人々は，日常と同様に病気やけがの発生リスクがあり，イベント参加による体調不良などで一般救急医療の必要性が増す。

◆ マスギャザリングによる集団災害への対応

　災害がおこる可能性のあるイベントを行う際には，前述のようなリスクから発生しうる事態をできるだけ事前に予測し，対応計画を綿密にたてなければならない。イベント参加者数を把握し，会場に適正な医療職者・救護所を適正な数だけ配置することや，受け入れ医療機関と救急車・ヘリコプターなどの搬送手段を確保し，現場での救護活動と連携をとることが必要である。イベント会場だけではなく，周辺施設・周辺道路でも傷病者が発生する可能性があることも認識しておかなければならない。また，消防・警察などの多くの機関と連携し，情報共有をしなければならない。それぞれの組織内での指揮命令系統の確立も大事だが，医療・消防・警察が一体となり対応するシステムが必要である。

　NBC 災害などの特殊災害は，わが国においては経験が浅く，大きな課題となっている。過去に開催したことのあるイベントでも，医療体制に関する資料はきわめて少ないため，記録をしっかりと残していく工夫も求められる。

2 NBC 災害(CBRNE 災害)

◆ NBC 災害の概要

　NBC 災害とは，N(nuclear：核)，B(biological：生物)，C(chemical：化学物質)による特殊災害のことであり，近年では R(radiological：放射性物質)と E(explosive：爆発)を加え **CBRNE(シーバーン)災害**とよばれることもある。このなかには事故からテロリズムまで幅広い事象が含まれる。

　これらの災害は，発生する頻度は低いが，対応には特別な知識が必要となる。同一場所・時期の原因不明の多数傷病者発生時には NBC 災害を疑い，

情報が未確定の場合には，より危険側に寄った方針をたて，正確な情報収集・伝達・情報公開を行うことがパニックや二次災害を防ぐことにつながる。

● **核・放射線災害**　N 災害の例には，広島・長崎への原子爆弾投下(1945年)や東海村 JCO 臨界事故(1999 年)，東京電力福島第一原子力発電所事故(2011 年)などがある。放射性物質は目に見えない・におわない・感じとることができないため，その不安や恐怖から被災者が混乱をきたしやすく，軽微な事故でも社会に与える影響が大きい。放射線による健康障害は，熱傷・脱毛などの皮膚症状や下痢，貧血などの症状が早期に生じる**急性障害**と，数年を経てから発がんや遺伝的影響があらわれる**晩期障害**に分けられる。

● **生物(細菌・ウイルス)による災害**　B 災害の例には，腸管出血性大腸菌O157 集団発生事件(1996 年)，雪印食中毒事件(2000 年)，アメリカ炭疽菌事件(2001 年)などがある。感染症は発疹などの特異的な症状を呈するものもあるが，通常，初期症状は発熱や腹痛などの非特異的なものがほとんどである。そのため，病因の特定には検体から病原体を分離したり，病原体の遺伝子や毒素を検出したりしなければならないため時間を要する。また，一定の安全基準を満たした検査室で作業する必要がある。

● **化学災害**　C 災害の例には，松本サリン事件(1994 年)，東京地下鉄サリン事件(1995 年)，和歌山カレー毒物混入事件(1998 年)などがある。原因物質により，粘膜刺激症状，痙攣や呼吸停止などといったさまざまな症状があらわれる。救助者の二次災害を防ぐため，災害現場での活動では十分な防御体制が必要となる。

◆ NBC 災害への対応

● **オールハザードアプローチ**　**オールハザードアプローチ**とは，すべてのハザードに対して同じ対応をすることである。NBC 災害をおこしうる原因にはさまざまなものがあげられるが，原因物質ごとに異なる医療体制が必要になると，いざというときに初動時の混乱が生じうる。通常の災害対応に加えて，NBC 災害に特有な対応は最低限必要ではあるが，できるだけシンプルに，かつ共通した方法をとるべきである。

● **ゾーニング**　**ゾーニング**とは，特定の目的のために区域を設定することである。NBC 災害対応では汚染の拡大を防ぎ，二次災害を防止し，より多くの命を救うために，被災者の動線を整理し，救護活動を効率的にすることを目的に行われる。以下の3つの区域が設定される(●図2-18)。

　[1] **ホットゾーン(危険区域)**　危険物が存在する区域であり，医療行為は困難であり，特別な個人防護具を装着した警察・消防・自衛隊の対処部隊により，脅威の除去および被災者の搬出のみが行われる。テロなどの人為的要因による NBC 災害の場合には，この際，救助隊をねらった二次攻撃の危険性も考慮する必要がある。

　[2] **ウォームゾーン(除染区域)**　危険物は存在しないが，汚染された人または物が存在する区域である。特別な個人防護具を装着した警察・消防・自衛隊の対処部隊のほか，訓練を受けた災害派遣医療チームがトリアージや除

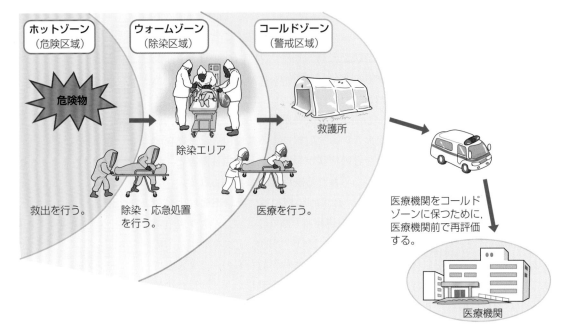

ホットゾーン（危険区域）	ウォームゾーン（除染区域）	コールドゾーン（警戒区域）

危険物

除染エリア

救護所

救出を行う。

除染・応急処置を行う。

医療を行う。

医療機関をコールドゾーンに保つために，医療機関前で再評価する。

医療機関

◖図2-18　ゾーニング

染・応急処置を実施する。

　3 コールドゾーン（警戒区域）　危険物やその汚染から隔離された区域である。ウォームゾーンで除染が行われていることから，通常の病院と同様の標準予防装備を講じるのみでよい。

●**除染**　汚染の原因となっている物質を傷病者や個人防護具・資機材などから取り除き，人や周囲環境へ汚染が広がるのを防ぎ，被害の拡大防止をはかることを**除染**という（◖図2-19）。除染を行う除染エリアは，ホットゾーンを取り囲むウォームゾーンの外縁部，および被災者の治療を行う医療機関の入口に設けられる。除染は大きく乾的除染と水的除染の2つに分けられる。

　1 乾的除染　原因物質が付いた衣服の脱衣が中心である。これで90%の危険物が除去されるともいわれている。

　2 水的除染　さらに肉眼的汚染や皮膚刺激症状がみられる場合など，乾的除染では不十分な場合に，流水で洗い流しての除染が行われる。

　傷病者は現場で消防機関などによる除染作業を受け，コールドゾーンを経て医療機関に運ばれるのが理想的ではあるが，ほとんどの災害はそうなっていない。地下鉄サリン事件のように，行動可能な多数の被災者が現場での除染を経ずに個々に医療機関へ向かうこともある。医療機関の汚染を回避し，建物内をコールドゾーンとするためには，傷病者を搬入する入口付近で再評価するシステムづくりが必要である。

●**個人防護具**　現場のゾーニングに応じた個人防護具を装着しなければ，そのゾーンに入ってはいけない。ゾーニングがまだできていない段階では，医療職者自身は通報などでNBC災害発生を注意喚起しつつも，自身の安全を確保するために，臭気や傷病者発生の危険場所から風上側へすみやかに避

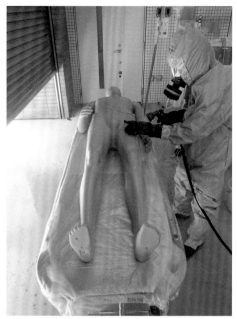

◎図 2-19　除染の様子

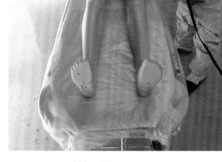

レベル A　レベル B　　レベル C　　レベル D

ホットゾーン　　ウォーム　　コールド
　　　　　　　　ゾーン　　　ゾーン

◎図 2-20　個人防護具

難すべきである。

　ゾーニングに応じた個人防護具は，ホットゾーンがレベル A または B，ウォームゾーンがレベル C，コールドゾーンがレベル D である（◎図 2-20）。

● **災害対応の 3S**　医療職者は災害現場での自身の安全確保を軽視しやすい傾向にある。安全確保に努めるべき救護者自身 self，災害現場 scene，要救助者 survivor の 3 つを**災害対応の 3S** といい，そのなかでも救護者自身の安全確保を最優先するべきであり，救護者自身が新たな要救助者にならないようにしなければならない。

---

column　意外と多い C 災害

　NBC 災害は特殊災害であり，日常で遭遇することはほとんどないと思うかもしれない。しかし，救急病院に勤めていると，故意にせよ事故にせよ薬物を飲んだ・浴びたという内容で救急搬送される事案は意外と多い。この場合，傷病者が 1 名でも NBC 災害と同様の対応をしいられることもある。

　筆者の施設では，農薬を服用した 1 名の傷病者の救急搬入により，気化した薬物による院内汚染がおこり，数十名規模の二次災害を生じた経験があり，それ以後は病院の NBC 災害対応を強化した。消防からの情報に「なにかを飲んだ，なにかを浴びた，異臭がする，同じ症状が何人もいる」といったキーワードが 1 つでもあれば，NBC 災害を考慮して救命救急センター内で NBC モード（NBC 災害対応体制）を発令する。屋外にウォームゾーンを設定し，レベル C を若干アレンジした個人防護具を装着したうえで，屋外除染を徹底するようにしている。このような NBC 災害対応を，1 年に約 6 回，つまり 2 か月に 1 回は行っている。

5　災害と情報

　人々の健康や命を災害からまもるという災害看護の理念を果たすうえで，災害にかかわる情報は重要なものである。情報を正しく理解することが，災害時における正確な判断や的確な行動につながる。

1　災害にかかわる情報の種類と内容

　災害にかかわる情報は，災害のフェーズに応じて各関係機関から発表され，内容は多種多様である。

●**気象に関する情報**　気象庁は，大雨や暴風などによって発生する災害の防止・軽減，または防災関係機関の活動や住民の安全確保行動の判断を支援するため，災害に結びつくような激しい現象が予測される数日前から防災気象情報を発表し，その後の危険度の高まりに応じて注意報，警報，特別警報を段階的に発表している。

　□1□**注意報**　災害が発生するおそれのあるときに注意をよびかけて行う予報である。大雨，洪水，大雪，強風，風雪，波浪，高潮，雷，濃霧，乾燥，なだれ，着氷，着雪，融雪，霜，低温の16種類がある。

　□2□**警報**　重大な災害が発生するおそれがあるときに警戒をよびかけて行う予報である。大雨（土砂災害，浸水害），洪水，大雪，暴風，暴風雪，波浪，高潮の7種類がある。

　□3□**特別警報**　警報の発表基準をはるかにこえる大雨や大津波などが予想され，重大な災害のおこるおそれが著しく高まっているときに最大級の警戒をよびかけて行う予報である。気象庁では2013（平成25）年から運用している。気象に関するものは全部で6種類あり，大雨（土砂災害，浸水害），大雪，暴風，暴風雪，波浪，高潮である（◐図2-21）。また，大津波警報，噴火警報（噴火レベル4以上）および噴火警報（居住地域），緊急地震速報（震度6弱以上）も特別警報に位置づけられている。特別警報が発表された地域は，これまでに経験したことのないような数十年に一度の重大な危険が差し迫った異常な状況にあるため，ただちに命をまもる行動が必要である。

　ただし，特別警報が発表されないことに安心することは禁物である。気象庁では，特別警報だけでなく，危険度の高まりに応じて警報や注意報も発表しているため，特別警報の発表を待つことなく，時間を追って段階的に発表される気象情報，注意報や警報，またはキキクル（危険度分布）❶などを活用して，早めの避難行動を心がける必要がある。

●**地震に関する情報**　わが国は世界的に地震の多い国として知られており，2012年から2021年の10年間のうちに世界で発生したマグニチュード6以上の地震の約1割がわが国の周辺で発生している[1]。地震は，その発生を予知することがきわめて困難であり，また，ひとたび発生すると甚大な被害を

NOTE
❶**キキクル（危険度分布）**
　気象庁が，災害の危険度を「早い段階から」「地域をよりしぼって」情報を伝えるため，浸水や洪水，土砂災害の危険度を5段階で表示し発表する情報である。

1）国土交通省：河川データブック2022．（https://www.mlit.go.jp/river/toukei_chousa/kasen_db/）（参照2023-06-22）．

現象	特別警報の基準	
大雨	台風や集中豪雨により数十年に1度の降雨量となる大雨が予想される場合	
暴風	数十年に1度の強度の台風や同程度の温帯低気圧により	暴風が吹くと予想される場合
高潮		高潮になると予想される場合
波浪		高波になると予想される場合
暴風雪	数十年に1度の強度の台風と同程度の温帯低気圧により雪を伴う暴風が吹くと予想される場合	
大雪	数十年に1度の降雪量となる大雪が予想される場合	

雨を要因とする特別警報の指標(発表条件)

台風などを要因とする特別警報の指標(発表条件)

雪を要因とする特別警報の指標(発表条件)

○図2-21　特別警報の発表基準
過去の災害事例に照らして，土壌雨量指数，表面雨量指数，流域雨量指数，積雪量，台風の中心気圧，最大風速などに関する客観的な指標を設け，これらの実況および予想に基づいて発表を判断する。
(気象庁：気象等に関する特別警報の発表基準．<https://www.jma.go.jp/jma/kishou/know/tokubetsu-keiho/kizyun-kishou.html>＜参照 2023-12-01＞をもとに作成)

及ぼすことがある。地震発生時に発表される情報について知っておくことは，地震発生後に迅速かつ最善の行動をとるうえで重要である。地震発生後，気象庁からは次のような情報が順次発表される。

1 **震度速報**　全国を188に区分し，地震発生から約1分半後に，震度3以上の揺れが観測された地域名と揺れの検知時刻が速報される。

2 **震源に関する情報**　「津波の心配がない」または「若干の海面変動があるかもしれないが被害の心配はない」旨を付加して，地震の発生場所(震源)およびその規模(マグニチュード)が発表される。津波警報または津波注意報が発表された場合は発表されない。

3 **震源・震度に関する情報**　地震の発生場所(震源)やその規模(マグニチュード)，震度3以上の地域名と市町村ごとの観測した震度が発表される。また，震度5弱以上と考えられる地域で，震度を入手していない地点がある場合は，その市町村名が発表される。

4 **各地の震度に関する情報**　震度1以上を観測した地点のほか，地震の発生場所(震源)やその規模(マグニチュード)が発表される。

5 **緊急地震速報**　地震の発生直後に，各地に強い揺れが到達する時刻やその震度，長周期地震動❶階級を予想し，可能な限りすばやく知らせる情報である。地震波が2点以上の地震観測点で観測され，最大震度が5弱以上，または最大長周期地震動階級が3以上と予想された場合に発表される。緊急地震速報を発表してから強い揺れが到達するまでの時間は，数秒から長くても数十秒程度ときわめて短く，震源に近い地域では速報が間に合わないことがあるほか，ごく短時間のデータを使った速報であることから，予測された

NOTE
❶長周期地震動
　大きな地震で生じる，周期(揺れが1往復するのにかかる時間)が長い大きな揺れのことをいう。高層ビル内における地震時の人の行動の困難さの程度や，家具や什器の移動・転倒などの被害の程度から，4つの階級に区分される。

震度に誤差を伴うなどの限界があることに留意する必要がある。強い揺れが到達する前にみずからの身をまもるなど最低限の安全行動をとることができるように，日ごろから地震への備えを心がけることが重要である。

● **避難に関する情報**　避難に関する情報は，河川氾濫，土砂災害，高潮，津波，火山噴火および原子力災害などの災害が発生した際に，その地域の居住者や滞在者の適切な避難を促すために市町村長により発令される。避難に関する情報の種類には，「災害対策基本法」を根拠として，高齢者等避難，避難指示，緊急安全確保がある。

　1 **高齢者等避難**　高齢者等避難は，「災害対策基本法」第56条第2項に規定されている。市町村長が，避難に時間を要する高齢者等の要配慮者が安全に避難できるタイミングなどの早めの避難を促すための情報提供をするなど，要配慮者が円滑かつ迅速に避難できるように配慮することとされている。この規定に基づき，市町村長は警戒レベル3高齢者等避難を発令し，避難に時間を要する高齢者等の避難を促すこととなる。

　2 **避難指示**　避難指示は，「災害対策基本法」第60条第1項に規定されている。災害が発生し，または発生するおそれがある場合に，市町村長は，必要とみとめる地域の必要と認める居住者などに対して，避難を指示することができる。この規定に基づき，市町村長は警戒レベル4避難指示を発令し，危険な場所にいる居住者などに対して立ち退き避難を求めることとなる。

　3 **緊急安全確保**　緊急安全確保は，「災害対策基本法」第60条第3項に規定されている。災害が発生し，またはまさに発生しようとしているとき（「切迫」している状況），市町村長は，指定緊急避難場所（●117ページ）などへの立ち退き避難を行うことがかえって危険なおそれがある場合において，必要とみとめる地域の必要とみとめる居住者などに対して，緊急安全確保を指示することができる。この規定に基づき，市町村長は警戒レベル5緊急安全確保を発令し，いまだ危険な場所にいる居住者等に対して緊急安全確保を求めることとなる。

　そのほか，「災害対策基本法」第63条に基づいた，警戒区域設定に伴う立ち入り禁止措置がある。災害が発生し，またはまさに発生しようとしている場合において，人の生命または身体に対する危険を防止するため，とくに必要があるとみとめるとき，市町村長は警戒区域を設定し，消防や警察などの災害応急対策に従事する者以外の立ち入りを制限・禁止したり，退去を命じたりすることができる。この場合，当該地域の住民などには強制力がはたらき避難しなければならなくなる。これに違反すれば避難指示などとは異なり罰則がある。

● **被害に関する情報**　災害の被害に関する情報は，災害の発生の結果として生じる情報のことであり，救護活動に直接的にかかわる重要なものである。救護活動の計画や見通しを立てるために，次のような情報から被害の全体像を把握する必要がある。

　1 **人的被害**　死者や行方不明者，負傷者の発生数や負傷の種類・程度，さらには避難者数や避難状況などに関する情報である。

②**住家被害**　家屋の被害数や被害の程度に関する情報である。全壊・全焼，大規模半壊，中規模半壊，半壊・半焼，準半壊，準半壊にいたらない（一部損壊），床上浸水，床下浸水などさまざまな被害の程度がある。

③**ライフライン**　電気や水道，ガス，通信，道路や鉄道などの被害状況に関する情報である。

被害に関する情報は市町村などの地域ごとに発表されるが，災害により大きな被害が発生している地域では，通信の途絶や，膨大な被害により情報の取りまとめができないことがあり，とくに発災直後の段階では情報が伝達されない場合が多い。大規模災害の場合，被害に関する情報がなかったり，被害の量が不自然に少なかったりする地域は注意が必要である。

●**安否情報**　安否情報は，「武力攻撃事態等における国民の保護のための措置に関する法律」（「国民保護法」）に基づき，収集・報告・照会などがされるものであり，個人の生死や負傷の程度に関する状態，避難住民の所在などの安否に関するもの，氏名・性別などの個人を識別するための情報を含むものである。安否情報を収集する対象者は，該当する地域の住民と，該当地域の住民以外でその地域に避難してきた人々，および武力攻撃災害による死傷者であり，日本人であるか外国人であるかを問わない。安否情報は，被災地に所在している人の安否を案ずる親類縁者などに対し，その安否を知らせ，精神の安寧をはかることを目的としている。

なお，「災害対策基本法」においても，2013（平成25）年の改正により自然災害などにおける安否情報の提供などが法令に位置づけられた。

●**生活に関する情報**　生活に関する情報は，災害発生後に被災者が生活を維持するために必要なものであり，避難所運営，臨時診療所，廃棄物処理，ライフラインの復旧に関する情報をはじめ，被災者の安否，救援物資等の供給，被災した住宅の応急修理や仮設住宅の入居に関する情報などがあげられる。

さらに復興期には，補助金の交付，罹災証明書，被災者台帳，財政融資など，被災した住宅などの再建や事業者への経済的支援，生計の立て直しに必要な各種支援制度に関する情報などが必要となる。

近年では，このような生活に関する情報が市町村や都道府県の災害対策本部のウェブサイトに掲載されることも多い。医療職者が，被災者の生活支援に関する基本的な制度を把握しておくこと，また，その情報の入手先を知っておくことは，被災者の問題を具体的に解決する一助となる。

2 災害時に収集・伝達すべき情報

災害時の医療救護活動では，必要な情報を収集し，その情報を必要とする相手に対して適時・迅速・正確に発信することが求められる。その際に意識すべき項目には次のようなものがあり，その頭文字から **METHANE**（メタン）とよばれる。

- M（major incident）：大事故・災害の発生の宣言，宣言者の氏名・連絡先
- E（exact location）：正確な発災場所，地図の座標

- T（type of incident）：事故・災害の種類（自然災害・化学災害・交通事故など）
- H（hazard）：現場の危険性および拡大の可能性
- A（access）：現場への到達経路および進入方向
- N（number of casualties）：負傷者数，重症度，外傷の種類
- E（emergency services）：現在活動している警察，消防などの緊急対応機関や緊急医療支援機関と今後の必要性

　これらの情報を発信者・受信者ともに留意することで，医療救護活動が安全かつ円滑・的確に進むことになる。

3 災害情報システム

● **広域災害救急医療情報システム（EMIS）**　広域災害救急医療情報システム Emergency Medical Information System（**EMIS**）は，阪神・淡路大震災の教訓をふまえて構築されたものである。大規模災害における人命の救援・救助には，まずは情報を迅速かつ正確に把握し，医療機関，医療関係団体，医師会，消防機関，保健所，市町村などの情報ネットワークを構築することが必要である。EMIS は，災害時に被災した都道府県をこえて医療機関の稼動状況などの災害医療に関する情報を共有し，被災地域での迅速かつ適切な医療・救護にかかわる各種情報を集約・提供することを目的として構築されたシステムである。集約された情報は，各都道府県の災害対策本部や保健医療福祉調整本部，全国の災害拠点病院，日本赤十字社などに提供され，医療・救護活動に役だてられる。

● **全国瞬時警報システム（J アラート）**　全国瞬時警報システム（**J アラート**）は，弾道ミサイル情報，緊急地震速報，津波警報などといった対処に時間的余裕のない事態に関する情報を，携帯電話などへの緊急速報メールの配信や，市町村防災行政無線などにより瞬時に国から住民に伝達するシステムである。

　情報の伝達手段は，情報の受け手の状況に応じた伝わりやすさ，伝達範囲（場所），伝達可能な情報量，耐災害性，伝達の形態など，それぞれに特徴を有しているため，より多くの住民が迅速かつ確実に避難を実施できるように，J アラートと連携する情報伝達手段の多重化が推進されている。

6 災害看護と法律

　わが国では，さまざまな種類の災害に対応するために，多くの法律が整備されている（◯図 2-22）。災害対策を網羅する「災害対策基本法」を中心に，災害の種類や段階（予防，応急，復旧・復興）に応じて個別の法律が適用されるしくみとなっている。

　災害が発生した場合，それぞれの法律に基づき対応することとなるため，わが国の災害に関する法体系や規則を知ることは，災害時の支援の大きな後ろ盾になるだけでなく，支援を円滑かつ適切に行うために非常に重要である。

類型	予防	応急	復旧・復興
地震 津波	災害対策基本法 ●大規模地震対策特別措置法 ──→ ●津波対策の推進に関する法律 ── ●地震防災対策強化地域における地震対策緊急整備事業に係る国の財政上の特別措置に関する法律 ●地震防災対策特別措置法 ●南海トラフ地震に係る地震防災対策の推進に関する特別措置法 ●首都直下地震対策特別措置法 ●日本海溝・千島海溝周辺海溝型地震に係る地震防災対策の推進に関する特別措置法 ●海岸法	●災害救助法 ●消防法 ●警察法 ●自衛隊法 ●災害時等における船舶を活用した医療提供体制の整備の推進に関する法律	〈全般的な救済援助措置〉 ●激甚災害に対処するための特別の財政援助等に関する法律 〈被災者への救済援助措置〉 ●災害弔慰金の支給等に関する法律 ●被災者生活再建支援法 ●自然災害義援金に係る差押禁止等に関する法律
火山	●活動火山対策特別措置法 ────		〈災害廃棄物の処理〉 ●廃棄物の処理及び清掃に関する法律 〈災害復旧事業〉 ●被災市街地復興特別措置法 ●被災区分所有建物の再建等に関する特別措置法 〈災害税制関係〉 ●災害被害者に対する租税の減免，徴収猶予等に関する法律 〈その他〉 ●特定非常災害の被害者の権利利益の保全等を図るための特別措置に関する法律 ●防災のための集団移転促進事業に係る国の財政上の特別措置等に関する法律 ●大規模な災害の被災地における借地借家に関する特別措置法 ●大規模災害からの復興に関する法律
風水害	●河川法 ────── ●海岸法 ──────	●水防法	
地滑り 崖くずれ 土石流	●砂防法 ●森林法 ●地すべり等防止法 ●急傾斜地の崩壊による災害の防止に関する法律 ●土砂災害警戒区域等における土砂災害防止対策の推進に関する法律		
豪雪	●豪雪地帯対策特別措置法 ●積雪寒冷特別地域における道路交通の確保に関する特別措置法		
原子力	●原子力災害対策特別措置法 ────		

⊙ **図 2-22　おもな災害対策関係法**

(内閣府：令和 5 年版防災白書. <https://www.bousai.go.jp/kaigirep/hakusho/index.html><参照 2023-12-01>をもとに作成)

　ここでは，わが国の災害対策の基本となる「災害対策基本法」と，災害時の看護師の活動に密接なかかわりがある「災害救助法」やさまざまな被災者支援制度について解説する。

1 災害対策基本法

● **概要**　「災害対策基本法」は，1959（昭和 34）年の伊勢湾台風を契機に 1961（昭和 36）年に制定された。同法第 1 条にあるように，わが国の国土ならびに国民の生命，身体および財産を災害から保護し，もって社会の秩序の維持と公共の福祉の確保に資することを目的として，災害対策の基本となる事項を定めた法律である。基本的理念のほか，災害の定義（◗23 ページ）や防

災に関する取り組み，災害対策の推進，費用負担などについて規定されている。

● **理念**　2013(平成25)年の改正により，同法第2条の2において基本理念が定められた。今後，南海トラフ地震や首都直下型地震などの発生が懸念されており，これらの大規模広域災害への対策の充実・強化が喫緊の課題であることから，「災害対策基本法」に減災の考え方や，自助・共助・公助などの基本理念を明記することで，災害対策に関する基本的な考え方を広く共有し，関係者が一体となって災害対策に取り組む体制を整えようとするものとされている。

　この理念のなかで，おもに災害応急対策における人命の保護においては，限られた情報のもとであっても，災害の状況をできる限り的確に把握し，これに基づき人材，物資などの資源を適切に配分することにより，人の生命・身体の保護を最も優先してなされるべきことが定められており，災害時の医療に携わる者は留意する必要がある。

● **防災の取り組み**　「災害対策基本法」では，防災に関する責務の明確化や，防災に関する組織とそれらが策定する防災計画などを定めている。なお，同法第2条第2号では，防災を「災害を未然に防止し，災害が発生した場合における被害の拡大を防ぎ，及び災害の復旧を図ることをいう」と定義している。災害マネジメント(●275ページ)全体をさす言葉であり，災害の予防だけではないことに注意する必要がある。

　1 **各主体の責務**　「災害対策基本法」では，国(指定行政機関等も含む)，都道府県，市町村，指定公共機関・指定地方公共機関，住民などの防災に関する責務が規定されている●(●表2-9)。

　2 **防災に関する組織**　防災活動の組織化・計画化をはかるための機関として，国(第11条)，都道府県(第14条)，市町村(第16条)のそれぞれに防災会議を設置することが定められている(●表2-10)。また，災害発生やそのおそれがある場合には，都道府県または市町村に**災害対策本部**を設置することとされている(第23条，第23条の2)。さらに，災害の規模によっては，国においても**特定災害対策本部**または**非常災害対策本部**，もしくは**緊急災害対策本部**を設置することとされている(第23条の3，第24条，第28条の2)。

　3 **防災計画**　防災に関する計画には，防災基本計画，防災業務計画，地域防災計画といった種類がある(●図2-23)。

　防災基本計画は，中央防災会議が作成する防災に関する基本的な計画である(第34条，第35条)。災害の状況や災害の防止に関する科学的研究の成果，発生した災害に対して行われた災害応急対策の効果などを勘案して，毎年検討を加え，必要があるときには修正が行われている。

　防災基本計画に基づいて，指定行政機関と指定公共機関は**防災業務計画**を作成し(第36条，第39条)，都道府県や市町村の防災会議は**地域防災計画**(都道府県地域防災計画，市町村地域防災計画)❷を作成する(第40条，第42条)。なお，都道府県地域防災計画は防災業務計画に，市町村地域防災計画は都道府県地域防災計画に抵触するものであってはならない。また，市町村

NOTE

❶「災害対策基本法」における住民には法人も含まれる。

NOTE

❷地域防災計画には，都道府県防災会議が策定する都道府県地域防災計画と，市町村防災会議が策定する市町村地域防災計画のほかに，2つ以上の都道府県あるいは市町村の防災会議の協議会が作成するものとして，都道府県相互間地域防災計画と市町村相互間地域防災計画がある(第43条，第44条)。

▶表 2-9　「災害対策基本法」における各主体の防災に関する責務

主体	責務
国の責務 (第3条)	• 国土ならびに国民の生命・身体・財産を災害から保護する。 • 組織および機能のすべてをあげて防災に関し万全の措置を講ずる。 • 災害予防，災害応急対策，災害復旧の基本となるべき計画(防災基本計画等)を作成し実施する。 • 地方公共団体，指定公共機関*1，指定地方公共機関*2 などが処理する防災に関する事務または業務の実施の推進とその総合調整を行い，および災害にかかわる経費負担の適正化をはかる。 • 指定行政機関*3 と指定地方行政機関*4 は，その所掌事務を遂行するにあたって国の責務が十分に果たされるように相互に協力する。 • 指定行政機関と指定地方行政機関の長は，都道府県や市町村の地域防災計画の作成・実施が円滑に行われるように，その所掌事務について都道府県・市町村に対し勧告，指導，助言，その他適切な措置をとる。
都道府県の責務 (第4条)	• 都道府県の地域ならびに住民の生命・身体・財産を災害から保護する。 • 都道府県の地域にかかわる防災に関する計画(都道府県地域防災計画等)を作成し実施する。 • 都道府県の市町村および指定地方公共機関の防災に関する事務・業務をたすけ，その総合調整を行う。 • 都道府県の機関は，その所掌事務を遂行するにあたって都道府県の責務が十分に果たされることとなるように相互に協力する。
市町村の責務 (第5条)	• 市町村の地域ならびに住民の生命・身体・財産を災害から保護する。 • 市町村の地域にかかわる防災に関する計画(市町村地域防災計画等)を作成し実施する。 • 消防機関や水防団などの組織の整備，ならびに市町村の公共的団体その他の防災に関する組織および自主防災組織の充実をはかる。 • 住民の自発的な防災活動の促進をはかり，市町村の有するすべての機能を十分に発揮するように努める。 • 市町村の機関は，その所掌事務を遂行するにあたって市町村の責務が十分に果たされることとなるように相互に協力する。
指定公共機関および指定地方公共機関の責務 (第6条)	• その業務にかかわる防災に関する計画を作成し実施する。 • 国・都道府県・市町村の防災計画の作成と実施に協力する。 • それぞれの業務を通じて防災に寄与する。
住民などの責務 (第7条)	• 防災に関する責務を有する者は誠実にその責務を果たす。 • みずから災害に備えるための手段を講ずる。 • 自発的な防災活動に参加するなど，防災に寄与するように努める。

*1　指定公共機関：国や地方公共団体と協力して緊急事態などに対処する民間機関で，独立行政法人，日本銀行，日本赤十字社，日本放送協会そのほかの公共的機関および電気，ガス，輸送，通信そのほかの公共的事業を営む法人で，内閣総理大臣が指定するものをいう(第2条第5号)。

*2　指定地方公共機関：地方独立行政法人および港務局，土地改良区その他の公共的施設の管理者ならびに都道府県の地域において電気，ガス，輸送，通信その他の公益的事業を営む法人で，都道府県の知事が指定するものをいう(第2条第6号)。

*3　指定行政機関：「災害対策基本法」などで定められる，内閣総理大臣によって指定された国の行政機関で，内閣府や厚生労働省，防衛省など25の機関が指定されている(第2条第3号)。

*4　指定地方行政機関：指定行政機関の地方支分部局その他の国の地方行政機関で，内閣総理大臣が指定するものをいう(第2条第4号)。

▶表 2-10　防災に関する組織

	平時	災害時(災害対策本部)
国	中央防災会議	緊急災害対策本部，非常災害対策本部など
地方公共団体	都道府県防災会議，市町村防災会議	都道府県災害対策本部，市町村災害対策本部

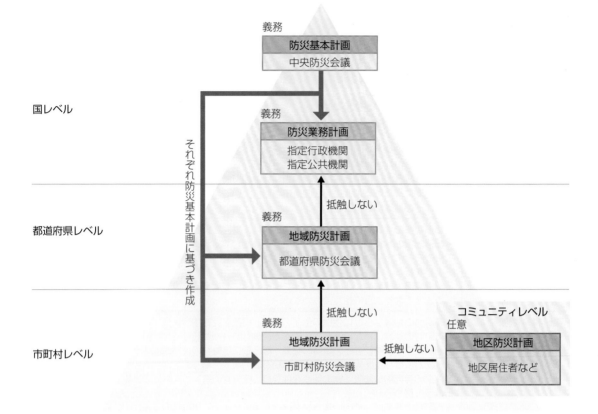

○図 2-23　防災計画

地域防災計画では，市町村内の一定の地区の居住者や事業者などの提案により，地区防災計画を定めることができる。

　④ **防災上の配慮**　防災上の施策にあたり配慮すべきことや，災害の予防および拡大防止のために努力すべき事項が定められている。配慮が必要とされる高齢者や障害者，乳幼児などを**要配慮者**と定義（第 8 条第 2 項第 15 号）し，このうち避難行動にかかわる配慮が必要な者を**避難行動要支援者**と定義している（第 49 条の 10，○87 ページ）。

● **災害対策の推進**　「災害対策基本法」では，災害対策を災害予防，災害応急対策，災害復旧という段階に分け，各段階における国や地方自治体の役割・権限を規定している。

　① **災害予防**　災害予防とは，災害の発生または拡大を未然に防ぐために行うものである（第 46 条）。防災に関する組織の整備，防災教育・防災訓練，物資や資材の備蓄などのほか，市町村による指定緊急避難場所（○117 ページ）および指定避難所（○119 ページ）の指定，避難行動要支援者名簿の作成および個別避難計画の作成なども定められている（○90 ページ）。

　② **災害応急対策**　災害応急対策とは，災害が発生し，または発生するおそれがある場合に，災害の発生を防御し，または応急的救助を行うなど災害の拡大を防止するために行うものである。警報の伝達など，事前措置および

避難，応急措置，被災者の保護，物資などの供給および運送などが実施される。

　③ 災害復旧　国や都道府県，市町村などは，法令や防災計画に基づき災害復旧を実施する（第 87 条）。災害復旧においては単なる原状回復にとどまらず，再度災害が発生することを防止するために，施設の新設または改良に十分配慮しなければならないとされている（第 88 条第 2 項）。

2 災害救助法

● **災害対策法制上の位置づけと目的**　「災害救助法」は，発災後の応急救助に対応する主要な法律である。1946（昭和 21）年の南海地震を契機に，1947（昭和 22）年に制定された。災害に際して，国が地方公共団体，日本赤十字社などの団体と国民の協力のもとに，応急的に必要な救助を行い，被災者の保護と社会の秩序の保全をはかることを目的としている（第 1 条）。

● **救助の対象および実施主体**　「災害救助法」に基づく救助は，災害により被害を受け救助を必要とする者に対して，法定受託事務❶として都道府県（内閣総理大臣が指定する救助実施市を含む）が行い，市区町村がこれを補助することとされている（◐表 2-11）。

● **適用基準**　災害救助法による救助が行われるのは，市町村の救護力をもってしては対応できない程度の規模の災害である。具体的な適用基準は，災害により市町村の人口に応じた一定数以上の住家の滅失がある場合（たとえば人口 5,000 人未満の場合，住家全壊が 30 世帯以上など）や，多数の者が生命または身体に危害を受けるか受けるおそれが生じ，避難して継続的に救助を必要とする場合などが設定されている（「災害救助法施行令」第 1 条第 1 項）。なお，これらの適用基準を満たした場合，自動的に「災害救助法」に基づく救助が行われるわけではなく，被災都道府県知事などの「災害救助法」の適用決定が必要となる。

● **救助の種類**　「災害救助法」における救助の種類は，人々の命や健康，当面の暮らしに直結する項目が設定されており，具体的には次の 10 項目のなかから必要な救助を行うこととなる（第 4 条）。

◐**表 2-11　通常の災害と「災害救助法」適用災害の違い**

		市町村（基礎自治体）	都道府県
「災害救助法」を 適用しない場合		救助の実施主体 （「災害対策基本法」第 5 条）	救助の後方支援，総合調整 （「災害対策基本法」第 4 条）
「災害救助法」を 適用した場合	救助の実施	都道府県の補助 （「災害救助法」第 13 条第 2 項）	救助の実施主体 ＊救助実施の区域を除く （「災害救助法」第 2 条，第 2 条の 2）
	事務委任	事務委任を受けた救助の実施主体 （「災害救助法」第 13 条第 1 項）	救助事務の一部を市町村に委任可 （「災害救助法」第 13 条第 1 項）
	費用負担	費用負担なし （「災害救助法」第 21 条）	かかった費用の最大 100 分の 50 ＊残りは国が負担 （「災害救助法」第 21 条）

- 避難所および応急仮設住宅の供与
- たき出しその他による食品の給与および飲料水の供給
- 被服，寝具その他生活必需品の給与または貸与
- 医療および助産
- 被災者の救出
- 被災した住宅の応急修理
- 生業に必要な資金，器具または資料の給与または貸与
- 学用品の給与
- 埋葬
- その他政令で定めるもの：死体の捜索および処理，住居またはその周辺の土石などの障害物の除去

● **救助の程度・方法・期間**　救助の程度，方法および期間は，応急救助に必要な範囲内において，内閣総理大臣が定める基準[1]に従い，あらかじめ都道府県知事などが定める。これを一般基準という（「災害救助法施行令」第3条第1項）。一方，一般基準では救助の実施が困難な場合，都道府県知事などは，内閣総理大臣と協議し，その同意を得たうえで救助の程度・方法・期間を定めることができる。これを特別基準という（「災害救助法施行令」第3条第2項）。

● **救助に要する費用**　「災害救助法」による救助では，救助を行った都道府県などが費用を支弁するが，100万円以上となる場合は国が一定割合を負担する（第21条）。

　「災害救助法」における救助の種類に「医療および助産」があるが，これらの救助の目的は，災害のために医療機関が混乱し，被災地の住民が医療の

---

column　災害対策に関する内閣府と日本赤十字社の協定

　内閣府（防災担当）と日本赤十字社は，「災害対策基本法」上の指定公共機関としての役割を受け，2015（平成27）年に災害対策に関する協定を締結し，以下の活動等を実施する場合に相互に協力することとしている。
（1）災害予防に関すること
　・防災教育に関すること
　・災害救護訓練に関すること
　・ボランティアの活動に関すること
　・海外からの支援の受け入れに関すること
（2）災害応急対策に関すること
　・医療救護に関すること
　・救援物資の備蓄と配分に関すること
（3）災害復旧・復興に関すること
　・被災者の生活支援に関すること
（4）その他災害救護に必要な業務に関すること

1）内閣府政策統括官（防災担当）：災害救助法による救助の程度，方法及び期間並びに実費弁償の基準（平成25年内閣府告示第228号）．〈https://www.bousai.go.jp/oyakudachi/pdf/kyuujo_a5.pdf〉（参照2023-12-01）.

途_{みち}を失った場合，応急的に医療を提供し被災者の保護をはかることである。そのため，医療の提供は原則として救護班❶によるものであり，たとえば被災地内であっても，病院で通常の保険診療行為を行うことができる場合は原則として「災害救助法」による救助の対象とはならない。

● **従事命令**　都道府県知事は，救助を行うためにとくに必要があると認めるときは，政令で定める範囲で，医療関係者を救助に要する業務に従事させることができる（第7条第1項，第3項）。この場合は公用令書を交付しなければならず（第7条第4項，第5条第2項），実費を弁償しなければならない（第7条第5項）。また，これによって救助に関する業務に従事する者が負傷した場合などには扶助金を支給することが定められている（第12条）。なお，従事命令に従わなかった者には罰則がある（第32条第1項）。このような従事命令については，「災害対策基本法」でも規定されている（「災害対策基本法」第71条）

● **日本赤十字社**　「災害救助法」において，日本赤十字社は，その使命に鑑み救助に協力しなければならないとされている（第15条第1項）。また，政府は，日本赤十字社に対して，政府の指揮監督のもとに，地方公共団体以外の団体または個人がする協力についての連絡調整を行わせることができるとされている（第15条第2項）。さらに，都道府県知事は，救助またはその応援の実施に関して必要な事項を日本赤十字社に委託できるとされている（第16条）。「災害救助法」に基づき日本赤十字社に委託できる事項は，避難所の設置，医療および助産，死体の処理（一時保存を除く）とされている。これは都道府県知事が委託を適当と認める範囲のものとされており，この協定に基づき，各都道府県知事等と日赤各都道府県支部長の間で委託契約を締結している。

3 被災者支援制度

● **災害弔慰金の支給等に関する法律**　「災害弔慰金の支給等に関する法律」は，1973（昭和48）年に制定された法律である。一定規模以上の自然災害により死亡した住民の遺族に対しては，市町村が国と都道府県の支援のもと災害弔慰金を支給することが規定されている。また，災害により著しい障害を受けた者に対する災害障害見舞金の支給，および災害により被害を受けた世帯の世帯主に対して貸し付ける災害援護資金についても規定されている。

　1️⃣ **災害弔慰金**　1市町村において住居が5世帯以上滅失した災害などが対象となる。配偶者，子，父母，孫，祖父母，兄弟姉妹❷に対し，生計維持者が死亡したときは500万円，その他の者が死亡したときに250万円が支給される。

　2️⃣ **災害障害見舞金**　災害弔慰金と同様の災害において，両眼失明，要常時介護，両上肢肘関節以上切断などの重度の障害を受けた者に対して，生計維持者の場合250万円，そのほかの者の場合125万円が支給される。

　3️⃣ **災害援護資金**　都道府県内で「災害救助法」が適用された市町村が1以上ある自然災害において，世帯主が1か月以上の負傷をした場合，または

NOTE

❶救護班

　医療救護班などともいわれる。医師，看護師，事務職員などで編成され，被災者の医療ニーズに対応し，被災地の医療機関の機能が回復するまでの空白を埋める役割をもつ班組織のことをいう。都道府県立または市町村立の病院・診療所や，医師会のほか，DMAT，DPAT，日赤などにより編成されている。

NOTE

❷ただし兄弟姉妹については，死亡した者の死亡当時その者と同居，または生計を同じくしており，かつ配偶者・子・父母・孫・祖父母のいずれもが存在しない場合に限る。

住居や家財に一定規模以上の被害を受けた者に対して，被災世帯の生活立て直しに資するための災害援護資金の貸付制度がある。最大で350万円の貸し付けが行われるが，この貸し付けには所得制限があり，たとえば4人世帯で730万円以上の所得がある者はこの貸し付けを受けることはできない。

● **被災者生活再建支援法**　「被災者生活再建支援法」は1995(平成7)年の阪神・淡路大震災の経験をふまえて，1998(平成10)年に議員立法により制定された法律である。自然災害により生活基盤に著しい被害を受けた世帯に対し，都道府県が相互扶助の観点から拠出した基金を活用して被災者生活再建支援金を支給することで，生活の再建を支援し，住民の生活の安定と被災地のすみやかな復興に資することを目的としている。対象者となるのは，10世帯以上の住宅全壊被害が発生した市町村などにおける次の世帯である。

(1) 住宅が全壊した世帯

(2) 住宅が半壊，または住宅の敷地に被害が生じ，その住宅をやむをえず解体した世帯

(3) 災害による危険な状態が継続し，住宅に居住不能な状態が長期間継続している世帯

(4) 住宅が半壊し，大規模な補修を行わなければ居住することが困難な世帯（大規模半壊世帯）

(5) 住宅が半壊し，相当規模な補修を行わなければ居住することが困難な世帯（中規模半壊世帯）

支援金は，基礎支援金として，上記1〜3の場合は100万円，4の場合は50万円が支給される。また，加算支援金として，住宅の再建方法が建設・購入の場合は200万円(5の場合は100万円)，補修の場合は100万円(5の場合は50万円)，賃借(公営住宅以外)の場合は50万円(5の場合は25万円)が支給される。

● **そのほかの被災者支援制度**　被災者に対する税制上の支援や，児童・生徒に対する就学支援，住まいの確保・再建のための支援など，上記のほかにもわが国には被災者の生活再建を支えるためのさまざまな制度がある(◉表2-12)。これらの制度を最大限活用することは，被災者の健康をまもるだけでなく，さらにすみやかな復興にもつながる。

4 災害看護の法的な留意点

ここまで解説してきたとおり，災害時の救護にはさまざまな組織・団体・職種がかかわり，それに伴って多くの法令等が関係する。これらの法令等は頻繁に改正されるため，つねに最新の情報を把握し，正しい理解のもとに運用することが重要である。しかし，災害の種類や特性は多岐にわたり，それぞれに異なった対応を求められるため，法令等の改正内容の見落としや理解不足による拡大解釈など，誤った対応がおきてしまう現状がある。

とくに「災害救助法」は，その運用がむずかしいとされる。これは，法律に定められている救助項目が，被害状況や被災者のニーズに応じて実施する救助活動そのものであることに起因する。本来，救助活動は法律の適用がな

●表 2-12　おもな被災者支援制度

種類	被災後の状況	活用できる支援制度
経済・生活面の支援	親や子どもなどが死亡した	・災害弔慰金
	負傷や疾病により障害が生じた	・災害障害見舞金
	当面の生活資金や生活再建の資金が必要	・被災者生活再建支援制度 ・災害援護資金 ・生活福祉資金制度による貸付　など
	子どもの養育・就学を支援してほしい	・教科書等の無償給与 ・特別支援学校等への就学奨励事業 ・小・中学生の就学援助措置 ・高等学校授業料等減免措置 ・大学等授業料等減免措置 ・緊急採用奨学金　など
	税金や保険料などの軽減や支払猶予	・地方税・国税の特別措置 ・医療保険，介護保険の保険料・窓口負担の減免措置等 ・国民年金保険料の免除等 ・障害福祉サービス等の利用者負担金の減免　など
住まいの確保・再建のための支援	住まいを補修・建てかえ・取得したい	・災害復興住宅融資 ・災害援護資金等の貸付 ・被災者生活再建支援制度　など
	民間賃貸住宅・公共賃貸住宅に移転したい	・被災者生活再建支援制度 ・公営住宅・特定優良賃貸住宅・地域優良賃貸住宅などへの入居 ・セーフティネット登録住宅への入居　など
	土砂などを除去したい	・障害物の除去 ・公共土木施設災害復旧事業 ・堆積土砂排除事業 ・災害等廃棄物処理事業　など
中小企業・自営業への支援	中小企業事業の再建資金が必要	・小規模事業者経営改善資金 ・生活衛生改善貸付 ・災害復旧貸付　など
	再就職を支援してほしい	・職場適応訓練費の支給

(内閣府：被災者支援に関する各種制度の概要. ＜https://www.bousai.go.jp/taisaku/hisaisyagyousei/seido.html＞＜参照 2023-12-01＞をもとに作成)

くとも実施すべきであり，実施した救助活動が法律に基づくものであるかは実施後に判断すればよい。しかし，災害現場においては，法律に基づいているかが救助活動の実施を 逡 巡 させる要因の1つとなり，効率的な救護につながらないことがある。

　また，「災害救助法」は，食品などの生活必需品の欠乏や住居の喪失，傷病などにより生活の維持が困難な被災者に対する応急的・一時的な救助を規定したものであり，被災による経済的損失への支援や，災害復旧対策とは性格が異なる。そのため，被災者が必要とする救助を必要な程度行い，それをこえて行う必要はないということにも留意しなければならない。このような運用は「災害救助法」に限ったものではなく，ほかの法令等においても同様である。多くの支援策のなかからニーズにそったものを取捨選択する必要が

ある。さまざまな法令等の詳細をすべて理解する必要はないが，全体像を把握しておくことが重要である。

C　災害看護の基礎知識

1　災害看護の定義と役割

1　災害看護の定義

　災害は，被災者の暮らしを一変させるとともに，健康にも大きな影響を及ぼし，命を奪うこともある。一方，医療・保健・介護などに関しても，施設の損壊やスタッフの被災により，サービスの提供が困難となる。このような状況にあっても，災害の影響による健康への害を限りなく減少させることが，災害時の看護といえる。

　日本災害看護学会では，災害看護を次のように定義している[1]。

> 　災害看護とは，災害が及ぼす生命(いのち)や健康生活への被害を極力少なくし，生活する力を整えられるようにする活動である。その活動は刻々と変化する災害現場の変化やその時に生じる地域のニーズに応えるものである。それは災害前の備えから，災害時，災害発生後も行われる。看護の対象となるのは人々であり，コミュニティ，並びに社会を含む。災害に関する看護独自の知識や技術を体系的に用いるのはもちろん，多職種との連携は不可欠である。

　また，赤十字災害看護研究会では次のように定義している[2]。

> 　国の内外における災害による人々の生命，健康生活への被害を最小限にとどめるために，災害看護の知識技術を適応し，他の人々と協働して災害サイクルすべてに係る看護活動を展開すること。

　以上から，災害看護とは，災害による命や健康への影響を最小限にすること，さらには生活環境を整えることであることがわかる。また，その対象は個人だけでなく地域や社会などの集団まで広くとらえられている。そして，災害発生後から応急，復旧，復興へと時間が経過するなかで各時期の健康ニーズにこたえ，平時には災害リスクの低減をはかり，防災・減災を含めて多職種で連携しながら支援をするものである。

---

1) 日本災害看護学会：災害看護関連用語. (http://words.jsdn.gr.jp/words-detail.asp?id=20)（参照 2023-12-01）.
2) 赤十字災害看護研究会：赤十字災害看護概要. 赤十字災害看護研究会, p.3, 2001.

2 災害看護の役割

　災害時の看護師の役割は，災害発生後から時間とともに変化する被災者の生活環境や健康ニーズに合わせて変化していく。それに伴い，看護を実践する場も，病院だけでなく，避難所や福祉避難所，さらには在宅避難者などを対象とした地域での巡回診療などさまざまである。また，いつ発生するかわからない災害で健康をそこなうことがないように，平時の備えにおいても災害看護は重要な役割を担う。

　おもな災害看護の役割には次のようなものがある。
（1）災害急性期の救命医療における看護
（2）被災者の健康のアセスメントおよび異常の早期発見と予防
（3）要配慮者（◉87 ページ）の適正な生活環境整備と健康のアセスメントおよび異常の早期発見と予防
（4）慢性疾患の増悪予防と災害特有な疾患や症状（深部静脈血栓症，生活不活発病，心的ストレスなど）の早期発見と予防
（5）避難生活による被災者のストレス軽減とこころのケア
（6）感染症の予防と早期発見および蔓延防止
（7）衛生と生活環境のアセスメントと整備
（8）健康な生活に向けた支援における多職種との協力・連携
（9）避難生活により健康レベルを低下させない平常時の災害への備えと，自助・共助を高める支援
（10）平時における病院などの医療保健施設での災害への備え
（11）災害看護教育と被災者の健康維持に向けた研究
（12）被災者の健康維持と災害看護に関する政策への提言

●**「看護職の倫理綱領」にみる災害看護の役割**　日本看護協会の「看護職の倫理綱領」の条文 16 には，次のような解説が掲載されており，災害時の看護職の役割や，看護を行う意義，目的について知ることができる[1]。

　看護職は，災害から人々の生命，健康，生活をまもるため，平常時から政策策定に関与し災害リスクの低減に努め，災害時は，災害の種類や規模，被災状況，初動から復旧・復興までの局面等に応じた支援を行う。また，災害時は，資源が乏しく，平常時とは異なる環境下で活動する。看護職は，自身の安全を確保するとともに刻々と変化する状況とニーズに応じた保健・医療・福祉を提供する。

●**ICN による災害看護コアコンピテンシー**　国際看護師協会 International Council of Nurses（ICN）は，看護師の能力を高め，災害から人々を保護し，保健医療システムを機能させ，地域の安寧を維持することを目ざして，2009

1）公益財団法人日本看護協会：看護職の倫理綱領．2021-03-15（https://www.nurse.or.jp/nursing/rinri/rinri_yoko/index.html）（参照 2023-12-01）．

年に WHO とともに**災害看護コンピテンシー枠組み** ICN Framework of Disaster Nursing Competencies❶を発表した[1]。さらに ICN は，その後も災害による危機的状況が多発していることを受けて，2019 年に**災害看護コアコンピテンシー 2.0 版**を作成した[2]。災害看護コアコンピテンシー 2.0 版では，次の 8 つの領域でコンピテンシーが構成され，看護職が災害に関して，なにをするのか，なにができるようになればよいかを知ることができる。

[1] **備えと計画**　災害時にとる行動に関する準備と心構え。また，被災者および要配慮者への対応。

[2] **コミュニケーション**　職場または緊急時の配属先で重要な情報の収集・伝達と，下された決定の記録。

[3] **危機管理体制**　国家や組織，機関の災害時の危機管理に関する構造と体制。また，多職種でのチーム活動など効果的に機能する対策。

[4] **安心と安全**　看護師とその同僚や患者の安全を確保するための行動。

[5] **アセスメント**　その後の看護行動の基礎となる，担当する患者，家族，コミュニティに関するデータの収集・分析・評価。

[6] **介入**　災害時の危機管理のなかで患者，家族，コミュニティのアセスメントに応じてとられる臨床的またはその他の行動。

[7] **復旧**　個人，家族，コミュニティ，組織の機能が以前に戻る，あるいはより高いレベルに移行するためにとられる措置。

[8] **法と倫理**　災害時の看護のための法的・倫理的枠組み。

また，災害看護コアコンピテンシー 2.0 版では，災害時の看護業務が複雑化していることから，次の 3 つのレベルでコンピテンシーを示している❷。

- レベル I：看護教育を修了し国家資格がある一般の看護師
- レベル II：組織などでの災害対応責任者となる上級あるいは専門の看護師
- レベル III：国内外の災害に対応可能な看護師

2 災害看護の対象

1 被災者

災害看護の対象は，すべての被災者である。台風や地震，大規模事故などにより傷病を負った人はもちろんのこと，けがなどがなくとも避難所や車中泊，在宅避難などで制限された生活を送り，健康を害するおそれがある人など，被災者は誰もが災害看護の対象となる。

なかでも，高齢者や乳幼児，妊産婦，障害者など，災害時に配慮が必要な人々に対しては，看護師が積極的にアセスメントし，健康状態を評価して支援を検討する必要がある。さらに，被災地の警察や消防，行政機関，病院の

□NOTE

❶コンピテンシーとは，ある職務において高いパフォーマンスを発揮している人に共通してみられる行動特性のことをいう。災害看護コンピテンシー枠組では，看護師が身につけておくべき災害看護における能力が示されている。

□NOTE

❷2023 年現在，レベル III のコンピテンシーは作成中で，レベル I とレベル II のみ発表されている。

1 ）World Health Organization and International Council of Nurses : *ICN Framework of Disaster Nursing Competencies.* International Council of Nurses, 2009.

2 ）International Council of Nurses : *CORE COMPETENCIES IN DISASTER NURSING VERSION 2.0.*（https://www.nurse.or.jp/nursing/sites/default/files/inline-files/ICN_Disaster-Comp-Report_WEB.pdf）（参照 2023-12-01）.

職員などは，被災者でありながら支援や復旧に従事しなくてはならないため，自分自身や家族への対応などがあとまわしになるなど，ストレスがかかりやすく，支援者であるが注意が必要である。

2 要配慮者・避難行動要支援者などの災害時に配慮が必要な人々

◆ 災害時に配慮が必要な人々

● **要配慮者**　災害時には，安全な場所への迅速な避難が必要となることも多い。また，住家の損壊などにより長期間の避難生活をしいられることもある。しかし，なかには，病気や障害などにより避難や避難生活に困難をかかえ，災害から身をまもるのに周囲の支援を必要とする人々もいる。このような人々を**要配慮者❶**といい，「災害対策基本法」(第8条第2項第15号)では，「高齢者，障害者，乳幼児その他の特に配慮を要する人」と定義されている(◐図2-24)。なお，「その他の配慮が必要な人」とは，妊産婦，傷病者，内部障害者，難病患者，医療的ケアを必要とする人❷などが想定される。

● **避難行動要支援者**　さらに，「災害対策基本法」(第49条の10)では，「要配慮者のうち，災害が発生し，又は災害が発生するおそれがある場合に自ら避難することが困難な者であって，その円滑かつ迅速な避難の確保を図るため特に支援を要するもの」を**避難行動要支援者**と規定している(◐図2-24)。

● **グローバルな視点でみる災害時に配慮が必要な人々**　グローバルな視点でみると，災害時に配慮が必要な人々はさらに範囲が広い。国際的な人道支援活動の最低基準を定めた「スフィアハンドブック」(◐311ページ)では，「個人や集団は，異なった能力，ニーズ，脆弱性があり，それらは時ととも

□NOTE

❶以前は災害弱者や災害時要援護者とよばれていたが，2013(平成25)年の「災害対策基本法」の改正により，要配慮者と避難行動要支援者という用語が用いられるようになった。

❷医療的ケアを必要とする人とは，日常的に人工呼吸器や酸素供給装置，胃瘻などを使用し，ケアが必要な人をいう。

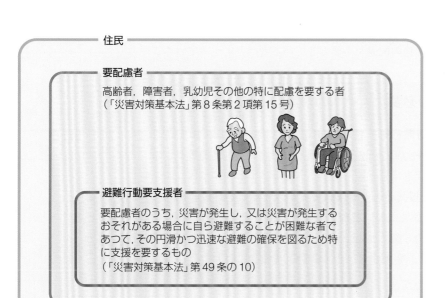

◐図2-24　要配慮者と避難行動要支援者

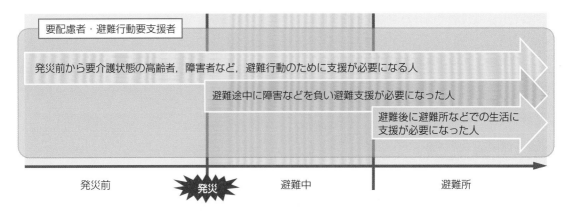

◎図 2-25　時間経過と要配慮者・避難行動要支援者
時間が経過するにつれ，要配慮者・避難行動要支援者に該当する人も変化する。
（内閣府：災害時要援護者の避難支援に関する検討会報告書. ＜https://www.bousai.go.jp/taisaku/hisaisyagyousei/youengosya/ h24_kentoukai/houkokusyo.pdf＞＜参照 2023-12-01＞をもとに作成）

に変化する。年齢，性別，障がい，法的または健康の状態など個人が有する要素は，支援へのアクセスを制限する可能性がある」としている[1]。とくに公平な支援を受けにくい人々として，子ども，高齢者，ジェンダーに根差した差別問題をかかえる人，障害のある人，HIV とともに生きる人，性的マイノリティ，精神保健および心的・社会的サポートが必要な人，国籍・人種・言語・宗教により不利な立場となる人などをあげている。

●**時間経過と災害時に配慮が必要な人々**　「スフィアハンドブック」でも示されているように，災害の経過とともに配慮が必要な人々は変化していく（◎図 2-25）。発災前はとくに配慮を必要としていなくとも，避難時にけがを負ったことで避難行動に支援が必要になる人や，避難生活が長期に及ぶことで生活不活発病を生じて要配慮者になる人もいる。

　看護の対象は，発災直後はおもに避難行動要支援者であり，避難生活開始後は要配慮者，そしてその他の配慮を必要としている者へと広がっていくことに留意する必要がある。

◆ 避難行動に支援が必要な人々への対策

●**避難行動要支援者の避難行動支援に関する制度**　2004（平成 16）年 7 月に発生した梅雨前線豪雨や台風などの一連の風水害において，高齢者などの避難支援に対する課題が浮きぼりとなった。これを受けてわが国では，2006（平成 18）年に「災害時要援護者の避難支援ガイドライン」を作成した。しかし，その後，東日本大震災においては，被災地全体の死者数のうち 65 歳以上の高齢者の死者数は約 6 割，また，障害者の死亡率は被災住民全体の死亡率の約 2 倍に上るなど[2]，要配慮者・避難行動要支援者に対して，情報提

1 ）Sphere Association：スフィアハンドブック——人道憲章と人道支援における最低基準.（https://spherestandards.org/wp-content/uploads/Sphere-Handbook-2018-Japanese.pdf）（参照 2023-12-01）.
2 ）内閣府：避難行動要支援者の避難行動支援に関する取組指針（令和 3 年 5 月改定）.（https://www.bousai.go.jp/taisaku/hisaisyagyousei/youengosya/h25/pdf/hinansien-honbun.pdf）（参照 2023-12-01）.

供，避難行動，避難生活といったさまざまな場面で支援が不十分であったことが明らかになった。これを教訓とし，2013（平成25）年に「災害対策基本法」が改正され，避難行動要支援者名簿の作成が市町村に義務づけられた。さらに，同年，「災害時要援護者の避難支援ガイドライン」が全面改定され，「避難行動要支援者の避難行動支援に関する取組指針」が公表された。

　近年の災害による死者数における65歳以上が占める割合をみると，令和元（2019）年東日本台風では65％，令和2（2020）年7月豪雨では79％となっており，依然として多くの高齢者が犠牲になっている[1]。こうした状況から，災害時の避難支援などをより実効性のあるものとするため，2021（令和3）年の「災害対策基本法」改正により，避難行動要支援者については，個別避難計画を作成することが市町村の努力義務とされた。

　このように，避難行動要支援者の避難行動支援に関する制度には，避難行動要支援者名簿と個別避難計画の2つがある。

▍避難行動要支援者名簿

　避難行動要支援者名簿とは，市町村が地域の避難行動要支援者を把握し，その避難支援や安否確認，そのほか災害から保護するために必要な措置を実施するための基礎となる名簿である。

● **避難行動要支援者名簿の作成**　平時の避難行動要支援者名簿の作成にあたっては，次の点に留意する。

(1) 要配慮者の把握：市町村は，関係部署で把握している要介護高齢者や障害者などの要配慮者の情報を集約する。難病患者にかかわる情報など，市町村で把握していないものは都道府県から取得する。

(2) 避難行動要支援者名簿の作成：市町村は，災害情報の取得能力，避難の必要性や方法などについての判断能力，避難行動をとるうえでの身体能力に着目し，さらに，要介護状態区分，障害支援区分，家族の状態なども考慮して避難行動要支援者名簿を作成する❶。

(3) 避難行動要支援者名簿の更新：避難行動要支援者の心身の状況や生活実態は時間経過とともに変化する。そのため市町村は，避難支援に必要となる情報に関して，更新サイクルを決めるなどの工夫を適宜行い，最新の状態を保つようにする。

(4) 避難支援等関係者への事前の名簿情報の提供：避難行動要支援者名簿は，平時から避難支援等関係者❷に提供され，共有されることで，発災時の円滑かつ迅速な支援の実施に結びつく。市町村は，名簿情報の提供について，避難行動要支援者本人の同意が得られた場合，または同意を要しないという市町村の条例による特定の定めがある場合，避難支援等関係者に名簿を提供する。また，名簿情報の漏洩がないように必要な措置を講じることを求める。

● **避難行動要支援者名簿の活用**　発災時の避難行動要支援者名簿の活用にあたっては，次の点に留意する必要がある。

□NOTE

❶避難行動要支援者名簿作成時には，同一市町村のなかで他部署が保有する特定の個人情報を利用することになるため，「行政手続における特定の個人を識別するための番号の利用等に関する法律」（「番号利用法」）第19条第10項に基づく条例の制定が必要である。

❷避難支援等関係者

　災害の発生に備え，避難支援などの実施に必要な限度で，市町村が避難行動要支援者名簿および個別避難計画の情報を提供する者であり，「災害対策基本法」の第49条の11第2項では，消防機関，都道府県警察，民生委員，市町村社会福祉協議会，自主防災組織などがあげられている。このほか，地域医師会，介護関係団体，障害者団体，居宅介護支援事業者や相談支援事業者などの福祉事業者なども含まれる。

1）内閣府：前掲サイト．

（1）避難のための情報伝達：市町村は，防災無線や広報車，携帯端末の緊急速報メールなどにより，避難に必要な情報を広く周知するとともに，避難行動要支援者が円滑に避難できるようにその伝達方法について配慮する。

（2）避難行動要支援者の避難支援：避難支援等関係者は，名簿情報に基づき避難支援を行う。市町村は，発災または発災のおそれが生じ，避難行動要支援者の生命や身体を保護するめに必要な場合には，前述した避難行動要支援者本人の同意の有無にかかわらず，名簿情報を避難支援等関係者等に提供する。

（3）避難行動要支援者の安否確認の実施：市町村や避難支援等関係者は，避難行動要支援者名簿を活用し，避難支援が及ばなかった避難行動要支援慮者や，名簿情報提供に不同意であった者に対して安否確認を行う。

（4）避難先に到着して以降の避難行動要支援者への対応：地域防災計画や避難行動要支援者名簿作成・活用方針などの定められた計画に基づき，避難行動要支援者の情報の引き継ぎや，ほかの避難所などへの移動を行う。

▌個別避難計画

　個別避難計画とは，避難行動要支援者ごとに作成する避難支援のための計画である。市町村が，福祉専門職などの関係者と連携して作成に努めるものとされている。優先度の高い避難行動要支援者から作成されるように，次の点を検討する。

（1）ハザードマップなどをふまえた地域における災害被害の想定

（2）本人の心身の状況や，情報収集・判断するために必要な支援の程度

（3）独居などの居住実態と社会的孤立状況

　作成にあたっては，避難行動要支援者本人の同意を得ることが必要である。記載内容は，氏名，住所のほか，避難時の支援者，避難先などである。個別避難計画の避難支援等関係者などへの提供については，避難行動要支援者名簿と同様に，平時は本人の同意または条例に特別の定めがある場合に限るが，災害時は本人の同意を要しない。

　個別避難計画は，「本人・地域記入の個別避難計画」と，「市町村支援による個別避難計画」に分けられる。「本人・地域記入の個人避難計画」は，本人が記入，あるいは家族や町内会・自治会，自主防災組織などが記入を支援し市町村に提出するものであり，おもに計画作成の優先順位が比較的低い者が対象となる。一方，「市町村支援による個別避難計画」は，人工呼吸器を装着しているなどの医療的ケアが必要な在宅療養者や，重度の心身障害者などといった計画作成の優先順位が高い者に対して，市町村と本人・家族，さらに福祉や医療の関係者などが話し合い，会議を行って作成するものである。

　優先度の高い避難行動要支援者については，2021（令和３）年度からおおむね５年程度で作成することを政府は進めている。なお，医療ケアが必要な在宅療養者の個別避難計画に関しては，保健所などが中心となり，関係者を集めて検討のうえ，訪問看護ステーションなどが委託されて作成している。

3　被災者であり支援者でもある人々

　被災地の役場職員・警察官・消防署員などの行政職員，保健医療にかかわる人，水道・電気・ガス・道路などにかかわる仕事をしている人は，自身が被災しながらも，避難所支援，治安維持，生活維持や負傷者の搬送などの支援を行わなくてはならない。このような人々は，被災地外から支援に来た人と一緒に活動することも多く，一見，支援者に見えるが，被災による心身へのストレスに加えて，支援業務により休養がとれない，家族の世話ができない，住宅のかたづけができないなどのストレスも加わることとなる。

　とくに行政職員は，被災者から避難所や生活再建に関する多くの要望を受けなくてならず，被災した住民の不満や怒りの矛先が向けられやすい。強いストレス下におかれる被災地の行政職員とかかわる際には，このようなつらい思いを，誰にも言うことができず，耐えながら支援にあたっていることを念頭におく必要がある。

3　災害看護の特徴

1　災害看護における支援時の姿勢

　災害は，人間の尊厳をおびやかすものであるため，支援者は，被災者の尊厳をまもるために，人道的な観点から支援を行う必要がある。「スフィアハンドブック」では，国際赤十字と国際 NGO が策定した「国際赤十字・赤新月運動及び災害救援を行う非政府組織(NGO)のための行動規範」が掲載されており，人道支援において，とるべき姿勢が具体的に記載されている(◉311ページ)。この行動規範をふまえると，災害看護における支援時の姿勢とは次のようなものとなる。

(1) 人道的な観点からなすべきことを第一に考える。災害に対して最も脆弱な人々の苦しみを軽減することが重要である。要配慮者など，災害時にとくに支援が必要な人の生活や健康の問題を見きわめ，優先的に支援を行う。また，安全な居住場所，飲料水，食料，衣類などといった生活に最低限必要な物があるかなど，基本的なニーズに関する支援が必要である。

(2) 支援の優先順位はその必要性に応じて行い，性別，国籍などのいかなる差別をすることなく行う。支援にあたっては，生活環境や健康状態が悪化している，または悪化のおそれがあるなど，被災者の必要性に応じて行う。

(3) 支援が特定の政治活動や宗教的活動の拡大に利用されないようにする。

(4) 被災地域の文化と慣習を尊重する。被災地域には，その地域独特の文化や慣習がある。被災地外から支援に入る場合は，被災地域の文化や慣習を尊重する。

(5) 被災地の組織や人材と協力して支援活動を行うように努める。被災地の

ことを理解しているのは被災地の組織や人であるため，協力することでよりニーズに即し効果的な支援を行うことができる。一方，被災地の組織や人は被災者でもあることを念頭におき，言動や態度には気をつけ，被災者として対応を行う必要がある。

(6) 将来の災害に対する減災・防災を見すえて支援を行う。被災や支援経験をいかし，次に災害が発生したときには，被害ができる限り少なくなるように備える。支援には防災・減災の内容を含める。

(7) 被災者と，支援活動の寄付者に対して，説明責任を有する。説明することで，支援活動の透明性を高め，不正や不公平を防ぐとともに，目的にそって人道的に支援が行われていることを知らせることができる。

(8) 情報提供および広報や宣伝活動時には被災者の尊厳をまもる。支援者と被災者は対等な立場であり，敬意を払う。被災地外の人々の注目や寄付を集めるためであっても，被災者が不快に感じることだけを宣伝などに使わないようにする。情報収集時には，被災者の尊厳を尊重し，傷つけるような態度や言葉はつつしむ。

2 災害時の医療のアンバランス

　災害発生時，とくに超急性期や急性期においては，傷病者が多数発生する。被災地の病院では，多数の傷病者が押し寄せ，医療の供給と需要のアンバランスをおこし，医療の提供が困難となる（●41ページ）。

　このようなアンバランスは，災害対策本部によって情報収集や対策がたてられ，医療支援や医療資機材が被災地外から入ることなどにより，時間の経過とともに，徐々に解消されていく。災害看護では，平時にはおこらない需要と供給のアンバランスが生じることを前提に活動する必要がある。

3 公衆衛生の視点とピラミッドアプローチ

　災害時には，水や食料などの物資が手に入らない状態になるほか，避難所で密集した集団生活を余儀なくされるなど，衛生環境が悪化しやすくなる。このような状況で，たとえば避難所で過ごす被災者が下痢を発症した場合，薬を服用することで一時的に症状が改善しても，根本的な治療にはならない。なぜなら，断水によって手洗いができない，食料が十分でないために賞味期限が切れたものを食べるなどの可能性があり，環境が改善されなければ再び下痢をおこしかねないからである。

　下痢という症状に対処するだけではなく，清潔な水の入手や，集団で使用する手洗い場やトイレを衛生的に使用できるようにするなど，生活環境や衛生状態をアセスメントし，課題を解決することが健康問題の改善につながる。また，避難所で1人が下痢をおこしたとき，周囲の人にも腹痛や食欲不振などの症状が発生していないかをアセスメントすることで，集団感染の危険を見いだすことが可能である。

　このように，災害時の被災者の健康をまもるためには，症状に対してだけではなく，公衆衛生の視点で支援を行う必要がある。公衆衛生的な視点で災

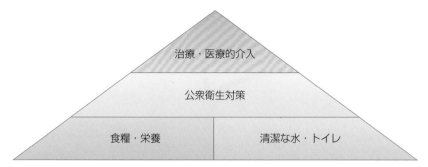

▶図2-26　ピラミッドアプローチ

(Perrin, P.: *War and Public Health: A Handbook.* p.316, International Committee of Red Cross, 1996 をもとに作成)

害看護活動を展開するにあたっては，ピラミッドアプローチの概念が有効である（●図2-26）。ピラミッドアプローチは，1980年半ばにアフリカの干ばつの救援において，国際赤十字・赤新月社運動が提唱したものである。十分な給水や栄養，保健衛生の基盤がないなかでの治療行為を中心とした医療による救援は，原因の解決にいたらずに悪循環をおこす。これに対してピラミッドアプローチでは，給水・食料・衛生などを基盤とし，そのうえに公衆衛生，さらにそのうえに医療やケアをおくという視点で支援を検討する。

4　災害サイクル別の看護

● **災害サイクルと災害看護**　災害後の人々の生活は時間の経過とともに変化する。それに伴い健康課題も変化し，必要となる支援もかわっていく。前述したように，災害を時間軸でとらえるとサイクルとしてあらわすことができる（●51ページ）。災害サイクルでは，おもに発災から1週間程度を急性期❶，1・2週間から1か月程度を亜急性期，1か月から3年程度を慢性期，そして数年にわたる復興期と，その後の災害準備期でもある静穏期，災害が迫っている時期である前兆期に区分される。ただし，災害サイクルの各期の区分は，災害の種類や被害の大きさによっても異なるため，おおよその目安として理解しておく必要がある（●52ページ，表2-8）。

　災害看護においても，この災害サイクルを基盤に，被災者のニーズの変化に合わせて，さまざまな看護を展開することが求められる（●図2-27）。

　急性期，とくに超急性期は多数の傷病者の救命救急看護が主となる。亜急性期になると，避難生活の支援が中心となり，保健指導や感染症対策，環境整備，こころのケア，生活不活発病の予防など，保健や看護，介護のニーズが高まってくる。慢性期・復興期では，亜急性期で行われた支援の継続とともに，被災者が安全かつ安心して生活できる環境づくりや，自立した健康的な生活の再建といった取り組みが行われる。静穏期・前兆期においても，地域の減災・防災の取り組み，災害看護の専門家の育成，避難準備など，看護師の役割は多岐にわたる。

● **災害サイクル別にみる災害看護の活動場所**　また，時間経過によって被災者のニーズが発生する場は変化し，それに伴って災害看護の活動場所もか

<hr>

▭NOTE
❶発災直後から数時間と，数時間から72時間までを超急性期ということもある。

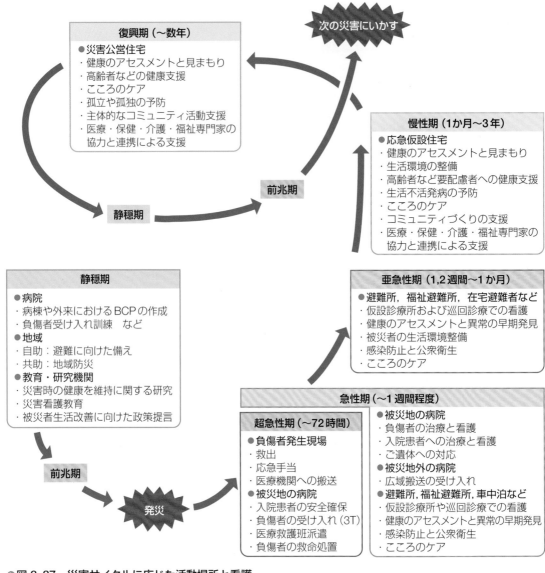

復興期（〜数年）
●災害公営住宅
・健康のアセスメントと見まもり
・高齢者などの健康支援
・こころのケア
・孤立や孤独の予防
・主体的なコミュニティ活動支援
・医療・保健・介護・福祉専門家の
　協力と連携による支援

次の災害にいかす

前兆期

静穏期

慢性期（1か月〜3年）
●応急仮設住宅
・健康のアセスメントと見まもり
・生活環境の整備
・高齢者など要配慮者への健康支援
・生活不活発病の予防
・こころのケア
・コミュニティづくりの支援
・医療・保健・介護・福祉専門家の
　協力と連携による支援

静穏期
●病院
・病棟や外来におけるBCPの作成
・負傷者受け入れ訓練　など
●地域
・自助：避難に向けた備え
・共助：地域防災
●教育・研究機関
・災害時の健康を維持に関する研究
・災害看護教育
・被災者生活改善に向けた政策提言

亜急性期（1,2週間〜1か月）
●避難所，福祉避難所，在宅避難者など
・仮設診療所および巡回診療での看護
・健康のアセスメントと異常の早期発見
・被災者の生活環境整備
・感染防止と公衆衛生
・こころのケア

前兆期

発災

急性期（〜1週間程度）

超急性期（〜72時間）
●負傷者発生現場
・救出
・応急手当
・医療機関への搬送
●被災地の病院
・入院患者の安全確保
・負傷者の受け入れ（3T）
・医療救護班派遣
・負傷者の救命処置

●被災地の病院
・負傷者の治療と看護
・入院患者への治療と看護
・ご遺体への対応
●被災地外の病院
・広域搬送の受け入れ
●避難所，福祉避難所，車中泊など
・仮設診療所や巡回診療での看護
・健康のアセスメントと異常の早期発見
・感染防止と公衆衛生
・こころのケア

◖**図2-27　災害サイクルに応じた活動場所と看護**

わっていく（◖図2-27）。

　超急性期はおもに災害発生現場や被災地の病院，急性期はそれらに加えて
被災者が搬送された被災地外の病院も活動場所となる。急性期から亜急性期
にかけては，避難生活が開始されるため，おもな災害看護の活動場所は避難
所となるが，在宅避難や車中泊などで生活を送っている被災者に対する支援
も必要である。慢性期から復興期，前兆期にかけては，応急仮設住宅，災害
公営住宅，自宅，地域社会など，被災者の生活の場の移りかわりに合わせて
災害看護が展開される。

● **災害時保健活動のフェーズ**　災害医療・災害看護では，災害サイクルで
災害の時間経過をとらえるが，地域で保健業務を実施する保健所や市町村役
場の保健にかかわる部署では，**災害時保健活動のフェーズ**がおもに使用され

る（●図 2-28）。災害サイクルと同様に，災害時保健活動のフェーズも，発災後の初動体制の確立，応急対策，復旧・復興と，時間経過によって活動内容が変化する。

　災害時の保健活動は，被災地域の過酷な状況のなかで，被災者の生命や健康，生活をまもるために非常に重要となる。災害時の保健活動は幅が広く，とくに中長期にわたる健康ニーズの把握，衛生環境・生活環境の改善，生活不活発病などの二次的な健康被害の予防，健康相談，集団健康教育，保健指導などのさまざまな活動を行う。活動場所としては，避難所，応急仮設住宅，災害公営住宅，自宅への家庭訪問のほか，地域のサロンや各種交流会といった相談窓口もある。また，都道府県などの保健医療福祉調整本部や保健所のマネジメント業務の支援を行うために，DHEAT が派遣されることもある。

　このような保健活動を行う保健師，または行政職員と看護師が連携することは，災害の被害を最小化するうえで大切であるが，災害の各期における互いの役割や活動の理解が必要である。そして，それぞれの役割を補い合い，協働することが，効果的な支援，さらには被災者の健康維持につながる。

5 災害における支援者の安全

　災害支援にあたっては，さまざまな危険がつきまとう。大地震のあとに余震が続いたり，熊本地震のときのように本震があとから発生したりすることもあるほか，豪雨・洪水後の土砂くずれなど，いつまた次の災害が発生するかわからない状況となる。加えて，建物の倒壊や道路の損壊といった危険もある。また，被災地では治安が悪化していることもある。支援活動時に豪雨や豪雪にあうこともある。

　被災地で支援にあたっていると，自分が万能かのように思えることもあるが[1]，安全にはつねに留意しなければならない。自身を危険にさらしてまで支援を行ってはいけない。サイコロジカルファーストエイド（心理的応急処置〔PFA〕，●181 ページ）では，危機的な状況への支援の際に行うこととして，次の原則をあげている[2]。

（1）危機管理関係当局の指示に従うこと
（2）どのような緊急対応が講じられ，支援のためにどのような利用可能な手だてがあるかを把握すること
（3）捜索・救援隊や緊急医療チームの活動を妨げないこと
（4）自分の役割とその限界をわきまえること

　支援に行くときには，その場所の天候や安全性などの情報を収集し，危険があると判断される場合は中止することも必要である。また，事前に所属組織やチームが作成している支援時の危機管理マニュアルを確認し，活動中止や退避などを適切に判断できなくてはならない。支援にあたっては，自分の能力を過信せず慎重に行動し，自身の安全を最優先に考えなくてはならない。

1）日本赤十字社：災害時のこころのケア——日本赤十字社の心理社会的支援. pp.33-35, 日本赤十字社, 2013.
2）WHO ほか編著, 国立精神・神経医療研究センター訳：心理的応急処置（サイコロジカル・ファーストエイド）フィールドガイド.（https://www.mhlw.go.jp/content/000805675.pdf）（参照 2023-12-06）.

各期	前兆期	急性期		亜急性期
時期	災害が迫っている時期	～1週間		1・2週間～1か月
		超急性期		
		発災～数時間	数時間～72時間	

災害サイクル

	前兆期	急性期		亜急性期
医療活動	・行政や災害拠点病院などでは災害対策本部設置 ・情報収集および対策会議，傷病者治療中心の医療に転換検討（地震など予不可能な場合では発災後となる）	・傷病者の救出，救助，搬送，治療 ・DMAT，災害拠点病院が活動開始 ・救護班出動	・DMAT，救護班，DPATなどによる医療支援 ・救護班の仮設診療所設置と診療，巡回診療など ・人道救援NGO・NPO，医療・保健・看護・介護などの団体または学術組織などの被災地外からの支援	
看護師の活動場所と看護活動	・地震・豪雨などにより，傷病者が発生し救出活動が開始	●傷病者発生現場 ・救出，応急手当，医療機関への搬送 ●被災地の病院 ・入院患者の安全確保 ・傷病者の受け入れ(3T) ・救護班派遣準備 ・傷病者の救命処置	●被災地の病院 ・傷病者への受け入れと治療および看護 ・入院患者への治療と看護 ・ご遺体への対応 ●被災地外の病院 ・傷病者および被災地の患者の受け入れ（広域搬送） ●被災地の役場前，避難所 ・仮設診療所・巡回診療での看護 ●避難所，福祉避難所，在宅避難者，車中泊 ・健康のアセスメントと異常の早期発見（DVT，生活不活発病予防などの支援） ・被災者の生活環境整備 ・感染防止と公衆衛生 ・こころのケア	

災害時保健活動のフェーズ

フェーズ	避難勧告等発令時	フェーズ0	フェーズ1	フェーズ2	フェーズ3
時期	発生前	おおむね発生～24時間以内	おおむね災害発生後72時間以内	避難所対策が中心の時期	避難所からおおむね応急仮設住宅入居までの時期
保健に関する活動	準備体制の確立	初動体制の確立を目ざす	緊急対策：生命・安全の確保	応急対策：生活の安定	応急対策：生活の安定

医療・保健・介護などのうち主となるニーズ	医療・治療	保健・看護・介護

医療・保健・介護などのニーズがある被災者のおもな生活場所	在宅・避難場所・車中	避難所・福祉避難所など 注意：被害の規模が大きくなると避難所，

被災者の健康に関する問題

- 負傷（外傷，圧挫症候群など）
- 感染症の発生危機（集団性生活と断水，衛生状態悪化など）
- 深部静脈血栓症（DVT）
- 気分の落ち込み，将来への
- 慢性疾患のある被災者の治療中断と状態の悪化
- 高齢者の運動減少，口腔衛生の悪化，介助必要性
- 要配慮者の栄養問題（離乳食や人工乳，やわらかい

◎図 2-28　災害サイクルと災害時保健活動のフェーズおよび各期の看護活動

（日本公衆衛生協会・全国保健師長会：災害時の保健活動推進マニュアル．＜http://www.nacphn.jp/02/saigai/pdf/manual_2019.pdf＞＜参照 2023-12-01＞と，熊本地震での被災者の生活と支援の状況をもとに作成）

慢性期			復興期	静穏期
1か月〜3年				〜数年
1か月〜3か月				
・地域の医療機関や薬局が徐々に再開 ・被災地外からの医療支援の縮小	・被災地外医療支援終了 ・病院，薬局などがほぼ回復	・医療は通常の状態に戻る		・再び発生する可能性がある災害に対して，備蓄，BCPの作成，訓練などの備えを行う
	●応急仮設住宅 ・健康のアセスメントと見まもり ・生活環境の整備 ・高齢者など要配慮者への健康支援 ・生活不活発病の予防 ・こころのケア ・コミュニティづくり支援（交流会など） ・医療・保健・介護・福祉専門家の協力と連携による支援	●災害公営住宅 ・健康のアセスメントと見まもり ・高齢者などの健康支援 ・孤立・孤独の予防 ・こころのケア ・コミュニティづくり支援 ・医療・保健・介護・福祉専門家の協力と連携による支援		●病院 ・病棟，外来におけるBCPの作成，傷病者受け入れ訓練など ●地域 ・自助：避難に向けた備え（避難行動要支援者の登録，避難場所確認，在宅避難の準備など） ・共助：地域防災 ●教育，研究機関 ・災害時の健康を維持に関する研究 ・災害看護教育 ・被災者生活改善に向けた政策提言

フェーズ4	フェーズ5		平時の活動へ
	フェーズ5-1	フェーズ5-2	
応急仮設住宅対策や新しいコミュニティづくりが中心の時期	コミュニティの再構築と融合		
復旧・復興対策期：人生の再建・地域の再建	復興支援期（前期）：災害公営住宅に移動するまで	復興支援期（後期）：新たな街づくり	

保健・看護・介護・福祉　　　平時の医療・保健・介護・福祉

応急仮設住宅など　　　　　　　　　　災害公営住宅
応急仮設住宅の期間が延長する

新たな地域でのコミュニティ形成のむずかしさ

不安など

の高まり　　　　　　　　複合する課題（経済，仕事など）
生活不活発病
食事，治療食など）

危険な場所や状況に出くわしたら，その場の危機管理を担当している者（警察や消防，組織の管理者など）の指示に従う。治安がわるいと思われる場所では1人で行動せず，できる限り2人以上で支援活動にあたるようにする。

 # 4 災害看護における倫理課題

1 被災地での看護実践における倫理

　倫理とは，社会のなかでなんらかの行為をするときに，それがよいことかわるいことかを判断する際の根拠であり，まもるべき秩序である。おおまかに言うと，ものごとのよしあしであり，日常生活のさまざまな場面で問われている。また，倫理には，その人のおかれた状況や周囲との関係性，社会・文化的背景などによって多様な視点が存在する。とくに災害医療においては，人々にとって最も重要な心身の健康を扱うこと，平時とは異なる状況において最善を判断しなければならないことなどから，より多様かつ複雑な倫理的課題に直面する。

● **倫理綱領と業務基準**　看護実践を倫理的に支えるものとして，日本看護協会による「看護職の倫理綱領」と「看護業務基準」がある。

　「看護職の倫理綱領」は，看護職の社会責任や職業倫理の行動規範を明文化したものである。質の高い看護を提供するためには，深い知識と確実な看護技術だけでなく，高い倫理性をもつことが不可欠である。看護師がみずからを律するために「看護職の倫理綱領」では，16の条文が記され，とくに条文16には「看護職は，様々な災害支援の担い手と協働し，災害によって影響を受けたすべての人々の生命，健康，生活をまもることに最善を尽くす」と，災害に関することがらが記載されている[1]。

　一方，「看護業務基準」は，看護師の責務を示したもので，これにしたがって看護師は看護を実践する。「看護業務基準」には，看護実践の内容の1つに，「緊急事態に対する効果的な対応を行う」と記されており，この緊急事態には災害時が含まれる[2]。また，「全ての看護実践は，看護職の倫理綱領に基づく」とも記載されている[2]。

● **看護における倫理原則**　倫理的な意思決定や倫理的行動を導くためのものを倫理原則という。倫理原則は，日々の看護実践で出会う倫理課題を整理し，対応を検討する際に用いることができる。看護における倫理原則としては，フライ Fry, S. T. が提唱する「善行と無害」「自律」「正義」「誠実」「忠誠」という5つの原則がよく知られている[3]。

　① **善行と無害の原則**　よいことを行い，害を回避するという原則である。

1）公益財団法人日本看護協会：看護職の倫理綱領．（https://www.nurse.or.jp/nursing/rinri/rinri_yoko/index.html）（参照 2023-12-01）.
2）公益財団法人日本看護協会：看護業務基準．（https://www.nurse.or.jp/nursing/kangogyomu/kijyun/index.html）（参照 2023-12-01）.
3）Fry, S. T. and Johnstone, M. J. 著，片田範子・山本あい子訳：看護実践の倫理——倫理的意思決定のためのガイド，第3版．pp.19-48，日本看護協会出版会，2010.

たとえば，治療やケアにあたって，できる限り侵襲を少なくするなど，最良の方法を模索することである。

　2 **自律の原則**　個人の価値観や信念を尊重し，その人が下した選択は尊重されるべきであるという原則である。たとえば，治療やケアのプロセスについて説明し，十分に理解してもらったうえで合意を得ることなどである。

　3 **正義の原則**　利益をその人の必要度に応じて分配するという原則である。たとえば，それぞれの健康状態やニーズに合わせてケアを公平に提供できるように工夫することや，利用可能な医療資源に等しくつながれるようにすることなどである。

　4 **誠実の原則**　真実を告げる，うそを言わない，あるいは他者をだまさないという原則である。医療においてはこの原則どおりにものごとを進めることができない場合もあるが，つねに最善はなにかを考えて行動することが必要である。

　5 **忠誠の原則**　人々との関係において忠実でありつづけるという原則である。守秘義務を遂行したり，約束をまもったりすることがあげられる。

● **被災地での活動における人道支援の原則**　災害は生活環境を破壊し，電気やガス，道路，公共施設などの社会を維持する機能を破綻させる。そのような困難な状況では，平時のようにプライバシーがまもられ，衛生的で，自分の望む質の暮らしを続けることはできない。加えて，医療・保健・介護・福祉の提供機能が低下し，被災者は健康を維持することが困難となる。災害時，被災者の生命や尊厳，安全を確保するために，援助物資やサービスの提供といった人道支援が行われる。人道支援の基本原則には，人道原則，公平原則，中立原則，独立原則の4つがある（●17ページ）[1]。これは，看護師だけでなく，すべての支援者に共通する原則である。

2　災害看護における倫理課題へのアプローチ

● **倫理課題の整理**　災害時におきるさまざまな倫理課題を整理するにあたっては，前述した倫理綱領や業務基準，原則を活用する。たとえば「看護職の倫理要綱」は看護を行ううえで基準となるものであり，被災地においても，これに反していないかを自身に問うことが重要である。また，看護における倫理原則や，それを土台に開発されたさまざまな意思決定モデル・分析モデルなどは，平時の臨床現場だけでなく，被災地でも自身の行為の是非を解釈・判断する際に活用できる。そして，医療職者としてではなく，1人の人間として支援の場面で迷ったときには，人道支援の4つの原則に照らし合わせて検討することで，最も妥当な支援を見いだすことが可能となる。

● **災害における臨床倫理のアプローチ**　臨床現場での倫理課題を解決するための考え方を臨床倫理という。日本看護協会が提示する臨床倫理のアプローチ[2]を災害時の視点でとらえ直すと次のようになる。

　1）外務省：緊急・人道支援の基本概念．（https://www.mofa.go.jp/mofaj/gaiko/jindo/jindoushien1_1.html）（参照 2023-12-01）．
　2）公益財団法人日本看護協会：臨床倫理のアプローチ．（https://www.nurse.or.jp/nursing/rinri/text/basic/approach.html#01）（参照 2023-12-01）．

（1）倫理的課題に取り組む際に核となる考えは，被災者が中心である。活動の場が被災地の病院や避難所などでは，支援者であり被災者である病院スタッフや行政職員などを支える。

（2）被災者にとっての最善をさまざまな視点で考える。

（3）倫理的課題を考える際のアプローチの方法は1つではない。

3 被災地の倫理的な課題

● **災害時の人権侵害** 法務省人権擁護局は，おもな人権課題として17項目をあげており，そのなかに「震災等の災害に起因する人権問題」がある[1]。実際に，東日本大震災やそれに伴う東京電力福島第一原子力発電所事故，または熊本地震では，風評に基づく偏見や差別など，さまざまな人権問題が発生していたことが知られている。

東京電力福島第一原子力発電所事故での事例

・僕（福島県の学生）は震災後，久しぶりに，福島県外の学校とサッカーの練習試合を行うことになった。ウォーミングアップ時に友人の蹴ったボールが，相手チームの1人にあたった。僕はかけ寄り「すみませんでした」といってボールを拾おうとした。そのとき「お前たち，福島だろ。放射能がうつるからさわんなよ」とつぶやいたのが聞こえた[2]。

・知人が福島県から県外に避難したところ，子どもが「福島くん」とあだ名をつけられた。私たちも福島県外への転校を考えているが，福島県から来たというだけで子どもたちが差別を受けるのではないかと思うと躊躇する[3]。

熊本地震での事例[4]

・避難した際，小さな子どもがいるので，うるさいと嫌な顔をされた。

・ある小学校のグラウンドで車中泊をしていて，カップラーメンがほしくてたずねたら，体育館内の人以外には配れないと言われたのには驚いた。体育館以外の人の人権はないのだと思った。

● **被災地で支援する看護師の葛藤** 東日本大震災では，多くの看護師が避難所や福祉避難所，被災地の病院などで支援を行うなかで，次のような倫理課題を感じたという報告がある[5]。

● 不公平な資源分配：避難所での住居スペースが，自己主張の強い人に優先される，など。

● 被災地で生活する人のストレスへの対応困難：避難所での生活のストレスから周囲の人をどなったり，イライラした母親がささいなことで子どもを叱ったりたたいたりする，など。

1）法務省人権擁護局：人権の擁護．(https://www.moj.go.jp/JINKEN/jinken25.html)（参照 2023-12-01）．
2）文部科学省：中学生・高校生のための放射線副読本．(https://www.mext.go.jp/a_menu/shotou/housyasen/1410005_00001.htm)（参照 2023-12-01）．
3）読売新聞 2011年4月12日朝刊．
4）熊本市：人権啓発ハンドブック みんな幸せになりたい．(https://lovemin.jp/pamphlet/)（参照 2023-12-01）．
5）野口恭子ほか：東日本大震災被災地へ支援のために派遣された看護師が感じた倫理課題．日本看護倫理学会誌 9(1)：38-44，2017．

- 治療やケアを拒否する意思表示：患者が，家族や知り合いと過ごすことを望み，遠方への病院に搬送されることをこばむ，など。
- 周囲への遠慮から治療やケアを望まないこと：避難所で生活する人が，トイレ介助の負担をかけないように，点滴や水分摂取を控える，など。
- 不適切な言葉づかい：被災者のいるところで看護師が「こんなところにいたくない，早く帰りたい」と言う，など。

5 災害看護活動に必要な情報

　災害時における看護の目的は，被災者の健康への影響を最小限にすることである。そのためには，生活や健康に関連した課題を明確にし，同時にニーズを把握し，支援計画をたてて実施することが重要であり，情報収集，分析・評価が必要である。前述した災害サイクル別の看護活動からもわかるように，災害の経過によって被災者の生活の場や健康課題，ニーズは変化する。そのことを念頭におきながら，状況に合わせて情報収集ならびにニーズ選定をし，適切な支援を計画・実施していく必要がある。

1 必要な情報

　必要な情報は3つの側面に分けることができる。
（1）被害の概要：被災状況，被災地の基本状況，各分野の支援状況
（2）保健医療介護の状況：保健医療介護施設の稼働状況，保健医療の支援団体の活動状況
（3）被災者の生活の状況：避難生活の状況，要配慮者の避難生活の状況と健康状態，保健医療者（行政およびNPO）やボランティアの支援状況

　また，情報は量的データと質的データに分けられる。量的データとは，震度や被災者数など数値であらわされるものや，通行が不可能になった道路や倒壊家屋の地域の範囲を示すものなどである。質的データとは，被災者の感情や避難所での1日の生活の流れ，物資がないことによる生活への影響など，観察や聞きとりなどによるものである。

2 情報の収集

◆ 被災地以外での情報収集の必要性

　被災地では，多種多様な職種や人材が支援にあたっているため，発災の初期段階では情報が錯綜し，混乱していることもある。適切な支援を早急に行うべく，さまざまな団体が支援のための情報収集に被災地にやって来るが，すべての情報を被災地で収集するとなると，多くの時間を必要とし，支援の遅れの一因となる。また，すでに行われている支援活動の妨げになったり，混乱を引きおこしたりすることにもなりかねない。よって，可能な限り，被災地に入る前に情報を収集しておくことが重要である。
　具体的には，被災地に入る前に気象庁や政府のウェブサイト，テレビの報

●表2-13　必要な情報と入手先

目的	項目	具体的な情報の例	入手先	
			被災地外	被災地
被害の概要を把握する	被害の概要	災害の種類や大きさ，発生場所と地理的変化，道路や線路および空港の損壊，建物の倒壊，電気・ガス・上下水道の状況，死傷者などの情報	政府・被災都道府県・被災市町村のウェブサイト，テレビの報道など	都道府県災害対策本部，市町村災害対策本部など
	被災地の基本状況	人口と分布状況，地理的状況，気象条件，被災地までの交通手段，保健医療体制，保健医療介護施設など		
保健医療の状況を把握する	保健医療施設の稼働状況	病院および診療所，介護施設の稼働と被害状況，負傷者の搬送状況など	被災都道府県・被災市町村のウェブサイトなど	都道府県災害対策本部，市町村災害対策本部，災害医療コーディネーター，市町村の保健所，災害拠点病院，専門職団体など
	保健医療の支援団体の活動状況	救護班の数と派遣組織・活動の場，診療の状況，こころのケアに関する活動状況，専門職団体（医師会・看護協会など）の活動の場と内容など		
被災者の生活の実情を把握する	避難とそれに伴う生活や場と状況	避難所，車中泊，在宅避難など被災者の生活の場・人数，食事・清潔・排泄・睡眠に関する状況など	被災市町村のウェブサイト，テレビの報道など	市町村災害対策本部，地域災害医療コーディネーター，被災地の避難所など
	要配慮者の避難とそれに伴う生活と場，健康状態状況	各避難生活の場で暮らす要配慮者の数と食事・清潔・排泄・睡眠に関する状況など		
	保健医療者（行政およびNPO）やボランティアの支援状況	各避難生活の場における保健医療者やボランティアの種類，人数など		

道などから，災害の種類や大きさ，発生場所，道路や線路および空港の損壊，建物の倒壊，死傷者などの情報を得る。同時に，被災地の基本情報として，人口とその分布状況，地理，気象条件，被災地までの交通手段，保健医療圏に関する区分，保健医療介護施設などの情報を集める。次に，政府や被災行政，支援団体，DMATなどのウェブサイトから，災害対策に関する体制の設置運営状況，支援団体の活動場所や活動内容などの情報を集める。この際，支援している場所や地域における被災者の健康状況に関する情報も得ておく。これらを統合し，不十分な情報を明らかにしておく（●表2-13）。

◆ 被災地での情報収集

　被災地では，都道府県や市町村などの行政組織，災害拠点病院，支援組織，地域の専門職団体が情報を収集している。これらの組織と，事前に収集した被害の概要や保健医療の状況について確認し，足りない部分を加え更新する。次に，避難所，車中泊，在宅避難など，被災者の生活の場を訪問し，運営者や代表者から，被災による暮らしの変化と，それによる個々の健康への影響に関して情報収集を行う。可能であれば，生活状況を観察させてもらい，被災者に質問をして声を聞くことで，避難生活の問題点を知ることができる。

　また，被災地の状況は時間とともに変化するため，急性期・慢性期・復興

期といった災害サイクルにおける被災者の生活の変化をとらえ，情報を更新しなくては実情をつかむことはできない。

● **被災地で情報が集約される組織**　とくに急性期において，被災地の行政や支援組織は，被災者支援を行いながら，状況把握，支援者の調整などを行わなければならず，多忙をきわめている。支援活動を混乱・停滞させないためにも，情報は集約されているところから得ることが重要である。

被災地での医療情報収集の方法としては，EMIS がある。EMIS では，病院被害情報，患者受け入れ情報，DMAT 活動状況などの情報が集約され，医療救護チーム，厚生労働省，都道府県，市町村，保健所などで共有している。

また，被災地では，おもに次の1〜4のような組織に被害状況，医療施設の稼働状況，被災市町村の避難場所や被災者の生活状況などの情報が集まる。

1 **災害対策本部**　都道府県災害対策本部や市町村災害対策本部では，「災害対策基本法」において業務の1つに情報収集が規定されている（第 23 条第4項第1号，第 23 条の2第4項第1号）。災害対策本部には保健医療に関する部署が設置され，これに関する情報が集まる。また，災害対策本部には災害医療コーディネーターが配置され，救護班の活動状況など，災害時の医療の調整役を担うため，被災地外からの医療支援や避難所の情報が集約される。なお，災害対策本部の保健医療に関する部署は，被災地の医療体制の復旧に伴い縮小・終了へと向かう。そのため，慢性期に移行するにしたがい，情報が集約される部署も平時の保健医療関連部署へと変化していく。

2 **災害拠点病院**　被災地の災害拠点病院には，傷病者が搬送され，DMAT や救護班などが医療の提供を支援し，EMIS などを活用した医療支援の状況や支援団体の活動についての情報が集まっている。

3 **日本赤十字社など災害支援団体**　被災地での独自の支援に関する調整を行うため，その都道府県支部には，救護所や避難所などでの支援状況に関する情報がある。

4 **都道府県の看護協会**　看護の支援に関しては，都道府県の看護協会が独自に情報を収集する。また，行政からの要請で災害支援ナースの派遣を行う。そのため，傷病者や避難住民の生活の様子，看護職者の支援活動に関する情報がある。

5 **保健所**　保健所には，被災市町村での公衆衛生活動を調整するため，DHEAT が配置される。保健所には，被災市町村の保健医療の支援状況，避難所の保健衛生に関する情報が集約されている。

● **被災者の生活に関する情報**　行政機関や支援団体などが集約した情報だけでは，被災者の被災による深い苦痛を知ることはむずかしい。避難所や車中泊・在宅避難をしている被災者を訪問し，実際の生活の様子を観察して把握することが必要である。

生活の状況を把握するにあたっては，生活の場の安全性，人と人との交流またはコミュニケーション，雰囲気，空気の清浄性，食事，排泄と衛生，清潔と衣類，体温調節，行動範囲と移動方法，余暇と仕事，プライバシー，睡

眠とその環境などがポイントになる[1]。これらを把握するためには，観察法や聞きとり，そして避難所や車中泊の地域の運営の担当者やこれらの被災者の健康維持を担当する市町村保健師に話を聞くことも必要である。

　避難所での情報収集では，避難所間での課題を明らかにし，優先順位を決めるために比較することが必要であり，状況の経過を示すために，避難所日報などの共通の調査用紙を使用することが望ましい（●図2-29）。

6　災害看護におけるアセスメント

1　情報の統合と分析・評価

　収集した被災状況や，医療施設の稼働状況，支援状況，被災者の生活状況などの情報を統合し，生活や健康に関する課題を評価してニーズを明らかにする。どこで（場所），誰が（対象者），どのような生活や健康の課題（具体的問題）をかかえているのかを明確化し，それに対してどのような支援が行われており，その支援に不足がないかを分析・評価する。

　支援の優先順位を決めるにあたっては，まずは被災者が生命の危機状況にあるかがポイントとなる。ついで，ピラミッドアプローチ（●92ページ）にもあった，基本的な生活に必要な飲み水，食料，トイレ，住居，衛生，適切な医療，電気などに問題がないかをみていく。

2　災害時のラピッドアセスメントによる状況の把握

● **災害時のラピッドアセスメント**　災害時，早急に被災者の生命および健康状態を把握するために，**ラピッドアセスメント（迅速調査）** を行う。ラピッドアセスメントとは，資金，人，手段などの投入できる資源が限定され，また一刻も早く情報を必要とする状況下で，可能な手法を駆使しながら，優先度を考慮して，必要な情報を効果的・効率的に収集・分析するプロセスである[2]。

　緊急事態において，ラピッドアセスメントはさまざまな目的で行われる。たとえばDMATでは，被災者の命・健康にかかわるニーズやリスク，被災地の対応能力を把握するためにラピッドアセスメントを行う。また，避難所の衛生状態や支援を知るために行われることもある。

　ラピッドアセスメントの目的は，詳細な調査を行うことではなく，災害の状況や住民の基本的なニーズを幅広く把握し，支援の優先順位を特定することである。ラピッドアセスメントは，災害時のさまざまな場面・時期に活用できるが，とくに急性期から亜急性期にかけての初期調査に有用である。

● **現地調査の流れ**　ラピッドアセスメントなどによる初期調査のあとは，被災地域全体の調査が行われ，課題が明らかになったところで周辺状況や要

1）Holland, K. ほか編，川島みどり監訳：ローパー・ローガン・ティアニーによる生活行動看護モデルの展開．エルゼビア・ジャパン，2006.
2）一般社団法人日本集団災害医学会：DMAT標準テキスト，改訂第2版．p.180，へるす出版，2015.

| 避難所日報（避難所状況） | 避難所名 | | | 避難所コード | | | | | | | | |

| 指定避難所以外の場合 | 所在地 | |
| 電話 | | FAX | |

| 活動日 | 　年　　月　　日 | 記載者（所属・職名・職種） | |

避難施設基本情報

施設定員（指定避難所）	人	避難者数（施設内）	夜：約　　　　人	昼：約　　　人
食事提供人数	約　　　　人	車中泊	□無・□有（約　　　人　）	
避難所運営組織	□有（組織：□自治組織・□自治体・□学校・□その他（　　　　　　　　　））・□無			
外部支援・ボランティア	□有（種類（職種）・人数：　　　　　　　　　）・□無			

医療

| 救護所設置 | □有（所属：　　　　　　　　　　　　）・□無 |
| 巡回診療 | □有（所属：　　　　　　　　　　　　）・□無 |

現在の状況			特記事項（課題も含む）

ライフライン

電気	□開通・□不通	予定：	
ガス	□開通・□不通	予定：	
水道	□開通・□不通	予定：	
下水道	□開通・□不通	予定：	
飲料水	□開通・□不通	予定：	
固定電話	□開通・□不通	予定：	
携帯電話	□開通・□不通	予定：	

設備状況と衛生面

スペース過密度	□適度・□過密		
プライバシーの確保	□適・□不適		
更衣室	□有・□無		
授乳室	□有・□無		
トイレ	□充足（　　　　基）・□不足		
トイレ衛生状態	□良・□不良		
手洗い場	□有・□無	手指消毒	□有・□無
トイレ照明	□適・□不適	風呂・シャワー	□有・□無
冷暖房	□有・□無	洗濯機	□有・□無
喫煙	□禁煙・□分煙・□その他		

生活環境

温度	□適・□不適	換気・湿度	□適・□不適
土足禁止	□有・□無	清掃状況	□良・□不良
ゴミ収積場所	□有・□無		
粉塵	□無・□有	生活騒音	□適・□不適
寝具乾燥対策	□適・□不適	ペット対策	□適・□不適

食事提供

主食提供回数	□3回・□2回・□1回・□無し		
おかず提供回数	□3回・□2回・□1回・□無し		
特別食提供	□有・□無		
炊き出し	□該当・□無	残品処理	□適・□不適
調理設備	□有・□無	冷蔵庫	□有・□無

写真送信の場合は再度記載→　避難所コード　| | | | | | | |

○ 図 2-29　避難所日報（避難所状況）

太枠は優先して情報収集を行う項目。

（日本公衆衛生協会・全国保健師長会：災害時の保健活動推進マニュアル．＜http://www.nacphn.jp/02/saigai/pdf/manual_2019.pdf＞＜参照 2023-12-01＞をもとに作成）

因をアセスメントする課題別の調査が行われる。支援開始後は，定期的な調査を行いながら，状況に応じて支援内容の変更を行いつつ，アセスメントとモニタリングを続ける。復旧・再建の時期に移行した際には，またその状況における課題を明確にし，支援計画をたてるための調査を行う。

3 分析と評価の視点

● **急性期**　急性期，とくに超急性期においては災害により負傷した被災者の生命をまもるための治療が重要になる。一方，保健医療介護施設では，スタッフも被災するため人手が不足する。また，災害に対する不安から，本来受診するほどではない病気や傷を訴える被災者が増え混乱する。また，家屋の倒壊や，倒壊の危険があるために自宅で生活できなくなった住民が避難所に集まる。

　よって，急性期には，保健医療介護施設における業務支援および急増する患者のトリアージと応急処置，そして避難所などでの医療支援のニーズが高まる。

● **亜急性期から慢性期**　平時であれば，住民の健康維持は数人の市町村保健師が担当する業務であるが，災害により多くの住民の日常生活が崩壊しており，市町村保健師だけでは対処できない。この時期には，災害により新たに発生する健康への危機的状況に対応するため，被災地で生活する避難者への健康維持に向けた支援へのニーズが高まる。

　1 **避難所での被災者の健康維持**　避難所における集団生活で，最も健康に影響を与えるのは，衛生問題や感染である。被災者は避難生活で体力が落ちており，衛生環境の悪化と相まって感染が広がる可能性が高い。そのほか，プライバシーの問題や，災害による喪失感や将来への不安などから健康をそこなうことが予測される。そのため，避難所で生活する被災者の健康的な生活を維持する支援ニーズが高まる。

　2 **被災市町村の被災者全体の健康把握**　在宅避難や車中泊など，避難所以外で避難生活を送っている被災者の状況把握には，多くの人手と時間を要する。被災市町村の住民個々を訪問し，健康と生活の実態を把握することが重要となる。調査にあたっては，市町村保健師などの行政職員の意見を集めることが必要である。

　3 **要配慮者の健康レベル維持**　要配慮者がどこでどのような生活をしているのか，被災による食事・清潔・排泄・睡眠・運動などの日常生活の変化により，健康レベルが下がっていないかなどの情報を収集・分析し，ニーズを明らかにし，積極的に支援していくことが必要である。

● **復興期**　被災者は，応急仮設住宅などの新たな居住先に移動することとなる。この時期は，新たな生活をする場でのコミュニティの形成が課題となる。とくに高齢者は，新しい生活になじめず孤立することが多い。そのため，応急仮設住宅での高齢者への生活課題を分析し，ニーズを明らかにする。

4　注意事項

　情報を分析・評価し，ニーズを選定し，活動するにあたり，その活動がどの支援組織や団体の管轄になるのかを知ったうえで行う。たとえば，病院や診療所での医療提供維持を目的に支援するのであれば，その施設の看護師を支える。また，避難所で被災者の健康支援を行う場合は，地域住民の保健医療を担当する市町村保健師を支えるなどである。

　行政が把握していない被災者のニーズを特定した場合は，早急に対応すべきことなのか，誰が行うことなのかなどについて，災害医療コーディネーターなどの支援調整の専門家と相談する。さまざまな医療支援団体が同じ場所で活動することもある。同じ目的に向かって多職種で協力することで成果をあげることができるため，協力体制を念頭におき，情報を分析する。個人で支援する場合には，ボランティアとして登録するなどし，行う支援活動の管轄の所在を明らかにしておく。

　同じところに支援が集中することで，そうでないところへ支援がいきわたらないこともある。被災者の人数や健康レベルを分析し，支援者の数や種類についても分析し，効果的な支援となるよう課題を評価する。

D　災害サイクルに応じた活動現場別の災害看護

1　急性期・亜急性期

1　被災病院における初動体制の立ち上げと多数の傷病者の受け入れ

　大きな災害により被害を受けた病院は，医療活動を停止または縮小しなければならない状況に陥ることもある。しかし，多くの病院では，院内に入院患者や，平日の日中であれば外来患者をかかえながら，傷病を負った地域住民を新たに受け入れ，彼らの命と健康をまもる活動をしなければならない。

　そのため災害直後の被災地の病院職員たちは，自分たちの病院も被害を受けながら，① 多数傷病者の受け入れ，② 医療チームの派遣，③ 外部からの医療救援者の受け入れという3つの役割を同時に果たさなければならない状況となる。

　大災害時，自施設の入院患者や地域の被災者をどれだけ救命できるか，病院としての機能をどれだけ発揮できるかは初動の対策にかかっている。病院が組織的に災害に対応していくためには，ただちに CSCA を立ち上げることが重要であり，それが効果的な TTT の実施を可能にする。

◆ 被災直後の安全確保

　たとえば突然の激しい地震におそわれた場合は，揺れがおさまるまでは，まず自分自身の身をまもる行動をとる。揺れがおさまったら手分けして病室や病棟内・治療室内などを巡視し，全患者の状態を把握する。火災が発生している場合はただちに通報し，初期消火を行う。

　人工呼吸器などの重要な医療機器が正常に作動しているか確認し，停電している場合は非常用電源に切りかえ，患者の生命をまもる行動をとる。また，手術や透析など侵襲の大きい治療行為中であれば，患者の安全を最優先に考え，治療を継続するか，または中断するかを，状況に応じて判断しなければならない。

　地震の場合は必ず余震がくることを念頭に，棚から落ちそうなものは床に置き，倒れそうなものは床に倒しておく。余震のたびに患者に声をかけながら巡視を行い，恐怖心が強い患者は1か所に集めてそばに寄り添うなど，患者の安寧に努める。また，病棟であれば患者や面会者や外来患者，付き添い者を安全な場所へ誘導する。その際，落下物の危険性はないなどの安全な場所を，日ごろから把握しておくことが大事である。

◆ 初動体制の立ち上げ

● 災害レベルの決定　災害が発生した場合，通常の体制から非常時の体制へと切りかえなければならない。その切りかえは，災害の規模・種類・被害状況などを複合的に判断し，あらかじめ病院内で決められている基準によって決定される（◐表2-14）。最大の災害レベルと決定された場合は，建物内にいる患者や職員を落ち着かせるため，全館放送で「○時○○分，△△にて地震が発生しました。当院は災害対応を開始します。職員は初動ポスターに従って行動してください。患者さんは落ち着いて職員の指示に従ってください」などと呼びかける。

● 初動ポスター・アクションカード　突然の災害に対応するためには，個々人がパニックに陥らず，落ち着いて初動の行動をとることが重要である。そのため，いざというときに自分がまず取るべき行動を示した**初動ポスター**

◐表2-14　災害レベルの判断基準の例

災害レベル	受け入れ体制	診療記録	応援要請	災害対策本部
レベルI	救命救急センターのみで対応可能	電子カルテ	×	× 情報収集のみ
レベルII	救命救急センターのみでは対応不可能で，他部署の応援が必要	電子カルテ	個別要請	○
レベルIII	全職員の応援が必要	災害カルテ ＋ トリアージ タッグ	全館放送 ＋ 非常連絡メール	○

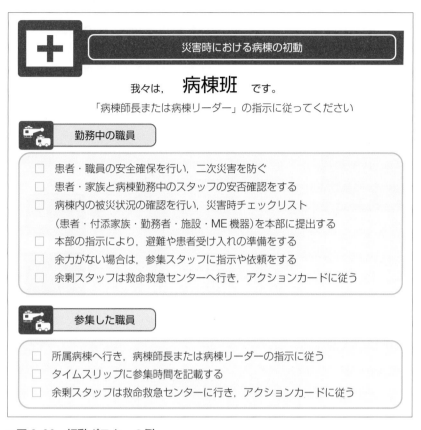

＋

災害時における病棟の初動

我々は，**病棟班**です。

「病棟師長または病棟リーダー」の指示に従ってください

勤務中の職員

- □ 患者・職員の安全確保を行い，二次災害を防ぐ
- □ 患者・家族と病棟勤務中のスタッフの安否確認をする
- □ 病棟内の被災状況の確認を行い，災害時チェックリスト（患者・付添家族・勤務者・施設・ME 機器）を本部に提出する
- □ 本部の指示により，避難や患者受け入れの準備をする
- □ 余力がない場合は，参集スタッフに指示や依頼をする
- □ 余剰スタッフは救命救急センターへ行き，アクションカードに従う

参集した職員

- □ 所属病棟へ行き，病棟師長または病棟リーダーの指示に従う
- □ タイムスリップに参集時間を記載する
- □ 余剰スタッフは救命救急センターに行き，アクションカードに従う

○図 2-30　初動ポスターの例

を各部署の見えやすい場所に掲示しておくのも効果的である（○図 2-30）。また，各自が果たすべき業務内容や役割を簡潔に記載した**アクションカード**を作成しておくと，職員が混乱せずに行動でき，迅速に初動体制を立ち上げることができる（○図 2-31）。

災害対策本部の役割

　災害発生直後は，病院全体で災害対策を行うために，病院の幹部職員によってすみやかに**災害対策本部**が設置される。発災が夜間や休日の場合は，日直・当直の職員が臨時対策本部を立ち上げ，幹部職員が到着するまでの間，指揮・統制を行うこととなる。

　災害時には，既存の部署とは別に新設部署が立ち上げられ，通常の病院組織とは異なる体制が敷かれる（○図 2-32）。新設部署は，①情報収集や救護班対応などを行う災害対策本部直轄の部署と，②多数の傷病者を受け入れる新設部署に分けられる。看護師は，既存の部署に加え，おもに②の新設部署で活動する。それぞれの部署にはリーダーとなる職員を配置し，互いの情報を共有しながら，つぎつぎとおこる非常事態に連携・協働して対応していく。

　災害対策本部の役割は多岐にわたる。院内外からの情報を集約・分析し，災害に対応するためにさまざまな判断と決定を行う。ときには，院内での診

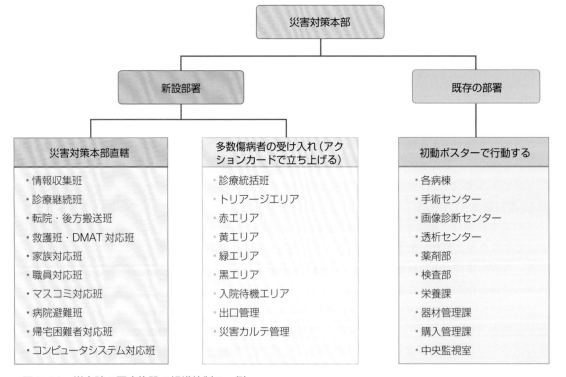

アクションカード

あなたは

赤エリア

担当です

担当エリアに行き名簿に
氏名を記入しましょう。
その後, リーダーの指示に
従ってください。

裏面あり

a. 表面

災害カルテセットの内容

1. 傷病者情報カード(3 枚複写)
　　① 枚目 ⇒ 赤エリア掲示用
　　② 枚目 ⇒ 診療統括班に提出
　　③ 枚目 ⇒ 災害カルテ
2. 記録用紙
3. 災害検査オーダーシート
4. 輸血・造影剤等　診療行為同意書
5. 採血管用ラベル

赤エリア用

診療統括班用

b. 裏面

◎図 2-31　アクションカード(赤エリア)の例

災害対策本部

新設部署

既存の部署

災害対策本部直轄

- 情報収集班
- 診療継続班
- 転院・後方搬送班
- 救護班・DMAT 対応班
- 家族対応班
- 職員対応班
- マスコミ対応班
- 病院避難班
- 帰宅困難者対応班
- コンピュータシステム対応班

多数傷病者の受け入れ(アクションカードで立ち上げる)

- 診療統括班
- トリアージエリア
- 赤エリア
- 黄エリア
- 緑エリア
- 黒エリア
- 入院待機エリア
- 出口管理
- 災害カルテ管理

初動ポスターで行動する

- 各病棟
- 手術センター
- 画像診断センター
- 透析センター
- 薬剤部
- 検査部
- 栄養課
- 器材管理課
- 購入管理課
- 中央監視室

◎図 2-32　災害時の医療施設の組織体制の一例

療の継続の可否や, 入院患者を院外に避難させるかなどの大きな決断を迫ら
れることもある。また, 急性期の機能をもつ病院では, より重篤な傷病者を
受け入れられるよう, 地域の病院と情報共有・連携しながら, 入院患者や傷

病者の転院・後方搬送を実施することもある。その際，地域の医療機関の状況を把握するために，EMIS（○74ページ）を有効に活用する。

さらに，病院の機能を維持するために，外部からの応援が必要か否かを早い段階で判断し，必要と判断した場合は所属する病院のネットワーク❶などを使って応援を依頼する。その場合，①職種，②人数，③期間のおおまかな希望を伝える必要がある。看護職員の応援を依頼する際には，助産師，手術室の勤務者，透析室の勤務者などのように具体的な要望を出すと，応援者とのミスマッチングを防ぐことができる。

災害対策本部は，発災直後の初動から被災地の医療機関が自力で機能できるまでの間，これらのさまざまな問題に対して意思決定していかなければならない。

┌─NOTE
❶赤十字病院グループの場合は，被災の大きさによって①所属ブロック，②近隣のブロック，③全国から応援をもらうことになっている。

▌既存の部署（入院病棟・一般外来・手術室・透析室など）での
▌看護師の役割

災害への対応は，発生の曜日や時刻によって異なってくる。たとえば平日の昼間であれば，外来には受診に訪れた多くの患者や家族が存在し，手術や透視下での検査・治療，透析などといったさまざまな医療行為が行われ，勤務している職員数も多い。また，夜間や休日であれば，救急外来や緊急手術などの臨時に発生した医療行為のみが行われている。昼間に比べて職員数が少ないことに加え，看護管理者が不在なことも多いため，リーダーとなる看護師が役割を発揮することが重要となる。

既存の各部署の看護師は，看護管理者またはリーダーとなる看護師の指揮・統制のもと，患者の安否確認や建物の被害状況をただちに調査し，災害時チェックリストにそって患者と職員の人的被害の有無，ライフラインや施設の被害状況を記入した報告用紙を災害対策本部に提出する。勤務外の職員の安否確認は，登録された連絡先に一斉に送信できる非常連絡メールシステムや非常連絡網を使って行う。

● **入院病棟**　多数の傷病者を受け入れるため，空床状況を把握して本部に報告し，新たな患者を受け入れる準備を行う。さらに，通常の業務を一時中止して災害対応のみに専念することが決定されたら，予定の手術や検査を受けるために入院している患者，状態が安定している患者の退院を進めるなどの業務も行わなければならない。

その一方で，治療継続の必要な患者に対しては通常どおりの看護を提供する必要がある。被災地の病院職員は，自身も被災していることが多く，マンパワー確保のために外部からの応援者を受け入れての業務継続となる場合も想定しておかなければならない。その際には，応援者との協働が必要となる。

● **一般外来部門**　発災直後からしばらくの間，災害関連以外の患者受け入れを停止する場合が想定される。その場合，予約患者へ受診・検査・手術などの延期を知らせるとともに，一般外来が再開したら再度予約の取り直しをすることを説明する必要がある。

● **手術室**　発災時に行われていた手術に対してはBCP（○57ページ）に従ってすみやかに対応し，その後しばらくは延期できない予定手術に加えて災害

関連の手術を行うことになる。

● **透析室**　自施設に通院している患者の状況に応じて透析スケジュールを変更したり，地域の透析施設の状況に応じて他施設の患者を受け入れる，もしくは自施設の患者を他施設へ依頼したりするなど，地域全体で透析患者の治療を継続する活動が求められる。

　このように既存の部署では，非常時でも中止・延期できない通常の医療とともに，災害による新たな患者への医療・看護を同時並行で行わなければならない。

多数の傷病者の受け入れ体制の立ち上げ

● **エリアの立ち上げ**　全職員で対応しなければならない災害レベルであるとの決定がなされたら，多数の傷病者の受け入れエリアの立ち上げを開始する。まずは，救命救急センターの職員が中心となり，マニュアルにそって診療統括班・トリアージエリア・赤(重症)エリア・黄(中等症)エリア・緑(軽症)エリア・黒(死亡)エリアなど，各エリアを展開する。立ち上げを迅速に行うために，活動に必要な物品をひとまとめにして常備し，何度も訓練を重ねて慣れておくとよい。

　各エリアの担当者は，一目でわかるように色つきのガウンや職種と氏名を記入したビブスを着用する(◉図2-33)。とくにリーダーは専用のビブスや同じ色の帽子をかぶるなどして，遠くからでも識別できるよう工夫する。各エリアの担当は自主参集してきた順に引いたアクションカードによって決まるが，個々人の経験や専門性を考慮してエリアを交替させるなどの調整も必要である。各エリア内でも CSCATTT を念頭に活動する。

● **受け入れの実際**　災害発生直後には，まず自力で病院に来ることができる軽症者が多く来院する。彼らは治療が終わって帰宅が許可されても，家が全壊している，余震の恐怖で自宅に戻りたくない，自宅や避難所へ移動する手段がないなどの理由で，そのまま病院にとどまる場合がある。このように帰宅が困難な地域住民が多数発生することを想定して，彼らの待機場所を院内外に設置しておくことも必要である。

　時間の経過とともに中等症や重症の傷病者が救急車などで搬送されてくる。

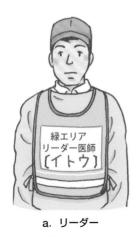

a. リーダー

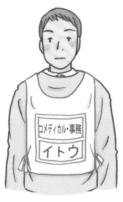

b. スタッフ

◉図2-33　災害時の装備の一例(ガウン・ビブス)

病院前トリアージで重症度を判定し，各エリアへ傷病者を搬送する。診療統括班は各エリアからの情報を一元管理し，重症度ごとの傷病者数，入院や手術が必要な傷病者数等を定期的に本部へ報告する。また，病棟や ICU，手術センターなどと連絡をとり合い，傷病者が迅速に治療を受けられるように調整する。さらに，重症者の受け入れに限界があるときは，地域の医療機関への後方搬送を災害対策本部に依頼するなど，刻々と変化する状況を把握・分析・判断しながら柔軟に活動する。

◆ マンパワーの確保

　病院はたいてい，大きな災害が発生した場合の自主参集基準を設けている。基準がなければ，院外にいる職員からの問い合わせに忙殺されることになるからである。基準には，たとえば「県内で震度 6 弱以上の地震があった場合」などというものがある。

　参集する場合は，自分と家族の安全を最優先に確保したうえで，可能な限りの着がえや食料，飲料水などを持参し，安全な交通手段を使って病院へ向かう。勤務外の職員が参集してきた場合，病院への到着時刻，災害発生前日から翌日以降の勤務を把握し，それぞれが休憩をとりながら活動できるように調整する必要がある。

　職員のなかには自分や家族が負傷したり，小さな子どもや介護が必要な親がいるために家を空けることができなかったり，途中の道路が寸断されて病院に来ることができないなど，さまざまな理由で参集できない者もいる。自主参集できなかった職員は，理由はどうあれ負い目を感じていることが多い。同僚や上司はそのような職員に対して配慮し，互いにこころのケアを行うことも大事である。

2　救護所および巡回診療における被災者への対応

　発災直後には多数の傷病者が発生し，被災地域内の医療機関の機能も低下するため，被災者が医療を受けることが困難になる。被災地の医療機能の保全のため，早急に救護所の設置や巡回診療，戸別訪問などを考慮する必要がある。

　ここではおもに災害現場救護所を想定してその対応を解説するが，災害現場に救護所を設置することが困難な場合は，避難所が設置してある安全を確保できる敷地内あるいは，避難所内の場所の提供を受けて救護所とすることもある。

◆ 救護所の立ち上げ

　被災地では，救護班は災害対策本部に到着の報告を行い，被災地の医療機関の状況や医療・福祉のニーズを把握してアセスメントを行い，どこでどのような救護活動を行うかを決定する。

●**救護所の設置条件**　二次災害の危険を回避できる場所が絶対条件である。そのためには，救護所の存在が周囲から判別でき，かつ連絡がとりやすく，

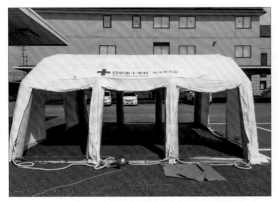

a. エアーテント
送風して立ち上げる一体式テントである。

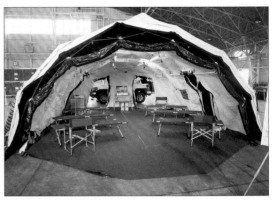

b. ドラッシュテント
断熱性・遮光性があり，冬季の結露に対応できる
フレーム一体式テントである。

○**図2-34　簡易テント**

傷病者の収容や搬送にあたって交通の便がよいことが重要である。さらに，現場の混乱を避けるために適当な大きさがあり，ヘリコプターの離発着が可能であることが望ましい。

● **救護所の設営**　二次災害の危険性を避けるため，災害現場より風上に簡易テントを展開する（○図2-34）。そして，トリアージ・軽症・中等症・重症・遺体を安置する場所のエリアを配置し，受け付け場所を選定し，持参した医療資機材を展開する。その際，傷病者の動線を考慮し，入口・出口・搬送出口のレイアウトを決定する。

◆ 傷病者への対応

● **救護所内での傷病者への対応**　救護所内においても CSCATTT を機能させることが必要である。また，発災直後から福祉の視点をあわせてもつことが重要である。

　①C：**指揮・統制**　多数の救護団体が参集するため，連携して活動する。しかし，発災直後は災害対策本部が設置されていない場合もあり，救護班自身で活動する場合もある。

　②S：**安全確保**　自分自身の安全・現場の安全・傷病者の安全を確保するとともに感染対策も重要である。

　③C：**情報共有**　災害対策本部で行われるミーティングに参加し，他の救護班や市町村，消防などの他機関と情報共有を行う。

　④A：**アセスメント**　傷病者の人数や状態に関する情報，不足した医薬品，状況の変化に伴う問題・改善事項などを災害対策本部へ随時報告し，PDCA（○294ページ）サイクルをまわしながら活動する。

　⑤T：**トリアージ**　傷病者の重症度の判定を1次トリアージ，2次トリアージによって行い，医師と協力し治療の優先順位を決定する。傷病者の氏名・年齢・症状などの情報をできる限り聞きとり，トリアージタッグに記入する。

　　⑥T：治療　看護の目で傷病者を見て，どのような援助が必要なのか全身状態をフィジカルアセスメントする。その際，傷病者とコミュニケーションをとることは傷病者のこころのケアにつながる。とくに急性期は，蘇生法を含む救命処置や，外科的な傷病者の取り扱いが重要である。搬送中に状態が悪化しないように医療処置を行い，看護実践内容とともに傷病者の症状や治療内容などをトリアージタッグに記録し，救急隊や搬送先に伝達できるようにする。

　　⑦T：搬送　傷病者の搬送の優先順位および搬送先の決定を医師とともに行う。

● **救護班要員として日ごろの備え**　災害に対しては，すべての看護師が日ごろから備えておくべきだが，救護班要員に任命されたときには，とくに次の準備が必要である。

- 資機材の点検・確認：医救セットや救護所設営のために必要な物品（◯369ページ，巻末資料2）
- テントの設営訓練
- 災害看護に関する学習や，JPTEC❶（Japan Prehospital Trauma Evaluation and Care）の受講，救急法やこころのケアの研修受講
- 救護訓練への参加
- 個人装備を準備し，いつでも出動できるよう病院内に置いておく：初動3日分の，着がえ，身分証，免許証，タオル，常備薬，携帯電話のバッテリー，革製手袋，サージカルマスク（感染症流行時はN95マスク），スリッパ，水6L・食料，ゴーグル，ディスポーザブル手袋，手指消毒用アルコール，体温計，ディスポーザブルガウン，夏は虫よけスプレー・冬はカイロなど

● **救護班の看護師のこころ構え**　派遣前に得られる情報は限られるため，現地や被災者の状況を想定し，医師をはじめとする救護班要員と相談し，資機材や薬品の準備を行う。また活動時はチームワークをまもり，節度ある態度で自分の得意分野を提示して自主的に動き，自分の安全は自分でまもるようこころがける。また，食べられるときになんでも食べ，睡眠はとれるときにとるようにこころがけ，休憩時は十分に気分転換をはかるなど，自分自身の健康管理に留意する。そして，毎日の業務終了時にはチーム内で活動内容を報告し合う時間を設けるとよい。

◆ **巡回診療の実際**

● **巡回診療の目的**　災害時には，多くの被災者が各所に設置される多数の避難所に分散して生活を送ることになる。これらの避難所に救護所が開設されない場合もあり，そのときは傷病者が必要な診療を受けられないということになりかねない。また，避難所への移動が困難などの理由で，自宅にとどまって避難生活を送る人や，車中泊をする人もおり，これらの人々には十分な支援が届かない可能性もある。加えて，医療機関が被災し，医療ニーズを満たせていない地域があることも考えられる。

□NOTE
❶ JPTEC
　病院に搬送される前に患者の救命に携わる救急隊員などを対象とする，外傷traumaの観察evaluation・処置careに関する標準化プログラムのこと。

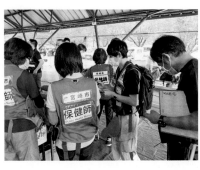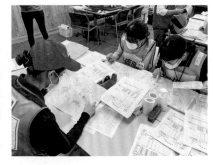

◎図 2-35　巡回診療にあたっての多職種との情報共有の様子
熊本赤十字病院における人吉豪雨災害での活動の様子である。

　さまざまな場で避難生活を送る被災者の医療ニーズを把握し，適切な支援を行うために，医師・看護師・薬剤師などがチームを組み，被災者の生活の場におもむいて医療支援を実施することを**巡回診療**という。

　巡回診療は，被災者の孤立を防ぎ，避難所や自宅の生活環境をアセスメントし，医療ニーズを把握する目的でも行われる。孤立感の深まりや，生活の場の衛生状態の悪化は，被災者の健康をそこなう。巡回診療にあたる看護師は，被災者の生活環境から生じるさまざまな問題に着目し，被災者の声を傾聴して，そのニーズをすくいとる役割を担っている。さらに，このような巡回診療の活動は，被災地の市役所や保健所の業務負担を軽減することにもつながる。

● **巡回診療の実際**　巡回診療は，現地の災害対策本部から指示を受け，巡回診療実施計画を作成し，次のように行われる。

(1) 巡回診療チームは，災害コーディネーターやほかのチームとともに，被害状況や交通状況，公的機関の被害状況，孤立世帯の状況，公的団体のニーズ，住民ニーズなどの情報の共有を行い，地域アセスメントを行う（◎図 2-35）。

(2) 目的や行動計画など，チームで情報を共有するためにブリーフィングを行い，リーダーはメンバーの心身の状況をつねに確認する。

(3) 地域アセスメントのための指定された巡回記録用紙や地域内地図，通信手段および想定される必要物品を確認する。

(4) 余震などの二次被害の危険性が高いため，救護班自身の安全には，十分に留意しながら活動を行う。

(5) 被災者には必ず自己紹介を行い，身分を明らかにする。自宅はもちろん，避難所も被災者の生活の場であり，プライベートな場所であることを念頭において，被災者の了解を得てから診療を開始するべきである。

(6) 巡回診療の際には，被災者の声を聴くことが重要である。共感的に接し，ねぎらいの言葉をかけ，避難生活の状況を聞く（◎図 2-36）。

(7) 避難所における巡回診療では，プライバシーに十分に配慮する。プライバシーの確保がむずかしい際は，適切な場所を設けてもらうこともある。

(8) 必要に応じて医療機関への受診をすすめ，場合によっては搬送の手配を

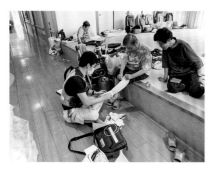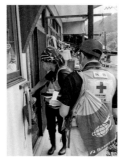

◖図2-36　巡回診療の実際
熊本赤十字病院における人吉豪雨災害での
活動の様子である。

する。
（9）巡回診療で得られた情報をもとに記録を作成し，災害対策本部に報告し
たうえで必要な支援の継続に努める。

3　避難生活における健康と生活支援

　災害時には，生命をまもれる場所へと避難することが重要となる。地震や
洪水，土砂災害などで住居が損壊した場合には，避難所などへの避難を余儀
なくされる。一方，住家の安全性が確保されていれば，そのまま住家で在宅
避難を送る人もいる。このほか，被災地外の市町村に避難（広域避難）する人
や，車中泊を行う人もいる。このように，避難所に行くことだけが避難では
なく，さらに被災者が避難生活を送る場はさまざまに変化していくことにな
る。
　ここでは，避難所を中心に，被災者の生活の場に応じた健康と生活を支援
する看護について解説する。

◆　避難所

▌避難所の概要
●**避難所の法的根拠**　避難所とは，「災害対策基本法」の第49条の7にお
いて，「避難のための立退きを行った居住者，滞在者その他の者（以下「居住
者等」という。）を避難のために必要な間滞在させ，又は自ら居住の場所を確
保することが困難な被災した住民（中略）その他の被災者を一時的に滞在させ
るための施設をいう」と定義されている。つまり，人が災害から生命をまも
るために移動する場所であり，避難しながら一時的に滞在し生活する場であ
る。また，避難所は，緊急物資の集積場所や情報発信・収集の場所，在宅避
難者が必要な物資を受け取りに来る場所でもある。
　「災害救助法」の第4条には「救助の種類」が規定されており，その1つ
に「避難所及び応急仮設住宅の供与」があげられているとおり，避難所は，
法的に定められた救助の1つである。また，「災害対策基本法」では，災害
時に切迫した危険から逃れる場所を緊急避難場所として，一時的に滞在して
避難生活をする避難所と区別している❶。
　なお，誰でも避難して滞在できる避難所とは別に，要配慮者を対象とした
福祉避難所がある（◖121ページ）。

□NOTE
❶緊急避難場所と避難所は
相互に兼ねることができる
（「災害対策基本法」第49
条の8）。

○表 2-15　過去の大災害における避難所での生活と閉鎖までの期間

	避難所生活をした人	閉鎖までに要した期間
阪神・淡路大震災 (1995 年)	約 31 万人	6 か月
新潟県中越地震 (2004 年)	約 10 万人（車中泊など を含んだ避難者数）	2 か月
東日本大震災 (2011 年)	岩手，宮城，福島 3 県 約 41 万人 全国合計では約 47 万人	岩手県：7 か月 宮城県：9 か月 福島県：2 年 9 か月（原発事故被災者 　　　　が避難した埼玉県加須市の避 　　　　難所）
熊本地震 (2018 年)	約 18 万人（車中泊など を含んだ避難者数）	7 か月

（内閣府：避難所運営ガイドライン．＜https://www.bousai.go.jp/taisaku/hinanjo/pdf/2204hinan jo_guideline.pdf＞＜参照 2023-12-01＞，国土交通調査室：新潟県中越地震の被災とそれからの復興．＜https://dl.ndl.go.jp/view/download/digidepo_1000719_po_0467.pdf?contentNo=1＞＜参照 2023-11-07＞，内閣府：平成 29 年版防災白書．＜https://www.bousai.go.jp/kaigirep/hakusho/pdf/H29_honbun.pdf＞＜参照 2023-12-01＞をもとに作成）

● **避難所の開設と閉鎖**　避難所は，地震などの発生が予測できない災害では発災後に開設されるが，豪雨や台風などでは発災が予測された時点で開設される。一方，避難所が閉鎖されるのは，災害が発生しなかった場合や，救助の必要がなくなったときである。

避難所の開設期間は，内閣府が策定した災害救助事務取扱要領で，7 日間が一定の基準とされている。7 日間をこえる場合は，内閣総理大臣と開設期間の延長を協議し決定することになる。過去の大災害では，数か月間，避難所での生活を余儀なくされた場合がある（○表 2-15）。

● **避難所の入所と退所の傾向**　阪神・淡路大震災や東日本大震災といった大規模災害では，発災後 10 日後まで避難所数と避難者数は横ばいで減少することはなかったが，大阪北部地震や平成 30(2018)年 7 月豪雨では，発災後 3 日目から避難所数・避難者数ともに減少した[1]。また，2018 年から 1 年半の間に発生した地震および豪雨災害を対象とした調査[1]では，避難所に滞在した理由として，「自宅が浸水または破損したから」「電気・ガス・水道などのライフラインが使用できなかったから」「自宅にいると不安だから」などがあげられていた。一方，避難所を退所する理由としては，「住まいが確保できそうだから」「電気・水道が復旧したから」などであった。以上より，避難所は，大規模災害を除けば発災 3 日目ごろから避難所数・避難者数は減少し，また，住まいが確保され，電気・水道などのライフラインが復旧することで退所が進むということがわかる。

● **避難所の指定と公示**　避難所は，平時に市町村長が，想定される災害状況や人口を検討し，適切な場所を避難所として指定しておかなくてはならな

1）内閣府：避難所の役割についての調査検討報告書．（https://www.bousai.go.jp/taisaku/hinanjo/pdf/r1hinanjokentou.pdf）（参照 2023-12-01）．

○表 2-16　指定避難所と指定福祉避難所の基準(「災害対策基本法施行令」第 20 条の 6)

適応		基準
指定福祉避難所	指定避難所	1. 避難のための立退きを行った居住者等又は被災者(次号及び次条において「被災者等」という。)を滞在させるために必要かつ適切な規模のものであること。 2. 速やかに，被災者等を受け入れ，又は生活関連物資を被災者等に配布することが可能な構造又は設備を有するものであること。 3. 想定される災害による影響が比較的少ない場所にあるものであること。 4. 車両その他の運搬手段による輸送が比較的容易な場所にあるものであること。
		5. 主として高齢者，障害者，乳幼児その他の特に配慮を要する者(以下この号において「要配慮者」という。)を滞在させることが想定されるものにあつては，要配慮者の円滑な利用の確保，要配慮者が相談し，又は助言その他の支援を受けることができる体制の整備その他の要配慮者の良好な生活環境の確保に資する事項について内閣府令で定める基準に適合するものであること。

い(「災害対策基本法」第 49 条の 7)。このような避難所を**指定避難所**という。指定避難所は，定められた基準を満していなければならない(○表 2-16)。2016(平成 28)年度の調査では，避難所として指定されているのは小中学校・高校が最も多く，ついで公民館であった[1]。また，指定された避難所は公示されており，市町村のウェブサイトや，ハザードマップに記載されていることが多い。

● **指定避難所以外の避難所への対応**　大規模な災害では，避難所に多くの被災者が避難してくる。たとえば熊本市では，指定避難所として，市立の学校や公共施設を 171 か所指定していたが，2016(平成 28)年に発生した熊本地震では，最大 267 か所の避難所が開設された。指定避難所だけでは不十分な場合，住民が自主的に避難所をつくることもある。このような指定避難所以外の施設を発災後に避難所として使用した場合も，「災害救助法」に基づく支援の対象となる[2]。また，やむをえない理由により避難所に滞在することができない被災者に対しても，必要な生活関連物資の配布や保健医療サービスの提供，情報の提供など，生活環境の整備に必要な措置を講ずるように努めなければならないとされている(「災害対策基本法」第 86 条の 7 第 1 項)。

▌避難所の立ち上げと運営

● **運営責任者**　避難所の立ち上げにおいて最も大切なのは，組織体制づくりである。あらかじめ市町村が中心となり，運営責任者を決めておく必要があるが，実際には，発災直後は被災者が避難所を立ち上げることもある。おもに，行政職員，自治会，自主防災組織，ボランティア団体，避難所となった学校などが運営責任者となる。また，運営責任者として女性と男性をリーダーと副リーダーのように配置し，女性の視点を入れることも重要である。さらに，要配慮者対策や，近隣の在宅避難者支援も視野に入れて運営を行う必要がある。

---

1) 内閣府：平成 28 年度避難所における被災者支援に関する事例等報告書. (https://www.bousai.go.jp/taisaku/hinanjo/pdf/houkokusyo.pdf) (参照 2023-12-01).
2) 内閣府：避難所における良好な生活環境の確保に向けた取組指針. (https://www.bousai.go.jp/taisaku/hinanjo/pdf/2204kankyokakuho.pdf) (参照 2023-12-01).

● **避難者の把握と役割分担**　避難所では，入所者の人数，性別，年齢，健康状態などを記載した台帳を作成し，入居者の全容の把握を行うことが大切である。また，さまざまな業務が必要であり，被災者が役割分担する必要がある。たとえば，業務調整係，報道・情報係，管理係，食料係，物資配給係，環境整備係，保健係，要配慮者係，巡回警備係，支援者・ボランティア係などがある。

● **避難所における生活環境の整備**　東日本大震災では，多数の被災者が長期の避難所生活を余儀なくされ，被災者の心身の機能低下やさまざまな疾患の発生・悪化などが問題となった。そのため，2013（平成25）年に「災害対策基本法」が改正され，「避難所における生活環境の整備等」が同法第86条の6に規定された。具体的には，おもに次の設備について，優先順位を考慮して，必要に応じて整備することとされている[1]。

（1）畳，マット，カーペット，段ボールベッドなどの簡易ベッド
（2）間仕切り用パーティション
（3）冷暖房機器
（4）洗濯機・乾燥機，洗濯干し場
（5）仮設風呂・シャワー
（6）テレビ・ラジオ
（7）簡易台所・調理用品

　同時に，男女別のトイレや更衣室，洗濯干し場，授乳室，休養スペースの設置などによるプライバシーの確保のほか，暑さ寒さ対策，入浴および洗濯の機会確保，子どもの遊びや学習のためのスペースの確保なども，生活環境の改善に必要である。

　また，内閣府は「避難所における良好な生活環境の確保に向けた取組指針」を策定し，政府として，避難所環境に関する方向性を明示している（○表2-17）。

● **避難所の課題と改善**　避難所の課題として，①市町村における避難所や福祉避難所の指定促進，②避難所のトイレの改善，③要配慮者への支援体制や相談対応の整備などが指摘されたことを受け，内閣府は「避難所におけ

○**表2-17　避難所における良好な生活環境の確保に向けて取り組むべき事項**

平時	組織体制と応援体制の整備，避難所の指定・周知，備蓄，要配慮者に対する支援体制，避難所運営の手引き（マニュアル）の作成
発災後	避難所運営などの基本方針，設置と機能整備，避難所リストおよび避難者名簿の作成，運営体制・管理，応援体制の整備，食物アレルギーの防止などの食料や食事に関する配慮，衛生・巡回診療・保健，被災者への情報提供など，相談窓口，防火・防犯対策，開設から一定期間経過後の食事の質の確保，避難所の解消

（内閣府：避難所における良好な生活環境の確保に向けた取組指針. ＜https://www.bousai.go.jp/taisaku/hinanjo/pdf/2204kankyokakuho.pdf＞＜参照 2023-12-01＞をもとに作成）

1）内閣府：避難所における良好な生活環境の確保に向けた取組指針.（https://www.bousai.go.jp/taisaku/hinanjo/pdf/2204kankyokakuho.pdf）（参照 2023-12-01）.

る良好な生活環境の確保に向けた取組指針」を改定した。加えて，具体的対応として，「避難所運営ガイドライン」「福祉避難所の確保・運営ガイドライン」「避難所におけるトイレの確保・運営ガイドライン」を公表した。

　その後も，① COVID-19への対策，② 避難所の生活環境等の改善，③ 防災機能設備等の確保，③ 立地状況をふまえた適切な開設，④ 女性の視点をふまえた避難所運営などの課題が上がった。とくに，COVID-19の蔓延により，災害時に避難所を開設する場合には，感染症対策に万全を期すことが重要となり，2020(令和2)年には，内閣府による災害時の避難所としてのホテル・旅館などの活用が進められた[1]。2022(令和4)年の防災基本計画では，指定避難所だけでは施設が量的に不足する場合には，ホテル・旅館などを活用することとされている。

　このように，政府が提示する取組指針をもとに各都道府県や市町村がマニュアルを作成しているので，看護師は，これらの指針やガイドラインを活用し，避難所の生活環境を整え，健康をまもっていく。

◆ 福祉避難所

● **福祉避難所の法的根拠**　福祉避難所とは，高齢者，障害者，妊産婦，乳幼児，病弱者など，避難生活において特別な配慮が必要な要配慮者や，その家族を受け入れる避難所のことをいう。「災害対策基本法施行令」第20条の6第5号において，「主として高齢者，障害者，乳幼児その他特に配慮を要する者(「要配慮者」という。)を滞在させることが想定されるものにあっては，要配慮者の円滑な利用の確保，要配慮者が相談し，又は助言その他の支援を受けることができる体制の整備その他の要配慮者の良好な生活環境の確保に資する事項について内閣府令で定める基準に適合するもの」と規定されている(◎119ページ，表2-16)。市町村は，平時に指定福祉避難所として指定し，公示することが望ましいとされている。

● **福祉避難所の経緯**　福祉避難所は，1995(平成7)年の阪神・淡路大震災から，その必要性が認識されていた。以降，福祉避難所の事前指定の取り組みは地域によってばらつきがあったものの，2007(平成19)年の能登半島地震と新潟県中越沖地震において，はじめて福祉避難所が法的な位置づけとして開設された。しかし，多くの高齢者や障害者，妊産婦，乳幼児などが被災した2011(平成23)年の東日本大震災では事前指定が十分ではなく，また，被災地が広域に及んだことで十分な専門的支援ができなかった。これを受けて，内閣府は2016(平成28)年に「福祉避難所設置・運営に関するガイドライン」を策定した。

　その後，避難所での生活が困難な障害者などについては，平時から利用している施設へ直接に避難したいという要望があることや，福祉避難所として公表されることで受け入れを想定していない被災者が避難し，福祉避難所と

---

1) 内閣府ほか：新型コロナウイルス感染症対策としての災害時の避難所としてのホテル・旅館等の活用に向けた準備について. (https://www.bousai.go.jp/taisaku/hinanjo/pdf/corona_hotel_0429.pdf) (参照 2023-12-01).

しての対応に支障が生じる懸念があるため指定が進んでいない、といった課題が明らかになった。そのため、2021(令和3)年に「福祉避難所設置・運営に関するガイドライン」が改訂され、福祉避難所の受け入れ対象者の公示や、福祉避難所への直接の避難の促進などの内容が追加された。

● **指定福祉避難所の指定** 指定福祉避難所として利用可能な施設として、老人福祉施設、障害者支援施設、児童福祉施設、保健センター、特別支援学校、宿泊施設などが選定される。また、指定福祉避難所の要件の例としては、耐震性が確保されていること、土砂災害警戒区域以外であること、浸水時に一定の生活空間や施設自体の安全性が確保されていること、原則としてバリアフリー化されていること、要配慮者の避難生活に必要な空間を確保できることなどがある[1]。なお、人手不足などにより福祉避難所の開設がむずかしいときには、避難所内に要配慮者スペースをつくるなどの工夫が必要である。

◆ 避難所での生活

避難所での生活は集団で行うこととなり、ふだんの生活とは一変する(●図2-37)。発災後は突然多くの人が集まるため、とくに初期は混乱状態に陥りやすい。避難所の運営者による調整が始まり、支援が入りはじめると、徐々に生活は改善される。以前は、避難所の生活はプライバシーがまもられない、食料の確保がむずかしい、トイレなどの衛生環境がわるいなど、さま

---

column	熊本地震における熊本市と益城町の福祉避難所

2016(平成28)年の熊本地震における熊本市と益城町の福祉避難所をみると[*1-3]、開設数は熊本市では92施設、益城町では21施設、開設期間は熊本市では11か月半、益城町では9か月であった。これらの施設で生活した要配慮者は、高齢者、障害者、妊婦、乳幼児とその家族などである。施設の種類は、おもに高齢者施設であり、そのほかに障害者支援施設や保健福祉センターの一室などもあった。

福祉避難所の利用にあたっては、地域包括センターの職員や訪問看護師、行政職員、ケアマネジャーなどが、避難所や自宅を訪問したうえで利用者を選定し、行政が施設に連絡をとっていた。

福祉避難所の高齢者に対する介護は、おもに付き添いの家族が行った。一部の施設では、夜間の見まわり、入浴、与薬などを職員が行った。施設外からは、ボランティアや行政職員、また、派遣された介護福祉士が支援に入る施設もあった。体調不良者が出た際には、指定避難所に常駐している看護師がみることもあった。

*1 熊本市：平成28年熊本地震熊本市震災記録誌. (https://www.city.kumamoto.jp/common/UploadFileDsp.aspx?c_id=5&id=18725&sub_id=1&flid=133157) (参照2023-12-01).
*2 丸山伸二：平成28年熊本地震における益城町の避難所対応. 第16回都市水害に関するシンポジウム. (https://www.jsce.or.jp/branch/seibu/symposium/pdf/article_16_02.pdf) (参照2023-12-01).
*3 金子純子・中野晋：熊本地震における福祉避難所の実態調査. 土木学会論文集F6(安全問題)74(2)：131-136, 2018.

---

1) 内閣府：福祉避難所の確保・運営ガイドライン. (https://www.bousai.go.jp/taisaku/hinanjo/pdf/r3_hinanjo_guideline.pdf) (参照2023-12-01).

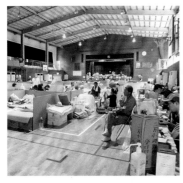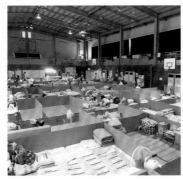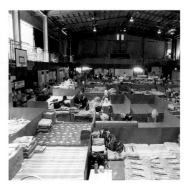

◉図 2-37　避難所での生活
平成 30(2018)年 7 月豪雨の際に避難所となった小学校の体育館の様子。段ボールベッドが作成され，また，段ボールによって間仕切りができている。
（写真提供：岡山県）

ざまな問題点があった。

　しかし，これまでの多くの災害の経験を反映し，避難所における物資の備えやマニュアルの整備，発災後の対応，生活環境の改善が進んでいる。熊本地震と平成 30(2018)年 7 月豪雨の避難生活について◉表 2-18 にまとめた。まだ不十分な点も多いが，今後も改善を続け，被災者の健康をまもる体制が構築されるとともに，今後は避難所での長期滞在を避けるような対策も必要である。

◆ 避難所での看護師の役割

　避難所での生活は，これまでの日常とは大きく異なる。被災者は，生活環境の著しい変化に加えて，災害により大切な人や家，仕事などを奪われ，不安やストレスなどを感じている。このような状態は，健康に悪影響を及ぼす可能性が高い（◉表 2-19）。看護師には，避難所の生活環境を整備し，避難している人々が健康を維持できるように支援することが求められる。

　看護にあたっては，アセスメントにより状況を判断し，プランをたてて実行することが必要である。また，避難所における支援は，避難所全体の集団を対象とした支援と，個々の被災者を対象とした支援の 2 側面から行う。

▌被災者の健康および生活状況のアセスメント

　個人および集団をアセスメントすることで，健康状態，医療・介護ニーズ，衛生状態，生活環境を把握し，支援につなげる。

● **避難所全体**　避難所全体の情報として把握すべきなのは，避難所に居住する人数，要配慮者の人数と生活状況，発熱・咳・下痢症状など感染症を疑う症状を有する者，食事の内容，トイレの数と環境，就寝環境，入浴や清拭など身体の清潔，プライバシーの尊重，衣類の充足などである。

　これらの情報は，避難所日報（◉105 ページ，図 2-29）や，避難所避難者の状況日報などをアセスメントシートとして用いることで網羅できる。

　アセスメント結果を，居住する人々の健康維持と生活支援に役だてるためには，保健師や避難所の運営者，災害対策本部，保健所などと共有すること

● 表 2-18　熊本地震と平成 30 年 7 月豪雨災害の避難所生活の例

	熊本地震の際の熊本市の避難所 （2016 年）	平成 30 年 7 月豪雨の際の倉敷市の避難所 （2018 年）
災害の概要	• 2016 年 4 月 14 日（前震）と 16 日（本震）の 2 度にわたる震度 7 の揺れにより大きな被害が発生した。	• 2018 年 6 月 28 日から 7 月 8 日にかけて，西日本を中心に広い範囲で記録的な大雨となった。
ライフラインの状況	• 断水は約 2 週間，停電は 5 日間であった。	• 断水は約 2 週間，停電は 1 週間であった。
避難所数，閉鎖までの期間，指定避難所	• 避難所数は，本震から 5 日後に 267 か所と最も多くなったが，集約が行われ，3 週間後には約 100 か所となった。 • 5 か月後に閉鎖した。 • 指定避難所は 171 か所で，市立の学校や公共施設であった。多くの人が避難し，指定避難所以外の避難所も開設された。	• 避難所数は発災後 2 日目に 72 か所と最も多くなった。 • 3 週間後に 30 か所程度が閉鎖され，5 か月半後にすべて閉鎖された。 • 指定避難所は小学校や公民館などであり，ほかに自主避難所として寺，神社，工場などがあった。隣の市の避難所にも避難した。
食事	• 避難者が予想以上に多く，備蓄では不十分であった。 • 本震の数日後，おにぎりやパンの支援が届き，たき出しも始まった。 • 発災後 1 か月になると，朝食と昼食はパンやおにぎりに飲み物，夕食は弁当であった。野菜，果物，乳製品などが不足傾向にあった。また，栄養士が避難所の調査や支援を行った。	• 発災直後はたき出し，パン，おにぎり，弁当，インスタント食品であった。 • 2〜3 週間後から栄養士を配置して改善に努めた。朝食と昼食はおにぎりやパン，夕食は弁当で，食品を随時見直し，牛乳，野菜ジュース，果物の缶づめなどで改善をはかった。
トイレ	• 断水中は，プールの水をバケツで汲み利用したが，洗浄力は弱く便器はよごれていた。 • 一部避難所ではマンホールトイレや仮設トイレが設置されたが，仮設トイレでも男女別になっていないところがあった。 • 小学校などでは多目的トイレがなく，また和式トイレが多かった。	• 仮設トイレや仮設手洗い場が設置されたが，初期には衛生状態がわるい避難所もあった。
入浴・シャワー	• 民間の入浴可能な施設などがあった。 • 自衛隊が仮設入浴所を 5 月中旬まで設置した。	• 自衛隊が仮設入浴所やシャワーユニットを設置した。 • 入浴施設の無料開放や割引料金での利用が可能であった。
生活空間・パーティション	• 体育館のかたい床で寝ていた。 • 一部の避難所は，段ボールベッドが設置され，高齢者などに優先的に配布された。 • 発災直後は，間仕切りなどのプライバシーが確保できる生活環境は整っていなかった。	• 初期は床にマットを敷いて寝ていたが，約 1 週間後から段ボールベッドが設置され，すべての避難所にいきわたった。 • 間仕切りも家族単位で設置された。
エアコン・洗濯機	• 冷房機が設置された。 • 洗濯機が設置されたが，衣類は自宅などで洗濯している者が多かった。	• 初期には冷房機が設置されず，高温多湿で避難所内での熱中症のおそれがあった。 • 7 月 10 日以降に冷房機，冷蔵庫，洗濯機，電子レンジなどがプッシュ型支援およびリース，寄付で設置された。
医療・保健支援	• 保健師が避難所を巡回し，看護師が常駐した。 • 医療救護班や DPAT なども避難所を巡回した。 • 避難者の多い避難所に医療救護所を 1〜3 週間程度設置した。 • ICT（感染制御チーム）による感染制御活動が行われたほか，歯科医・歯科衛生士による歯科相談や口腔衛生指導が行われた。	• 保健師と看護師が常駐していた。 • 医療救護班が夜間診療などを行った。また，DPAT の診療が約半月の間，行われた。 • ICT による感染制御活動，歯科検診，口腔衛生指導が行われた。

◯表 2-19　避難所の健康管理に必要な視点

災害時のおもな病気や症状	健康を維持するための日常・生活環境の視点
• 慢性疾患(高血圧・糖尿病・脂質異常症など)の悪化 • DVT • 生活不活発病 • ストレス • 熱中症 • 感染症(インフルエンザ，ノロウイルス感染症，麻疹など) • 低体温症 • 口腔内の不衛生 • 粉塵吸入 • アレルギー疾患の悪化 • 一酸化炭素中毒	• 室温の管理 • 寝具の清潔保持 • 空調と換気 • ごみの廃棄とハエ・ゴキブリ・ネズミの駆除 • 水分・飲料水の確保 • 栄養管理 • 食べ残し，賞味期限切れ食品，不適な温度での保存などによる食中毒予防 • トイレと水まわりの衛生管理 • 身体の清潔と入浴 • 避難所まわりの環境 • 避難所の保安 • 喫煙と飲酒

(厚生労働省：避難所生活を過ごされる方々の健康管理に関するガイドライン．<https://www.mhlw.go.jp/stf/houdou/2r9852000001enhj-att/2r9852000001enj7.pdf><参照 2023-12-01>をもとに作成)

が重要である。

●**個人**　また，避難した個々人の健康をまもるため，定期的な健康チェックが必要である。具体的には，食事，睡眠，清潔，生活行動や運動などの日常生活の状況，頭痛や疲れなどの症状や心理的なストレス，現在治療・療養中の疾患の有無と治療内容および治療継続状態，内服の有無，周囲の人との関係性や日常生活での困りごとなどを確認する。これらの情報は，被災者の健康支援を行う保健師・看護師・介護福祉士などとともに，情報がもれないように管理しながら共有し，支援に活用する。

■ **要配慮者および慢性疾患や日常で医療処置が必要な人々へのケア**

　要配慮者や，慢性疾患などにより日常的に医療処置が必要な人々に対しては，とくに注意しなければならない。アセスメントにより明らかになった課題は保健師などと検討し，必要に応じて，行政の担当者や避難所の運営者などと相談しながら，適切なケアを計画し，実施する。

●**要配慮者の保護とケア**　まず，要配慮者の人数と状況を明らかにすることが必要である。次に，必要な医療処置やケア，日常的な介護の度合いを中心にトリアージする(◯表2-20)。

　高齢者や障害者，医療的ケアが必要な人など，施設に入所するほどではないが，家族の介護や医療処置が必要な人は，避難所内に別の部屋(要配慮者スペースなど)，または福祉避難所に移動するなど，適切に対応できるように検討する。

　在宅酸素療法や人工透析，肝臓や腎臓などの移植を受けた人や難病をかかえる人など，治療の中断が生死に直結する人々は，入院・通院ができるように医療施設との連携をはかる。

　妊婦については，個人差はあるが，環境の変化による心身への影響がある。とくに妊娠初期または後期は不安定な時期であるため，医療環境が整った場所への移動が必要な場合もある。

○表 2-20　要配慮者トリアージ判断基準

トリアージ区分	要配慮者の状態	判断基準の実例	移動先・搬送先の例
1 治療や隔離が必要	・治療が必要な人 ・発熱，下痢，嘔吐をしている人	酸素吸入，吸引，透析，感染症の疑い	・病院 ・隔離できる部屋
2 日常生活に全介助が必要	・食事，排泄，移動がひとりでできない	胃瘻（いろう），寝たきり	・福祉避難所 ・避難所内福祉避難室
3 日常生活に一部介助や見まもりが必要	・食事，排泄，移動などが一部の介助でできる ・産前・産後・授乳中の人 ・医療処置を行えない人 ・3歳以下とその親 ・精神疾患をもっている人	半身麻痺，下肢切断などの身体障害，精神障害，知的障害，視覚障害，聴覚障害，中等症以上の認知症	対象別の小部屋
4 日常生活が自立	・歩行可能，健康，日常生活が自立，家族の介助	元気な高齢者，外国人，妊婦	大部屋（体育館など）

（小原真理子ほか：科学研究費助成事業研究成果報告書 災害時要援護者トリアージの開発. 2014による，一部改変）

　乳児は，衛生的な環境や養育者の日常的な世話が必要であり，別の部屋やスペース，または福祉避難所への移動などを検討する。

● **慢性疾患や日常で医療処置が必要な人々へのケア**　平時に病院に受診している疾患で多いのは，高血圧性疾患，歯科関連疾患（齲蝕（うしょく）や歯肉炎など），糖尿病，脂質異常症，悪性新生物，心疾患，緑内障，喘息などである。避難生活では薬剤が手に入らなかったり，病院や薬局が機能を停止しており処方してもらえなかったりすることで治療中断がおき，慢性疾患が増悪しやすい。医療救護班に相談し，薬の処方や被災地外の病院などへの受診の手配を検討する。

　人工肛門や人工膀胱のある人は，装具や衛生材料，ケアする場所などが必要である。多目的トイレや保健室の設置を検討する。また，医療相談などの場を設けて情報を得やすいようにする。医療救護班の巡回診療などで継続的に観察できない場合は，計測した値や症状を被災者自身のノートに記入するように伝えるといった工夫も必要である。

　治療中断を回避するのと同時に，避難生活で病状を悪化させないように，食事や簡単な運動などの生活上のアドバイスを行うことも必要である。

■ こころのケア

　災害により家族や親しい人を失ったことで，被災者は不眠や怒り，焦燥感，孤独感，喪失感などをかかえている。このような感情は，時間の経過により変化していくが，短時間で消えるものではない。また，避難所での集団生活はストレスの原因にもなるため，心理的なケアは重要である。

　被災者の語りを傾聴するように心がけ，強い怒りや落ち込み，不眠などの症状がある場合や，精神疾患の病状が悪化している場合は，専門家に相談する。血圧測定の際などに話を聴くきっかけをつくるとよい。なにか支援しようと意気込むのではなく，気軽に話しかけられる態度を心がけ，話しかけられたら快く応じるなど，話を聴こうとする気持ちでのぞむことが重要である。

▌衛生管理と感染症防止

　集団生活では，感染症の蔓延防止が重要である。季節による違いもあるが，インフルエンザや，ノロウイルスによる急性胃腸炎，麻疹などがこれまでの災害では発生している。感染症が発生した場合は，治療とともに，避難所内の隔離や消毒が必要である。隔離は，感染が疑われる症状が観察された際にも予防的に行われるが，避難者の間で差別などがおこらないように，十分な配慮や説明が必要である。

　感染症の予防のために，トイレやごみ処理場などの衛生スペースの掃除と消毒を定期的に行う。同時に，手洗いや含嗽，咳エチケットなどの衛生行動を啓発する。空気感染が疑われる際には，マスクの着用をすすめ，人と人との間隔をとるようにする。また，避難所は基本的には土足禁止とし，ほこりや粉塵を予防する。季節を問わず，定期的に換気をすることも必要である。

　2020年からのCOVID-19の蔓延を受け，内閣府は「新型コロナウイルス感染症対策に配慮した避難所運営のポイント」を提示し，避難所での対策を示した。それによると，被災者が密接した状態での生活を防ぐためにホテルなどを含めたより多くの避難所を開設すること，要配慮者など優先的な避難が必要な人に事前周知を行うことがあげられている。また，具体的な対策としておもに次の項目をあげている。

(1) 入所受け付け時に健康確認を行う。
(2) 感染者，感染の疑いがある者，非感染者を分けて誘導し，居住スペースには隔離室をつくるなどのゾーニングを行う。
(3) 集団での居住スペースには十分なスペースをとり，パーティションなどの仕切りを設置する。
(4) マスクの着用，アルコールによる手指消毒および手洗いなどの衛生行動を徹底する。
(5) 定期的に発熱がないかなどの健康チェックを行う。
(6) 室内の定期的な換気を行う。
(7) 消毒液を含んだタオルでふくなどで共用部分の掃除をこまめに行い，環境整備に努める。
(8) 感染者発生時の対応を市町村や保健医療者とともに決めて実施する。
(9) 支援者はマスク，手袋，ガウン，必要に応じてゴーグルを装備する。

　このような対応は，COVID-19以外でも，生命をおびやかす感染症の場合には行う必要がある。

▌日常生活支援と生活環境の整備

● **食事**　高齢者や乳幼児のなかには，やわらかい食べ物が必要な人がいる。また，幼児は，おやつも栄養補給の一部であるため，配布に配慮する。高齢者や障害者などで食事を取りに行けない人がいた場合には，配布や片づけなどを行う。

● **睡眠**　避難所は，集団での睡眠を余儀なくされるため，不眠となりやすい。また，被災による不安も，不眠の要因となる。消灯時間の徹底，就寝後の私語の注意，夜間の温度調整，掛け物や敷物の改善などを行い，睡眠環境

を整える。
● **清潔** 清潔が保てないと，皮膚の炎症などにもつながりやすい。皮膚を観察し，避難者の訴えを聞き，入浴・シャワーがないときには清拭ができるように，物品やスペースを整える。また，大規模災害時には，自衛隊やボランティア団体が仮設入浴所を設置したり，近隣の温泉や銭湯が開放されたりすることもあるため，利用をすすめる。
● **生活空間** 個人の生活空間は，感染予防やプライバシーの保護を考慮し，パーティションなどを設置する。また，段ボールベッドなどの簡易ベッドを使用することは，DVTの予防，床からの冷気遮断，ほこりの吸い込みの軽減，音や振動などの軽減につながる。よって，要配慮者だけではなく，できる限りすべての避難所生活者が，段ボールベッドなどの簡易ベッドを使用できるようにする必要がある。

また，プライバシーを確保し，生活リズムをつくるために，授乳室や更衣室などといった目的に応じた部屋または空間を設けるとよい。そのほか，気がねなく話すための談話室や，子どもが遊ぶためのプレイルーム，小・中・高校生が勉強するための学習室を準備する。こころをしずめたい人が夜に読書などをするためのスペースも必要である。

共有の場であるトイレや洗面所は，清潔で気持ちよく使用できるように掃除を行い，男女別にする。高齢者用や子ども用も可能であれば別にする。視覚障害者には，出入りが容易な入口近くにスペースを確保したほうがよい。

さまざまな医療福祉介護関係者との連携

被災地外からはさまざまな支援者やボランティアが避難所に入り，支援を行う。被災地の担当者だけでは，避難所で生活する人々の健康をまもることはむずかしいため，連携して支援を行える体制を構築することが必要となる。また，避難所での保健医療活動や介護支援活動は，いずれ被災地の担当者に委譲しなくてはならない。そのため，被災地の保健師や看護師，避難所の運営者，被災地外から避難所に入り支援者として活動する保健師・看護師・介護士などとともに，情報や課題の共有，支援の方向性の検討を行う会議を定期的に開催し，連携体制をはかり，協力して支援を行うことが重要である。

とくに要配慮者の情報を得たら，行政の保健師や避難所運営者，社会福祉士，介護福祉士，介護支援専門員などの専門家に相談する。災害派遣福祉チーム（DWATまたはDCAT，●57ページ）が派遣され，要配慮者の健康や生活のアセスメント，環境整備，福祉避難所などへの誘導，地域の社会福祉施設との連携といった福祉的支援が実施されることもある。

あわせて，避難所内に要配慮者スペースをつくる，または福祉避難所への移動を促すなど，要配慮者が適切な場所で，専門家による適切なケアを受けられるように，看護師から提示することも必要である。心身の状態によっては，医療施設への移動について，家族を交えて検討することも必要である。

◆ 車中泊および在宅避難を行う被災者への看護

前述したとおり，被災者の生活の場は避難所だけではなく，車中泊や自宅

で在宅避難を行う者もいる。避難所が過密状態といわれた熊本地震では，被害の大きかった益城町では車中泊が多く，県が物資集積拠点に指定していた施設の広大な駐車場に，一時期は約1万人もの車中泊避難者がいた[1]。また，在宅避難についても，益城町の避難者のうち半数弱という報告がある[2]。熊本地震において車中泊を選択した理由としては，避難所では人が多くて気をつかう，余震が続き建物の中はこわい，自宅に大きな損傷があり住める状態ではないなどがあげられている[3]。

　車中泊や在宅避難での生活は，避難所での生活と同様に制限が多く，ストレスや健康を害するリスクがある。とくに車中泊は，DVTの一因であることが知られている。看護師には，このような被災者の健康のアセスメント，要配慮者への看護，こころのケアなどをさまざまな支援者と連携して進めることが求められている。在宅避難や車中泊を行っている要配慮者もいることから，健康を害するリスクがある場合には，家族や保健師などに相談し，福祉避難所への移動を促す。

　また，車中泊や在宅避難を行っている人の数や場所を正確に把握することはむずかしい。そこで近年の災害では，車中泊や在宅避難を行っている被災者を把握するために，DMATや医療救護班，保健師，看護師が個々を訪問し，安否や生活，健康および被害状態の調査を行っている。このような状況把握も看護師の重要な役割である。

◆ セルフケアを支える看護

　東日本大震災や熊本地震のあとには，要介護認定者が増加するという状況がみられた。災害によりセルフケア能力が低下することで，介護が必要となる人が増えたと推測される。避難所などにおいては，被災者の心身の健康状態に応じて，自立した生活が行えるように支援することが重要であり，そのためにはセルフケアを支える看護が必要となる。

　平時には自宅で杖などの器具を用いて動けていた高齢者であっても，避難所には器具がなかったり，あるいは廊下が物でふさがっているなど，環境が未整備であったり，心身ともに疲れていたりすることで，みずから動かなくなりセルフケア能力が下がる。この場合，看護師の援助が必要であるが，その後，器具の入手や生活環境の整備，あるいは避難所生活に慣れることで，自力で歩行することが可能となることもあるだろう。看護師は，ふらつきなどがないか，安全に歩けているかを観察し，様子を見まもることで，被災者のセルフケアを妨げないようなケアをこころがける。その際には，自力でできていることをみとめる声かけをし，やる気を引き出すようなケアが必要となる。

1）熊本県益城町：平成28年熊本地震益城町による対応の検証報告書．（https://www.town.mashiki.lg.jp/bousai/kiji0032410/3_2410_1633_up_j7cvpcog.pdf）（参照 2023-12-01）.

2）日本財団：益城町内の在宅避難者世帯の状況調査結果分析．（https://www.nippon-foundation.or.jp/media/archives/2018/news/pr/2016/img/73/1.pdf）（参照 2023-12-01）.

3）稲月正：熊本地震における車中避難の選択理由と生活上の困難．西日本社会学会年報(16)：5-19，2018.

② 慢性期・復興期

　慢性期・復興期には，自宅の再建がむずかしい被災者の生活の場は，避難所から応急仮設住宅，災害公営住宅へと移っていく。この時期に看護にあたっては，被災者が健康を維持しながら地域でのつながりをつくり，生活を復興する支援が必要である。

1 応急仮設住宅における生活と健康に対する支援

◆ 応急仮設住宅の概要

● **応急仮設住宅** **応急仮設住宅**とは，住家がなくなった被災者に対し，簡単な住宅を仮設し，一時的な居住の安定をはかるためのものである（▶図2-38）。これは，「災害救助法」第4条に避難所とともに規定されている「救助の種類等」の1つであり，被災者への住宅の供与である。災害により自宅に住めなくなった被災者は，応急的に避難所に避難することとなるが，避難所は，一時的に受け入れるためのものであるため，短期間に限定される。

● **応急仮設住宅の種類と特徴** また，内閣府告示により，「住家が全壊，全焼又は流出し，居住する住家がない者であって，自らの資力では住家を得ることができないものに，建設し供与するもの（以下「建設型応急住宅」という。），民間賃貸住宅を借上げて供与するもの（以下「賃貸型応急住宅」という。），又はその他適切な方法により供与するものである」とされているように，応急仮設住宅には，建設型応急住宅と賃貸型応急住宅の2種類がある（▶表2-21）[1]。

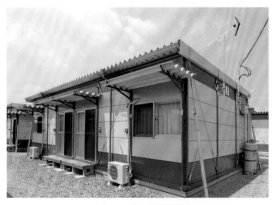

a. プレハブ応急仮設住宅

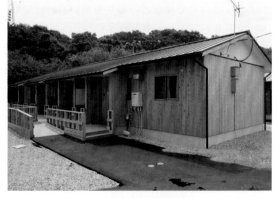

b. 木造応急仮設住宅
高齢者・障害者用にスロープが設置されている。

▶**図2-38　応急仮設住宅の例**
（写真提供：〔a〕一般社団法人プレハブ建築協会，〔b〕一般社団法人木を活かす建築推進協議会）

1）内閣府告示第228号：災害救助法による救助の程度，方法及び期間並びに実費弁償の基準（平成25年10月1日）．〈https://www.bousai.go.jp/oyakudachi/pdf/kyuujo_a5.pdf〉（参照2023-12-01）．

○表 2-21　建設型応急住宅と賃貸型応急住宅の違い

		建設型応急住宅	賃貸型応急住宅
供与までの期間		用地確保から建設に時間を要する。	既存の住宅を活用できるため早期に提供可能。
生活と支援	間取りなど	選べない。	比較的容易に選べる。
	立地と被災者どうしのコミュニティ	ある程度の広さの土地(市街地の工業団地など)に設置される。被災者が集中して居住するため,被災者どうしのコミュニティをつくりやすい。	さまざまな地域に被災者が分散して居住するため,被災者どうしのコミュニティをつくることが困難。
	被災前のコミュニティ維持	おおよそ50戸に1か所の集会場があり,集まりやすいため比較的容易。	被災者どうしが近くに居住していないため集まりづらいため,困難。
	情報の入手	集会への参加や,集会場所などに掲示された情報収集ができるため,避難者どうしの情報交換が容易。	個別の対応や,テレビ・ラジオ・ウェブサイトからの情報収集となり,避難者どうしの情報交換が困難。
	買い物や娯楽	食料品店や美容院,飲食店などのある繁華街から遠いことが多い。	周辺にある(街中の物件であれば,買い物などは平時と同じように可能)。
	支援	得やすい。被災者が同じ地域にいるため,効率的に支援実施可能。交流会などでの集合しての支援が受けやすい。	得ることがむずかしい。分散して居住しているため,集合しての支援は指定の場所に行くために時間を要し,車などの交通手段が必要となる。
その他		建設コストが高い。撤去,廃棄物処理が必要。	被災者が継続居住を希望した場合の調整が可能。

①建設型応急住宅　プレハブまたは木造型の建設された応急仮設住宅や,トレーラーハウスやモバイルハウスなどの設置された応急仮設住宅である。

②賃貸型応急住宅　みなし仮設や借り上げ住宅とよばれているもので,既存の民間賃貸住宅を借り上げて提供するものである。

そのほか,建設型応急仮設住宅には,日常生活上の特別な配慮を要する高齢者などを数名以上入居させるために,浴室やトイレに手すりを設置するなど,バリアフリー仕様の利用しやすい構造および設備を有する**福祉仮設住宅**がある。

賃貸型応急住宅は,既存のアパートやマンションなどを利用し,災害発生後の早い時期から入居が可能であるが,同じ地域の人たちがまとまって入ることができないため,コミュニティの維持や形成がむずかしい。建設型応急住宅は,応急的に建設される住宅であり,同じ地域にまとまって集落をつくることが可能であるが,用地確保から住宅完成までに数週間かかり,また,商業地から離れてつくられることがあるため生活の利便性に欠ける。

これまでの災害における入居状況をみると,賃貸型応急住宅が増えている(○表 2-22)。理由としては,賃貸型応急住宅のほうが早期に入居できること,世帯にあった物件を選ぶことができること,さらに,行政側の提供コスト面でも,建設型応急住宅より賃貸型応急住宅のほうがはるかに安価であるためである。今後の災害においても,賃貸型応急住宅のほうが多くなることが見込まれる。

●**供与開始とその期間**　建設型応急住宅は,災害発生の日から20日以内に

○表2-22　過去の大規模災害における建築型応急住宅と賃貸型応急住宅の割合

災害	被害戸数	応急仮設住宅	建設型(%)	賃貸型(%)	供与終了までの期間
阪神・淡路大震災(1995年)	全壊 104,906棟 半壊 144,274棟	4,969戸	4,830戸 (97%)	139戸 (3%)	5年間(終了：2000年1月)
新潟県中越地震(2004年)	全壊 3,175棟 半壊 13,810棟	3,634戸	3,460戸 (95%)	174戸 (5%)	3年間(終了：2009年9月)
東日本大震災(2011年)	全壊 121,995棟 半壊 282,939棟	121,839戸	53,194戸 (44%)	68,645戸 (56%)	岩手県：10年間 (終了：2021年3月) 宮城県：10年間 (終了：2021年3月) 福島県：供与中 (2023年時点)
熊本地震(2016年)	全壊 8,667棟 半壊 34,719棟	20,188戸	4,303戸 (21%)	15,885戸 (71%)	7年間(終了：2023年3月)
北海道胆振東部地震(2018年)	全壊 469棟 半壊 1,660棟	626戸	413戸 (66%)	213戸 (34%)	2年間(特定非常災害指定なし)
平成30年7月豪雨(岡山県)	全壊 4,830棟 半壊 3,368棟	3,559戸	312戸 (9%)	3,247戸 (91%)	5年間(終了：2023年7月)
平成30年7月豪雨(愛媛県)	全壊 627棟 半壊 3,117棟	383戸	176戸 (46%)	207戸 (56%)	供与中(2023年時点)

着工し，すみやかに設置される。供与期間は，建築工事が完了した日から原則2年である。賃貸型応急住宅は，災害発生の日から提供することができ，供与期間は建設型と同様に原則2年である。

　ただし，特定非常災害❶として指定されている場合に，内閣総理大臣に協議のうえ同意を得たあとに，供与期間の延長を行うことが可能であり，1年ごとの期間の延長ができる。実際に数年に及んで応急仮設住宅に居住することもあり，たとえば東日本大震災では10年間，熊本地震では7年間，平成30年7月豪雨では5年間，供与されていた(○表2-22)。

●**応急仮設住宅の規模**　建設型応急住宅は，1戸あたりの費用が決まっており，この範囲で都道府県などの実施主体が地域の実情や世帯構成に応じて建設する。過去の災害では，1LDK(6坪)，2LDK(9坪)，3K(12坪)などの規模がある(○図2-39)。

　賃貸型応急住宅の規模は，世帯人数に応じて，建設型応急住宅で定める規模に準じる。

　なお，建設型応急住宅を，同一敷地内または近接する地域内におおむね50戸以上設置した場合は，居住者の集会などに利用するための施設を設置でき，50戸未満の場合でも戸数に応じた小規模な施設を設置できる(○図2-40)。

◆ **応急仮設住宅での生活と健康**

●**健康に関する課題**　避難所や倒壊した住宅の軒下などでの生活から応急仮設住宅に移ることで，プライバシーがまもられ，睡眠・食事・清潔・排泄

NOTE

❶特定非常災害

　著しく異常かつ激甚な非常災害をさし，「特定非常災害の被害者の権利利益の保全等を図るための特別措置に関する法律」(特定非常災害特別措置法)に基づいて指定される。死者・行方不明者・負傷者・避難者や，住宅の倒壊などの被害が多数発生し，交通やライフラインが広範囲にわたって途絶し，地域全体の日常生活や業務環境が破壊された状態になるような大きな災害である。

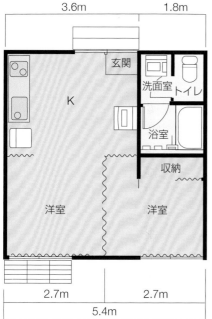

◉図2-39　応急仮設住宅の間取りの例

小家族(2〜3人)用の2Kの間取りの例である

(資料提供：一般社団法人プレハブ建築協会)

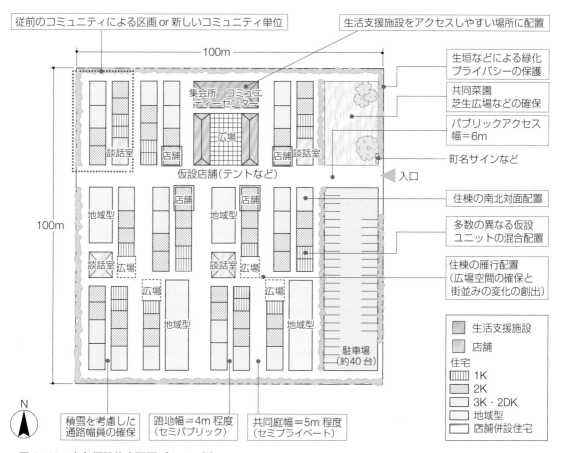

◉図2-40　応急仮設住宅配置プランの例

(資料提供：日建設計，一部改変)

●表 2-23 宮城県の応急仮設住宅居住者の発災後 1 年と 6 年の健康状態

視点	建設型		賃貸型	
	発災 1 年後 （2012 年）	発災 6 年後 （2017 年）	発災 1 年後 （2012 年）	発災 6 年後 （2017 年）
体調がわるい（体調不良）と感じている人	22.0%	22.2%	20.10%	18.6%
こころの問題（K6*が 13 点以上の人）	9.6%	7.7%	8.1%	6.2%
災害を思い出して気持ちが動揺（心の動揺）することがある人	22.4% （2013 年）	15.2%	22.9%	14.5%
不眠の人	17.8%	15.8%	13.9%	11.6%
朝または昼から飲酒（朝昼飲酒）することがある人	2.2% （2014 年）	2.0%	2.2% （2014 年）	2.3%
からだを動かす機会が減少している人	54.6%	45.9%	44.6%	39.4%
相談相手がいる人	78.9%	80.3%	83.1%	83.2%
行事に参加している人	45.0%	33.4%	19.3%	16.8%

* K6 とは，アメリカのケスラー Kessler, R. C. らによって開発された，うつ病や不安障害などの精神疾患をスクリーニングすることを目的とした評価尺度である。心理的ストレスを含む精神的な問題の程度をあらわす指標として広く利用されている。得点範囲は 0〜24 点であり，得点が高くなるほど問題を有するとされる。

（宮城県：東日本大震災災害公営住宅等入居者健康調査検証事業報告書（平成 23 年度〜令和 2 年度）．＜https://www.pref.miyagi.jp/soshiki/kensui/kensyouhoukoku.html＞＜参照 2023-12-01 をもとに作成＞）

など，日常の暮らしに最低限必要な条件が整う。しかし，災害前の平時の生活に戻るわけではない。応急仮設住宅で生活する被災者は，うつ病などのこころの問題，不眠，運動量の低下，飲酒の増加，生活習慣病が問題となり，体調不良を感じやすい。

　東日本大震災の際，応急仮設住宅を 10 年間供与した宮城県は，応急仮設住宅居住者を対象とした調査を発災から 6 年後まで毎年行い，次のような経年的な結果が得られている（●表 2-23）。

- 体調がわるいと感じている人：20% 前後おり，建設型応急住宅では横ばいから若干増加，賃貸型応急住宅では減少した。年齢別にみると，体調不良は 40〜49 歳でやや多い。

- うつ病などのこころの問題リスクが高い人：発災後 1 年は高値であったが，減少した。しかし，全国平均❶よりは高い。なお，こころの問題がある人は，体調不良を感じている人，からだを動かす機会が減少している人に多い。

- 災害を思い出して気持ちが動揺することがある人：発災後 1 年は高値であったが，減少した。年齢別にみると建設型応急住宅では 30 歳代以上，賃貸型応急住宅では 40 歳以上が多い。また，世帯人数が多いと少ない。

- 不眠の人：発災後 1 年は高値であったが，減少した。年齢別にみると 40 歳以上が多い。

- 朝昼飲酒をしている人：建設型応急住宅では横ばいであるが，賃貸型応急住宅では微増した。独居，40 歳代，男性，話し相手がいない人に多い。

- からだを動かす機会が減少している人：年齢別にみると，70 歳以上がと

NOTE
❶ 2022（令和 4）年の「国民生活基礎調査」によると，K6（●表 2-3）が 13 点以上だった者の割合は 4.2% であった。

くに身体を動かす機会が減少している。
- 相談相手がいる人：増加した。
- 行事に参加している人：減少した。とくに賃貸型応急住宅で少ない。

　このほか，発災後2年における応急仮設住宅居住者の状況として，肥満や高血圧，脂質異常症の増加がみられたという報告[1]や，発災1年後における65歳以上の賃貸型応急住宅居住者は，運動機能が低下していたという報告[2]がある。65歳以上の高齢者の運動機能の低下は，賃貸型応急住宅で生活する人に顕著である。加えて，相談相手がいないこと，地域の行事に参加しないことが，健康状態を悪化させる。発災から数年後も，うつ病などのこころの問題，不眠，飲酒の増加，運動機能の低下，地域の行事に参加しないことが課題となっている。

● **生活に関する課題**　応急仮設住宅に居住する被災者は，生活に関する問題を多くかかえている。東日本大地震の5〜10年後の賃貸型応急住宅居住者の課題としては，健康問題のほかに，高齢者介護，子育ての悩みのほか，発達障害，経済問題，就労などがあった[3]。一方，熊本地震の1〜3年後の賃貸型応急住宅居住者の課題は，生活困窮，詐欺や商品契約をめぐるトラブル，孤立の問題，虐待やDV，育児やシングルマザーの生活課題，離婚，行政の支援策への不満などが複合的に重なっていた[4]。

　応急仮設住宅で過ごすようになる慢性期・復興期には，**はさみ状格差**というこころの問題が出てくる（◯図2-41）。これは，被災地が復興に向かい生活再建が進むことで前向きな気持ちになる人がいる一方で，思うように再建が進まないなどで，ストレスに長期間さらされることにより回復が遅れる人やうつなどの精神疾患をかかえる人が出てくる状況をさす[5]。

　また，阪神・淡路大震災のころから，応急仮設住宅では単身者の孤独死が問題視されている。応急仮設住宅に取り残された人，高齢者，失業者，未婚者，アルコール依存症の50歳以下の人が要注意であるとされた[6]。阪神・淡路大震災の応急仮設住宅居住者の孤独死は，5年間で，233人とされている[7]。東日本大震災でも，発災から6年間で230件の孤独死があり，とくに男性，50〜65歳，アルコール依存傾向，無職の人に多く，はさみ状格差も一因と考えられている[8]。

1）金野敏ほか：東日本大震災後の長期的仮設住宅居住の健康影響——亘理町研究．日本職業・災害医学会会誌 63(5)：303-309，2015．
2）Ito, K, et al.: Housing type after the Great East Japan Earthquake and loss of motor function in elderly victims : A prospective observational study. *British Medical Journal Open*, 6(11): e012760, 2016.
3）守田美奈子・内木美恵：いわき市在住浪江町民への健康支援活動．看護 73(4)：146-151，2021．
4）高木聡史・稲月正：熊本地震におけるみなし仮設住宅居住者への見守り支援事業．地域創生学研究(4)：51-72，2021．
5）岩井圭司：災害と精神医療——災害前と災害後の精神保健活動．最新精神医学 7(4)：319-327，2002．
6）田中正人・上野易弘：被災市街地の住宅セイフティネットにおける「孤独死」の発生実態とその背景——阪神・淡路大震災の事例を通して．地域安全学会論文集(15)：437-444，2011．
7）田中正人：「災害孤独死」とはなにか．復興 6(3)：65-72，2014．
8）田中正人：応急仮設住宅における「孤独死」の発生実態とその背景——東日本大震災における宮城県の事例を通して．東日本大震災特別論文集(6)：19-22，2017．

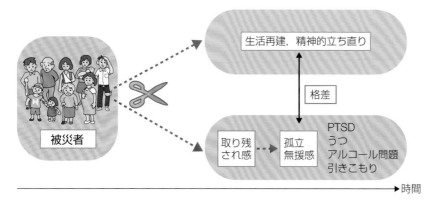

◉図 2-41　はさみ状格差

◆ 応急仮設住宅で生活する人々への支援・看護と看護師の役割

▌応急仮設住宅居住者への生活再建に向けた支援の体制

　ここまで解説してきたように，災害の復旧・復興の過程では，平時にはない生活や健康の課題があげられる。これらに対し，平時にはない支援として，応急仮設住宅を中心に支援を行う生活支援相談員や，在宅避難者も含めた被災者への支援組織である支え合いセンターが設けられる。また，この時期には伴走型支援が行われる。

●生活支援相談員　生活支援相談員とは，応急仮設住宅で暮らす被災者を中心に福祉課題・生活課題の把握を行い，支援を必要とする人が適切なサービスを活用できるように相談や調整を行うとともに，既存のサービスでは対応できないニーズに対して支援活動を行う者である。

　阪神・淡路大震災では，応急仮設住宅に居住する高齢者や障害者を対象とした支援を目的に，生活援助員が配置された。これが生活支援相談員のはじまりといわれている。その後，新潟県中越地震や東日本大震災では，生活支援相談員という名称で応急仮設住宅居住者を支援するために配置され，熊本地震では益城町，平成30(2018)年7月豪雨では岡山県，令和元年東日本台風では長野県などでも配置されている。

　具体的な支援としては，応急仮設住宅などを訪問して個々のニーズを把握し，課題があれば専門家につなぐ，孤立や孤独を防ぐ，人々のつながりを促進しコミュニティ形成していくための交流会を開催する，などである。

●支え合いセンター　支え合いセンターとは，応急仮設住宅などで生活する被災者への支援の見まもりと相談支援を行うために，被災県や市町村が設置するものである。社会福祉協議会などが運営主体であり，必要に応じて，こころのケアセンター，保健所，社会福祉施設，地域包括センター，保育所，公的職業安定所，弁護士会や司法書士会，各自治会，災害支援のNGOなどと連携協力体制を構築し，多職種・多組織で被災者を支えていく。ささえあいセンター，サポートセンター，地域支え合いセンター，復興支援センター

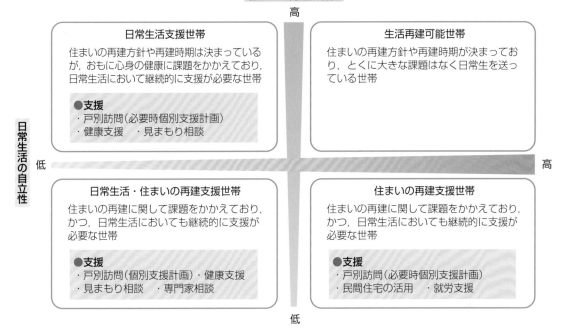

住まいの再建実現性

高

日常生活支援世帯

住まいの再建方針や再建時期は決まっているが，おもに心身の健康に課題をかかえており，日常生活において継続的に支援が必要な世帯

●**支援**
・戸別訪問（必要時個別支援計画）
・健康支援　　・見まもり相談

生活再建可能世帯

住まいの再建方針や再建時期が決まっており，とくに大きな課題はなく日常生を送っている世帯

低　　　　　　　　　　　　　　　　　　　　　　　　　　　　　高

日常生活の自立性

日常生活・住まいの再建支援世帯

住まいの再建に関して課題をかかえており，かつ，日常生活においても継続的に支援が必要な世帯

●**支援**
・戸別訪問（個別支援計画）・健康支援
・見まもり相談　　・専門家相談

住まいの再建支援世帯

住まいの再建に関して課題をかかえており，かつ，日常生活においても継続的に支援が必要な世帯

●**支援**
・戸別訪問（必要時個別支援計画）
・民間住宅の活用　　・就労支援

低

◯図 2-42　生活再建支援の区分
住まいの再建実現性と，日常生活の自立性から，被災世帯を 4 つに分類し，訪問の頻度を定めて支援を行う。
（仙台市：東日本大震災 仙台市 復興五年記録誌．＜https://www.city.sendai.jp/shinsaifukko/shise/daishinsai/fukko/5nenkiroku.html＞＜参照 2023-12-01＞をもとに作成）

など，被災行政により名称が異なることもある。これらのセンターには，社会福祉協議会の職員のほか，生活支援相談員などが配置される。

　支え合いセンターでは，応急仮設住宅などを訪問し，被災者の課題やニーズを把握して，生活再建支援の区分により支援の分類をする（◯図2-42）。その後，見まもりや，生活情報の提供，専門機関につなぐなどの支援を行う。協力連携組織とは会議によって情報共有や適切な支援の検討をする。加えて，被災者どうしの交流とコミュニティ形成を促進するため，交流会などを開催する。また，応急仮設住宅での支援を希望するボランティアのコーディネートも行う。

● **伴走型支援**　**伴走型支援**は，平時には社会福祉に関する支援や，出産・子育てに関する支援として用いられており，対象者に寄り添うこと，対象者とつながること，必要な支援につなげること，そしてつながりつづけることを目ざすアプローチである。対象者がかかえる問題を解決しようとする問題解決型の支援ではなく，支援者が伴走者として寄り添い支援を行いつづけるという考え方である。

　災害時，被災者のかかえる問題は，経済問題，自宅再建問題，家族問題，健康問題など多岐にわたる。そのため，被災者自身もどの問題から解決すればよいかわからない状況となる。また，1 つの問題を解決しても，すぐ次の問題が生じてくる。そのため，問題解決型支援だけでなく，伴走型支援による支援を行いつづけることも必要である。

▌応急仮設住宅で生活する人々に対する看護師の役割

　応急仮設住宅に居住する人々の健康をまもるための支援としては，心身の健康の支援，コミュニティの構築に関する支援の2つの側面がある。被災者の生活と健康の状態，必要となる支援をさまざまな組織や団体が連携しながら行う。

● **健康と生活のアセスメント**　応急仮設住宅を訪問または電話での聞きとりを行い，被災者の健康や生活の状況を把握する。定期的な訪問や聞きとりにより，変化を察知することができる。聞きとりの際には調査票などを用いて，同居家族，仕事や就学状況，食事と栄養，睡眠，清潔，外出，生活動作，病気と治療状況，生活での困りごとといった項目を把握する。室内に入ることができれば，床や台所の整理整頓や掃除の状況，ごみのたまり具合，酒のびん・缶の量などの生活環境を観察する。被災者の声のトーンや顔つき，様相，話の内容から困っていることなどを推測する。話をしたことがら，観察した内容，隣人の話などの情報から，心身の健康が危機にさらされていないかを分析し，現状での課題や，今後おこると予測される問題を検討する。被災者が他者に会いたくない場合もあるため，その際には日をあらためたり，別の支援者が訪問したりするといった工夫をする。

● **多組織・多職種との連携による被災者の見まもりとケア**　継続的な支援のためには，多組織・多職種との協力・連携が重要である。協力・連携する組織としては，社会福祉協議会，地域包括ケアセンター，こころのケアセンター，介護保険事業所，障害福祉事業所，医療機関，支援ボランティア団体，自治会，支え合いセンターなどがある。また，職種としては，医師，看護師，保健師，心理士，介護士福祉士，ケアマネジャー，弁護士，司法書士などがある。とくに，独居の高齢者や，他者とのつながりがなく孤立が予測される被災者の場合は，生活支援相談員などの定期的な訪問による情報を共有することで，看護師やほかの専門家の支援につながり，ともに被災者のニーズにそった対処の検討を行うこともある。

● **こころのケア**　発災後数年たっても，うつなどの精神的な問題は大きい。また，復興が始まると，はさみ状格差も生じる。生活再建が思うようにいかず，多くのストレスをかかえ，閉じこもりや精神疾患となる人も出てくる。このような状況にある人は，定期的な訪問などを行い，健康状態を把握することで発見し，こころのケアセンターや専門家につなぐことが必要である。専門的なケアが必要でないときには継続的に見まもり，悪化を防止し，異常を早期に発見する。

● **高齢者など要配慮者への健康支援**　応急仮設住宅には65歳以上の高齢者も多く居住している。熊本地震の発災後半年の熊本市の状況をみると，建設型応急住宅の居住者では約43%，賃貸型応急住宅の居住者では約30%が65歳以上の高齢者であった[1]。

---

1) 熊本市復興部住宅再建支援課：仮設住宅入居者の取り組み．（https://www.city.kumamoto.jp/common/UploadFileDsp.aspx?c_id=5&id=3917&sub_id=8&flid=96235）（参照 2023-12-01）．

　高齢者は，加齢に伴い身体・心理的な脆弱性が高まっているところに災害による生活の変化が加わることで，さらなる心理的なストレスや，運動機能の低下などもおこりやすい。よって，自立した生活が送れるように，健康の維持・増進に向けた支援が必要である。定期的な健康講話や季節の行事などを取り入れる，世間話をしながら交流できるお茶会やサロンを開催する，筋力低下を予防するためのラジオ体操などの簡単な運動の機会を設ける，といった対策をはかる。からだを動かし，引きこもりを防止して，コミュニティ形成のきっかけをつくることが必要である。

　また，乳幼児の母親や壮年期の男性などは，外見は元気に見えるため支援が少なくなりがちであるが，孤立することがあるため，お茶会や趣味をいかしたサークルなどといった交流する機会をつくるなどの支援を行う。

● **感染予防と生活不活発病の防止**　被災者は，長期にわたる避難先での生活による疲れや，不眠，体力低下などにより，感染症にかかりやすくなっている。体力をつけるための栄養・睡眠・運動に関する助言や，感染を予防するための手洗いや含嗽の励行，マスク着用，咳エチケットなどの衛生行動を啓発する。また，予防接種は個人の感染を防止するだけでなく，集団への蔓延を防止するためにも有効であることを伝える。

　避難所での生活と同様に，応急仮設住宅で暮らすうちに行動範囲が狭くなり，外出が少なくなる状態が続くことで心身の機能が低下し，生活不活発病になることがある。予防のポイントは，生活動作を増やす，動きやすいように身のまわりを整理しておく，車椅子に頼らず杖を使うなどである。できる限り被災前のような行動と交流となるように支援し，こころの問題にも対応する。

■ **語りを聴く看護**

　応急仮設住宅に居住している被災者は，災害から数か月，数年を経過していることが多い。時間が経過しても，大切な人や家などを失った喪失感，将来の生活への不安，新たな土地になじめないことによる孤立感などが残り，つらさや困難さ，違和感をいだきながら生活している人は多い。このようなこころの傷<ruby>癒<rt>いや</rt></ruby>されるには時間が必要である。新たな地域で生活が充実していると感じていても，ときに災害のことを思い出し，やりきれない気持ちになる被災者もいる。

　看護師が訪問し，生活の状況を聞いていくなかで，被災者は過去のことや関連したことをさまざまに交えながら語る。そのやりとり自体がケアとなることがある。被災者は，語る過程で自身の体験を他者の体験のように概観することが可能となり，話すことで頭のなかで思っていたことが整理される。

　語りを聴くとき，看護師は被災者の生活や体験，そして感情に思いを寄せるように努める。そして，被災者が安心してこれまでの体験やその認識を語れる雰囲気をつくる。「最近の生活はどうですか」など，思いを語れるような問いかけをし，話が始まったら制止しないように，また，自由に話せるように相づちを打ち，目のやり場などを工夫する。その語りに耳を傾けながら，内容に応じた言葉かけをする。

2　復興期における被災住民の生活と看護師の役割

◆ 復興とはなにか

　「大規模災害からの復興に関する法律」第1条で，法の目的を「住民が安心して豊かな生活を営むことができる地域社会の実現」と定めている。また，第3条では，基本理念を，「地域における生活の再建及び経済の復興を図るとともに，災害に対して将来にわたって安全な地域づくりを円滑かつ迅速に推進すること」としている。すなわち，わが国の法制度では，復興とは，被災者の生活は被災前に戻し，経済や地域はよりよい状態につくり直すことである[1]。また，内閣府は，被災地の復旧・復興の大きな目標として，① 住まいと暮らしの再建，② 安全な地域づくり，③ 産業・経済復興の3つの分野を示し，具体的な施策をあげている（●表2-24）。

　しかしながら，被災者が思い描く復興はそれだけではない。日常生活の復興に必要な要素として，阪神・淡路大震災の被災者は，「すまい」「（人との）つながり」「まち」「そなえ」「こころとからだ」「行政の対応」「景気・産業・くらしむき」の7つをあげている[2]。この7つは，被災者の心身の健康を保ち，生活を復興させるために必要な要素とされ，生活再建7要素モデルとよばれる。

　以上から，復興とは，安全な地域がつくられ，住まいと暮らしが再建され，産業・経済の復興が達成されるだけでなく，同時に被災者の心身の健康が維持され，人と人のつながりであるコミュニティが構築され，そして災害への備えが整うことであるといえよう。

●表2-24　復旧・復興の目標と施策

復旧・復興の目標	施策
住まいと暮らしの再建	• 緊急の住宅確保 • 恒久住宅の供給・再建 • 雇用の維持・確保 • 被災者への経済的支援 • 公的サービスなどの回復
安全な地域づくり	• 公共土木施設などの災害復旧 • 安全な市街地・公共施設整備 • 都市基盤施設の復興 • 文化の再生
産業・経済復興	• 情報収集・提供・相談 • 中小企業の再建 • 農林漁業の再建

（内閣府：復旧・復興ハンドブック．<https://www.bousai.go.jp/kaigirep/houkokusho/hukkousesaku/saigaitaiou/pdf/handbook_1.pdf><参照 2023-12-01>をもとに作成）

1）中林一樹：日本における「復興」とは何か──成長社会の復興と持続可能社会の復興．日本災害復興学会論文集(15)：1-10，2020．
2）田村圭子ほか：阪神・淡路大震災被災者の生活再建課題とその基本構造の外的妥当性に関する研究．地域安全学会論文集(2)：25-32，2000．

復興に向けたビジョンや行動計画は行政により策定され，これに基づき人々の生活の再建が推し進められる。これまでの大規模な災害をみると，復興に要する期間は，被災状況にもよるが，およそ8年間から10年間とされている。

◆ 復興期における被災住民の生活と看護師の役割

●**住まいとインフラ**　復興期は，応急仮設住宅での生活から，恒久住宅へと移る時期である。自身で購入または借りた住宅などに移り住むことができない場合は，**災害公営住宅**に住むことができる。災害公営住宅とは，自宅を失った被災者が，応急仮設住宅から移り住む恒久的な住まいであり，国の補助を受けた県や市町村が整備し，自力で自宅を再建できないなど住まいに困る人に安い家賃で貸し出すものである。東日本大震災では，2020年度末までに，岩手県，宮城県，福島県で合計約3万戸の災害公営住宅が供給された[1]。また，復興に伴い，社会的経済基盤となる道路・港湾・河川・鉄道・通信情報施設・上下水道・学校・病院などの公共施設の機能が回復していく。

●**被災者の健康状態と看護師の役割**　被災者の健康状態は，しだいに改善されるが，健康課題がなくなるわけではない。災害公営住宅などに入居する被災者は高齢者が多く，また，独居になりやすい。はさみ状格差も存在しているため，取り残された感じや孤立無援感をいだく人もいる。加えて，恒久的な住宅に移動したが将来への希望がいまだにもてずにいる人もいる。

　復興期における看護師の役割としては，①心身の健康状態のアセスメントおよび高齢者などの要配慮者への健康支援，②健康課題がある被災者へのケア，③こころのケア，④コミュニティの形成の促進，⑤防災・減災への備え，などがあげられる。いずれも保健医療福祉や介護関係者，ボランティアとの連携・協力により，被災者が生きがいをもてるようにさまざまな場面での支援が求められる。

3 静穏期

1 病院防災と地域医療機関との連携

　いつ，どこで発生するかわからない災害による被害を最小限にするためには，備えをしっかりとしておくことが必要である。静穏期はそのために最も重要な時期であるといえる。

　人は「自分だけは大丈夫」という考えに陥りやすい。看護職者は，日ごろから災害に遭遇するかもしれないという意識をもち，非常事態に直面したときに落ち着いて行動できるよう教育を受け，訓練に参加することが求められる。また，災害時に連携・協働する地域の保健医療福祉施設や防災関連の機関などの職員と，日ごろから顔の見える関係を築いておくことも重要である。

1）西田菜保子：災害公営住宅におけるコミュニティ政策．立命館法学387・388：242-263，2019.

◆ 災害に強い病院をつくるためのハード面の整備

　災害への対策にあたっては，まず被災によって病院にどのような影響が及ぶかを想定しておくことが必要である。国土交通省や地方自治体が提供している，活断層や洪水による浸水想定区域などを地図上に示した**ハザードマップ**を把握しておくなど，家族や職場で危険性についての情報を共有し，防災・減災への意識を高めておくことが重要である。建物の耐震性はもちろんのこと，ライフライン，交通・物流がとまった場合の備蓄などについて把握しておくことも必要である。

　とくに災害拠点病院の耐震性は重要で，災害時に適切な病院運営を行うためには，診療機能を有する建物だけでなく，管理棟を含め，病院機能を維持するために必要なすべての建物の耐震化が必要とされている。また，耐震化されていても地震による揺れで被害が出ることもあるため，免震化することが望ましいともされている[1]。

　このような災害拠点病院の指定要件（◉55ページ）は，災害に強い病院をつくるための指標になる。衛星電話を保有し，衛星を介してインターネットに接続できる通信環境の整備，EMISへ確実に情報を入力する体制の整備，通常の6割程度の発電容量を備えた自家発電機の保有と最低3日の燃料の備蓄，受水槽の保有や井戸設備の整備，優先的な給水の協定などにより水を確保することなどをしておくとよい。

　また，食料や飲料水，医薬品などを最低3日分，できれば1週間分備蓄し，地域の関係団体・業者とあらかじめ協定を結ぶなどして，いざというときに必要物品が不足しないようにしておく。

　災害時は，救急車とともにヘリコプターによる搬送が必須である。災害拠点病院の指定要件では，原則として病院敷地内にヘリポートを整備することになっている。用地が確保できない場合は，近隣にヘリコプターの離発着場を確保することとなっている。

　ヘリコプターは迅速に被災地から病院へと傷病者を搬送するだけでなく，一時避難の目的で被災病院から被災地外病院に入院患者を搬送する際にも重要な交通手段となる。

◆ 災害に強い病院をつくるためのソフト面の整備

● **災害対応マニュアルの整備**　**災害対応マニュアル**は，病院職員が災害対応について共通認識をもち，災害がおこった際にどのように行動すればよいかを示したものである。マニュアルは必要に応じて適宜見直し，より実用性・実効性の高いものに更新していく必要がある。しかし，多くの病院が作成しているマニュアルは，おもに災害の初動対応について書かれたものが多い。そこで厚生労働省は，最近頻発する大災害の教訓から，病院が診療機能の損失をできるだけ少なくし，機能の立ち上げと回復を早急に行い，継続的

　1）厚生労働省：災害医療等のあり方に関する検討会報告書. 2011.

に被災患者の診療にあたれるような BCP の策定を促す手引き書を作成した[1]。

　BCP では，想定外のできごとがおこることを前提として対策をたてる。たとえば，病院の設備を災害からまもるだけではなく，その設備がなんらかの原因で失われた場合に備えて予備機材を準備したり，レンタルの計画をたてたり，手動対応の検討をしておく。また，被災下でも職員が参集できるよう，「平時から病院宿舎や近隣に居住させる」「バイクや自転車などの参集手段を確保する」といった具体策を講じ，道路の遮断といった不測の事態に対応できるようにしておくことを盛り込んでおく。

● **災害対応訓練**　災害対応マニュアルに基づいて繰り返し訓練を行うことが重要である。訓練の結果からマニュアルを見直し，また訓練を行うという繰り返しが，いざというときにいつもと同じ行動をとることができる実践力をつちかう。

　訓練内容には以下のようなものがある。

- 非常招集訓練
- EMIS 入力訓練
- 多数の傷病者の受け入れ机上訓練・実働訓練
- 防火訓練
- 避難誘導訓練
- 地域の防災関連機関や保健医療福祉施設との合同訓練

　訓練は，地域を巻き込んで行うもの，病院全体で行うもの，各部署で行うものなどに分けられる。また，シナリオをつくって行ったり，シナリオなしで行うなど，さまざまな状況を想定した訓練内容・方法で行う。

　病棟・外来・手術室など，各部署でもそれぞれの特徴に応じたマニュアルを整備し，訓練を実施することが必要である。とくに透析センターでは，定期的に来院している維持透析患者とともに訓練を行うことが望ましい。

● **災害看護教育**　災害看護の機能を発揮するためには，基礎教育での学びを基盤として，卒後の継続教育のなかでも災害看護の知識と技術を高めていく必要がある。看護師は，発災直後から復興期までの間に変化するニーズに対応し，適切なケアを臨機応変に提供できる技術を身につけなければならない。たとえば，傷病者の救命に必要な ACLS プロバイダーコース❶の受講や，東日本大震災で問題となった原子力災害に対する学習などである。さらに，災害の備えについても高い意識をもち，広く地域住民に普及をはかることも重要な役割である。

● **地域医療機関などとの連携**　災害発生後に必要な被災者の救命や，健康回復への支援，生活自立への援助，こころのケアなどは多職種での協働が必要である。とくに，急性期の多数の傷病者への対応は，地域包括ケアシステムにおける平時からの地域の医療機関どうしの関係性に負うところが大きい。急性期以降に病院に入院してくる患者は，避難所や応急仮設住宅に住んでい

□NOTE

❶ ACLS プロバイダーコース Advanced Cardiac Life Support provider course：アメリカ心臓協会 American Heart Association（AHA）が認定する二次救命処置の訓練課程をさす。

1）厚生労働省：BCP の考え方に基づいた病院災害対応計画作成の手引き．2013.

たり，被災前から在宅ケアを受けていたりする。そのような場合は，地域の保健行政，介護福祉施設，訪問看護ステーションなどの看護師やケアマネジャーと情報を共有し，連携して被災者を支援する。

被災地域の医療現場においては，ほかの専門職やボランティアとも連携して活動できるコミュニケーション能力と，看護独自の力を発揮できる看護実践能力が求められる。

2 受援体制の整備

● **外部からの応援を受ける体制整備の必要性**　災害発生時は，建物の損壊やライフラインの途絶，多数の傷病者の発生などで，通常よりも多くのマンパワーが必要となる。加えて，被災地にある病院の職員は，みずからも被災者であることが多い。外部からの応援が入るまでは自分たちのみで対応しなければならず，被災者であり援助者でもある病院職員は，十分に休息がとれない状況で，非日常的な仕事をするという高いストレス下におかれる。

阪神・淡路大震災では，国内外のさまざまな団体が人的・物的支援を行った。しかし，被災県・市町村の行政機能が低下したために大規模な応援を受ける体制が十分ではなかったこと，また応援する側も準備やノウハウが不足していたために，応援–受援がうまく機能しなかった。また東日本大震災では，阪神・淡路大震災の経験をふまえて，自律して活動できる応援チームの派遣も行われたが，やはり被災自治体の受け入れ体制が必ずしも十分ではなかったという状況があった[1]。

大規模災害時に発生する膨大な業務を被災地の行政職員のみで行うことは困難であり，内閣府は2017（平成29）年3月に「地方公共団体のための災害時受援体制に関するガイドライン」を策定した[2]。

医療機関も同様に，先に述べたBCPのなかに，**受援計画**を策定しておくことが望まれている。被災病院への医師・看護師などの派遣は，被災者であり援助者でもある病院職員が休息をとり，自宅をかたづけたり修復したりしてもとの生活を取り戻し，被害を受けた病院施設を再建するために必要な時間やエネルギーを確保するために必要不可欠な支援である。これらの支援によって復興の段階へ進むことが促進される。

◆ 早期の応援要請

大規模災害時は，膨大な災害対応の業務に被災地の職員だけで対応するのは困難である。応援要請の必要性を早期に判断し，必要があればすみやかに応援を要請することが重要である。しかし，被災地の支援にあたっている人たちは，自分の住む地域住民は自分たちでまもらなければならないという使命感や，被災地外からの支援者にまかせて自分が休んでは申しわけないとい

1）兵庫県災害時受援体制検討委員会：災害時応援受け入れガイドライン．（https://web.pref.hyogo.lg.jp/kk37/saigaijiouenguideline.html）（参照 2023-12-01）．
2）内閣府：地方公共団体のための災害時受援体制に関するガイドライン，地方公共団体の業務継続・受援体制．（http://www.bousai.go.jp/taisaku/chihogyoumukeizoku/index.html）（参照 2023-12-01）．

う気持ちなどから，がんばりすぎる傾向がある。この状態が続くと疲弊感・無力感が増し，結果的に被災者への支援・復興を遅延させることにつながる。受援側はできるだけ早い段階で応援を受け入れることが被災地の復興を早めることと認識し，また応援側は受援側の複雑な心理状態を 慮 って自律的に支援するという，応援-受援の良好な関係が重要となる。

　応援を要請するか否かの判断を容易にするためには，災害の規模や被災の程度・影響度による基準をあらかじめ設定しておくとよい。

◆ 応援-受援に必要な組織づくりと環境整備

● **窓口**　外部からの支援を受けるにあたっては，受け入れの総合窓口を設置する必要がある。病院が支援を受ける場合，医師・看護職員・事務職員などを受け入れる総合的な窓口は，事務部門の総務課が担う場合が多い。さらに，看護職員の受け入れについては，看護部門の部長や副部長が担当することになる。また，応援側からさまざまなルートで応援の申し出があると，受援側はその対応だけで負担が増すため，応援側の窓口も一本化されていることが望ましい。

● **システム構築，環境整備**　次に，応援側と受援側が話し合って支援のためのシステムを構築し，派遣準備・受け入れ準備を開始する。派遣期間や被災病院で求められる専門的な能力，職種ごとの必要人数，持参物品などを設定し，応援者を募集する。被災地までの移動手段の確保も必要である。受援側も応援者が活動しやすいような環境を整えておく。応援者の専門性などから活動部署を決定し，オリエンテーションや業務内容，勤務体制などを検討しておく。

● **コーディネーター**　被災地病院の負担軽減のためには，応援側のマネジメントを担当する応援側のコーディネーターが必要となる。このコーディネーターは，病院の受け入れ窓口となる職員とともに，応援-受援が円滑に進むように，支援のためのシステムの全般にかかわる。そのなかには，応援者の衣食住に関することも含まれる❶。

◆ 応援者の業務の明確化

　受援側は，応援者に依頼する業務を，あらかじめ設定しておく必要がある。応援者ははじめての病院で短期間勤務することになるため，より効率的で効果が得られるような工夫が必要である。たとえば，病棟の概要や業務上のルールを応援者間で申し送る，応援者にはおもに日常生活の援助を依頼し，患者情報をわかりやすく表示する，被災病院の看護師とペアで動いてもらうなどである。また，電子カルテへのアクセスや記録についても検討しておく必要がある。

　応援者は被災地の役にたちたいという思いで派遣されてきている。受援側は，「こんなことを頼んでよいのだろうか」と遠慮するのではなく，なんでも依頼してみるという姿勢が応援者のモチベーションにつながる。

◆ 受援の成果

応援を受け入れることの最大の成果は，被災地内の病院が医療機関として十分に機能することである。具体的には，入院患者へのケアの充実をはかることができたか，被災病院の職員が心身ともに休息をとることができ復興に前向きになれたかなどである。また，応援者にとってもなんらかの学びがあったか，この経験が将来の災害対応にいかされるかも重要な成果である。

3 地域における防災・減災と看護師の役割

災害が頻発するわが国において，災害から生命をまもり，健康を害することがないように，住民は自身が居住する地域での減災・防災活動に参加し，知識や対応方法を習得していく必要がある。

看護師には，とくに災害時に健康を害されやすい要配慮者の防災・減災を強化することが求められる。

◆ 防災・減災の概要

「災害対策基本法」によると，**防災**とは，「災害を未然に防止し，災害が発生した場合における被害の拡大を防ぎ，及び災害の復旧を図ること」（第2条第2項）とされている。しかし，いつどこで発生するかわからない災害を防ぐことはむずかしい。そこで，被害は日ごろの努力によって減らすことが可能という考えから，減災という考え方がうまれた。

減災とは，災害による被害をできるだけ小さくする取り組みである。河川の決壊を防ぐために堤防をつくることなどが防災であり，河川が決壊して水害がおこることを前提に，平時から避難のあり方を検討することなどは減災の取り組みである。防災・減災は，どちらも被害の拡大を防ぎ，被害を最小限にするための備えとして重要といえる。

◆ 防災・減災の基本

● **自助・共助・公助**　災害時には，自助・共助・公助の3つの力を組み合わせることで，被害を最小限にできるとともに，早期の復旧・復興につながる（○図 2-43）。自助とは，自身の身をまもることであり，家族も含められる。共助とは，地域や身近にいる人どうしがたすけ合うことである。公助とは，国や都道府県，市町村，地方公共団体が行う救助・援助・支援であり，行政が作成する防災計画や警察・消防署などによる救助などである。

● **自助・共助の重要性**　今後発生が危惧される南海トラフ地震・首都直下地震などの大規模災害，さらに，近年激甚化・頻発化している広域的な気象災害が発生した場合，公助での対応に限界があることが懸念されている。行政による公助は必要であるが，自助・共助こそが，災害による被害を減少させるために大きな力となる。

阪神・淡路大震災では，家族も含む自助や，近隣住民などの共助により生き埋めになった人の約8割が救出されており，公助である救助隊などによる

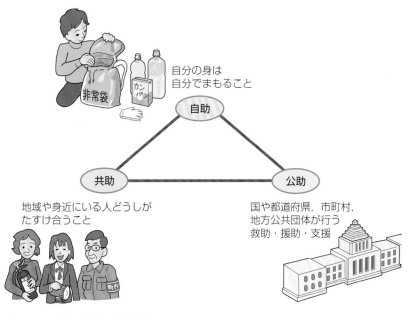

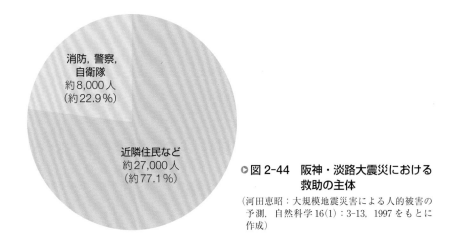

○図2-43　防災・減災の基本

○図2-44　阪神・淡路大震災における
　　救助の主体

(河田惠昭：大規模地震災害による人的被害の予測. 自然科学16(1)：3-13, 1997をもとに作成)

救出は約2割程度であった(○図2-44)。また，令和2(2020)年7月豪雨では，熊本県球磨村の住民が自宅外への避難を考えたきっかけとして，雨の降り方といった周囲の状況や避難指示の発令などとともに，家族・友人・知人や，町内会，近所の人による避難の呼びかけも大きな割合を占めており，自助・共助が避難の判断として重要であったことが明らかになっている[1]。

◆ 防災・減災に向けた個人の備え

　防災・減災の取り組みは，地域によってさまざまである。地震・水害・土砂災害などに備えることはもちろん，海岸地域では津波，活火山がある地域では噴火，降雪が多い地域では豪雪などに対する備えが必要である。具体的

1）内閣府：令和4年版防災白書. (https://www.bousai.go.jp/kaigirep/hakusho/index.html) (参照2023-12-01).

な備えについては，内閣府や各都道府県，市町村がそれぞれのウェブサイトで防災・減災に向けた備えを提示し，知識や行動についての普及をはかっている。地震と水害を想定した個々人の備えには，次のようなものがあげられる。

● **自分の住んでいる地域の危険性の把握**　まずは，自分が住んでいる地域で発生が想定されている災害を知ることが必要である。市町村がウェブサイトで示しているハザードマップを確認する。また，家の周囲や通勤・通学路に危険がないかを確認し，地震の際に倒壊のおそれがあるブロック塀などがないか，豪雨時に冠水しやすい高架下や，アンダーパス❶などの周囲より低いところがないかなどを知っておく。

● **自宅での被害対策**　地震を想定して，家具の固定などを行っておく。初期消火ができるように，消火器の準備や使用方法を知っておくことも重要である。また，自宅の耐震構造や免震構造を確認し，ベランダなどから落下や転倒するものがないように整理しておく。非常持ち出し品を準備することも必要である。非常持ち出し品は，最低限必要な物で，持って歩ける重さに集約する。最低限必要な物とは，閉じ込められたり，避難場所で待機したりすることを想定し，笛，水，チョコレートや飴などの食べ物，火災時に口をおおうハンカチなどのほか，薬物療法を受けている人は薬とお薬手帳，ラジオなど情報を集めるためのもの，電話など連絡手段となるもの，身分を証明するもの(保険証など)，生活に必須となるもの(杖，眼鏡，入れ歯，生理用品，子どものおむつなど)である。

● **家族内での連絡方法**　電話は発災するとつながりにくくなるため，家族での連絡方法を決めておくとよい。たとえば，災害用伝言ダイヤル❷や災害用伝言板❸にメッセージを入れることや，LINE® や Skype® などのインターネット電話，SNS などがあげられる。

● **在宅避難に向けた備蓄**　在宅避難に備えて日ごろから備蓄をしておくことが必要である。食料，飲料水，簡易トイレなどを，最低3日分，可能であれば7日分備える。食料は，非常食として賞味期限が数年もつものを備蓄する。ただし，それだけでは栄養バランスにかたよりが出てしまうため，ふだん食べている食品の備蓄や，カセットコンロなどの備えをしておくとよい。期限がある食品の備蓄方法としては，たくわえる，食べる，補充することを繰り返し，一定量の食品が備蓄されている状態を保つローリングストック法を行うと，必要量が常備される。

● **避難場所の検討**　日ごろから，ハザードマップで避難場所の確認を行っておく(◉図2-45)。豪雨や台風など予測可能な災害は，発災前に，親戚や知人宅，安全なホテルなどに移動することも検討する。また，要配慮者は福祉避難所の確認を行う。

● **個人および家族のマイタイムラインの作成**　マイタイムラインとは，発災時に自身や家族の命をまもるために，事前に行動を時系列的に整理・計画しておく防災行動計画であり，住民の1人ひとりがマイタイムラインを作成しておくと，避難の際にたすけとなる。市町村では，それぞれ想定される災

NOTE

❶アンダーパス
　立体交差の掘り下げられている道路のことをいう。

NOTE

❷災害用伝言ダイヤル
　災害時に被災者が安否情報(伝言)を音声で録音し，全国からその音声を再生することができるサービスである。「171」をダイヤルし，音声ガイダンスにそって録音または再生する。

❸災害用伝言版
　インターネットに被災者が伝言を文字によって登録し，全国から確認できるサービスである。

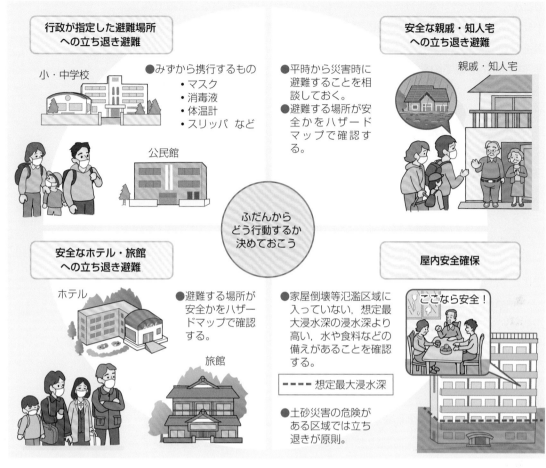

◀ 図 2-45　避難場所の検討

（内閣府：新たな避難情報に関するポスター・チラシ. <https://www.bousai.go.jp/oukyu/hinanjouhou/r3_hinanjouhou_guideline/>＜参照 2023-12-01＞をもとに作成）

害について，マイタイムラインの作成手順などを示している。自宅の地域で想定される災害を知り，避難場所や，その後の生活について計画しておくことは重要である。避難後の生活が，長期間に及ぶこともあるため，避難場所への移動だけを避難ととらえず，その後の生活まで想定しておくようにする。

◆ 地域における防災・減災活動

▌地区防災計画

　災害時には，地域での協力と連携が重要になる。そのためには，日ごろからの地域での取り組みが必要である。「災害対策基本法」第 42 条第 3 項は，地区防災計画を規定しており，地域の防災・減災を促進している（●78 ページ）。地区防災計画は，地域住民が主体となって自発的に作成される防災活動計画であるため，その地区の特性をよく知っている住民たちの意向が強く反映され，地区の実情に即した地域密着型の計画が可能になる❶。具体的には，地域で発生することが予測される地震や洪水などを想定した防災訓練，物資・資材の備蓄，地区居住者どうしの相互支援などの内容を計画する。そ

▢ **NOTE**
❶地区防災計画における地区の範囲としては，町内，マンション，学区などがある。

のほか，要配慮者対策，避難所運営，防災・避難マップの作成なども取り組まれている。この活動をとおして，地域の防災力の底上げをし，行政への提案を行うこともある。

▌自主的な地域での防災・減災活動と看護

地域の防災・減災においては，行政が国民に向けて意識の向上と行動を促進することも必要であるが，住民みずから行動をおこすことが重要である。地域住民による，行政を巻き込んだ地域の防災・減災活動の例として東京都武蔵野市で行われている防災セミナーがある。これは，地域住民や自主防災組織などと，防災協会や市の防災課などの行政，そして教育研究機関である看護大学の，民・官・学が連携した活動である。武蔵野市で行われている防災セミナーでは，大学教員の看護師や地域住民のなかの看護師が中心となって，災害が発生しても生命と健康をまもれる地域をつくるために，住民どうしが協力しながら演習や体験を通して学び，発災時の連携活動ができるような体制も視野に入れて活動している。

◆ 要配慮者に向けた防災・減災と看護

静穏期において看護師には，要配慮者の防災・減災に関する活動を行うことが求められている。

● **避難行動** 高齢者や障害者などの要配慮者は，警戒レベル3高齢者等避難が発令されたら避難することが必要である（○72ページ）。警戒レベル3高齢者避難等は，市町村から防災無線などで伝えられる。その前段階となる早期注意情報や大雨・洪水・高潮注意報が気象庁から発令されたことをテレビなどで確認したら，避難準備を始めるように，通院時や，地域防災セミナーの開催時，防災訓練時などに要配慮者にはたらきかけ，知識を広めるようにする。ときには，避難をしても災害が発生しないこともあるが，今後のための練習になったという意識をもち，警戒レベル3高齢者避難等が発令されたら避難を行うようにすすめることが重要である。

また，事前に避難行動要支援者名簿への登録と，とくに避難することが困難な人については個別避難計画を作成しておくとよい（○90ページ）。避難行動要支援者名簿や個別避難計画があることを対象者に知らせ，活用を促進することも必要である。また，個別避難行動計画については，訪問看護ステーションなどでも作成を行うため，対象者や介助者とともに避難方法や避難場所を検討し，非常持ち出し品を備えるようにする。

● **避難生活** 要配慮者にとって，避難所や在宅での避難生活は，一般の人々よりも健康への影響が大きい。それにもかかわらず，災害への備えは避難時に関するものが主となり，避難生活に関するものが少なくなりがちである。看護師は，要配慮者が生活に困ることなく，健康状態を保てるように，避難生活への備えを促すようにする。また，要介護の高齢者や障害者などは，ふだん通っている施設が福祉避難所になっていれば，直接施設にいくことが可能であるため，行政や施設の担当者に相談して検討しておく。個別避難計画を作成する際には，避難生活の場についても，家族や作成を担当する行政，

関連施設の担当者と話し合うようにする。

　人工透析が必要な人，ストーマがある人，インスリンや免疫抑制薬が必要な人などは，避難生活中も治療が中断しないように，備えが必要である。常時または定期的な治療が必要な人に対しては，発災後の薬や医療材料の入手方法，地域外の病院への受診方法などについて，平時から説明しておく必要がある。

E　被災者特性に応じた災害看護の展開

1　子どもと家族に対する災害看護

　災害に巻き込まれた子どもは，発達段階によっては自分の身をまもることができない，たすけを求めるすべをもたない，災害によって受ける心身の傷を1人で癒すことができないなどの理由から，特別な配慮が必要になる。子どもの発達段階にそって，子どもなりの体験がケアされ，子どもの最善の利益がまもられることが重要である。

1　災害がもたらす子どもへの影響

　災害によってライフラインが絶たれたり，通っていた保育園・幼稚園・学校での生活が中断したり，住まいを失ったり，大切な家族を亡くしたりすることは，子どもの日常生活を激変させ，恐怖をいだかせるとともに大きな喪失体験ともなる。幼児では災害の正体を理解することができず，また，学齢以上であっても大人と比べて自分でできる対処が限られることから，子どもにとって災害は，いままでにない衝撃的な体験となる。災害によって子どもにおそいかかる恐怖や悲しみは大人の想像をはるかにこえるものとなる。

　子どもは情緒や自我，認知が発達途上にあるため，災害時に周囲の大人による安心・安全が得られないと心身を支えることができず，容易に身体的または精神的な反応があらわれるようになる。発災直後から数週間の間に，子どもの表情，行動，情緒，身体には次のような変化がみられることがある[1]。

（1）表情が少なく，ぼーっとしていることが多い。

（2）食欲がなく，なにもする気がおこらなくなる。

（3）感情的に高揚する。

（4）災害に関連するものを避けようとする。

（5）災害を再現した遊び❶や悪夢などで災害時の体験を思い出して不安になる。

（6）不眠，夜泣き，頻尿，頭痛，腹痛，全身倦怠感，落ちつかない，いらい

NOTE

❶災害に遭遇した子どもの体験や気持ちが，ごっこ遊びや乱暴にみえる絵にあらわれることがある。これは言葉にできない気持ちのあらわれであり，危険が及ばない限りは無理にとめずに見まもる。ただし，専門家の指導がないまま安易に促すことはしないほうがよい。

1）日本小児科学会ほか：子どもの心の対応マニュアル．（http://www.jpeds.or.jp/uploads/files/kodomonokokoronotaiou.pdf）（参照 2023-12-01）．

らする，小さな物音に驚くなど過度の覚醒といった心身反応をおこす。
(7) 甘えがひどくなったり，遺尿（おねしょ）があったりするなどの退行（赤ちゃん返り）をするようになる。
(8) 登園しぶりやあと追いなどの分離不安を示す。

　これらの反応は，通常は数週間で軽快するが，1か月以上続く場合には心的外傷後ストレス障害（PTSD，●177ページ）となる。

2 災害時の子どもの状況を把握する視点

　災害発生時には，避難所などで子どもがおかれている状況を早期に把握する必要がある。おもに次のような視点で子どもの状況を把握する。
(1) 基本情報：年齢層，基礎疾患がありケアを必要としているか，親や知り合いがそばにいるか，どのような行動をとっているかなど。
(2) 生活環境：睡眠はとれているか，トイレに行けるか，食料はあるか，衣類はあるかなど。
(3) 衛生状態：換気，室温・湿度，採光，におい，音，水の衛生状態など。
(4) 遊びの環境：遊べる場所はあるか，遊べる物はあるかなど。
(5) 家族：家族の生活状況，不安，子どものとらえ方など。

3 災害時の子どもへのケア

● **子どもと保護者へのケア**　災害後の子どもには，まず安心と安全が必要で，そのためには，保護者が安心感や安全感を得ることが重要である。とくに安心感・安全感をもって生活している保護者の姿を見せることは，子どもの強い支えとなる。子どもにとって保護者が安心できる存在になれるように，看護師は，避難所などにおける保護者の最低限の生活環境を確保し，保護者の不安を少しでも解決するための多面的な支援を考えていく姿勢が必要である。

　子どもは，不安な気持ちを遊びのなかで表現したり，絵に描いたり，話をしたりすることで整理し，保護者や周囲の大人たちにしっかりと受け入れてもらっていると感じることで災害という体験を処理していく。そのなかで，子どもが前述したような身体的または精神的な反応を示しても，それは誰にでもおこりうる正常な反応であるということを保護者に理解してもらうことが重要である。保護者や周囲の大人は，子どもが安心して言葉を発したり，行動で示したりすることができるように環境を整備し，声かけやスキンシップなどによりていねいにかかわることを心がける（●表2-25）。

● **日常生活の取り戻し**　日常生活が戻ることも子どもの安心と安全につながる。災害後も食事をとり，眠り，保護者と過ごし，子どもどうしで遊び，学習するといった子どもの日々の生活が再現できるような環境づくりが大切である。集団でおおぜいが生活する避難所では生活を維持するのに精いっぱいかもしれないが，子どもにとっての日常が早い段階で取り戻されることが子どもの最善の利益となる。

　子どものこころが癒されるように，適切な時期に適切な専門家につなげる

◐表 2-25　大人にできる子どもへの援助

- だっこする，抱きしめる，手を握るなどスキンシップをとる。
- 「こわかったね」「つらかったね」「だいじょうぶだよ」「いまは安全だよ」と言葉に出して伝える。
- 夜一緒に寝る。
- 何度でも子どもの話に耳を傾ける。
- 寝る，食べる，遊ぶといった，いままでどおりの生活を続ける。
- 一緒に遊ぶ。
- 世話をしてくれる大切な人から不必要に引き離さない。
- 楽しみにしていることを続けさせてあげる。
- トラウマを無理に思い出させることはしない。

〈学童期以上〉
- 子どもにできる手伝いを見つけ，役割を与えるのもよい。
- なにがどのような状況なのかを伝える。
- 大人がどうしようとしているのかを説明する。
- 子どもどうしの遊びの機会と場所をつくる。
- 勉強の機会と場所をつくる。

必要もある。たとえば，子どもが精神的に混乱しており日常生活に支障がある，「死にたい」などと言う，自傷行為がみられる，引きこもりの傾向が強い，保護者も混乱しているため子どもの世話をすることができないなどの状況があり，少しの間様子をみていても変化がない，または悪化するといった場合には，適切な専門家による介入が望ましい。ふだんから子どもの心身を専門とする医師や子どもの発達とケアを理解している看護師，災害看護を専門とする看護師，臨床心理士，保育士，学校の教諭などと連携をとり，子どもや家族のサインに気づき，支援ができるよう，災害発生前からネットワークをつくっておく。

4　病気がある子どもに対する備え

　災害時の影響を少なく抑えるためには，平時からの備えが必要である。とくに病気がある子どもの場合は，治療が途切れないようにすることや，病状の悪化を防ぐことが重要となる。看護師は，災害時に病気がある子どもをいち早く把握し，必要な治療につなげられるように，かかりつけ医や通院している病院，訪問看護師などと情報交換して備えておかなければならない。

　子どもが必要な治療を継続的に受けられるようにするためには，次のような備えが必要である。

（1）病気・症状・治療薬が書かれたものを身につけておき，災害にあった際にはそれを見せて必要な治療が受けられるようにしておく。

（2）家族の連絡先のほか，主治医やかかりつけ医，たすけを求める医療機関または訪問看護ステーション，人工呼吸器の取り扱い業者や酸素の取り扱い業者の連絡先などを書きとめたものも身につけておく。

（3）食物アレルギーがある子どもは，アレルギー対応食品とエピペン®注射液を身につけておく。

（4）子どもの療養生活に欠かせない資材・衛生材料を備蓄しておく。

（5）電源が切れた場合を想定して電源のバックアップを備えておく。

（6）吸引器・吸入器などは電気を使用しなくてもよい機器を用意しておく。

（7）人工呼吸器を必要とする場合は携帯用酸素ボンベを備えておく。

（8）手を洗わなくてもよい消毒薬を備蓄しておく。

2 妊産婦に対する災害看護

要配慮者としての妊産婦の特徴には，次のようなものがある[1]。

（1）避難行動に関する特徴：走ることができない，重いものを持つことができない，つわりがある，分娩後に身体が回復しないなど，一般の人と同じような避難行動が困難な場合がある。

（2）避難生活に関する特徴：継続的な観察と時期に応じたケアが必要である。避難所では，横になるスペースを確保し，安静にできるようにする。また，栄養のある食料の摂取，医師・医療の確保，防寒・避暑，トイレ対策，分娩対応なども必要となる。

妊娠初期から中期の時期は，腹部が目だたないため，周囲から配慮が必要な存在であることに気づかれにくく，また妊婦自身も気がねなどから周囲に支援を求めることができずにがまんをしてしまう場合が多い。一方，産後は，自分の身体が回復しない状況でありながら，慣れない育児などで身体的・精神的に負担がかかりやすい。あわせて，乳児の哺乳や体温調整，夜泣きなどに対する支援も重要である。

このような妊産婦の特性をふまえたうえで，状況や個々に合わせた適切な支援が必要である。

1 災害が妊産婦に及ぼす影響

◆ 身体的な影響

被災した妊婦は，子宮収縮や性器出血，腹痛などの流産・早産の徴候や，タンパク尿，血圧の上昇，浮腫の出現といった妊娠高血圧症候群のリスクとなりうる身体症状を呈することがある。そのほかにも，妊婦が災害時に自覚している身体的変化には，一時的な胎動の消失，体重の増加，外陰部の瘙痒感などもみられる。

また，震災が早産や低出生体重児につながる可能性も指摘されており，なかでも妊娠初期に被災した妊婦は，妊娠中期・末期に被災した妊婦と比べて，在胎週数の減少，出生体重の減少，妊娠34週未満の早産の割合の増加などがみられたという報告もある[2]。

産後も，悪露の増加や排出期間の延長といった子宮復古の遅延を疑う症状

1）東京都福祉保健局少子社会対策部家庭支援課：妊産婦・乳幼児を守る災害対策ガイドライン．（https://www.fukushihoken. metro.tokyo.lg.jp/kodomo/shussan/nyuyoji/saitai_guideline.html）（参照 2023-12-01）．
2）廣瀬直紀ほか：震災による妊娠転帰への影響についての系統的文献レビュー．日本助産学会誌 30（2）：342-348，2016．

や，会陰切開部や帝王切開創部の疼痛の増強，一時的な母乳分泌量の減少や乳腺炎などの身体の回復遅延やトラブルがおこりやすい。また，避難生活が長期化すると，疲労感や腰痛，不眠，ストレスによる胃炎や胃痛などの症状も出現する。

◆ 精神的な影響

妊産婦は，妊娠・分娩・産後の経過におけるホルモンバランスの変化が著しく，平時においても精神的なストレスをかかえやすい。災害時には，さらに被災によるショックとストレスが加わり，より精神的な影響を受けやすい状態にある。

● **妊婦** 被災した妊婦は，妊娠の継続や，被災による胎児への影響などに対する不安をいだく。さらに，出産予定であった医療施設の機能停止や，妊婦自身の避難により，出産を予定していた施設の変更を余儀なくされたときには，不安が増強しやすい。震災後の1か月間に自覚した精神的変化の訴えのうち，とくに「イライラしやすくなった」「無気力になった」などは震度に比例して多いという報告もある[1]。

● **産婦** 分娩時に被災した場合，分娩に加えて被災という突然のストレスが加わる。なかには，分娩中の被災による恐怖体験や，自分の思い描いていた分娩体験ではなかったことに対する喪失感をいだくこともある。

産後は，ストレスの多い環境下での慣れない避難生活と育児の困難から，精神状態が不安定となり，子育てへの意欲喪失などを自覚し，母親としての自責の念をいだく。とくに大規模災害後は産後うつ病の発症が多く[2,3]，震災10か月後も産後うつ病のハイリスク者の割合が平時に比べ高い傾向を示すとする報告もある[4]。

2 災害サイクルに応じた妊産婦への看護

◆ 急性期から亜急性期の看護

▌ 安全確保と避難の支援

妊産婦は，発災時とっさに腹部，つまり胎児をまもる姿勢をとることが多いが，同時に，妊産婦自身の身の安全をまもる行動がとれることも重要である。

避難時は，破損物の散乱した道路や停電による暗闇のなかで避難所に向かうことも予測される。腹部が大きい妊婦や，新生児や乳児を抱いた産婦は，移動時に足もとが見えづらく転倒する危険があるため，避難する際には注意

1）兵庫県参加婦人科学会・兵庫県医師会：阪神・淡路大震災のストレスが妊産婦および胎児に及ぼした影響に関する疫学的調査――母よ，あなたは強かった!! 調査報告書. pp.69-70，兵庫県産科婦人科学会，1996.
2）Nishigori, H. et al.：Correlation Between the Great East Japan Earthquake and Postpartum Depression: A Study in Miyako, Iwate, Japan. *Disaster Medicine and Public Health Preparedness*, 9（3）：307-312, 2015.
3）Nishigori, H. et al.: Surveys of postpartum depression in Miyagi, Japan, after the Great East Japan Earthquake. *Archives of Women's Mental Health*, 17（6）：579-581, 2014.
4）佐藤喜根子：東日本大震災が母親のメンタルヘルスに与えた影響. 助産雑誌 66（10）：858-863, 2012.

が必要である。さらに，妊産婦は避難物品を持った状況で迅速な行動をとることが困難であり，避難に手間どり時間を要することが多い。避難物品は持てる範囲にとどめ，安全のために両手が空くリュックなどを使用すること，また可能であれば誰かと一緒に避難をすることが望ましい。

保健医療の継続

かかりつけの医療施設が被災した妊婦は，妊婦健診や分娩の受け入れが可能な医療施設をさがすことになる。また，出産後に早期退院を余儀なくされた褥婦は，身体の静養が不十分なために体調を悪化させやすく，また，おむつ交換や，児の抱き方，寝かせ方，授乳の仕方などの育児技術を習得する機会を失うことで，強い育児不安につながる可能性がある。被災によって必要な医療や支援が途切れないように，早い段階でかかりつけの医療施設を確認し，必要に応じて受け入れ可能な医療施設に関する情報提供や調整を実施する。妊婦健診や産後健診の時期を逃さず受けられるよう支援する。

衛生確保

● **衛生材料の確保**　ナプキンやおむつ，お尻ふきや清拭シートなどの保清用品，ミルク，離乳食などの妊産婦に必要な衛生物品に加え，避難所での分娩や産後の創処置などに備え，清潔な衛生材料や薬剤などの確保が必要である。

● **感染症予防対策**　清潔の保持と感染予防対策は，避難生活を送るすべての人にとって重要であるが，とくに免疫機能が低下している妊産婦や乳児にとっては生命・健康の維持に欠かせない。手洗いやうがいの徹底，手指消毒，必要時にはマスクを装着するなど各自で対策するとともに，排泄物の処理やトイレへの動線の整理などといった全体での対策にも取り組む必要がある。

環境調整

● **スペースの確保**　妊産婦が授乳や静養をするためにプライバシーが保てるスペースを可能な限り確保することが望ましい。また，乳児の泣き声などが周囲に影響しにくいように環境を調整することも必要である。ほかにも，パーティションなどを使用し，安全でプライバシーがまもられる更衣室や託児室を設置するとよい。

● **温度**　避暑対策としてはうちわや保冷剤，保冷シート，防寒対策としては毛布や使い捨てカイロなどの物資の確保が必要である。冷たい床での生活を避けるため，断熱マットや段ボールなどを敷くことも有効である。

● **におい**　つわりの症状がある妊婦は，食事などのにおいにより症状が悪化することもあるため，換気の実施や食事の場所を別に設定するなどの配慮を行う。

健康管理

● **栄養管理**　避難生活では，水分や食事の制限によりかたよった食生活となりやすい。妊産婦は摂取エネルギー不足に加え，塩分過多，水分不足に陥りやすく，とくにタンパク質やビタミン類，ミネラル，食物繊維などの栄養素が不足しがちになる。妊産婦への栄養が可能な限り配慮されるように，物資の確保や摂取の工夫について助言をする。

○表 2-26　災害時の妊産婦における注意が必要な症状

時期	症状
妊娠中	・胎動が減少し，１時間以上ない場合 ・規則的（１時間に６回以上あるいは 10 分ごと）な腹緊（おなかのはり）・腹痛・腟出血・破水などの分娩開始の徴候がある場合 ・下肢のだるさや痛みが出現した場合
妊娠中から産後	・頭痛や眼華閃発の症状がある場合 ・不眠，気がめいる，無気力，イライラ，物音や揺れに敏感，不安でしかたがないなどの状況が継続する場合
産後	・発熱 ・頭痛の増加，直径３cm 以上の血塊，悪露の悪臭 ・創部痛（帝王切開創・会陰裂傷・会陰切開創）・発赤・腫脹・滲出液がみられた場合 ・乳房の発赤・腫脹・しこり，母乳の色の変化がある場合 ・強い不安や気分の落ち込みがある場合

（厚生労働省母子保健課：避難所で生活している妊産婦，乳幼児の支援のポイント．<https://www.jschild.or.jp/wp-content/uploads/2020/07/%E6%94%AF%E6%8F%B4%E3%81%AE%E3%83%9D%E3%82%A4%E3%83%B3%E3%83%88.pdf>＜参照 2023-12-01＞による，一部改変）

● **身体管理**　妊産婦が時期に応じた正常な経過をたどっているか，被災による影響が生じていないか，状況の把握と症状に応じた対策の助言を行う。正常からの逸脱やそのリスクが生じた場合は，必要に応じて医療機関と連携する（○表 2-26）。

● **不安への援助**　マタニティブルーズや産後うつ病の症状を念頭におき，継続的に観察して精神状態を見きわめることが重要である。また，いつでも相談できる窓口の設置や，プライバシーがまもられ落ち着いて相談できるような個室の確保，相談の間は託児室で子どもを預かるなどの配慮を行う。被災体験に耳を傾け，受けとめる姿勢が重要である。ストレスから不眠や，夜尿，頻尿，食欲低下，下痢，腹痛，便秘，吐きけ，頭痛，息苦しさなどといった心身の不調が長引くことがあるので，身体面も合わせて観察する。

● **マイナートラブルへの対処**　避難生活は，脱水や運動不足，長時間の同一姿勢などにより，便秘やこむらがえり，浮腫，筋力低下などのマイナートラブルが増強しやすい。各症状のセルフケアに関する助言に加え，交流も兼ねて集団で実施の機会を設けることも重要である。

● **血栓予防**　妊婦は，凝固能の亢進などにより DVT を生じやすいが，災害時にはそのリスクがさらに高くなる。とくに，避難所生活や車中泊の妊産婦に対しては，意識的な水分補給，定期的な下肢の運動やマッサージ，弾性ストッキングの着用などの予防行動を促す。同時に，下肢のだるさや痛みの症状の出現時の対応について助言を行う。

▌ **授乳支援**

● **母乳育児支援**　災害時であっても，平時と同様に母乳育児の継続が推奨されている[1,2]。母乳育児の継続は，児に必要な栄養の確保や感染防御など

1）日本産科婦人科学会・日本産婦人科医会：産婦人科診療ガイドライン産科編 2023. p.385, 日本産科婦人科学会，2023.
2）Emergency Nutrition Network 著，NPO 法人日本ラクテーション・コンサルタント協会訳：災害時における乳幼児の栄養──災害救援スタッフと管理者のための活動の手引き　日本語版，第 3 版．(https://www.jalc-net.jp/dl/OpsG_Japanese_Screen.pdf)（参照 2023-12-01）.

のメリットがある。ライフラインの途絶や衛生物品の入手困難な状況下では，特別な準備を必要としない母乳育児は衛生的かつ安全な栄養法である。

　不安やストレスの大きい災害時は，一時的な母乳分泌低下がみられることがある。安心して授乳できる環境の調整や，心理的支援，母体の休息や栄養の確保などの配慮を行い，母乳育児の継続を支援していくことが重要である。

● **人工乳必要時の支援**　災害時における人工乳調整の際は，感染症に注意する必要がある。人工乳調整に必要な燃料や衛生的な水，哺乳びんなどを確保し，安全な調乳方法の情報提供を行う。液体ミルクを活用することも有効である。また，搾乳した母乳や人工乳を与える場合に，哺乳びんのかわりに洗いやすいカップや紙コップなどを用いる方法もある。

◆ 慢性期から復興期の看護

　慢性期から復興期にかけては，避難所から応急仮設住宅への転居などに伴い，生活環境・住環境・人間関係が変化する時期である。被災前の居住地域に戻れないことや，家族形態が変化することもあり，精神的な動揺や不安が生じる。また，新しい環境やコミュニティのなかで妊娠・分娩・育児に適応するストレスなど，新たな課題をかかえることもある。これまでのコミュニティとのつながりを継続しつつ，地域の母子支援の専門家と連携して，妊娠や出産・育児に関する相談窓口の紹介や，新しいコミュニティとの交流の場など，社会資源に関する情報の提供を行い，新しい環境への適応を支援する。

◆ 静穏期の看護

　妊産婦が平時より災害を想定して準備し，生活を送るために，妊婦健診や両親学級，産後健診などの機会を活用して以下の内容について助言と確認を行う。

● **ハザードマップの確認**　妊産婦自身の居住地域におこりうる災害や危険性を確認する。自宅以外にも，子どもの通う保育園など，家族の行動範囲を含めて確認を行う。

● **避難の準備**　妊産婦は迅速な行動が困難で避難に時間を要することから，避難場所や安全な避難経路のシミュレーションを行うことは重要である。避難のタイミングや準備しておく物，連絡方法の確認などについて家族内で話し合う機会を設けるように促す。準備物品のなかでも，とくに母子手帳は，被災時の重要な情報源となるため常時携帯するように伝える。また，常備薬などの重要事項は日ごろから記載しておくことを伝える。そのほか，安全に行動できるための靴や服装，バッグなどを平時から用意しておくように促す。

● **自宅の安全対策**　家の耐震性を把握し，自宅の中で安全な場所を確保することで，地震の際の行動を具体的にイメージすることができる。

● **在宅避難の準備**　被災状況によっては在宅で避難生活を送ることもある。平時から備蓄用品として非常食や簡易トイレなどの生活用品，薬やアルコール消毒薬などの健康保持用品，子どもの衛生用品などを3日～1週間分ほど確保しておくことが望ましい。

● **近隣との関係構築**　近隣と平時からたすけ合える関係性を築いておき，避難時に互いに支援することも有効である。

3 高齢者に対する災害看護

　高齢者は，加齢により恒常性の維持などにかかわる臓器の機能低下や，ストレスなどの外的刺激に対する回復力・予備力の低下などをきたす。また，慢性疾患など複数の疾患に罹患し，治療やケアを受けながら生活している場合も多い。一方で，高齢者の心身の状態には，その人の日々の生活状況や生活を取り巻く環境が影響を与えやすく，高齢者の健康状態には個人差も大きい。

　災害下において，高齢者は要配慮者として位置づけられており，とくに要介護状態にある高齢者や認知症をもつ高齢者は避難行動要支援者として専門的な支援が求められる。災害が高齢者の心身や生活に及ぼす影響を考慮しながら，災害サイクルに応じて適切な支援を実施していく必要がある。

1 災害が高齢者に及ぼすおもな影響

● **基礎疾患の悪化と災害関連死**　高齢者は，被災や避難に伴う生活環境の変化やストレスにより，さまざまな健康障害に対する脆弱性が高まる。また，治療・ケアの中断などに伴い，基礎疾患が増悪するリスクも高まる。このような状態は災害関連死の原因ともなりやすい。実際に，東日本大震災や熊本地震における災害関連死の多くは高齢者であった（●38ページ）。

● **感染症**　高齢者は，免疫機能の低下による感染症の罹患・重篤化の可能性が高くなる。避難所では，限られた空間で多数の避難者が集団生活を送るため，感染症が蔓延しやすい。とくに，インフルエンザやCOVID-19による肺炎などの呼吸器感染症には注意が必要である。ライフラインの途絶により，手洗いや入浴などが困難になると，感染性胃腸炎や尿路感染症などの感染症も生じやすくなる。歯みがきや義歯の洗浄の制限は，口腔内の不衛生状態をもたらし，誤嚥性肺炎などの発症につながる。

● **生活の不活発化による影響**　加齢による運動機能の低下，視覚・聴覚などの感覚機能の低下により，高齢者は活動性が低下しやすい。とくに，避難生活という慣れない環境下ではそれが顕著となる。避難時に歩行補助具や眼鏡・補聴器などを紛失し，活動範囲が縮小したり，生活に必要な情報が受け取りにくくなったりする可能性もある。また，避難生活では，これまで日常的に行っていた家事や生活習慣の継続，趣味などの余暇活動を行うことがむずかしくなる。高齢者を，援助が必要な存在として画一的にとらえてしまうと，家庭内や地域での役割発揮や活動の機会の減少につながる。

　このような避難生活が続くと，心身機能が低下し生活不活発病（●34ページ）に陥るリスクが高まる。生活不活発病は，活動が低下することで食欲や食事摂取量も低下し，低栄養をきたすという悪循環（フレイルサイクル）を引きおこし，さらに血栓症やうつ，認知機能の低下などの二次障害の併発につ

ながる可能性もある。

● **精神面への影響**　住家や家族・近親者の喪失，避難生活に伴う環境の変化，将来への不安などは高齢者の精神に大きく影響を与える。不眠や食欲不振が生じ，無気力・無力感に陥るほか，「若い人が亡くなり，高齢である自分が生き残ってしまった」という生存者の罪悪感(サバイバーズギルト)をいだきやすい。しだいに閉じこもり傾向となり，孤立化をまねく危険性もある。

　精神的なストレスは，せん妄や抑うつ，PTSD(●177ページ)などの誘因ともなる。さらに，認知症の発症や顕在化，認知症の行動・心理症状 behavioral and psychological symptoms of dementia(BPSD)❶を引きおこす可能性も高い。被災経験のある認知症患者では，認知機能の低下とBPSDの増悪が有意に認められたという調査もある[1]。また，8割以上の避難所に認知症の人がおり，専門的な支援が必要な状況となっていたこと，認知症の人は環境になじめずBPSDが急激に増加していたことも報告されているほか，認知症の家族の疲弊も問題視されている[2]。

NOTE
❶ BPSD
　不穏・焦燥感・徘徊・夜間せん妄といった症状である。

2 災害サイクルに応じた高齢者への看護

　被災した高齢者への看護においては，災害が個々の高齢者の心身や生活に及ぼす変化やリスクアセスメントに基づき，高齢者やその家族と関係性を築きながら，医療・福祉・行政などの多職種チームで情報を共有し，生活の再建に向けて支援していくことが重要となる。

◆ 急性期から亜急性期の看護

● **日常生活への支援**　災害の早期から避難所を生活の場としてとらえ，高齢者の生活を整える視点をもって支援していく必要がある。

　1 **食べることの支援**　食事摂取量や内容，治療に伴う制限食の有無，摂食・嚥下状態，口腔内の状態などを確認し，食形態の工夫，糖分・塩分の少ない食品などの情報提供や栄養補助食品の手配など，栄養士や歯科医と連携して高齢者の栄養バランスのかたよりや低栄養の予防に努める。また，災害時は緊張やストレスが続くことで唾液分泌量が減少し，口腔内の細菌が繁殖しやすくなるため，口腔内の清潔を保持し，誤嚥性肺炎を予防していくことも重要となる。

　2 **排泄の支援**　高齢者は，トイレに行く回数を減らすために水分や食事を控えたり，排尿をがまんしたりしてしまうことで，脱水や便秘，膀胱炎などの尿路感染症をおこしやすい。羞恥心や遠慮，転倒などの危険性を考慮し，個々の高齢者の状態に応じた排泄環境を整備していく必要がある。

● **基礎疾患の悪化と災害関連死の予防**　本人や家族，お薬手帳，かかりつ

---

1) Furukawa, K. et al.: Exacerbation of dementia after the earthquake and tsunami in Japan. *Journal of Neurology*, 259(6): 1243, 2011
2) 社会福祉法人東北福祉会認知症介護研究・研修仙台センター：避難所を支援した621事例から作った避難所での認知症の人と家族支援ガイド——支援用. (https://www.dcnet.gr.jp/pdf/download/support/research/center3/201/201.pdf) (参照2023-12-01).

け医などから災害前の治療状況に関する情報収集を行い，医療が必要な高齢者の所在を把握し，医療チームとして連携しながら定期的な巡回により治療・ケアを継続できる体制を早期より構築していく。

● **認知症をもつ高齢者への支援**　認知症をもつ人にとって，災害時の混乱した状況や落ち着かない避難生活は，症状の増悪要因となるため，適切な支援が重要となる。

　認知症に関する知識・技術をもつスタッフによる，生活リズムを整える支援，静かで安心できる環境の調整，高齢者だけでなくその介護者もケアできる体制づくりなどが求められる。家族や近隣のなじみの人の存在も認知症をもつ人にとって安心できる環境となるため，周囲の人々の理解や協力を得ていくことも必要である。適宜，安心して生活できる体制を整備した福祉避難所(◐121 ページ)への移動も検討していく。

◆ 慢性期から復興期の看護

● **生活不活発病の予防**　急性期より高齢者の日常生活を整えつつ，避難生活の長期化が予測される場合には，高齢者やその家族と長期的な視点での生活を検討しながら，高齢者の残存能力の維持・回復に留意した支援を提供していく必要がある。

　なじみのない応急仮設住宅といった新たな住居環境では，高齢者は活動の目的やきっかけがなく，活動範囲や対人関係が狭小化し，活動意欲も低下しやすい。このような状況は，高齢者の生活機能の低下につながり，生活不活発病の発症をまねきやすい。

　個々の高齢者の健康状態に応じた活動と休息のバランスを考慮しながら，生活リズムを整え，高齢者の生活全体を活性化する支援を行う。家庭や近隣地域で高齢者が活躍できる役割や機会をともに考えたり，ラジオ体操や散歩などの身体機能を維持できる場をつくったりするなど，心身の両側面にアプローチしていく。コミュニティとして，高齢者やその家族，地域住民が相互協力し，継続的にたすけ合えるしくみづくりも重要となる。

◆ 静穏期の看護

● **日ごろからの備え**　平時から高齢者みずからが災害対策について考え，自助力を高めていくことが大切である。とくに慢性疾患のある高齢者では，避難時の持ち出し物品としてお薬手帳や治療薬を平時より準備しておくなど，避難時の治療中断を可能な限り予防できるように意識づけをはかる必要がある。

● **支援者としての備え**　「災害対策基本法」では，避難が困難な状況にある高齢者などの避難行動要支援者の名簿を市町村が作成し，また，避難に関する個別計画の策定も求めている。高齢者の居住場所や避難方法などの対策を，地域で高齢者を支援している訪問看護ステーションや居宅介護支援事業所，自治会，民生委員などと連携しながら講じていく必要がある。日ごろから顔の見える関係をつくり，災害時においても個別性を留意した支援につな

げていく必要がある。

　地域における防災訓練などで，住民が認知症に関する理解を深め，協力体制を構築できるような機会を設けていくことも，コミュニティとして認知症をもつ高齢者を支えていくために重要な取り組みとなる。東日本大震災での調査では，「福祉避難所がどういうものか，自分の住んでいる地域のどこにあるかも知らなかった」という人が多数であったことが報告されており[1]，福祉避難所などの資源を効果的に活用できるように，情報提供を行っていく必要がある。

4 障害者に対する災害看護

●**障害と災害**　災害時，障害のある人は，避難行動や情報取得，意思疎通，健康管理，避難場所での生活などに困難を伴う。また，肢体不自由，視覚障害，聴覚障害，内部障害，知的障害など，障害の種類にはさまざまなものがあり，個々の障害によって災害時のニーズは異なる。障害に応じた支援について，保健医療福祉の専門家だけでなく，近隣の地域住民とのつながりのなかで検討することで，障害をもつ当事者だけでなく，家族や近隣住民も含めた安全をはかることができる。

1 身体障害のある人に対する災害看護

　内閣府「令和5年版障害者白書」をみると，身体障害のある人のうち施設入所者は1.7%である一方，在宅で生活を送る者は98.3%であり，また，在宅における身体障害のある人の年齢層は，65歳以上が72.6%を占めている。このような，高齢かつ在宅で暮らしていることの多い身体障害のある人に対して，災害が及ぼす生命や健康生活への被害を最小限にするために次のような支援を行う。

(1) 必要に応じて個別避難行動計画(●90ページ)や災害時ケアプランの整備に関与する。

(2) 生活歴や健康歴をふまえた対象者の経験や価値観に関心を寄せる。

(3) 災害に関連する問題に直面している身体障害のある人の状態とニーズをアセスメントし，健康状態の維持・増進と悪化予防に貢献する。

(4) 身体障害がある人が災害の状況においても，できる限り能動的に対処できるように継続的な支援体制を組む。

◆ 視覚障害のある人に対する災害看護

●**避難行動の支援**　視覚障害のある人は，周囲の状況を把握しにくく，避難の判断が遅れがちである。また，夜間は見えにくさが増す，強い雨や風の音により方向感覚がくるうなど，環境が避難行動に大きく影響する。また，

---

1) 内閣府：避難に関する総合的対策の推進に関する実態調査結果報告書．(https://www.bousai.go.jp/kaigirep/houkokusho/hinan_taisaku/houkoku.html)（参照 2023-12-01）．

救助隊や支援者が近くに来ても気がつきにくい。平時から防災訓練に参加したり，家族や近隣住民，友人などと避難行動を話し合ったりしておくと，避難行動の改善や備えにつながる。

　視覚障害のある人の避難行動を支援する際は，支援者から声をかけ，名前を伝え，手伝えることはあるかたずねる。安心して行動できるように言葉をかけ，肘を軽くつかんでもらい，半歩前を歩くようにする。周囲の状況は具体的に言葉で伝え，危険な場所を回避する。

● **避難場所での支援**　視覚障害のある人にとって音声は重要な情報源であるが，発災によって避難場所が混乱していたり，騒音があって情報を得にくかったりする場合がある。また，物資の配布場所がわからず支給を受けられない，自治体の広報やウェブサイトで周知される避難や生活再建に必要な情報が得られないなど，情報の取得に関するさまざまな困難に対する支援が必要である。

　体育館などの避難所では，多くの人や物資があり，視覚障害のある人の移動には危険が伴う。とくにトイレや洗面所などへの導線には配慮を要する。

　視覚障害のある人は，身のまわりの物の配置などを認識し，環境の特徴を記憶して生活している。災害時にふだんと異なる場や状況で過ごす場合，環境をとらえなおすことを余儀なくされるため，周囲の状況を具体的に言葉で伝え，手や足，白杖などを用いて環境を把握できるように援助する。たとえばトイレでは，便器の形や向き，トイレットペーパーの位置，レバーの場所，水の流し方や処理方法などを説明する必要がある。そのほか，生活に必要な物資が届いているか，情報を得られているか，プライバシーはまもられているかなど，定期的に声かけをし，必要な援助が途切れないようにする。

◆ 聴覚障害のある人に対する災害看護

● **避難行動の支援**　聴覚障害のある人は，防災放送や警報，緊急時のラジオ放送，駅や交通機関での放送が聞こえないため，危険に気づかず安全に避難できない可能性がある。とくに停電時は視覚による情報が取得しにくい。身ぶりや光で合図を送る，要点を紙やボードに書いて示すなどの工夫が必要である。聴覚障害のある人とのコミュニケーションは，正面に位置して相手が自分に気づき，注意を向けられてから始めるようにする。顔が見えるようにし，伝える内容は簡潔明瞭にしてポイントを押さえ，正確に伝わったか，質問や困っていることがないかを確認し，自分から表現できるように支援する。

　平時からの避難行動の備えとしては，つねにスマートフォンなどから情報が得られるようにしておく，地域防災訓練や地域の支援ネットワークに参加する，補聴器用電池の予備を用意しておくなどがある。なお，聴覚障害のある人が消防に連絡する方法としては，FAX やメール，Net119 緊急通報システム❶などがある。

● **避難場所での支援**　聴覚障害は外観からわかりにくいため，周囲から誤解を受けることがある。たとえば，視界に入っていないところから声をかけ

■NOTE

❶ **Net119 緊急通報システム**

　音声による 119 番通報が困難な聴覚・言語機能障害者が円滑に消防への通報を行うためのシステムである。スマートフォンなどから通報用ウェブサイトにアクセスし，救急・火事の別と，通報者の位置情報を入力すれば，即座に消防本部に通報がつながり，その後，テキストチャットで詳細を確認するしくみとなっている。

られても気づけないため，無視したと思われたり，話の内容がつかめず不適切な行動をしてしまったりする可能性がある。また，周囲とコミュニケーションがとれず孤立してしまうこともある。このような事態を避けるために，耳マーク❶を提示するなどの工夫が必要である。避難所の責任者に，聴覚障害のある人のニーズ調整を行うための定期的な相談時間を設けるなどの配慮をしてもらうようにはたらきかけることも有効である。

　たき出しの知らせが聞こえず食事をもらえないなど，援助を十分に受けられないこともある。看護師は，聴覚障害のある人への情報発信が，音声情報だけでなく，紙面でもわかりやすく掲示するように避難所にはたらきかけたり，意思疎通に必要な紙やペン，ボードなどの道具が確保されているかを確認したりして，聴覚障害のある人が不利益をこうむることがないようにする。代替手段で聞こえを補うことができれば，聴覚障害のある人を特別扱いせず，避難場所での役割に参加してもらうことが生活支援になることもある。災害による生活上の困難が中長期にわたって想定される場合には，聴覚障害ソーシャルワーカーや，ろうあ者相談員の派遣について，聴覚障害のある人やその家族と検討し，生活の見とおしがもてるよう支援する。

　聴覚に障害のある人は，避難先でのコミュニケーションがはかれないと，活動する機会が少なくなり，身体活動量の低下や基礎疾患の悪化につながる。また，避難所のような慣れない場所では，情報を入手しようとたえず周囲を気にするので，精神的に疲労しやすい。からだを動かせるように，あるいは休息がとれるように，場所や時間，機会を設け，生活リズムを整えられるようにはたらきかける。

　また看護師は，聴覚障害のある人が自身の体調や症状を正確かつ十分に理解できるように，その人の希望にそってわかりやすく情報を得られるようにすることも重要である。伝わりやすいように要点を文字で書くほか，わからなかったことを確認できる機会をもてるようにする。このような支援により，支援者がかわったときに，聴覚障害のある人が自身の状況を正確に伝えることができるようにもなる。

◆ 肢体不自由のある人に対する災害看護

● **避難行動の支援**　肢体不自由により運動に制限があると，発災時に自分で身の安全を確保することがむずかしくなる。たとえば，2階以上の場所から避難する場合には，停電などによりエレベーターや階段昇降機を使用することができず，階段昇降が移動の障壁になる。建物の外に出てからも，路面がくずれている場合には，杖や車椅子での移動には困難が伴う。

　避難行動の支援としては，発災時の状況をふまえた避難先の選択，転倒・転落の危険を排した安全な移動，ふだん使用している医療器具や薬などの災害時の持ち出しなどがある。また，肢体不自由の人をかかえて移動する場合には，人手の確保も必要となる。

● **避難場所での支援**　肢体不自由のある人が安全な避難生活を送るためには，体位変換や移動などに見まもりや介助を要することに加え，食形態の工

□ **NOTE**

❶耳マーク
　聞こえが不自由なことをあらわすと同時に，聞こえない人・聞こえにくい人への配慮をあらわし，また，配慮への協力を願うマークである。一般社団法人全日本難聴者・中途失聴者団体連合会が管理，普及をはかっている。

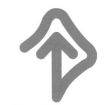

◻**耳マーク**

夫, 排泄や清潔の介助, プライバシーの確保など, さまざまな生活支援が必要となる。脳血管障害により言語障害がある場合には意思疎通の支援を行い, 脊髄損傷者により排泄障害がある場合には導尿を行うなど, 個々の障害によって適切な援助が求められる。また, 肢体不自由のある人は体調が変化しやすく, 吸引などの医療的ケアや, 服薬, 治療が必要な場合もある。このようなハードルがあるため, 肢体不自由がある人とその家族が, 避難所での生活に困難を感じ, 車中泊や在宅避難を選ぶ場合もあり, その際には物資の配布や避難状況の把握がむずかしくなる。

　看護師は, 肢体不自由のある人の全身の健康状態に十分留意し, 日常以上の健康観察を行う。ふだんの生活で用いているベッド, 車椅子, 装具, 歩行器, 杖などの活動と休息をたすける道具を避難場所においても利用できるようにする。また, 健康維持の基礎となる生活行動について, 発災前に自身で行えていたことは避難生活でもできる限り自力で継続できるように支援する。また, 日ごろ行っている医療処置が継続できるように必要な物品の確保をはかる。車中泊や在宅避難をしている人に対しても, 孤立しないように考慮しなくてはならない。介助者も疲労しやすいため, 休息を意識的にとれるようにはたらきかけ, 健康状態の変化に気を配る。

2 知的障害のある人に対する災害看護

　知的障害のある人も, 身体障害のある人と同様に, 在宅で生活していることが多い。内閣府「令和5年版障害者白書」によると, 知的障害児・者のうち施設入所者は12.1%, 在宅者は87.9%である。なお, 年齢別にみると, 18歳未満が22.2%, 18歳以上65歳未満が60.3%, 65歳以上が15.5%で, 65歳未満が多い。

● **避難行動の支援**　知的障害のある人は, 急激な環境変化があるとパニックになり, 身動きできないことがある。発災の状況を認識することがむずかしい場合もあるため, 避難することをわかりやすく伝え, 必要に応じて避難所への移動支援を行う。落ち着いた声で, 短い文で, ゆっくり話すことを心がける。また, ふだん服用している薬やお薬手帳を持って避難する。

● **避難場所での支援**　避難場所では, 環境変化のために精神的に不安定になり, 行動が少なくなったり, 落ち着かず歩きまわったりする可能性がある。また, 並んで順番を待つことができない, 家族がそばを離れることができず物資をもらいに行けないといった困りごとにより, 本人と家族が避難生活に大きなストレスをかかえる可能性がある。可能であれば落ち着ける個室や仕切りで囲った環境を用意し, 周囲との関係性や物資をもらえているかなどを確認する。車中泊や在宅避難を余儀なくされている人にも物資や情報の提供を行う。

　また, 避難場所で行われる説明や指示を理解できないことがあったり, 説明を理解していなくてもわかったと返事をしてしまったりすることがあるため, 避難場所での生活のルールについてわかりやすく伝えることが必要である。1文は短くし, 抽象的な表現にならないように具体的に伝える。理解を

たすけるためにイラストを用いることも有効である。家族が疲弊しないように，状況により，レスパイトや施設の利用を検討する。

　知的障害のある人は，けがや体調悪化を自分で伝えられないことがある。また，それまで行えていた健康管理行動に見まもりや介助が必要になる場合がある。水分や食事の摂取量が減ったり，睡眠を十分にとれていなかったり，ふだん内服している薬やケアが中断されていたりしていないかを，定期的に観察し，異常を早期に発見し，重症化する前の対応を心がける。健康的な生活習慣をできるだけ維持できるように支援するとともに，介護者である家族の健康管理の支援も行うようにする。

5　精神障害者に対する災害看護

　災害は，衣食住の生活環境や家族・友人・知人との社会生活に大きな被害を与え，人々は生活基盤の変化を余儀なくされる。この生活基盤の変化は，ストレス反応として心身にさまざまな異常を及ぼす。病的なストレス反応として，急性ストレス障害（ASD）や心的外傷後ストレス障害（PTSD）がよく知られている（●177 ページ）。ストレス反応として生じるメンタルヘルスの変化は，災害直後に大多数の被災者が体験するものであるが，その出現の仕方や予後には，かなりの個人差がある。

　精神障害者の場合，もともと環境変化に対する脆弱性があることが多く，災害時のストレスにより，それまでほとんどみられなかったような精神症状の顕在化や，病状の急激な悪化といったリスクが高い。そのため，精神障害者については，発災直後からきめ細かい適切な支援を行うことが求められる。

　内閣府の「令和 5 年版障害者白書」によると，わが国の精神障害者数は約614 万 8 千人であり，そのうちの 95.3％にあたる約 586 万 1 千人が地域社会で生活している。災害看護の対象となる被災地域の住民には，精神障害者が含まれている可能性が高い。災害看護の実践には，被災者となった精神障害者に対して適切な支援を行える能力が必要不可欠といえる。

1　精神障害の特徴

　精神障害にはさまざまな種類があり，症状や経過も個人差が大きいが，総体的な特徴として，コミュニケーションの困難さや，ストレス耐性や環境への適応力の低下がみとめられることが多い。また，多くは慢性疾患であることから，病状が安定または回復したあとも，服薬などの医療的な支援や，生活上の制限などを長期的に継続することが必要となる。さらに精神障害は外見から判断しにくい一方で，症状の影響により出現する言動は一般的な常識から逸脱していることがあるため，周囲の人々の困惑や不快感につながりやすく，誤解されることや疎外されることも多い。精神障害者は，社会において適切とされるコミュニケーションや，周囲が期待する社会的な役割を果たすことなどがむずかしくなる。結果的に，日々の生活にも困難が出現する障害ともいえる。

　ここでは，コミュニケーションの困難さと，ストレス耐性や環境への適応力の低下という精神障害に多くみられる2つの特徴から，災害時の精神障害者の生活のしづらさをみていく。

● **コミュニケーションの困難さが生み出す生活のしづらさ**　精神障害では，他者とコミュニケーションをとりながら社会生活を営んでいく機能が障害され，それが生活のしづらさを引きおこす。具体的には，その場に適した会話や行動，作業などを行うことがむずかしく，「自分の意思を他者に伝えることが苦手」「他者の感情が十分に理解できない」「会話や行動のまとまりに欠けていて支離滅裂である」といった印象を周囲の人々に与える。

　災害のような想定外のストレスがかかる状況においては，周囲の人々とのコミュニケーションから情報を得ることができない，得られた情報を頭のなかで整理することが苦手であるといった傾向が強まり，混乱や不安がつのることで生活のしづらさが増す危険性が高い。さらに，不安が強まることで他者に対する警戒心が過度に強くなり，自分に関係ないことも自分に関係づけて被害的に考えてしまうなどの症状があらわれることもある。このような傾向や症状により，精神障害者は避難所などにおいて社会的に孤立しかねない。

● **ストレス耐性や環境への適応力の低下**　精神障害者は周囲の環境の影響を受けやすく，人的・物理的な環境からのさまざま刺激に対して過度に反応する。環境の変化に順応できず，他者からみれば日常のささいなことであっても，本人にとっては想定外の大問題に感じられて，強いストレスを引きおこすなど，さまざまな適応障害をおこしやすいという特徴がある。

　そのため，突然発生する災害やそれによる生活環境の急激な変化に対して，過度に緊張し，疲れやすくなる。また，ストレスから不安が高まりパニック状態になるといった精神症状の悪化だけでなく，活動性の低下などの身体の健康問題を引きおこすこともある。

2　被災者である精神障害者への看護支援

　精神障害者がみずからの病気と付き合いながら，安定した生活を営むには，次のような点が重要となる。

(1)自分の病気の性質，病状を悪化させないために必要なことや工夫を知る。

(2)自分にとって必要な治療，服用している治療薬の意味を知り，適切に服薬する。

(3)社会資源について理解し，必要なものを活用する。

(4)家族や周囲の人々と交流し，協力や支援を得るとともに，みずからも可能な協力や支援に参加する。

(5)同じような体験をもつ当事者や，当事者集団と互いに支え合う。

(6)成功体験や充足感が得られるような体験がある。

　この(1)～(6)は当事者である精神障害者自身が主体的に行うものであり，支援者はその実現に向けて無理じいしてはいけない。これは，災害時の精神障害者への支援においても原則である。看護師は，精神障害者が，精神障害をもちながらも，災害時の生活環境の変化のなかで心身ともに安全・安定が

はかられ，その人らしさが保たれた避難生活の実現を目ざす支援を心がける。

3 看護師としての災害時における精神障害者とのかかわり方

● 被災ストレスが対人関係に及ぼす影響　精神障害者は「他者に関心がない」「周囲への配慮ができない」ととらえられがちであるが，実際には他者の一挙一動に過敏に反応していて，他者に対する気づかいをあれこれ思案しているうちに疲れ果て，結果的に気づかう行動ができないといった場合が多い。また，他者からの他意のない言葉で，人知れず心が傷ついてしまうことも多い。避難所での慣れない共同生活は，つねに他者が身近にいるためストレスがかかりやすく，精神障害者のなかには，他者からおびやかされている，見はられていると感じてしまう人もいる。

● 精神症状や行動の変化で発信されることもある SOS　ストレスへの反応として，易怒性が高まる，落ち着きなく動きまわる，独語が活発になるといった言動がみられることもあれば，活動性が低下して終日臥床しがちとなる，言葉を発しなくなるといった症状があらわれることもある。ほかの避難者から「すぐにどなるのでこわい」「夜も動きまわっていて迷惑だ」「ルールをまもれない」「掃除もせずになまけている」といった苦情が寄せられ問題化することもある。このような言動は，精神症状の悪化によることもあるが，それだけが原因ではなく，精神障害者がみずからの異変を伝えようとしている，または，なんらかの支援の必要性を求めている SOS としてもとらえられる。

● 精神障害者が体験している困りごとの理解　精神障害者に関する苦情が寄せられた場合，その苦情は誰のなにに対する困りごとなのか，まずは整理してみるとよい。たとえば，「夜も動きまわってうるさくて眠れない」という苦情であれば，周囲の人の困りごととともに，精神障害者その人の困りごとに寄り添う姿勢が大切である。まずは，「いまの生活で困っていることはありませんか？」と問いかけてみる。精神障害者は，「困っていることを伝えられない」だけでなく，「自分が困っていることを自覚できない」ということもある。そのため，このような問いに対して，すぐには答えが得られないかもしれないし，困りごととはほど遠い内容の会話になるかもしれない。しかし，あせらず，また，問題とされている行動にとらわれずに，言葉に耳を傾け，その人の体験を理解しようとする姿勢でかかわることで，困りごとはおのずとみえてくる。間違っても，「周囲の人が迷惑しているので，夜は静かにしてください」と注意したり，精神症状の悪化によるものだと早々にアセスメントして「精神科医を受診して眠れるように内服薬を調整してもらいましょう」と伝えたりするといったかかわり方はしてはいけない。

● 困りごとに寄りそう看護ケア　精神障害者の避難生活上の困りごとが具体的に明らかになったら，その困りごとに共感し，具体的な解決策を一緒に考える。しかし，解決をはかることに必死になる必要はない。困りごとを解決する行動の主体者はあくまでも当事者である精神障害者であり，支援者は

彼らを支援する存在に徹する。看護師は，早期の問題解決を目ざしてケアを展開しがちだが，ときには「一緒に困ってみる」ことが，最適なケアとなることもある。

● **他者の困りごとについての解決策**　精神障害者が安定や安心を確保するためにとる行動が，避難所の規則に反していることもある。精神障害者の行動を理解することは大切だが，同時に，まもらなければいけない規則があることも事実である。精神障害者の言動により困っている人がいる場合，困りごとの原因となっている精神障害者に率直に伝え，その人のために自分になにができるのかを考えてもらうことが苦情の解決に必要なプロセスである。たとえば，「夜中にあなたの声が気になって眠れないと困っている人がいるのだけれど」と伝え，その解決に向けてどうすればよいかを精神障害者とともに一緒に考えるようなかかわり方である。

● **適切な服薬治療の継続支援と生活の見まもり**　精神障害者の避難生活を支援するにあたっては，精神症状のみならず身体的な状態もあわせて観察し，日常生活行動に異変を生じていないかと目を配ることが大切である。休息や睡眠がとれるように配慮し，不安なことや心配ごとを吐露できるような対人交流の場を確保できるように支援する。また，災害時には，災害のストレスで服薬を忘れてしまったり，内服薬の確保が困難になることを心配して服薬の量を自己調整したりして服薬中断にいたるケースがある。被災した精神障害者と定期的・継続的にかかわり，病状の変化があった際には適切な医療的介入ができるように専門家と連携し，ときには支援者間の役割を調整することも看護師の役割である。

● **障害者にやさしい避難環境づくり**　避難生活の環境や周囲の人々との関係性が障害者に対してやさしいものであれば，さまざまなリスクを回避することができる。やさしい環境とは，避難している障害者が「自分はここにいていいのだ」と安心感をもてるようなメッセージが言語的・非言語的に発信されているような環境である。

　障害者にやさしい環境をつくるためには，ほかの避難者たちに精神障害について理解してもらうことが効果的であるが，精神障害者のなかにはみずからの障害について公表していない人たちもいる。そのため，障害の特性などの情報を避難所のスタッフやほかの避難者と情報共有する場合には，本人，家族，従来からかかわっている医療・福祉専門職や支援者と，共有する内容を事前に確認しておく必要がある。最優先されるべきは本人の意思であり，本人が同意しない場合は情報共有を行わないのが原則である。

6 慢性疾患患者に対する災害看護

1 慢性疾患の特性と災害時の療養生活への影響

　慢性疾患の多くは根治が困難であり，治療やケアの目的は，病勢をコントロールし QOL を維持・向上させることである。慢性疾患の発症や進行には，

生活習慣が大きく影響するため，治療の継続とともに本人の生活管理が重要である。そのため，慢性疾患患者は薬物・食事・運動・安静などの療養方法を組み合わせ，体調と生活のバランスを維持している。近年は，高齢化とともに慢性疾患を複数もっている患者も増えている。

● **災害の影響**　災害は直接的な生命の危機や傷害をもたらすだけでなく，被災直後の生活環境の変化が，日常的に実施してきた疾患管理を困難にする。通常の生活に戻っても，被災直後の体調の変化がその後の生活にも多大な影響を与えるため，微妙に調整されてきた生活管理の継続が困難となることも多い。そのため，病気の再燃や増悪，合併症発症の危険性が高くなる。避難生活が長期化するなど，生活の場や状態を大きく変更せざるをえない状況では，セルフケアは困難となり，二次的な健康被害の危険性も高くなる。慢性疾患のリスクをもつ人にとっては，災害に伴う環境や生活の変化が発症の契機となることもある。

2　慢性疾患患者と災害時の脆弱性

● **避難時の困難**　慢性疾患は身体的な衰弱をもたらし，危機的状態への対応能力を低下させ，災害による身体的被害を受けやすくする。内部障害の場合，災害時の支援対象として認識されにくいが，労作性呼吸困難や身体的衰弱，栄養状態不良，倦怠感などのため，避難時に身体面・行動面での支援を要することが多い。

● **避難生活の困難**　被災直後は通常服用している治療薬が入手できないことも多く，薬物治療の中断が生命の危機に直結する場合もある。また，飲料水や食料が不足している場合や，光熱の供給停止などで自炊もできない環境では，糖尿病や高血圧症，心不全などの患者に必要な食事療法の継続も不可能となる。避難所での集団生活は，疲労，睡眠・運動不足，集団生活によるストレスなどが加わり，生活のリズムやバランスをくずしやすく，全身状態に影響する。

　さらに，糖尿病や自己免疫疾患，肝不全，腎不全，抗がん薬治療中などの患者は易感染状態にあるため，多人数での避難所生活や衛生状態の悪化によって新たな感染症を発症しやすく，それが重篤化して生命の危機に陥ることもある。

　家族や友人の安否や，災害の被害状況，避難生活の長期化，生活の立て直しなどに対する不安が続くと，意欲低下や慢性疾患の急性増悪，あるいはうつ症状などの精神症状を誘発する可能性も高くなる。

◆ 高血圧症などの循環器疾患患者

　被災者は，発災直後から環境や生活の変化，疲労，不安などの多くのストレスを受け，末梢血管収縮や心拍出量増大から血圧を上昇させる傾向にある。また，避難所での生活や食料供給が限られる状況では，加工食品や保存食が中心となり食塩摂取量が増加する。さらに，室温や空調などの環境が整わない状況においては身体的な変調をきたしやすい。

　循環器疾患をもつ患者は，血圧が上昇傾向になることで，不整脈や血栓形成，血液凝固などのリスクが高まる。また，降圧薬などの治療薬の中断は，心筋梗塞や脳卒中，致死性不整脈の発症，心不全の悪化といった生命の危機につながる。

　看護においては血圧管理とストレス管理支援が急務となる。循環器疾患の既往を把握したうえで必要な薬剤を手配し，避難所を巡回する際には血圧測定をはじめとした循環器症状のアセスメントを十分に行う。また，できるだけプライバシーを確保できるよう環境を調整し，耳栓やアイマスクの使用をすすめるなど，血圧調整に影響する夜間の休息を十分にとれるように支援する。早期からのストレス軽減へのはたらきかけも重要である。

　また，肺血栓塞栓症(●31ページ)を予防するには，十分な水分補給と適度な運動が必要である。避難所などでは，安心して水分を摂取するためのトイレの整備や，軽いストレッチなどの適度な運動ができる環境を調整する。運動は精神的にもよい影響を与え，循環器疾患患者に多いうつ症状の予防にもなる。

◆ 糖尿病患者

　インスリン療法中である糖尿病患者にとって，災害時のインスリン確保は緊急課題である。入手できるインスリンの型が通常と異なる場合は，注射方法の指導が必要になる。薬物の入手情報を把握し，診療再開後はただちに医療機関につなぐ。

　災害時の食事は，おにぎりや惣菜パンなど高カロリーのものが多く，食後高血糖になりやすい。一方，災害によるストレスや心労で食欲不振になると低血糖になる。低血糖対策にグルコース(ブドウ糖)を含む飴やジュースを支給しておくとともに，低血糖にならないよう食事量や運動量によって薬物やインスリンを調整するように指導する。

　糖尿病患者は免疫機能が低下し，ほかの疾患を発症しやすい。避難所での集団生活や，被災地の復旧作業中のけがは感染へのリスクを大きくする。マスクや手袋の装着と，手洗い・消毒の励行などによる感染予防は重要である。また，多くの糖尿病患者が生活に運動を取り入れることによって，セルフケアに対する自己効力感を高めている。身体状態を良好に維持するために運動が有効であることはいうまでもないが，疾病管理に対するモチベーションを維持するためにも，運動習慣の継続を支援する。

◆ 慢性腎臓病(CKD)・慢性腎不全患者

　慢性腎臓病(CKD)患者は，災害によって腎機能を維持するための生活管理や薬物療法が十分でなくなる。とくに降圧薬，心機能への薬剤，カリウム吸着薬などの薬物の中断は，早期に生命危機を引きおこす可能性がある。被災地で支給されるカップ麺や惣菜パンなどは，タンパク質・塩分・カリウムが多く含まれるため，ふだん以上に栄養管理が必要となる。

● **透析を受けている患者**　血液透析を受けている慢性腎不全患者は，災害

直後は透析施設への水や電気の供給が困難となるため，数日間は透析を受けることができない。また，実施可能であっても，透析時間や回数を減らさなくてはならないこともある。ドライウェイト❶を把握したうえで，定期的な体重測定，血圧・脈拍測定，水分出納管理などによる全身状態のアセスメントが重要である。注意深い食事管理や水分摂取制限によって数日間は対応できるが，遠隔地の医療機関への移動も含め，ただちに十分な透析ができるように手配する必要がある。腹膜透析患者のための透析液（バッグ）の確保や，バッグ交換に必要な清潔環境を整備することも課題となる。平時から，災害時の透析をどのように継続するかを，ほかの施設との間で調整しておくことも重要である。

◻ NOTE
❶ドライウェイト
　体内に過剰な水分がない状態での体重。透析療法によって水・電解質バランスを是正する際の目標体重となる。

◆ 慢性呼吸不全患者

　慢性呼吸不全患者は，災害後の生活環境変化の影響を受け，感冒などの呼吸器感染症や酸素不足，心負荷の増大などをきたし増悪しやすい。薬物療法の継続と感染予防のための環境づくりが重要となる。災害時に蔓延する粉塵を回避するため，マスクを着用し，口腔内や手指を清潔に保つとともに，適度に水分を摂取して喀痰の粘稠化を防止する。

● **在宅酸素療法を導入している患者**　在宅酸素療法 home oxygen therapy（HOT）を導入している患者の場合は，電源や酸素ボンベを確保しなければならない。避難所では，酸素濃縮器の稼働音や咳の音を考慮して休息場所を確保する。HOT患者は，慢性的な食欲不振のため低栄養のことが多く，消化のよい食事や食事回数の増加も重要である。身体活動の低下は，循環器や下肢の機能低下をまねき労作性呼吸困難をきたすため，適度な身体活動や呼吸リハビリテーションを促す。血圧や酸素飽和度の測定，浮腫の有無の観察などによって心不全徴候の有無を確認する。

◆ がん患者

　かつては入院して薬物療法などを受けていたがん患者の多くが，近年，仕事や日常生活を維持しながら外来治療を受けるようになった。そのため，被災者のなかに治療中のがん患者がいる可能性を考える必要がある。なかには，治療の副作用やストーマケアへの対応を必要としている場合もある。

　とくにがん薬物療法中の患者は，骨髄抑制や消化器症状，脱毛などの副作用への対応が課題となる。出血傾向であったり，免疫機能の低下により易感染状態になっていたりするため，体調確認や被災後の生活環境の整備，口腔内や身体の清潔保持が重要である。また，がん薬物療法の副作用によって，においに敏感になったり，吐きけが強く食欲が低下したりしている場合には，環境の臭気への配慮や十分に火を通した食事の提供など，安全に十分な栄養を摂取できるよう支援することも必要となる。

　がん薬物療法期間中に被災した結果，ほかの疾患にかかるなど，新たに薬物療法が必要になる場合もあるが，薬剤によってはがん薬物療法の効果に影響することがある。また，被災によって痛みの閾値が低下し，通常以上に痛

みを強く感じることがある。痛みは睡眠や ADL にも大きく影響するため，気がねなく医療者に相談できるようにすることが重要である。

　日ごろからがん薬物療法で使用している薬物や治療スケジュール，鎮痛薬の使用状況，必要なケア用品を記録しておき，医療者に説明できるようにしておくことが必要である。

③ 災害時における慢性疾患患者に対する看護

　被災した慢性疾患患者への看護は，復旧・復興に向けた継続的な療養支援と，生活管理支援が中心となる。あわせて，災害関連死や健康状態の悪化を防ぐことが重要である。

◆ 急性期～亜急性期の看護

　環境の急激な変化に伴い，急性増悪に陥らないように，患者の心身の状態に注意し，緊急対応の必要性を判断することが必要である。健康管理が継続できるように調整するともに，健康問題の早期発見と悪化防止に努める。看護職者は避難所の巡回を密にし，被災者の背景・既往歴を聴取し，治療中の疾患名や既往歴，障害の程度や ADL とともに健康問題をアセスメントする。慢性疾患をもつ人々は，合併症を含め複数の疾患に罹患している可能性が高いことを念頭において観察する。精神的ストレスも慢性疾患を増悪させるため，こころのケアも重要である。

　また，受診・服薬状態を把握することも大切である。避難所では多くの市販薬が配給され，慢性疾患患者が病院の処方薬と合わせて服用する危険性もある。服用について助言を加えながら配布する必要がある。

◆ 慢性期の看護

　慢性期には，疾患管理の継続や避難所での感染防止，生活障害や孤独死への対応として，生活指導や環境整備，慢性ストレス症状の緩和が必要となる。長期にわたる避難所生活では，薬品・食料供給が不十分な状況となるため，慢性疾患の管理が阻害される。急性期・亜急性期から引きつづき，慢性疾患の増悪に注意する。集団での避難生活では感染症を発症しやすくなるだけでなく，不眠，食欲不振，頭痛，過度なストレス，便秘や下痢，精神的苦痛など多くの健康問題が発生しやすい。生活の立て直しの苦悩から，アルコール依存や肝機能障害をおこすこともある。

　慢性疾患を管理する主体は医療職者ではなく，疾患をかかえる本人，さらには家族である。被災後も，患者や家族が主体的に生活のなかに治療を組み込めるように調整し，実行できるように支援することが重要である。

◆ 静穏期・準備期・前兆期の看護

　平時より災害への準備を整えておくことが課題となる。慢性疾患患者が，被災後も治療と生活管理を円滑に継続していくことができるよう，非常時の薬品や受診方法の整備とともに，患者や家族に災害対応を指導し，対策を話

し合っておく。薬物療法中あるいはストーマなどの特別なケアを必要とする場合には，つねに1週間相当の薬品やケア用品などを常備し，お薬手帳を持ち出せるようにしておくことも重要である。また，日ごろから自己管理ノートを常備し，氏名・緊急連絡先・病院名・主治医を明記し，内服薬や食事療法内容，検査データなどの記録を習慣づけることが望ましい。

　近年は，体調管理や内服管理のためのアプリも活用されているが，発災直後には電子機器の使用がむずかしくなる場合もあることも念頭におき，本人や家族に適した記録・管理方法を選択しておくことが必要である。また，平時から，災害時の対応について患者・家族と医療施設の協力体制や，医療施設内の協力体制を検討し，災害訓練を通して想定される課題を解決しておくことが必要である。

7　在留外国人に対する災害看護

　近年，COVID-19の流行による入国制限があった時期を除けば，日本に居住している外国人や，観光に訪れる外国人は増えており（●335ページ，図4-23），それに伴って災害時の外国人との共生や支援が課題となっている。1995年の阪神・淡路大震災における被災地域の人口に対する死者の割合は0.15％だが，外国人に限ると0.27％，同様に負傷者の割合は全体では0.92％だが，外国人は2.12％となっており，外国人のほうが被害を受けやすかったことが報告されている[1]。

●3つの壁　外国人が外国で直面することの多い困難には，言葉の壁・制度の壁・こころの壁の3つがあるとされ（●336ページ），災害時にはおもに以下のような問題が発生することが予想される。

　1 言葉の壁　日本語が堪能（たんのう）でない外国人にとっては，避難指示などの防災情報を聞きとることがむずかしく，状況が把握できずに避難が遅れてしまうことがある。また，なんらかの傷害を負っていても，それを正確に表現することができないことも多い。避難所生活においては「給水」や「物資の配給」などの意味が理解できないということもある。

　2 制度の壁　パスポートの紛失や，「地震で仕事を失い，就労ビザの更新ができるかわからない」といった在留資格や，罹災証明などの手続きに関する相談のほか，医療保険未加入の場合には医療費負担の問題が生じることがある。

　3 こころの壁　言葉や文化，習慣などの違いから，外国人にとって，多人数の避難所生活はストレスがたまりやすく，さらに周囲は日本人ばかりなので孤立しやすいことで，よりストレスが大きくなる。また，母国に地震がなく，はじめて地震を経験した外国人は，どのように行動すればよいかわからず，不安や恐怖にかられやすい。

1）都市防災研究所国際防災の10年国民会議事務局：阪神・淡路大地震における在日外国人被災状況調査：平成6年度国際防災の10年国民会議調査・研究活動：在日外国人に対する防災マニュアルの作成．1995.

　このような 3 つの壁があることから，外国人は避難行動要支援者と位置づけられがちであるが，一方で，3 つの壁を積極的に取り除くことができれば，支援の担い手としての役割が期待できる。

◆ 災害時の外国人への支援・情報提供の取り組み

● **言葉の壁に対する支援**　災害時には迅速かつニーズに応じた正確な情報を伝達することが重要である。災害時に使われる言葉は，外国人にとってはむずかしいものも多いため，たとえば次のようなやさしい日本語に言いかえる必要がある[1]。

　なお，これらを文章として外国人に提示する際には漢字にふりがなをふる必要がある。

- 「津波」→「とても高い波」
- 「高台に避難してください」→「高いところに逃げてください」
- 「余震」→「あとからくる地震」
- 「消防車」→「火を消す車」
- 「避難所」→「みんなが逃げるところ」
- 「炊き出し」→「あたたかい食べ物をつくって配る」

　外国人向けのポスターやビラを作成することも有効である。その際には，やさしい日本語や多言語を用いるほか，イラストやピクトグラム（●336 ページ）を用いることなどをこころがける。外国語に対応した病院のリストや避難場所の地図，国際電話のかけられる公衆電話の地図といった地域情報を掲載することも大切である。

　内閣府が「災害時に便利なアプリと WEB サイト（多言語）」[2]で災害時にすぐに役だつアプリケーションを紹介しているなど，近年はスマートフォンの翻訳アプリケーションを活用したコミュニケーションが広まりつつあるほか，自治体や国際交流協会による通訳ボランティアの養成も行われている。熊本県地域防災計画では，日ごろから多言語での情報提供を行うことや，多言語災害カードの配布をすることが記載されている。

　避難所で外国人と最低限の意思疎通をするための実用的なコミュニケーションツールとして，自治体国際化協会では多言語指差しボードの利用を提案している。多言語指差しボードは，まず使用言語を確認し，その後，避難所スタッフ用，被災外国人用のボードを活用して，被災外国人の意思やニーズを把握するというツールになっている。

● **制度の壁に対する支援**　東日本大震災の際には，外国人の被災者に対する在留資格の延長や一時帰国者の再入国条件緩和などの特別措置がとられた。しかし，災害後の環境の変化に対応することで精いっぱいの被災者には，このような情報が届きにくいため，行政や法テラス❶などの適切な相談機関に

NOTE

❶**法テラス**
　日本司法支援センターの通称である。「総合法律支援法」に基づき，法的なトラブルの解決に必要な情報やサービスの提供を行っている。

1）出入国在留管理庁・文化庁：在留支援のためのやさしい日本語ガイドライン.（https://www.bunka.go.jp/seisaku/kokugo_nihongo/kyoiku/92484001.html）（参照 2023-12-01）.
2）内閣府：災害時に便利なアプリと WEB サイト（多言語）.（https://www.bousai.go.jp/kokusai/web/index.html）（参照 2023-12-01）.

つなぐことが必要となる。

　総務省では，2016(平成 28)年に急増する訪日・在留外国人への災害時の情報伝達の環境整備をはかるため，情報難民ゼロプロジェクトを立ち上げた。それを受け，災害発生時に行政などから発信される多くの情報と，外国人被災者のニーズをマッチングし，情報伝達の支援を担う「災害時外国人支援情報コーディネーター制度」が構築され，2023 年 4 月 1 日の時点で 164 名が活動している。

● **こころの壁に対する支援**　近年は，地域防災計画に外国人支援を盛り込むなどの取り組みが活発になってきている。熊本地震の際には，地域防災計画に基づき，熊本市国際交流振興事業団が，熊本市国際交流会館に外国人避難対応施設を開設・運営した。たき出しではハラール❶フードとよばれるイスラーム教徒用の食事が提供されるなど，文化や信条に配慮した支援が行われた。

　また，外国人であることで要配慮者とならないように，さらには支援される側ではなく支援する側となることができるように，平時から自助・共助・公助に取り組むことも大切である。たとえば，ふだんから外国人が自身で必要なものを防災備蓄しておく(ハラール認証を取得したものやヴィーガンの防災食など)，自分の住む地域でおこりやすい災害について学ぶ，防災訓練に参加し，災害時にたすけ合えるように地域住民と顔の見える関係を構築しておく，避難所の場所や家族との連絡方法を確認しておくなどの準備を行っておくべきである。

　行政が外国人へ向けて情報提供を行う必要もある。近年は，災害多言語支援センターの設置や，災害時に「支援する外国人」の育成を目ざし，防災の啓発・外国人消防団員の育成・地域防災リーダーの育成などが推進されており，活躍している地域もある(▶column)[1]。

NOTE

❶ハラール
　ハラールとは，イスラーム法によって「許可」「許されたもの」を意味する言葉である。商品やサービスが，イスラーム法にのっとって生産・提供されたものであるかをハラール認証機関が監査し，一定の基準を満たしていると認めることをハラール認証という。

---

column　**支援される側から支援する側へ**

　総人口の 2.5%をベトナム人，ブラジル人，中国人などの在留外国人が占める岡山県総社市は，2013 年から，災害時の地域の防災の担い手となる外国人防災リーダーの育成を行っている。2020 年には，19 名(ブラジル人 8 名，フィリピン人 4 名，中国人 2 名，アメリカ人 2 名，ペルー人 2 名，ベトナム人 1 名)の外国人防災リーダーが活動している。平成 30(2018)年 7 月豪雨では，行政と連携して被災外国人の支援を行ったり，救命ボートで保護したり，災害支援ボランティアとして総社市にやってきた外国人と現場で活動したりした。また，総社市外の外国人住民にも対応したり，外国人被災者用コールセンターで相談を受け付けたりもした。さらに，外国人住民だけでなく，地域全体の住民の支援も行うなど，外国人防災リーダーは災害時の自助・共助に重要な役割を果たしている。

---

1) 総務省：多文化共生事例集(令和 3 年度版). (https://www.soumu.go.jp/menu_seisaku/chiho/tabunkakyousei_suishin_r03.html) (参照 2023-12-01).

F 災害とこころのケア

1 災害がもたらす精神的影響

1 災害時の被災者の心理状態の推移

　災害が多発するわが国において，災害におけるこころのケアへの注目は年々高まってきている。まず災害時の被災者の心理状態の変化について述べる。

　災害発生後数時間から数日間は**ぼう然自失期**といわれ，ショックが大きく，いわば「頭が真っ白になっている」状態である。落ち込みが激しくなる場合もありうる。その後の，災害発生数日後から数週間または数か月間は，**ハネムーン期**といわれる時期で，ひとまずは生命の危機を脱したことの安堵感や，被災を体験した者どうしの連帯感などから，むしろ被災者は気持ちが高揚し元気な場合もありうる。メディアの報道がさかんになり，多くの支援者がかけつけるのもこの時期である。

　しかし，災害発生からしばらくたつと**幻滅期**となり，被災地外の人々の関心が薄れ，引き上げてしまう支援者たちも多い。メディアが被災地をとりあげることも減っていき，被災者は「自分達のことが忘れられてきた」という思いにかられたり，被害を実感し，復旧が思うように進まないことなどから，無力感・喪失感におそわれることとなっていく。避難所などでの非日常的な生活における忍耐の限界，不満の蓄積，周囲とのトラブルなどから，怒りやいらだちをつのらせることもある。

　さらに時間が経過して復興が進み，避難所から応急仮設住宅などへの入居が始まることは，一見，プライバシーが保たれ，環境が改善したように思われるが，実は被災者の孤独感・疎遠感が一層増すこともある。一方で，つらい体験を受容し，前向きに復興に取り組んでいく被災者もいる。

2 トラウマ反応

　災害とは，生命や財産がおびやかされるという，恐怖を伴った**トラウマ体験**である。トラウマによっておこるこころの後遺症である**心的外傷後ストレス障害** posttraumatic stress disorder（**PTSD**）❶では，侵入症状，回避症状，認知と気分の陰性変化，覚醒と反応性の変化，という4つのカテゴリーに分かれる特徴的な症状がみられる。これら PTSD の症状は，多くの被災者（あるいは救援者）に一過性にみられるが，災害という特殊な状況下では誰にでもおこりうる正常な反応（トラウマ反応）であり，自然軽快する可能性が高い。症状が1か月以上持続し，日常生活にも支障をきたしてはじめて PTSD と診断されることになる（◎図2-46）。また，症状持続が1か月未満であれば**急性ストレス障害** acute stress disorder（**ASD**）❷となる。

NOTE

❶ 2023 年に発行された『DSM-5-TR 精神疾患の診断・統計マニュアル』（日本語版用語監修：日本精神神経学会）より，日本語訳が「心的外傷後ストレス症」に変更されたが，まだ一般的には普及していないため，本書では「心的外傷後ストレス障害」と記載する。

❷ 前述の心的外傷後ストレス障害と同様に，『DSM-5-TR 精神疾患の診断・統計マニュアル』（日本語版用語監修：日本精神神経学会）より，日本語訳が「急性ストレス症」に変更されたが，まだ一般的には普及していないため，本書では「急性ストレス障害」と記載する。

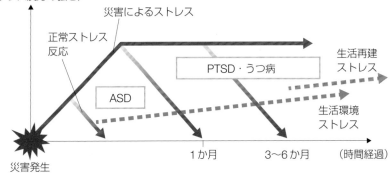

●図 2-46　時間経過とトラウマ反応
（厚生労働省精神・神経疾患研究委託費外傷ストレス関連障害の病態と治療ガイドラインに関する
　研究班〔主任研究者：金吉晴〕：心的トラウマの理解とケア，p.10，じほう，2001 をもとに作成）

● **トラウマ反応の症状**　トラウマ反応の症状には次のようなものがある。
　1 **侵入症状**　単に「思い出す」ではなく，「頭の中に入り込んでくる」「目
の前にありありと，その場面が再現される」「考えたくない，忘れたいのに
考えてしまう」ことや，災害に関する悪夢をみることなどである。
　2 **回避症状**　災害についての，苦痛な記憶・思考・感情や，それらをよ
びおこすような人・場所・会話・行動・物・状況などを避けようとすること
である。回避症状が強い場合は，みずから被災体験を語ろうとしないことも
あり，災害との関係が見過ごされてしまうことになる。
　3 **認知と気分の陰性変化**　たとえば，自分がどのように逃げたか覚えて
いないなど，災害の重要な側面を思い出せないことや，「災害がおこったの
は私のせいだ」「世界中の誰も信用できない」などの過剰に否定的な考えな
どである。また，恐怖・戦慄・怒り・罪悪感・恥などのネガティブな感情が
持続することや，意欲低下，他者からの孤立感・疎遠感をおぼえること，幸
福や満足・愛情などのポジティブな感情を感じられないなどもみられる。
　4 **覚醒と反応性の変化**　過度の警戒心や過敏な驚愕反応があり，とくに
音に対する過敏性が強くなる。また，攻撃性やいらだち，激しい怒りや自己
破壊的な行動といったかたちであらわれる。集中困難や睡眠障害も伴う。

3 悲嘆反応

　その人にとってかけがえのないなにかが奪われた状態を**対象喪失**といい，
悲嘆 grief（グリーフ）とは，対象喪失によっておこってくる心理的・身体
的・社会的な反応である。
　災害では，家族・友人・身近な人との死別，自身の健康をそこなうこと，
家屋や家財道具・思い出の品などの喪失，職業の喪失や経済的損失，住み慣
れた環境や故郷の喪失など，同時に多くの喪失体験が生じる。こうした際の
悲嘆反応のプロセスとして，次のような局面があらわれる。
（1）感覚鈍麻，ショックを受けてぼう然とする。
（2）混乱・興奮・パニック状態となる。

（3）事実を否認する。

（4）怒りがこみあげてくる。

（5）おこりえないことを夢想し，願う。

（6）後悔したり自分を責めたりする。

（7）喪失した事実に直面し，落ち込む。

（8）絶望や深い悲しみを感じる。

（9）喪失した事実を受け入れ，あきらめる。

（10）再出発あるいは再適応する。

　これらの反応は，この順番どおりあらわれるわけではなく，ある反応だけが最初から強くあらわれることもあるし，ときには非常に長い時間をかけながら，行ったり来たりを繰り返していく。

4 ストレス反応

　突然の災害に遭遇した被災者は，災害直後からさまざまなストレスを経験する。ストレスの程度は，災害の状況や被災者自身の性格特性，精神疾患の既往歴などにより異なり，ふだんどおりの生活ができなくなり，イライラしたり，なにも手につかなくなったり，まわりの人とうまくいかなくなるなど，その反応は身体・思考・感情・行動などにあらわれてくる。このような反応は，前述のトラウマ反応や悲嘆反応と同様に，いわば災害という異常なできごとに対する正常な反応であることを理解しておくことが重要である。

　被災者におこるストレス反応は時間の経過とともに変化し，通常4つの段階を経る（▶表2-27）。看護職者として被災地で活動する場合は，活動の時期により被災者の反応が異なることを理解し，被災者を取り巻く状況や環境をアセスメントして，役にたてることをお手伝いするという気持ちで接することが大事である。

2 こころのケアの基本

1 こころのケアの概要

　前述したように，トラウマ反応や悲嘆反応，ストレス反応は，災害という異常なできごとに対する正常な反応である。こころのケアを学ぶことによって，それらを理解し，被災者だけでなく，救援者や自分自身のこころにかかる負担を軽減するのに役だつ。

● こころのケアのとらえ方　こころのケアという言葉は，1995年の阪神・淡路大震災から使われるようになったといわれているが，この言葉には広い意味が含まれている。国連が中心となって組織された人道機関間常設委員会 Inter Agency Standing Committee（IASC）の「災害・紛争等緊急時における精神保健・心理社会的支援に関する IASC ガイドライン」では，こころのケアを精神保健および心理社会的支援 Mental Health and Psychosocial Support（MHPSS）と表現している。精神保健とは精神科の医師や心理士などの専門家が行う薬

○表 2-27　こころの反応の４段階

	身体	思考	感情	行動	おもな特徴
急性期 （発災直後〜 数日）	心拍数の増加 呼吸が速くなる 血圧の上昇 発汗やふるえ めまいや失神	合理的思考の困 難さ 思考狭窄 集中力の低下 記憶力の低下 判断能力の低下	ぼう然自失 恐怖感 不安感 悲しみ 怒り	いらいら 落ち着きがない 硬直化 非難がましさ コミュニケーショ ン能力の低下	闘争・逃走反応
反応期 （１週間〜 ６週間）	頭痛 腰痛 疲労の蓄積 悪夢・睡眠障害	自分のおかれた つらい状況がわ かってくる	悲しみとつらさ 恐怖がしばしばよ みがえる 抑うつ感，喪失感 罪悪感 気分の高揚	被災現場に戻るこ とへの怖れ アルコール摂取量 の増加	抑えていた感情が わき出してくる
修復期 （１か月〜 ６か月）	反応期と同じだが 徐々に強度が減じ ていく	徐々に自立的な 考えができるよ うになってくる	悲しみ さびしさ 不安	被災現場に近づく ことを避ける	日常生活や将来に ついて考えられる ようになるが，災 害の記憶がよみが えり，つらい思い をする
復興期 （６か月 以降）	災害のできごとをふり返ってもストレス反応をおこすことなく経験を受け入れ，ほかのストレスに 対応する準備ができている状態になるが，個々の被災者により，回復過程に違いがある				

（槙島敏治・前田潤編著：災害時のこころのケア，第６刷. p.7，日本赤十字社，2013 をもとに作成）

物療法やカウンセリングなどであり，心理社会的支援とは被災者の心理状態
や社会的背景にも配慮した支援で，専門家のみならず，規定の教育訓練を受
けた者が実施するものである。

　また，内閣府「被災者のこころのケア都道府県対応ガイドライン」では，
こころのケアを，コミュニティを維持・再生することによる心理的支援から，
保健師・精神保健福祉士などによる見まもり，精神科医による精神疾患への
対応まで幅広い範囲にわたるものであるとされている。

　ここでは，こころのケアを心理・社会的支援ととらえたうえで概説する
（○図 2-47）。

　こころのケアが必要な人は，一般の被災者だけではなく，被災地域の行政
担当者などの被災者でもあり援助者でもある人々や，被災地外からの救援者，
交通災害などの加害者側となった人々なども該当する。東日本大震災の東京
電力福島第一原子力発電所の事故では，発電所の職員は，事故の当事者とい
う立場とともに被災者となり，かつ援助者としての役割も果たさなければな
らないという状況となった。

2　こころのケアの基本的態度

　こころのケアを行う援助者は，次の７つの態度をこころがけるようにする。

　１支持的であること　被災者の現状や反応をそのまま受け入れ，その人
の価値観や考え方を尊重する。

　２共感的であること　被災者の立場にたち，その状況を実感しながらあ

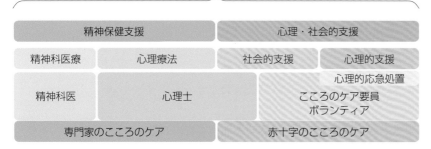

◉図 2-47　精神保健と心理・社会的支援との関係
（日本赤十字社：こころのケア指導者養成研修会資料をもとに作成）

たたかい態度で接する。

　③ **誠実であること**　言葉と態度に裏表のないようにする。

　④ **肯定的で判断のない態度**　被災者のなかには，なにもできないという無力感や自分のせいで危険な状況をまねいたのではないかという罪悪感にとらわれ，他人から非難されることを恐れている場合もある。そのように思っていないことを伝え，肯定的な態度で接する。

　⑤ **被災者自身の力の回復**　看護職者が被災者にかかわるのは一時的であることを自覚し，被災者自身が前向きな気持ちになり，問題に対処できるよう援助する。

　⑥ **実際的であること**　アドバイスやアイデアは実現可能なものであることが求められる。できることとできないことをはっきりさせ，失望させないことも大切である。

　⑦ **守秘および倫理的配慮**　被災者の情報を口外しないことは，看護職者の倫理的な責務である。

3 サイコロジカルファーストエイド（PFA）

　サイコロジカルファーストエイド psychological first aid（**心理的応急処置，PFA**）とは，災害直後の被災者・支援者などに対して，トラウマ体験によって引きおこされる初期の苦痛を軽減し，短期・長期的な適応機能と対処行動を促進することを目的に行われる心理的支援をまとめたものである。わが国では，アメリカの支援団体による『災害時のこころのケア――サイコロジカル・ファーストエイド実施の手引き』や，WHO による『心理的応急処置（サイコロジカル・ファーストエイド：PFA）フィールドガイド』といったマニュアルが翻訳されており，近年普及している。

　PFA にあたっては次のような支持的な対応をとる[1]。

---

1 ）WHO ほか編著，国立精神・神経医療研究センター訳：心理的応急処置（サイコロジカル・ファーストエイド）フィールドガイド．2011（https://saigai-kokoro.ncnp.go.jp/images/upload/files/whopfa_jpn.pdf）（参照 2023-12-01）.

- 実際に役だつケアや支援を提供する。ただし押しつけない。
- ニーズや心配ごとを確認する。
- 生きていくうえでの基本的ニーズ(食料, 水, 情報など)を満たす手だすけをする。
- 話を聞く。ただし話すことを無理じいしない。
- 安心させ, 心を落ち着けるように手だすけする。
- その人が情報やサービス, 社会的支援を得るための手だすけをする。
- それ以上の危害を加えないようにまもる。

　PFA は専門家によるカウンセリングとは異なり, 職種を問わず行われるものである。また, 必ずしもつらいできごとについて話し合いや分析, 時系列に整理するようなことはせず, 話したい人がいればその人の話を聞くが, その人の感情や反応を無理やり話させることはしない。心理的側面に直接はたらきかけるだけでなく, 安全確保や基本的ニーズの確認・提供といった生活に関する支援を行うことで, 被災者に落ち着きを取り戻してもらう点も PFA の特徴である。

●**PFA の活動原則**　PFA の3つの基本的な活動原則は, 「見る」「聞く」「つなぐ」である[1]。これらの活動の原則は, 災害状況の理解と安全な現地への入り方, 人々に寄り添いニーズを把握する方法, 人々の実際に役だつ支援や情報へのつなぎ方の指針になる。

　①**見る**　災害などの危機的状況は急変する可能性があり, 現場に入る前に得ていた情報とは異なる状況におかれる場合もある。援助を開始する前に, たとえ短い時間でも周囲を見まわす時間をとり, 安全を確認し, 急を要するニーズのある人や深刻なストレス反応を示している人といった, とくに注意を要する人が被災者のなかにいないかを確認する。

　②**聞く**　支援が必要と思われる人々に声をかけ, 必要な物や気がかりなことについてたずね, 耳を傾け, 気持ちを落ち着かせる手だすけをする。相手の話をきちんと聞くことは, その人の状況やニーズを理解し, 適切な援助を行うために欠かせない。ただし, 話すことを無理じいしたり急かしたりせず, 寄り添うことが大切である。

　③**つなぐ**　生きていくうえでの基本的なニーズが満たされ, サービスが受けられるように手だすけすることも心理的な支援になる。大切なのは, 自分で問題に対処できるように支援することである。そのために必要な情報を提供したり, 大切な人[1]や社会的支援と結びつけたりすることも重要である。

NOTE

[1]たとえば, 子どもが親や大切な人と一緒にいることができるように手だすけをすることや, 友人や親戚と連絡をとって支えてもらえるような手だすけをすること, 大切な人への連絡手段を提供することなども PFA の重要な役割となる。

3　被災者のこころのケア

1　こころのケアの実際

　こころのケアは特別なものではなく, 一般の生活支援や医療救護と並行し

---

1) WHO ほか編著, 国立精神・神経医療研究センター訳:前掲サイト.

て行わなければならない。また，被災者が安心して生活を再建できるように，地域の支援組織と連携し，長期的にこころのケアを続けていくことも求められる。

　こころのケアは被災者との関係性を構築することから始まる。そのためには，被災者のおかれた状況を理解することが大切である。災害直後，人々は生命の危機に直面し，死ぬかもしれないという恐怖を体験する。その後，やっとの思いで避難所などにたどり着いて安心するとともに，家などの財産をなくしたことや大事な人の安否がわからないことから不安な気持ちになったりする。また，時間の経過とともに，これからの生活に対する不安など，さまざまな心配事が被災者のこころに影響を及ぼす。

● **被災地に到着して最初に行うこと**　被災者がこのような状況にあることを念頭におき，被災地に到着したら，次のような手順でこころのケアを実施する。

　① **被災現場の状況把握**　事前に情報を得ていても自分の目と耳で観察し，被災地の状況を肌で感じることが大切である。

　② **救護活動の状況把握**　現地災害対策本部や救護所，ボランティアセンターなどの活動状況を把握し，誰と連携すればよいのかを見きわめる。あわただしく活動している現場では，状況を観察して現状を察し，自分で判断することも必要である。

　③ **避難所の状況把握**　避難所に入って活動するときには，まず避難所の責任者に自己紹介し，活動の目的や方法を伝えて了解を得る必要がある。

● **関係づくりのポイント**　こころのケアは被災者に会うところから始まる。そのため，まず被災者との関係づくりが重要となる。

　① **自己紹介**　救護活動を行っている看護職者であることを伝え，安心してもらう。

　② **自然な交流**　精神科に対して偏見がある場合もあり，「こころのケアをします」と声高に言って行うものではない。「血圧をはかりましょうか」と声をかけ，バイタルサインを測定しながらタッチングであたたかさを伝えるとともに，身体におこっている反応を察知する。痛みやこわばっている部位をさすりながら「どうされたのですか」などと声をかけることで，相手が語りだす機会をつくることもできる。「しばらく話を聞いてもらって胸のつかえがとれた」と言ってもらえるのが自然なケアなのである。

　③ **状況に合わせたケア**　災害の規模や性質，時期により被災者のおかれている状況は異なる。被災者にとってなにが必要なのか，いまの自分にできることはなにかを考えて行動する。

● **接し方のポイント**　日常の看護活動で行っているコミュニケーションと同様に，相手の反応に合わせた声の調子や抑揚，姿勢や表情などに配慮する。

　① **そばにいる**　「たいへんでしたね」と声をかけ，そばに寄り添っているだけでも，ひとりではないという安心感をもってもらえることができる。肩や腕に手を置くこともよいが，性別や年齢を考慮する必要がある。会話が途絶えても無理に質問せず，そばにいて力になりたいと思っていることを伝え

ることが大切である。

　②**親身になって話を聴く**　被災者の話に真剣に耳を傾ける。次々に質問することは避け，被災者の話の内容から自分が理解したことをフィードバックしたり，自分の中にわいてきた感情を伝えるようにする。自分の興味・関心で被災者の話をさえぎってはならない。

　③**被災者の感情を受けとめる**　悲しみや怒りは表に出すことが必要な感情である。被災者が悲しみにくれ，あるいは怒りを向けているときには，耳を傾けながら感情を表出する手だすけをする。「そんなことを経験されるなんて，とてもこわかったですね」などとフィードバックしたり，言葉ではなく表情やタッチングなどで被災者の感情を受けとめていることを伝える。

　④**こころの問題以外にも相談にのる**　衣食住にかかわる日常的な問題をはじめ，経済的・社会的な問題にも手だすけすることがこころの問題の解決につながる。直接の解決はできなくても，解決に向けて一緒に考えたり，周囲の人と問題を共有し，解決の糸口を模索することも大切なこころのケアである。

2　こころのトリアージ

　トリアージは，短時間に多数の傷病者が発生する大規模災害などで，限られた医療資源を最大限に活用しながら，傷病者の救命に最大の効果をあげるための技術である（○46ページ）。こころのケアにおいても同様のことが求められ，被災者の状況に応じて援助の優先度や対応方法を判断する**こころのトリアージ**が重要となる。こころのトリアージは，3つの段階に分けられる（○表2-28）。

3　専門家へ紹介する際の注意点

　こころのトリアージの即時ケア群（トリアージ1）だけでなく，もともと精神疾患があり服薬の中断や症状が増悪した場合や，アルコールや薬物依存になりそうな場合，自分の能力や許容範囲をこえると感じた場合などは，専門家に対応を依頼する。その際は以下のことに留意する。

○**表2-28　こころのトリアージの段階と対応・対象**

段階	対応	対象
トリアージ1	即時ケア群といわれ，最優先で対処し，こころの専門家（精神科医，心理カウンセラー）に相談する必要がある。	① 暴力行為や自殺のおそれがある人 ② パニック状態（気が動転し，ふらつき，めまい，ふるえ，呼吸困難などを示している）あるいは解離状態（思考の流れや行動に互いに関連がない）にある人
トリアージ2	待機ケア群といわれ，トリアージ1ののちに，対応する必要がある。	① 後日，相互支援やカウンセリングが必要な人 ② 悲哀・悲嘆が強く引きこもりや過剰行動がみられる人
トリアージ3	維持ケア群で，トリアージ1およびトリアージ2ののちに対応する。	① ストレス処理法を伝えることで自分で対処できそうな人 ② 会話を中心としたコミュニケーションが維持できる人

（槇島敏治・前田潤編著：災害時のこころのケア，第6刷．pp.10-11，日本赤十字社，2013をもとに作成）

（1）専門家への紹介に心理的な抵抗をもつ人も多いため，避難所などプライバシーの確保が困難な状況で話をする際にはとくに配慮する。

（2）被災者を心配していることを伝え，被災者の気持ちがつらそうなので症状をやわらげるために専門家の助言を受けることが必要ということをていねいに説明する。

（3）紹介する専門家が複数考えられる場合は，それぞれの費用・場所・交通の便などをわかる範囲で伝える。

（4）専門家を最初に訪問するときは一緒に行くことを提案してもよい。

（5）専門家への紹介が終わるまで援助を続けることを伝える。

4 遺族のこころのケア（グリーフケア）

　災害においてはさまざまな喪失があるが，大切な人を亡くすという体験は，最もストレスが大きいといえる。災害の犠牲者の遺族に対しては，突然大切な人を失った人々の心理過程を理解し，個々の状況によって対応を行う必要がある。**グリーフケア** grief care は，遺族が悲嘆のプロセス（●178ページ）をたどりながら，徐々に「大切な人を失った現実に再適応していくこと」[1]を援助することである。

● **災害におけるグリーフケアのポイント**　前述した援助者として大切な基本的な態度と被災者への接し方は，遺族に対しても同様である。ただし，とくに留意すべきものとして「怒り」がある。

　人為災害など加害者がいる場合，そちらに怒りが向くのは当然だが，ときには理不尽な怒りが罪のない第三者やケアをする支援者に向けられることもある。あるいは，家族に怒りが向いて互いに傷つけ合うこともある。

　また，死別まもない時期の遺族は感覚の麻痺によって一見平静にふるまっていることもあり，注意が必要である。遺族がもつ後悔・自責感のなかには**サバイバーズギルト**という，犠牲者が出たのに自分が生き残ってしまったことへの負い目のような気持ちもある。

　さらに，大切な人が亡くなった際の状況を詳しく知りたいと望む遺族に対しては，死亡時の状況を配慮をもって説明することがグリーフケアになる。トリアージタッグに死亡確認時刻やそのときの状況が記載されていることで，遺族は自分の大切な家族が誰かに看取ってもらえたことを知ることができ，これもグリーフケアにつながる。

● **DMORT**　2005（平成17）年のJR福知山線脱線事故を教訓に，災害時の遺体や遺族対応にかかわるさまざまな問題について検討する目的で，2006（平成18）年に**日本DMORT（ディモート）研究会**が発足し，2017（平成29）年には一般社団法人日本DMORTに組織改変された。DMORTとは Disaster Mortuary Operational Response Team の略で，災害死亡者家族支援チームと意訳される。メンバーは，救急医や救急看護師，法医学者，救急救命士，

---

1 ）日本赤十字社：こころのケア研修マニュアル（救護員指導用），平成24年6月改訂版．p.35，日本赤十字社，2012.

歯科医，心療内科・精神科医，心理士など多岐にわたる。

　わが国における DMORT のおもな役割として，① 災害現場での DMORT としての災害急性期の遺族支援，② 長期にわたる遺族支援に向けてのネットワークづくり，③ 黒タッグや急性期のグリーフケアに関しての啓発・研修活動があげられる。実際の活動実績としては，2016 年の熊本地震や 2021 年の熱海伊豆山地区土砂災害などで，遺体安置所で各県警と連携しながら遺族支援を行ったことがあげられる。

 ## 5　被災支援者のこころのケア

　災害にみまわれ被災者となった人たちのなかには，被災地の行政機関・消防団・警察組織・医療機関・保健所・児童相談所・精神保健センター・社会福祉センターなどの職員もいる。彼らはみずからも被災者でありながら，災害への支援活動を行わなければならない。東日本大震災でも，市町村役場や病院などの職員が，被災直後の混乱した状況のなかで，家族の安否を心配しながら不眠不休で活動し，そののちも長く続く復興に向けた取り組みを継続している。このように災害現場で活動している地域の支援者のなかには，被災者が含まれていることを忘れてはならない。

　彼らを支援する際には，まずねぎらいの言葉をかけることが大切である。ふだんより多くなっている仕事量を分担して彼らの負担をできるだけ軽減し，徐々に蓄積してくる疲労やストレスを緩和するために休養がとれるように支援する。

　次項の「⑥ 救援者のストレスとこころのケア」をふまえたうえで，次のことに注意しながら連携していくことが必要である。
● **急性期**　支援する組織の幹部にあらかじめ支援内容の了解を得る。また，支援内容を具体的に提案し，選択してもらう。
● **修復期**　支援にあたる職員の仕事を増やさない。また，支援にあたる職員のストレスを緩和する。

 ## 6　救援者のストレスとこころのケア

　災害時に被災者の救護にあたる人々は，災害現場の悲惨な状況をまのあたりにしながらも，その使命を果たすために劣悪な環境のなかで，われを忘れて活動を行いがちになる。また，数々のジレンマに陥りながら活動することで，罪悪感や無力感などにおそわれ，仕事への意欲を失うことにつながることもある。

　阪神・淡路大震災で救援にあたった消防隊員は，救援にあたった際の体験を次のように述べている[1]。

1）川井竜介編著，神戸市消防局『雪』編集部著：阪神大震災消防隊員死闘の記──もっと多くのいのちを救いたかった．労働旬報社，1995.

> 今までどのような災害に出会っても仲間と共に救出，救助，消火活動をし，この仕事に誇りを持っていた。しかし，今回は違った。助けを求めてきている人々に応えることのできない自分の力のなさを嘆き，自然の恐ろしさに驚異を感じた。

　この体験記からもわかるように，災害の救援者には多大なストレスがかかり，さまざまなストレス反応を示すことになる。災害時のストレス反応は，被災者だけでなく救援者にもあらわれる異常な状況における正常な反応であることを念頭におき，その症状や対処方法を知っておくことが重要である。さらに，自分自身への対応だけでなく，同僚や上司といったそれぞれの立場から対策を講じることが必要である。

　忘れてはならないのは，救援者は万能な超人ではなく，かくれた被災者だということである。また，災害現場での活動中に自分の状態を冷静に見ることは困難であり，気づかないうちにストレスを受けていることが多いことにも注意をはらう必要がある。

1 救援者の受ける4つのストレス

　災害救護の現場において，救援者には心理的に重い負担となる特有のストレスがかかる。それらは次の4つに大別される（◐表2-29）。

　①危機的ストレス　生命の危機を感じるような重大なできごとからくるストレスであり，トラウマ的ストレスともよばれる。同僚の死や自分の家族などの大切な人の死を連想させるような死との遭遇，地震災害での救援活動中の大きな余震，危険な状況下での活動，トリアージなど人の生死にかかわる重大な決断，任務の失敗などがストレッサーになるといわれている。

　②累積的ストレス　救護活動に没頭することで生じてくるストレスである。被災者のすべてのニーズには対応できないことで生じる罪悪感や無力感，終わりの見えない作業に長時間従事することによる疲弊感，負傷者や被災

◐表2-29　救援者の受ける4つのストレス

危機的ストレス	接死体験 生死にかかわる責任（トリアージなどの重責） 自分自身の生命の危険 肉親や知り合いの被災 同僚の死
累積的ストレス	終わりの見えない作業 被災者の感情が集中する立場 逃れられないジレンマ
基礎的ストレス	不自由な共同生活 支えとなる環境からの隔離 チーム内の不和・葛藤
二次的心的外傷 ストレス	壊滅的な被災地の状況の目撃 遺体や重篤な傷を負った人の目撃 被災者の悲惨な体験の語り

（槙島敏治・前田潤編著：災害時のこころのケア，第6刷. p.24，日本赤十字社，2013をもとに作成）

者・遺族の悲しみや怒りなどといった激しい感情に直面することによる精神的な動揺，任務から逃れたくても逃れられないジレンマなどがストレッサーとなり，これでよいのだろうかと自問したくなる状況が積み重なったことによるストレスである。

③ **基礎的ストレス** 救護活動という特殊な状況下での共同生活やチームの人間関係などによるストレスである。ライフラインの不十分な仮設テントや臨時の宿舎では，睡眠や休息を十分にとれないこともある。また，チーム内の不和や葛藤，家族や友人などの支えとなる人たちと離れた生活を送らなければならないことが大きな負担となる。

④ **二次的心的外傷ストレス** 救援者の感情的な疲弊で問題となるのが，共感ストレスや共感疲労ともよばれる二次的心的外傷体験である。これは，救援者が壊滅的な被災地の状況や遺体，重篤な傷を負った人を目撃したり，被災者が語る悲惨な体験を聞いたりすることで，恐怖感や深刻な無力感，罪悪感をもつことによって生じる。

このような感情が何か月も続くと，PTSD と同じように不眠や抑うつ，アルコール依存や引きこもりといった症状が発生する。しかし，救援者の傷つきは直接の被害がないために本人や周囲にわかりにくく，適切な援助を受けないままに深刻な状態になる場合もある。

2 救援者のストレス反応

救援者は使命感と責任感をもって災害現場に入る。しかも感情的にも高ぶっていることが多いため，疲れや身体の変調を自覚しにくい。しかし，ストレスによる反応は，身体・精神・行動にあらわれてくる（●表 2-30）。

注意しなければならないのは，救援者のストレスに対する反応は，不安や抑うつなどの不都合な症状だけでなく，うきうき感や英雄感など一見好ましく見える症状もあるということである。とくに注意を要する特徴的な状態として，① 私にしかできない状態，② 燃えつき症候群，③ 被災者離れ困難症，④ もとに戻れない状態の 4 つがあげられる（●表 2-31）。

3 ストレス反応を左右する要因

ストレス反応は，ストレスの大きさ以外にも，① 性格などの個人的要因や，② 人間関係，③ 周囲の状況に影響される。

① **個人的要因** 身体的に健康であることはストレスを受けにくい要因と

●表 2-30　**救援者に生じるストレス反応**

身体面にあらわれる反応	睡眠障害，食欲低下，胃腸の変調，動悸，息切れ，頭痛，頭重感，全身倦怠感，平衡感覚障害，視野狭窄など
精神面にあらわれる反応	意欲・気力の低下，高揚感，万能感，無力感，罪悪感，任務への執着，集中力・思考力の低下，感情コントロール困難，現実感覚や見当識の低下など
行動面にあらわれる反応	攻撃的行動，逃避的行動，多飲，過食など

○表 2-31 救援者にみられる特徴的なストレス反応

私にしかできない状態	自分が万能になったような気分になり，救護活動で活躍するが，休みなく働きつづけたり，責任を人にゆずることができなくなったりしてしまう。この状態が続いて疲弊してしまうと，燃えつき症候群に陥ることになる。
燃えつき症候群	きわめてストレスの強い状況下において，その人の能力や適応力をすべて使い果たしたときにもたらされる極度の疲弊状態である。仕事から逃避したり，アルコールに依存したり，逆に仕事に没頭したりする。また，同僚や被災者につらくあたったり，冷笑的になったりする。
被災者離れ困難症	被災者からの感謝に満足していた救援者が，被災者の自立に伴い援助の必要性が減少し，感謝されなくなり，自分が拒否され，不適格になったような気持ちに陥る。
もとに戻れない状態	任務が終わり，日常生活に復帰しても，自分の居場所を失ったような疎外感を感じたりする。また，自分の衝撃的で貴重な体験が評価されず失望や怒りを感じたり，平凡な日常の仕事ができなかったり，イライラすることもある。

（槇島敏治・前田潤編著：災害時のこころのケア，第 6 刷，p.26，日本赤十字社，2013 をもとに作成）

なる。また，協調的な性格であったり，前向きで，状況に応じて考え方を変化できる柔軟な思考の人もストレスに強い。危機を克服した経験をもっていたり，危機を自分の成長の機会ととらえる思考もストレスに強い要因となる。さらに，家族や職場の仲間が協力的な人もストレスの影響を受けにくい。逆に，自分に対する期待が大きすぎたり，後ろ向きな考えをもち，自己の考えに固執したりする人はストレスを受けやすくなる。

②人間関係　ともに活動するチームにおいて，遠慮なく自分の意見が述べ合えたり，コミュニケーションが支援的であるなど，人間関係が良好で相互援助があることは，ストレスを軽減する。

③周囲の状況　被災者や報道関係者に見られているなかでの活動であったり，生命に危機をおぼえるような状況や不自由な生活はストレスを高める。一方で，適切なリーダーシップをとれる人や，被災地内外から活動を支援してくれる担当者がいること，明確な救援活動計画があることはストレスを軽減する。

4 ストレス症状の自己診断

自分自身のストレス状態について客観的に認識することは，平時であってもむずかしく，救護活動という状況であればなおさら困難なものとなる。救護者自身のストレス症状について知っていることが，ストレスへの対処に役だつ。被災地での活動中だけでなく，被災地におもむく前や活動終了後などに，自分自身のストレス状態に気づくことができるように自己診断することが大切である（○表 2-32）。

5 救援者のストレス対処

救護に関するストレスは，被災地での活動中だけでなく，被災地に入る前

◖表2-32　ストレス症状の自己診断

- 周囲から冷遇されていると感じる
- じっとしていられない
- 人と付き合いたくない
- いらいらする
- 発疹が出る
- 問題があるとわかりながら考えない
- 向こうみずな行動をする
- 休息や睡眠がとれない
- けがや病気になりやすい
- なにをしても面白くない
- 不安がある
- 状況判断や意思決定をよく誤る
- 気分が落ち込む
- よく眠れない
- 頭痛がする
- 酒やタバコが増える
- 自分が偉大だと思い込む
- 同僚や上司を信頼できない
- ものごとに集中できない
- すぐ腹がたち，人を責めたくなる
- 物忘れがひどい

あてはまる項目が4～5なら問題ないが，それより多いときには注意を要する。
（槙島敏治・前田潤編著：災害時のこころのケア，第6刷．p.27，日本赤十字社，2013をもとに作成）

◖表2-33　救援者のストレス処理

自己管理	自分で対処する準備をする
相互援助	同僚・仲間の助言・協力を尊重 認め合う 休憩をとる （連帯感はストレスへの抵抗力を高める）
リーダー役割	メンバーに注意をはらう 円滑な人間関係 休養命令 孤立・混乱・対立に介入 話し合いの場をもつ
ミーティング	出動前：現場の様子を知り，自分の任務をイメージする 活動中：その日おこったできごとを話す 任務終了後：信頼関係のある人と体験を共有する

（槙島敏治・前田潤編著：災害時のこころのケア，第6刷．pp.28-32，日本赤十字社，2013をもとに作成）

の準備段階からすでに生じており，また活動を終えて被災地から戻ってきたあとでもストレスは生じる。これらのそれぞれの段階に応じたストレスへの対処法が必要であり，それには，個人で行う自己管理と，救護班などのチームや，派遣もとである医療施設などの所属組織による支援がある（◖表2-33）。

◆ ストレスの自己管理

● **派遣前の準備**　派遣が決まったら，すみやかに救護活動の準備をするとともに，短時間で救護活動の準備を整える必要がある。そのなかには，家族に説明をしたり，職場での業務代行の調整なども含まれ，これらがストレスともなる。出発前の準備として次のようなことを心がける。

(1) 自分の健康状態を確認する。

(2) 自分の感情の変化をありのままに受け入れて表現する。

(3) 救護活動を自分の成長のよい機会だと考える。

(4) 家族全員で派遣について備える。

(5) できるだけ明るく，積極的に考える。

(6) 自分自身や家族に対して寛容になる。

● **派遣中のストレス処理**　救護中に受けるさまざまなストレス症状に自分で気づき，それに対する備えをする必要がある。自己管理には次のような方法がある。

(1) 自分の感情を自然で避けられないものだと受け入れる。

(2) 恐怖や自分でもおかしいと思う感情も人に話す。

(3) 呼吸を遅くして，筋肉の力を抜く。

(4) 運動をする。

(5) 新しい任務を楽しむ。

(6) 自分の成長を自分でほめる。

(7) ストレスに対する反応は人それぞれ異なることを知る。

(8) 周囲の制約を認識し，自分に無理をさせない。

　このような対処方法では処理できないほどの負担を感じた場合は，同僚・上司に相談することが大切である。

● **帰還後の日常生活への復帰**　救護活動から日常生活への復帰は，単にもとの生活に戻るのではなく，大きな意識の変化が求められることになる。そのため，被災地での救護活動に適応することより，日常生活に復帰することのほうがむずかしいともいえる。それを意識せずに日常生活に戻ろうとすると，家庭や職場でいろいろな問題をおこす場合もある。日常生活に戻る際は，次のようなことをこころがける。

(1) 自分自身に任務が終わったということを言い聞かせる。活動報告を行ったり，体験を記録したり，体験からの学びを将来にいかすことを考えたりするのもよい。

(2) 家族や不在時の業務を代行した同僚なども，自分自身と同様に苦労をしている。彼らに感謝するとともに，互いの苦労を認め合うことが大切である。

(3) 不在時の状況を，その時間を取り戻すような気持ちで家族や友人・同僚から聞き，人間関係を回復する。

◆ 相互援助（バディシステム buddy system）

　援助者は自分のストレス症状に気づかないことも多いため，仲間どうしで互いの状態を観察し合い，たすけ合うことにより，ストレス症状（●190ページ，表2-32）を早期に発見して対処することができる。自分がひとりではないことを知ることは，ストレスに対する抵抗力を高める。仲間どうしでたすけ合い，互いを認め合いながら活動することが大切である。

◆ ミーティングによるストレス処理

　救援チームが救護活動を通して受けるストレスを軽減するために，ミーティングは有効である。

　1 出動前のブリーフィング　ブリーフィング briefing とは出動に際して任務の説明と出動命令を受けることであり，ストレスの処理方法についての情報提供も含まれる。目的地や任務の内容を知り，困難や危険度を予想することにより，おこりうる事態に対してこころの準備をする。また，自分の役割を明確にし，自分になにが期待されているのか，なにができるのかを知ることで，自分自身に過度な期待をもたないようにする。さらに，ストレス症状やその自己処理方法，相互援助について理解し，ストレスに備える。

　2 現場でのミーティング　活動中はさまざまな感情がうっ積しがちであり，その感情のはけ口が必要となる。1日の活動終了後に集まり，その日に体験したことを雑談に近いかたちで話し合うことで，感情の爆発を予防することは意義深い。その際には，特定の個人を批判したり非難したりせず，互いを認め合うことが大切である。さらに，ストレス処理方法についてのアドバイスがあればより効果的である。

　3 任務完了時のミーティング　任務を完了して帰還した際，非日常的な体験に区切りをつけるために，メンバーが集まって活動中に体験したできごとや感じたことを話し合い，こころを整理する。司会はリーダーが行うが，メンバーの参加は自由とする。ストレス症状が強く，問題がありそうなメンバーについては，専門家への相談をすすめる。

　ここで考慮することは，秘密保持，体験の共有，教育の3つである。ミーティングで話されたことは記録に残さず，ほかの人に話さないという約束のもと，参加者は自分の感情や怒りを素直に表現することができる。ほかのメンバーはそれを批判することなく受けとめ，任務の成否や責任を追及するのではなく，それぞれの反応や感情を共有することにより，ストレスの原因を考えることができる。また，ストレスによる反応は正常な反応であることを再認識し，対処方法を考えることにより，次の生活への移行準備を整える。最後に，将来について考える機会を設けることもよい。

✏ work 復習と課題

❶ 災害とハザードの違いにふれて，災害の定義について説明しなさい。

❷ 自然災害，人為災害，特殊災害，複合災害について，それぞれ例をあげて，その特徴をまとめてみよう。

❸ 圧挫症候群の機序について説明しなさい。

❹ 災害時の深部静脈血栓症の危険因子にはなにがあるか，説明しなさい。

❺ 生活不活発病とはなにか説明しなさい。

❻ 災害時に注意しなければならない感染症にはなにがあるか説明しなさい。

❼ 災害関連死とはなにか説明しなさい。

❽ 災害医療と平時の救急医療の違いについて説明しなさい。

❾ CSCATTT について説明しなさい。

❿ トリアージの 4 つの区分について説明しなさい。

⓫ トリアージタッグの使い方を練習してみよう。

⓬ 災害拠点病院の指定要件について説明しなさい。

⓭ わが国の災害医療体制について説明しなさい。

⓮ 災害時の連携の重要性について説明しなさい。

⓯ わが国の災害対策に関連する法律をまとめてみよう。

⓰ 被災者支援制度にはなにがあるか説明しなさい。

⓱ 災害看護の定義・役割・対象について説明しなさい。

⓲ 要配慮者と避難行動要支援者について，それぞれの特徴をまとめ，必要な支援を考えてみよう。

⓳ 災害サイクル各期における看護の要点を説明しなさい。

⓴ 災害看護における倫理課題について話し合ってみよう。

㉑ 災害看護に必要な情報とその収集先，そしてアセスメントの方法について説明しなさい。

㉒ 被災病院，救護所，避難所，応急仮設住宅の，それぞれにおける看護について説明しなさい。

㉓ 受援体制の整備がなぜ必要なのか説明しなさい。

㉔ 地域の防災と減災について，看護師として取り組めることにはなにがあるか話し合ってみよう。

㉕ 災害時の被災者の心理状態と支援の方法について説明しなさい。

参考文献

1. アメリカ国立子どもトラウマティックストレス・ネットワーク・アメリカ国立 PTSD センター著，兵庫県こころのケアセンター訳：災害時のこころのケア——サイコロジカル・ファーストエイド 実施の手引き，原著第 2 版．医学書院，2011.
2. 大川弥生：災害時に多発する「生活不活発病」——その予防と回復における内科医の役割．日本内科学会雑誌 106（4）：857-864，2017.
3. 大橋正伸：災害時の母子保健・医療対策に関する研究 震災が妊産婦に及ぼした影響に関する調査報告 平成 7 年度厚生省心身障害研究「保健・医療・福祉にかかわる医療資源の有効活用に関する研究」．1995.
4. 岡村州博ほか：厚生労働科研究費補助金（成育疾患克服等次世代育成基盤研究事業）平成 25 年度総括・分担研究報告書 震災時の妊婦・褥婦の医療・保健的課題に関する研究．2014.
5. 奥田知志：生活困窮者への伴走型支援と地域共生．国際文化研修（108）：33-38，2020.
6. 榛沢和彦：東日本大震災後における深部静脈血栓症（DVT）と問題点——新潟県中越地震の教訓を生かすには．医療の質・安全学会誌 6（2）：248-251，2011.
7. 榛沢和彦：避難所のあり方，海外との比較．消防防災の科学（135）：7-12，2019.
8. 川原由佳里：1896（明治 29）年明治三陸海嘯における日本赤十字社の救護活動——岩手県にお

ける医療救護に焦点を当てて. 日本看護歴史学会誌(24)：37-54, 2011.

9. 川原由佳里：1888(明治21)年磐梯山噴火における日本赤十字社の救護活動. 日本看護歴史学会誌(23)：79-91, 2010.

10. 川原由佳里：トルコ軍艦沈没事故における日本赤十字社の活動. 日本看護歴史学会誌(22)：44-57, 2009.

11. 川原由佳里：1891(明治24)年濃尾地震における日本赤十字社の災害救護活動——岐阜県出張医員の記録史料から. 日本看護歴史学会誌(21)：46-55, 2008.

12. 気象庁：知識・解説. (https://www.jma.go.jp/jma/menu/menuknowledge.html) (参照 2023-11-01)

13. 熊本赤十字病院災害対応委員会：災害対応マニュアル平成29年度改訂版.

14. 厚生労働省：広域災害救急医療情報システムバックアップセンター運用ガイドライン. (https://www.wds.emis.go.jp/topcontents/guidelines.pdf) (参照 2023-11-01).

15. 小枝達也：災害後の中長期的な母子保健対策マニュアル(専門職向け). (https://www.nibiohn.go.jp/eiken/disasternutrition/pdf/boshimanual03.pdf) (参照 2023-11-01).

16. 国際連合：人間の安全保障のアプローチ. (https://www.unic.or.jp/activities/human_security/human_security_approach/) (参照 2023-11-01).

17. 国土交通省：復興事前準備の推進. (https://www.cbr.mlit.go.jp/kensei/machi_seibika/pdf/28.pdf) (参照 2023-11-01).

18. 国土交通省：マイ・タイムライン. (https://www.mlit.go.jp/river/bousai/main/saigai/tisiki/syozaiti/mytimeline/index.html) (参照 2023-11-01).

19. 国立健康・栄養研究所：災害時の健康・栄養について. (https://www.nibiohn.go.jp/eiken/info_saigai.html) (参照 2023-11-01).

20. 佐藤喜根子ほか：厚生労働科学研究費補助金(成育疾患克服等次世代育成基盤研究事業)研究分担報告書 震災時に褥婦・妊婦であった女性とそのパートナーの心身の健康状態と周産期医療従事者の実態調査研究——震災後1.4年と2年目の実態. 2014.

21. 塩野悦子・菊池栄：東日本大震災直後の施設外出産を介助した医療従事者の体験. 日本助産学会誌 30(1)：29-38, 2016.

22. 清水哲郎：臨床倫理エッセンシャル, 改訂第5版. (http://clinicalethics.ne.jp/cleth-prj/img/clethessent2016.pdf) (参照 2023-11-01).

23. 菅磨志保：「災害弱者」と災害支援——阪神・淡路大震災以降の概念の広がりと対応の変化を中心に. 日本都市学会年報(34)：38-45, 2000.

24. 杉野昭博：障害学——理論形成と射程. 東京大学出版会, 2007.

25. 総務省消防庁：安否情報システムの概要. (https://www.fdma.go.jp/about/organization/post-19.html) (参照 2023-11-01).

26. 総務省：避難行動要支援者名簿及び個別避難計画の作成等に係る取組状況の調査結果. (https://www.soumu.go.jp/menu_news/s-news/01shoubo01_02000734.html) (参照 2023-11-01).

27. 手島恵：これからの倫理と看護. 日本看護協会出版, 2021.

28. 東京都：災害体験談解析結果. (https://www.fukushi.metro.tokyo.lg.jp/kodomo/shussan/nyuyoji/saitai_taiken.files/taikendan_kaiseki.pdf) (参照 2023-11-01).

29. 東京都子どもを守る災害対策検討会：災害体験に学ぶ——妊婦や乳幼児の保護者に伝えたいこと. (https://www.fukushi.metro.tokyo.lg.jp/kodomo/shussan/nyuyoji/saitai_taiken.html) (参照 2023-11-01).

30. 内閣府：応急仮設住宅の供与. (https://www.bousai.go.jp/oyakudachi/pdf/kyuujo_c2.pdf) (参照 2023-11-01).

31. 内閣府：減災のてびき. (https://www.bousai.go.jp/kyoiku/keigen/gensai/tebiki.html) (参照 2023-11-01).

32. 内閣府：災害時要援護者の避難支援に関する検討会報告書. (https://www.bousai.go.jp/taisaku/hisaisyagyousei/youengosya/h24_kentoukai/houkokusyo.pdf) (参照 2023-11-01).

33. 内閣府：新型コロナウイルス感染症対策に配慮した避難所運営のポイント(第2版). (https://www.bousai.go.jp/coronam.html) (参照 2023-11-01).

34. 内閣府：地区防災計画ガイドライン. (https://www.bousai.go.jp/kyoiku/pdf/guidline.pdf) (参照 2023-11-01).

35. 内閣府：地区防災計画モデル事業報告——平成26~28年度の成果と課題. (https://www.bousai.go.jp/kyoiku/chikubousai/pdf/houkokusho.pdf) (参照 2023-11-01).

36. 内閣府：被災者のこころのケア都道府県対応ガイドライン. 2012-03 (https://www.bousai.go.jp/taisaku/hisaisyagyousei/kokoro.html) (参照 2023-04-06).

37. 内閣府：被災者の住まいの確保に関する取組事例集. (https://www.bousai.go.jp/taisaku/hisaisyagyousei/pdf/kakuho_zenpen.pdf) (参照 2023-11-01).

38. 内閣府：避難行動要支援者の避難行動支援に関すること. (https://www.bousai.go.jp/taisaku/hisaisyagyousei/yoshiensha.html) (参照 2023-11-01).

39. 内閣府：避難情報に関するガイドライン. (https://www.bousai.go.jp/oukyu/hinanjouhou/r3_hinanjouhou_guideline/pdf/hinan_guideline.pdf) (参照 2023-11-01).

40. 内閣府：避難所の確保と質の向上に関する検討会. (https://www.med.or.jp/english/activities/pdf/2013_01/019_024.pdf) (参照 2023-11-01).

41. 内閣府：避難所の役割についての調査検討報告書. (https://www.bousai.go.jp/taisaku/hinanjo/pdf/r1hinanjokentou.pdf) (参照 2023-11-01).

42. 内閣府：防災に関する世論調査. (https://survey.gov-online.go.jp/r04/r04-bousai/) (参照 2023-11-01).

43. 内木美恵：特定の状況における地域母子保健活動. 我部山キヨ子編：地域母子保健・国際母子保健，第6版(助産学講座). 医学書院，2023.

44. 西村文彦：災害発生時を見据えた保健医療福祉部局と防災部局との連携について. (https://www.mhlw.go.jp/content/12602000/001061864.pdf)(参照 2023-11-01).

45. 日本看護歴史学会編，川原由佳里ほか著：日本の看護120年——歴史をつくるあなたへ. 日本看護協会出版会，2008.

46. 日本産婦人科医会：災害時における周産期医療. (https://www.jaog.or.jp/notes/note15349/)(参照 2023-11-01).

47. 日本小児アレルギー学会：災害時のこどものアレルギー疾患対応パンフレット. (https://www.jspaci.jp/assets/documents/saigai_pamphlet_2021.pdf)(参照 2023-11-01).

48. 日本小児科医会：もしものときに…子どもの心のケアのために. (https://www.jpa-web.org/dcms_media/other/PTSD_leaf.pdf)(参照 2023-11-01).

49. 日本小児精神医学研究会編：災害時のメンタルヘルス——兵庫県南部地震(阪神大震災)における小児メンタルヘルスへの対応マニュアルを中心として. (http://jspp.life.coocan.jp/jspp_website/JSPP_zai_hai_yong_gong_youfairu_files/jspp_disaster_mentalhealth_lc%E5%8E%9F%E6%9D%BF.pdf)(参照 2023-11-01).

50. 日本助産学会災害対策委員会：災害に備える助産師のための減災ドリル. (https://www.jyosan.jp/huge/gensai_220225.pdf)(参照 2023-11-01).

51. 日本助産師会：助産師が行う災害時支援マニュアル——すべての妊産婦と母子および女性の安全のために. 日本助産師会出版会，2017.

52. 日本助産師会：妊産婦さん，ちいさなお子さんをもつお母さんのための災害対策ブック——助産師が伝える災害時の知恵ぶくろ. (https://www.midwife.or.jp/pdf/chiebukuro/chiebukuro_280420.pdf)(参照 2023-11-01).

53. 日本赤十字社：災害義援金に関する課題と今後の方向(報告)——東日本大震災における検証と総括を踏まえて. (https://www.jrc.or.jp/vcms_lf/20130325_01.pdf)(参照 2023-11-01).

54. 日本ボランティアコーディネーターセンター協会：生活支援相談員ハンドブック. (https://jvca2001.org/wp/wp-content/uploads/2018/06/consultationsupportershandbook2013.pdf)(参照 2023-11-01).

55. 兵庫県：復興10年総括検証・提言データベース. (https://web.pref.hyogo.lg.jp/kk41/wd33_000000126.html)(参照 2023-11-01).

56. 兵庫県立大学大学院看護学研究所21世紀COEプログラム「ユビキタス社会における災害看護拠点の形成」事務局編：21世紀COEプログラム——ユビキタス社会における災害看護拠点の形成. 兵庫県立大学，2007.

57. 堀越栄子：サポート拠点(サポートセンター)の機能を地域支え合い体制つくりに向けた課題. 自治体総研通信(446)：20-47，2015.

58. 本庄恵子：基礎から実践まで学べるセルフケア看護. ライフサポート社，2015.

59. 水谷嘉浩・根本昌宏：冬期の避難所における段ボールベッドの防寒・保温効果の評価. 北海道の雪氷(36)：101-104，2017.

60. 水谷嘉浩：災害時，避難所への段ボールベッドの供給方法と全国を対象とした防災協定の取組みについて. 静脈学23(4)：31-40，2012.

61. 宮坂道夫ほか：看護倫理，第2版(系統看護学講座). 医学書院，2018.

62. 村上典子：被災者の心のケアと支援者の心構え. 診断と治療105(4)：495-500，2017.

63. 山崎栄一：災害時要援護者とは——用語法の複雑性と支援のあり方. 復興6(1)：3-8，2014.

64. 李永子：災害における要援護者概念の再考——「災害弱者」から「災害時要援護者」へのアプローチ. 福祉のまちづくり研究8(1)：38-48，2006.

65. 渡邊聡子：被災体験が母子の心身に与える影響. 助産雑誌63(3)：198-203，2009.

66. American Psychiatric Association編，日本精神神経学会日本語版用語監修：DSM-5-TR　精神疾患の診断・統計マニュアル. 医学書院，2023.

67. IASC：IASC Guidelines on Mental Health and Psychosocial Support in Emergency Settings, 2007. 2007-06(https://interagencystandingcommittee.org/iasc-task-force-mental-health-and-psychosocial-support-emergency-settings/iascguidelines-mental-health-and-psychosocial-support-emergency-settings-2007)(参照 2023-04-06)

68. Maya, A.: Rapid Assessment in Disasters. *Japan Medical Association Journal*, 56(1)：19-24, 2013.

69. Raphael, B. 著，石丸正訳：災害の襲うとき——カタストロフィの精神医学. みすず書房，1989.

第 **3** 章

地震災害看護の展開

● **本章の概要**　これまで学んだように，被災地における看護職者の役割は多岐にわたる。そこで本章では，前章までの学習内容を活用しながら，看護の展開をシミュレートできるように，模擬的に災害事例を想定した。事例は，災害の各サイクルで派遣される3人の看護師と，被災病院に勤務する1人の看護師の計4人を主人公とし，看護師がどのように情報を得てアセスメントし，看護実践を行ったのかを，発災から経時的に読み進めることができるようにした（◗表3-1）。また，看護過程を展開するうえでのポイントを整理するため，随所に問題を提示するようにした。

　災害の種類は，わが国で現実的に遭遇しやすい地震災害を設定した。また，就業者数を考慮し，病院で働く看護師が被災地で活動することを想定した。急性期や亜急性期に活動する看護師は，はじめて救護活動に参加する4年目または5年目の看護師である。また慢性期・復興期では，皮膚・排泄ケア認定看護師が看護師長とともに，看護師のみのチームである看護ケア班❶として，避難所を中心に活動する設定とした。災害看護を学ぶ皆さんも，この看護師たちとともに考え，学んで欲しい。

● **4人の主人公**　4人の主人公のうち，派遣される3人の看護師は，被災地近くの都市にある総合病院に勤務している。病院の医療救護第1班の久保看護師は，整形外科病棟に勤務する経験年数5年目の看護師，また亜急性期に第5班として派遣された湯浅看護師は，消化器外科病棟に勤務する経験年数4年目の看護師である。

　この2人は，今年はじめて医療救護班員に任命され，県との合同災害救護訓練に参加した。訓練では，救護班員は出動命令に備え，発災と同時に出動準備をして自宅で待機すると学んだ。しかし，これまで災害救護に派遣されたことも，被災した体験もない。

　一方，看護ケア班として派遣された糸原看護師は，皮膚・排泄ケア認定看護師の資格をもち，看護師として働きはじめて15年目である。認定看護師としての活動も5年目を迎えるが，先の2人と同様に救護員としての派遣経験はない。なお，ともに活動する看護ケア班のリーダーの看護師長には派遣経験がある。

　被災病院の事例の主人公は，整形外科病棟に勤務する経験年数4年目の佐

📖 NOTE
❶**看護ケア班**
　看護師のみで編成され，急性期を過ぎて医療救護班が撤退したあとも，被災者のケアのニーズに対応するために派遣される，日本赤十字社看護部によるチームである。看護師のみで編成され，避難所や応急仮設住宅などで暮らす被災者の，安全・安楽な生活の構築に視点をおいた救護活動を行う。

◗ **表3-1　4人の主人公**

事例	所属	活動時期・形態	活動場所	看護師のキャリア
(1)久保看護師	被災地近くの都市にある総合病院	急性期・医療救護班第1班	被災地A小学校内救護所	整形外科病棟勤務，5年目
(2)佐藤看護師	被災病院	急性期・被災病院での活動と受援	被災病院の病棟および傷病者受け入れ中等症エリア	整形外科病棟勤務，4年目
(3)湯浅看護師	被災地近くの都市にある総合病院	亜急性期・医療救護班第5班	被災地A小学校内救護所	消化器外科病棟勤務，4年目
(4)糸原看護師	被災地近くの都市にある総合病院	慢性期・看護ケア班第2班	被災地A地区，被災地A小学校	病棟勤務歴15年目，皮膚・排泄ケア認定看護師歴5年目

藤看護師である。佐藤看護師は，発災の1か月ほど前に行われた院内の災害対応訓練に参加したが，実際に災害時に活動をするのははじめてである。

● **災害サイクルにそった看護活動**　本章は，災害サイクルにそって展開してある。発災直後から急性期にかけては，被災地に派遣された医療救護第1班の久保看護師と，発災時に被災病院で勤務中だった佐藤看護師の，2つの視点から解説した。また通常，1つの班（一個班）の派遣期間は2～3日であるため，発災2週間後に第5班が派遣される設定とし，亜急性期の看護活動を第5班の湯浅看護師の視点で解説した。なお，救護班の活動場所については，小学校の一角に救護所を開設して活動する設定とした。

慢性期・復興期では，2人1組で構成される看護ケア班が，避難所を活動の拠点におき，避難所や応急仮設住宅などで暮らす被災者を対象に活動する。派遣期間は3週間で，第2班として派遣される設定とした。

事例を読み進めるにあたっては，久保看護師や佐藤看護師，湯浅看護師，糸原看護師とともに，情報を収集し，整理しつつアセスメントを進めていこう。そして，みずからの看護活動が決定できることを目標に学習してほしい。

A 発災直後から救護班として出動するまでの看護

ここでは，地震が発生してから出動までを，はじめて救護活動に派遣される久保看護師とともに展開する。

地震は，久保看護師が勤務するC赤十字病院から40km程度離れたA市の付近を震源としており，久保看護師は医療救護第1班として派遣される。出動するまでに，情報を収集し，アセスメントをし，準備を行うことが必要となる。災害の特徴を考え，適切に行動できるように，久保看護師とともに考えてみよう。

1 災害発生直後の情報

1 地震についての情報

20XX年7月27日（火）午前8時50分にα県南東部を震源とするマグニチュード（M）7.0の直下型地震が発生した（●図3-1）。A市では，最大震度6強を記録しており，多数の負傷者，死傷者が発生している。

2 被災地域についての情報

● **被災したA市の情報**　α県の南東部に位置するA市は県庁所在地であり，人口約32万人，世帯数約13万の中規模都市である。α県の南にはC市を県庁所在地とするβ県がある。C市は，A市の南東約40kmに位置し，

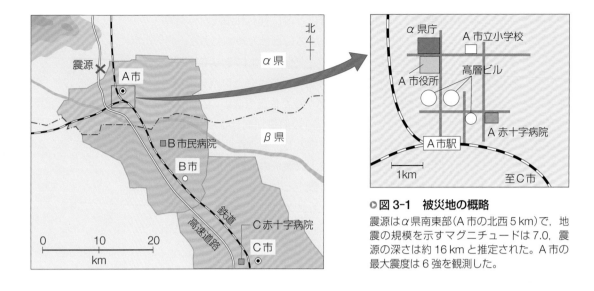

▶図3-1　被災地の概略

震源はα県南東部(A市の北西5km)で，地震の規模を示すマグニチュードは7.0，震源の深さは約16kmと推定された。A市の最大震度は6強を観測した。

政令指定都市である。また，A市とC市の中間にはβ県B市がある。A市からC市にかけては平地であり，交通網も発達している。

　A市では近年，C市に本社を構える企業が進出してきており，ここ数年でA市の中心部にある県庁周囲に多数の高層ビルが建てられ，多くのA市市民が働いている。それ以外にも，市外から約3万人がA市に通勤している。また，α県庁の東約1kmにはA市立小学校があり，その南4kmにはA赤十字病院がある。

2 出動までの対応

　7月27日(火)午前8時50分。C市のC赤十字病院に勤務する久保看護師が自宅にいると，突然，どすんという縦揺れの地震がおこった。本棚や机の上の物は落下しなかったが，相当大きな揺れを感じた。

1 情報収集(出動までに得た情報)

◆ 自宅で得た情報

　テレビで確認したところ，「α県南東部を震源とするM7.0の直下型地震が発生」との字幕とともに，A市の震度が6強など，各地の震度を伝えていた。

　しばらくすると，A市上空からの映像が流れはじめた。高層ビルの倒壊は見あたらないが，一般家屋の多くは傾き，損壊している(▶表3-2)。道路はうねるように盛り上がり，水が噴出している様子も映し出されていた。現在のところ，火災による煙は見あたらなかった。

● 久保看護師の動き　久保看護師は次のような行動をとった。

(1)医療救護第1班として出動するために，待機することとした。そこで，個人装備として病院が整備している個人携行物品以外に，簡単な食品

◯ 表3-2　出動までに久保看護師が得た被災地に関する情報

		テレビで得た情報	病院で得た情報
地震の種類など	地震について	震源：α県南東部 震源の深さ：約16km M7.0の直下型地震 津波：発生のおそれなし	―
	震度	α県A市：震度6強 β県B市：震度4 β県C市：震度3	震度6強は建物が倒壊するおそれのある大きな揺れである
被災地の状況について	気象状況	―	晴れ 最高気温33℃ 最低気温22℃ この天候が続く予報
	ライフライン	水道：水道管が破裂 ガス：不明 電気：不明 電話：不明	電気：停電 病院は自家発電で対応 電話：維持
	建物	高層ビルの倒壊：映像上は見あたらない 一般家屋：多くは傾いて損壊	―
	火災発生	映像上は見あたらない	―
	交通状況	被災地の一般道：亀裂し，うねるような凹凸あり	被災県の県境までは問題なし 被災地の高速道路は点検中 交通災害の発生状況は不明
	死・負傷者	不明	
救護所	開設場所	―	最も被害が甚大なα県庁から東に約1km離れたA市立小学校体育館または校庭
	被害状況	―	建物の損壊状況やライフラインの維持状況は不明
被災地の医療	医療施設の稼働状況	―	• A赤十字病院（救護所から4km） 　自家発電で診療を再開 　被災中心部への医療救護班派遣は困難 　被災者受け入れの限界が生じる可能性 • B市民病院（隣県の災害拠点病院，震源から20km） 　平常の診療機能をほぼ維持

（飴など）・携帯電話などの点検を開始した。また，最近，肩こりがひどいため，自分の常備薬として市販の鎮痛薬を準備した。

(2)9時20分にC赤十字病院から出動待機命令の連絡があったため，両親に出動する可能性を伝えて病院に向かった。

(3)9時40分に病院に到着すると，医療救護班を構成する久保看護師以外の班員である医師・看護師長・助産師・事務職員・自動車操作要員の各1名がすでに集まっていた。情報収集などの派遣準備を進めていると，9時45分に正式に派遣命令が出され，11時00分に出動する予定となった（発災から約2時間後）。

◆ 病院でのブリーフィングで得た情報

　C赤十字病院では，ブリーフィングは班員だけでなく，救急部の医師と看護師，救護活動経験のある看護師と事務員，C赤十字病院災害対策本部長の院長，看護部長，心理療法士も参加し，輪になって行われる。久保看護師ははじめての出動であったため，上司である病棟師長も参加している。話し合いの際には，班員の緊張を緩和するため，おだやかな音楽が流されていた。

　班員は医療救護班の任務や被災状況について，C赤十字病院の災害対策本部から，次のように説明を受けている（◉201ページ，表3-2）。

▌派遣先および派遣先の状況

(1) 医療救護班第1班は，7月27～29日の3日間にわたり派遣される。A市災害対策本部の要請を受けて，最も被害が甚大な*a*県庁から約1km離れたA市立小学校に設置された避難所の体育館内に救護所を開設して活動する予定である。

(2) 震度6強は建物が損壊する大きな揺れであるが，小学校の損壊状況ならびにライフラインの維持状況は不明である。体育館が使用できない場合は，小学校の校庭に救護所を開設する。

(3) 被災地域の本日の天候は晴れで，最高気温33℃，最低気温22℃である。しばらくの間，この天候が続く予報が出ている。

▌医療救護班第1班の活動目標

(1) 被災者の心身の苦痛を最大限に除去するため，救護所での急性期災害医療を行うこと。

(2) 2次トリアージによって，傷病者を後方支援病院であるA赤十字病院またはB市民病院へ選択的に搬送・搬出し，救命の効率を高めること。

▌被災地の被災状況

(1) 被災地の詳細な状況は関連機関を通じて情報を収集しているが，現在のところテレビで確認できる以上の情報は得られていない。

(2) 被災状況を予測するための基本情報となる，A市の概要について情報提供を受け，確認した。

▌被災地の医療状況

　後方支援病院となるA赤十字病院，およびB市民病院に関する情報は以下のとおりである。

(1) 被災地域の中核病院であるA赤十字病院は，A市立小学校から4km離れている。停電の影響により診療に一時的な混乱をきたしていたが，現在は自家発電で診療を再開している。しかし，被災者の受け入れを24時間体制で継続する必要性から，A赤十字病院から被災中心部への医療救護班の派遣は困難な状況である。また，急性期医療に対応していないことから，重症度の高い傷病者の受け入れには限界がある。

(2) A市中心部から10km（震源から20km）に位置するβ県の災害拠点病院であるB市民病院は，平常の診療機能をほぼ維持している状況が確認されている。

▌被災地への移動経路

（1）県境付近まで道路状況に問題はないため，高速道路を利用し，1時間程度（12時ごろ）で県境に到着できる予定である。

（2）県境付近からは，余震などによる二次災害を避けるために，一般道でA市内へと移動する。被災地には13時ごろに到着できる予定である。

2 アセスメント

　医療救護班は，災害の種類や，発生時期・時刻，被災地域の地形や都市機能をはじめとした地域特性など，さまざまな視点で被害状況を予測する。被害状況の予測に基づいて，発生している，あるいは今後発生するであろう傷病を想定し，傷病者を救援するためには，どのような医療器材がどれだけ必要なのかを，医療救護班のメンバーで検討して準備する。

　アセスメントの結果，以下のような被災状況および傷病者が予測された。

◆ A市の被害状況に関する予測

　1 過去の震災との比較　2004年の新潟県中越地震（M6.8，震源の深さ13 km）では，約70名の死者が発生した。今回，M7.0の直下型地震であること，都市型災害の様相を呈することが予測されることから，新潟県中越地震よりもさらに大きな被害が予測される。

　2 テレビからの情報　A市の震度6強は，家屋が損壊する大きな揺れである。テレビには，多くの一般家屋が損壊している様子が映されており，余震により，さらに多くの損壊・倒壊が発生するおそれがある。傷病者発生の予測にとどまらず，みずからの安全を確保しつつ救護活動に従事することが重要である。

　3 時間帯に伴う被災者の予想　市外からの通勤者も多いため，昼間の就業人口が多くなっている。8時50分発災であれば，A市で勤務している人々の多くはすでに勤務先に到着しており，A市の人口以上に被災者が発生するだろう。また，交通機関の状況によっては，多数の帰宅困難者が発生すると予想される。

　4 ライフラインの状況　水道管が破裂していたため，水道は断絶していると考えたほうがよい。すべてのライフラインが断絶しているという想定で準備を進める。

　5 被災地の周囲の被害状況　直下型であれば甚大な被害を受ける範囲は限定的であることが予測できる。震源から20 kmほど離れたB市民病院の機能が維持されていることから，B市はライフラインを含めた都市機能が保持されている可能性が高い。

　6 交通にかかわる被災　鉄道や自動車道などの交通網が発達しているため，建物倒壊による負傷者だけでなく，列車事故などの交通災害による負傷者が発生している可能性がある。

　7 火災の危険性　発災時間が8時50分であれば，家庭で食事を準備する時間とは重なっていないだろう。二次災害としての火災発生の危険性は低い

○▶表 3-3　被害・傷病者の予測

	発災直後の情報	予測される被害・傷病
地震の規模による被害	• 震度 6 強の直下型地震 • 一般家屋が多数損壊 • 甚大な被害が出ている県庁付近には多くの高層ビルが存在	(1) 倒壊した家屋，家具などの転倒・落下による圧挫に起因した傷病 　① 頭部・胸部・腹部などの重要臓器の損傷 　② 骨折 　③ ① と ② を合併した多発性外傷 　④ 打撲，切創，捻挫 　⑤ 圧挫症候群 (2) 大量のガラス片散乱に起因した傷病 　• ガラス片や落下物などによる四肢外傷
交通状況による被害	• 鉄道や自動車道などの交通網が発達 • 市外からの通勤者は約 3 万人 • 8 時 50 分発災	(3) 列車の緊急停車による圧挫に起因した傷病 (4) 交通外傷 　(3) (4) いずれも上記 (1) (2) に準ずる (5) 多数の帰宅困難者の発生
発災時期による被害	• 7 月 27 日(最高気温 33℃，最低気温 22℃) • 当分同様の天候が続く予報 • 8 時 50 分発災	(6) 熱射病も含めた熱中症 (7) 食中毒 (8) 創傷感染のリスクの増大 (9) 食事の準備に伴う火災が生じる時間帯ではないが，地震発生時の二次災害として火災も予測する。 　• 熱傷(気道熱傷含む)

と予測される。

　⑧ **トリアージ**　救護所に最も近い後方支援病院となる A 赤十字病院が受け入れられる重症度によって，トリアージの方針を決定する。また，A 赤十字病院での傷病者受け入れが困難になり，B 市民病院への搬送となった場合は，この時点でトリアージの方針を変更する必要があるだろう。

◆ 医療資機材の準備のための傷病者予測

　A 市の被害状況に関する予測をもとに，急性期に発生する傷病を予測した(○▶表 3-3)。

> **演習 1**
> 　今回と同様の地震が以下のような条件で発災した場合，それぞれで予測される被害を述べなさい。また同様に，それぞれで予測される急性期の傷病についても述べなさい。
> 　① 発災時期が冬季であった場合
> 　② 発災した a 県が海岸に面していた場合
> (解答は 236 ページに掲載)

3　ブリーフィングによるストレス処理の実施

　出動前の班員は，被災現場の状況を思い，そこでの活動を考えるようになり，緊張が高まる。第 2 章 F「災害とこころのケア」(○▶177 ページ)で学んだように，出動前のブリーフィングの際に，ストレスに対応できるように，救

援者としてのこころの準備を行うことが必要である。

　久保看護師は，ほかの班員たちと一緒に，救護員が受ける二次的な心的外傷後ストレス障害（PTSD，●177ページ）についての説明を心理療法士から受けたあと，ほかの班員たちと話し合った。久保看護師は救護経験のない自分が役にたてるのか不安になり，派遣経験のある田辺看護師に以下のように伝えた。

久保看護師：最初は被災者をたすけたい気持ちだけでしたが，派遣が近づくにつれて緊張してきました。救護活動の経験がない私がどれだけできるのか不安です。

田辺看護師：はじめて派遣されたときに，私は不安な気持ちをもってはいけないような気がして相談できませんでした。誰もが不安をもっているので，皆で意識して話し合うようにしていきましょう。

久保看護師：私も自分の不安や疑問を班員のみなさんに素直に伝えていきたいと思います。

田辺看護師：被災地では，被災者の役にたってないような無力感や罪悪感で，夜も眠れなくなりました。二次的なPTSDの知識はもっていたけれど，自分がそうなっていると気づかず，また，弱音を吐くこと自体に罪悪感があって，ほかの班員にも話せず苦しみました。なんでも聞いてほしいし，声をかけるようにもします。自分も，何回派遣されても現場でとまどうことはつきませんけれど。

　久保看護師は，田辺看護師の話を聞き，緊張したり不安になったりすることはあたり前の反応なのだと思えた。久保看護師は，ブリーフィングを通して，班員と一体になり，病院職員のみんなに支えられて任務に向かえそうな感覚をもつことができた。出動に向けて気持ちが落ち着き，出動前の準備行動を班員とともに開始した。

演習2

　① 次の班で派遣される中村看護師は，手術室での勤務経験が10年あるが，被災地に派遣されるのははじめてである。設備が十分ではない被災地で，手術の介助ができるのか不安になったが，自分よりも若い看護師がいるなかで，自分が不安を口にしてよいものか，と迷っている。中村看護師の望ましい行動を述べなさい。

　② あなたも久保看護師と同じ班で被災現場に派遣される。出動直前の自分の気持ちや，派遣先での自分の役割について，ブリーフィングに参加したつもりでまとめなさい。

（解答は237ページに掲載）

---

4 **準備行動**

　被災現場で用いる資機材や医療資材は，派遣される医療救護班が被災現場に持っていく。つまり，医療救護班は自己完結型の組織であるといえる。必要な救護活動が実施できるように，十分な資機材を搬送することが望ましい

が，搬送車の積載能力には限界があるため，災害の種類や災害サイクルの特徴をふまえてアセスメントし，資機材を精選し，効果的・効率的な救援ができるように準備する。今回は，災害サイクルの急性期での派遣となるが，亜急性期や慢性期に派遣される場合には，被災者の生活の変化に伴う健康障害をより重視したアセスメントを行い，資機材の準備をする必要がある。

◆ 医療資機材の準備

● **救護所と救護班員の資機材**　C赤十字病院では，救護所を開設するために必要な資機材と，救護班員が救護活動をするうえで必要な資機材を平時から整備している（◉369ページ，資料2「救護装備」）。医療救護班員で再検討し，必要に応じて品目・数量を補充しながら救護車両に資機材を搭載した。

(1)救護所関係：医療セット，テント（天幕），担架，担架架台，折りたたみ寝台，毛布，携帯用ラジオ，無線機，発電機など。

(2)救護班員関係：作業服，作業帽，ヘルメット，反射チョッキ，運動靴，軍手，雨具（合羽），防塵ゴーグル，個人用携帯バッグ，寝袋，携帯トイレなど。

● **医療資材の準備**　また，医療資材についても，以下のものを常備している。

(1)診療セット：聴診器，血圧計，咽頭鏡などの診察用具や，消毒，創傷の固定に必要な物品など（◉370ページ，資料2「診療セット」）。

(2)蘇生・外科セット：除細動器，気管挿管チューブなどの蘇生に必要な物品や，酸素吸入や吸引の物品，創傷の止血・縫合に必要な物品など（◉371ページ，資料2「蘇生・外科セット」）。

(3)薬品セット：局所麻酔薬，昇圧薬，解熱鎮痛薬，抗菌薬のほか，中毒治療薬，生物学的製剤を含む薬剤や，投与に必要な輸液セット，針など。

(4)事務用品セット：救護所を開設した際の事務処理に必要な物品。

　さらに，傷病者の予測に基づき，必要な医療資材の補充を実施した。

● **個人携行品の準備**　被災地に携行する物品は，医療救護班員の1人ひとりがウエストポーチタイプの個人用携帯バッグに収納して携行することになっている。C赤十字病院では，全班員に共通する物品と，医師と看護師のみに必要な物品を分けて準備している。

　久保看護師は，全班員用の個人携行品に看護師用物品を追加し，さらに自宅で準備した鎮痛薬などを合わせ，個人携行品を装備した。

◆ 指揮命令系統の確認

(1)現地到着までは，C赤十字病院の災害対策本部の指揮下で活動する。

(2)現地到着後は，A市役所内に設置されたA市災害対策本部の指揮下に入り，救護活動を開始する。

(3)救護活動の実施状況や班員の健康状態などについては，定期的にC赤十字病院の災害対策本部に報告する。

◆ 個人装備の再確認

被災現場では，救護者自身が二次災害の被害者とならぬよう，個人の安全を確保することが求められる。自分に合った大きさのヘルメット・ゴーグル・グローブをはじめ，救護服や安全靴などを準備する。また，天候・季節に応じて，雨具や防寒具も確認しておく。

また，派遣期間に応じた飲料水や食料品，金銭（硬貨が望ましい），携帯電話，さらには，自分自身の体調管理のための常備薬や衛生用品（生理用ナプキン）を必要に応じて準備する。

B 急性期の救護班における看護

ここでは出動から被災地に到着後，救護所を開設し，さまざまな医療ニーズに応じて救護活動を行うことになる急性期に焦点をあてる。今回，はじめて派遣された久保看護師の活動を追いながら，急性期における救護活動の実際を展開する。

1 出動

移動中の車両内では，到着後すみやかに対応できるように，被災地の被害情報や生活情報，危険回避に関する情報を収集する必要がある。確認すべき被害情報としては，人的被害，家屋被害，道路の被害に関する情報があり，生活情報としては，ライフライン・交通の被害および復旧状況などがある。また，救護者自身の安全のための危険回避に関する情報としては，地震（余震）・津波・気象（台風など）などに関する情報がある。

1 被災地までの移動

● **久保看護師の動き**　準備が整った医療救護第1班は，警察通行許可証を持参し，自動車操作要員が運転するワゴンタイプの自動車に，すべての班員と，資機材および個人装備をのせ，予定どおり11時にC赤十字病院を出発し，A市へと向かった。警察や道路公団などからの情報および許可・指示を受けながら，安全かつ迅速に目的地へ向かうことに留意した。

事前に得ていた情報のとおり，約1時間で県境に着いた。α県に入ってすぐのインターチェンジより先は，安全が確認されていないため，高速道路の使用が不可能であった。そのため，一般道を経由してA市内へと向かったが，一般道は被害が大きく移動に時間がかかった（●図3-2）。A市災害対策本部には，予定より2時間以上遅れた15時30分に到着した。

● **久保看護師の心理状態**　久保看護師は，使命感をもちつつ，役割の遂行に思いをめぐらせていた。しかし，県境をこえ，道路状況や周囲の景色に変化が見えはじめると，徐々に被災地に入ったことを実感するようになった。

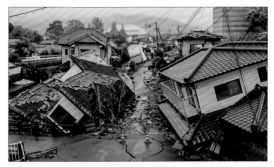

a. 建物倒壊で通行どめになった道路

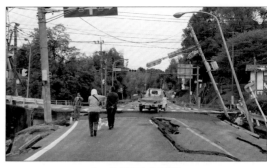

b. 地割れした道路

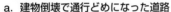

◎図3-2　被災地までの移動

　テレビの報道で被災地の映像を見たことがイメージトレーニングになったと思っていたが，実際に被災地に入ってみると，大きなショックを受けた。そこでブリーフィングで話し合ったように，移動の間に自分の感じている思いをほかの班員に話し，ストレスの緩和をはかった。

2　情報収集

　発災後の早い段階で，A市役所にA市災害対策本部が立ち上がっていた。医療救護第1班はA市に到着後，A市災害対策本部へ合流した。

　災害対策本部に被害情報が集まると，被災地の救護活動のニーズが判明してきた。救援体制が整備されている場合には，多くの医療救護班が早期に出動しても，状況によっては撤退の指示が出されることもあるため，災害対策本部からの情報の収集は重要となる。実際，今回も多くの医療救護班が出動したが，一部に撤退の指示が出た。

　また，被災地に入ると，かえって被災地の全体状況がつかみにくくなる。そこで，被害状況や救護の進捗状況については，A市災害対策本部の定時報告や，その他の機関からの情報，テレビ・ラジオの報道などに注意し，積極的に情報を収集した。さらには，C赤十字病院災害対策本部からの情報もあった。

◆　被害情報

　得られた情報を総合したところ，人的ならびに家屋や道路の被害状況は以下の通りであった。

●**人的被害**　三十数名の死者が出た模様である。負傷者は家屋や家具の倒壊，ガラスの落下によるものが多いとのことであった（◎表3-4）。さらに，列車の脱線事故により多数の傷病者が発生したため，A市災害対策本部の指揮により，ほかの医療救護班が事故現場付近で救護活動を展開している。

　火災は数か所のみであり，熱傷などの負傷は少ない。しかし，安否が確認されていない人も多く，多数が倒壊した家屋内に閉じ込められているという情報もある。被災者は，各地に設けられた避難所に参集しつつあり，A市立小学校には帰宅困難者を含め400名あまりの避難者がいる模様である。

○表3-4　被害・傷病者の発生状況

	発災直後の情報	実際の被害・傷病（表3-2との対応）
地震の規模による被害	・震度6強の直下型地震 ・一般家屋が多数損壊 ・甚大な被害が出ている県庁付近には多くの高層ビルが存在	(1)倒壊した家屋，家具などの転倒・落下による圧挫に起因した傷病 　①打撲，切創などのけが 　②骨折（鎖骨・肋骨・四肢の骨折） 　③捻挫 (2)大量のガラス片散乱に起因した傷病 　・ガラス片や落下物などによる四肢外傷
交通状況による被害	・鉄道や自動車道などの交通網が発達 ・市外からの通勤者は約3万人 ・8時50分発災	(3)列車の緊急停車による圧挫に起因した傷病 　・列車の脱線事故がおこり，多数の負傷者が発生 (4)多数の帰宅困難者の発生
発災時期による被害	・7月27日（最高気温33℃，最低気温22℃） ・当分同様の天候が続く予報 ・8時50分発災	(5)熱射病も含めた熱中症 　①熱中症 　②屋外で作業している人の熱射病

● **家屋の被害**　一般家屋の損壊は，古い建物を中心に全壊・半壊が多数を占めている模様である。県庁周囲の高層ビルは近年の建築であり，倒壊はしていないものの，一部半壊やガラスの破損がみられる。

● **道路の被害**　高速道路は，被害が軽微とのことである。一般道は，道路のうねりや亀裂の割れ目からの水もれがみられ，さらにはガラス片が散乱している。

◆ 生活情報

　ライフラインや交通，気象条件，通信に関する情報は以下のとおりである。

● **ライフライン**　ライフラインは断絶しているとラジオは伝えており，生活および医療活動にさまざまな支障をきたすものと考えられる。

● **交通**　高速道路は通行制限が解除され，速度は制限されているものの通行が可能となった。一般道は，道路の損壊や電気系統の故障により信号が機能せず，救援関係の自動車も渋滞に巻き込まれている。また，列車の脱線事故が発生しており，線路の安全が未確認であるため，鉄道は麻痺状態である。

● **気象条件**　発災当日は真夏日であり，夕方になっても気温は30℃をこえていた。

● **通信**　発災直後は，携帯電話はつながらず，家族の安否確認ができない状況であった。その後は，徐々に確認できつつある。現在，被災者は，災害情報を優先的に流しているラジオに聞き入っている状況である。

3 アセスメント

　医療ニーズについて，次のように判断した。

(1)救護班の到着は，発災後約半日後であったため，1次トリアージにより，重症者および死者の多くはすでに県内・県外の病院あるいは安置所に搬送されている。また，二次災害防止のため，夕方以降は救出活動が一時，休止される。そのため夕方以降は，救護所を設置するA市立小学校で

は，軽・中傷病者および避難所の急病者への対応を主とした応急処置な
らびに搬送が必要になる。

(2) 発災直後であり，被災者は緊張状態にある。初期の体調不良は高齢者や
妊産婦，障害者，乳幼児などに注目する必要がある。

(3) ライフラインの断絶による水不足の問題が大きい。被災地は暑さが厳し
いところに水不足が加わり，熱中症などが予想される。また，比較的健
康な若い人たちであっても，自宅のかたづけや捜索などによる，熱射病
の発生も想定される。

(4) ライフラインの断絶が数日続くと考えられるため，救護に工夫が必要と
なる。

(5) 帰宅困難者が無理に帰宅行動をとることで，二次災害が発生しないよう
に指導する必要がある。

2 救護活動の実際

　救護班はA市災害対策本部での30分程度の情報収集を終え，16時30分
にA市立小学校に到着した。

1 救護所の開設

　急性期の救護活動は災害現場，つまりときには「がれきの下」近くの現場
で行ったり，巡回診療を行ったりすることもあるが，救護所(○47ページ)を
開設して行うことが多い。

● **救護所の設置**　救護所の設置場所の絶対条件は，二次災害の危険がない
安全な場所に設置することであり，以下の条件を満たすことが望ましい。

(1) 救護所の存在が周囲から判別できる場所である。

(2) 交通の要衝に近く，傷病者の収容・搬送に便利な場所である。

(3) 混乱を避けるための適当な面積のある場所である。

(4) 水・電気・ガスなどの確保および，汚物の処理などに便利な場所である。

(5) 外部との仕切りがある既設の建物である。

　一般的に救護所は，傷病者を含めた被災者が避難してくる施設である学校
や公民館などに設営される場合が多い(○図3-3)。しかし，救護所の開設に
適当な建物がない場合や，ライフラインが確保できない場合は，テント・給
水タンク・発電機などを利用し，救護所を設営する。

　今回，A市災害対策本部から指示されたA市立小学校は，大きな建物の
損壊がなく，また給水車による水の確保も可能であることから，前記の条件
をほぼ満たしており，救護所の設置場所として適切であった。

　しかし，通常，救護所を設置することの多い体育館は，すでに多くの避難
者で占められていた。そこに救護所の設置のための場所を確保することは，
被災者の感情からも避けるべきであると判断し，運動用具・機材倉庫(以下，
機材庫)に設置することにした(○図3-4)。機材庫は外部からも目につきやす
く，出入りしやすく，窓があり，さらに救護所に来た要救護者のプライバ

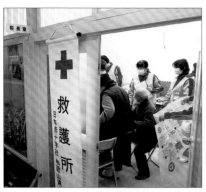
a. 校内での救護所開設

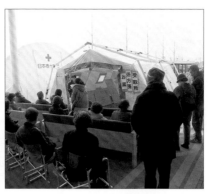
b. テントでの救護活動

◎**図3-3　救護所の例**

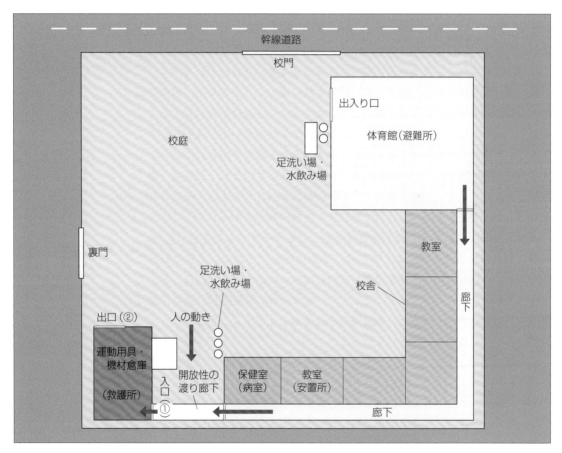

◎**図3-4　救護所の位置**

シーの確保が期待できることから，最も適切と判断した。
● **救護所のレイアウト**　救護所には 2 つの出入口（◎図3-4，①と②）があり，
① は避難場所である体育館と校舎棟を介してつながっている。校舎棟と機
材倉庫間の数 m は，屋根は設置されているものの，校庭とは吹き抜けに
なっている開放性の渡り廊下となっている。そのため，校庭からも直接，救

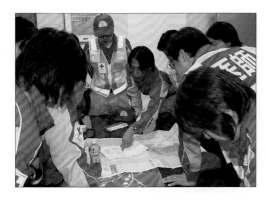

▶図3-5　被災地に派遣された
救護班のミーティン
グの様子

護所に入ることが可能である。したがって，救護所の入口は①とし，②を
出口と設定して救護所内をレイアウトした。

　また入口の決定には，要救護者の動線だけでなく，ライフラインが開通し
た場合を想定し，水飲み場などの水源との位置関係も考慮した。今回，救護
所の入口（①）の前には，足洗い場や水飲み場があり，水源が確保できた。こ
れは，救護活動に必要な水道水を容易に確保できるという意味だけでなく，
要救護者が手を洗ったり，汚染された創傷を洗い流したりするなど，自分で
できる対応を実施したうえで，処置を受けることが可能な経路を確保するこ
とともなった。このように，要救護者のセルフケア能力をいかしながら，よ
り多くの要救護者に対応できるように工夫することも必要である。

● 久保看護師の動き　久保看護師は，A市立小学校に到着し，避難者・負
傷者が多数集まっている姿を見ることで緊張が高まった。しかし，班員と声
をかけ合い，班員とともに救護所を開設する活動に取りかかった。

　まず，救護所内のレイアウトの検討を主としたミーティングを行った（▶
図3-5）。訓練を行っていたこともあり，手順は想定できたが，実際は救護
所を開設する場所の環境条件を考慮しなければならなかった。今回は，暑い
という気象条件から換気をよくすることや，水まわりの位置関係，医療活動
の際の動線を検討した。また，派遣期間中に体調をくずすことのないように，
救護員の生活環境についても話し合った。

　救護所の開設までには，発災から約9時間を要し，17時30分に診療でき
る準備を終えた。その後，簡単なミーティングを行い，役割と活動計画を確
認した。まず，ここが救護所であることが被災者にわかるように救護所の前
に明示した。さらに，避難所の掲示板に掲載するなど，救護所を開設したこ
とを広報したうえで，診療を開始した。また，帰宅困難者が帰宅行動によっ
て二次災害に巻き込まれないよう，避難所で安全を確保することを指導した。

演習3
　医療活動の動線を考えたとき，救護所内のレイアウトはどのようなものに
なるだろうか。トリアージ，応急処置，搬送を行うことを想定しながら考え
なさい。

（解答は237ページに掲載）

2 トリアージ

　災害現場などからの1次トリアージ後に搬入，または自力で到着した負傷者により，救護所付近は混雑していた。そのため傷病者を，救護所での診療と，後方支援病院への搬送に分けるための2次トリアージが必要であった。

　トリアージは，経験のある医師により行われるのが望ましいが，状況によっては，看護師が行わなければならない場合がある。

　今回，医師は診療活動に専念する必要があるため，臨床能力・マネジメント能力を考慮し，南部看護師長がトリアージを担当することにした。

　救護所開設前の医療ニーズのアセスメントでは，軽・中傷病者および避難所の急病者への対応が主と考えられていた。しかし実際には，倒壊した建物の中から自衛消防団が救出したトリアージカテゴリーI（赤）や0（黒）の傷病者も搬送されてきた。

● **南部看護師長の動き**　南部看護師長は，豊富な臨床経験があり，また看護師長として7年間マネジメント業務の経験もある。さらに，救急外来での勤務や海外救援活動の経験も豊富なことから，2次トリアージ担当者として適任であった。

　トリアージカテゴリーIおよび0については，医師と連携して識別を決定した。とくにトリアージカテゴリー0については，医師による死亡確認を実施後，保健室の隣の教室を安置所と設定し，遺体を収容した。

　また，救護所から約10kmの距離にあるB市民病院が災害拠点病院として機能していたことから，今回は「重症度は高いが救命の可能性のある傷病者」をトリアージカテゴリーIとし，応急処置後に搬送を行った。また，緊急性の高い傷病者は，校庭から緊急搬送用ヘリコプターで搬送することが可能であった（●図3-6）。比較的軽症のトリアージカテゴリーIIの傷病者で，継続して治療が必要な場合は，A赤十字病院へ搬送した。

　このように，トリアージカテゴリーの決定には，後方支援病院の状況が大きくかかわってくるため，指揮をする災害対策本部などで情報を得ることが大切である。また，搬送先を検討する際は，A赤十字病院とB市民病院の役割分担や，収容能力を判断しながら決定することで，後方支援病院が機能を維持できるようにすることも重要である。

　派遣された3日間で受け入れた傷病者は，●表3-5のとおりであった。

3 応急処置

● **救護所を訪れる被災者の特徴**　救護所を訪れる被災者の特徴は，災害サイクルにより異なる。今回のように発災後の半日から3日間の範囲では，救護所には救出の遅れた傷病者が搬入されるほか，避難所からは自力で歩行が可能な傷病者が外来治療を希望して来所する。さらに，流早産を含む出産や，慢性疾患の増悪，PTSDなど，外傷処置とは異なる治療が必要となる被災者も多数来所する。地震災害で多くみられる圧挫症候群は，急性腎不全を発症して重篤な状態になる可能性がある。また，感染症が顕在化するのもこの時

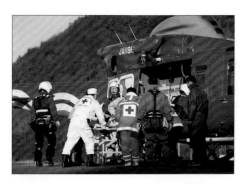

●図3-6　ヘリコプターによる後方搬送

●表3-5　受け入れた傷病者数

トリアージカテゴリー	1日目*	2日目	3日目
0（黒）	0	2	4
Ⅰ（赤）	1	8	0
Ⅱ（黄）	23	36	33
Ⅲ（緑）	6	34	38

＊ 救護所を開設した17時30分から24時までの受け入れ者数

期である。

● **治療の実際**　救護所での治療の目的は，第一に可能な限り多数の傷病者を後方の医療機関へ転送するのに必要な最小限の治療をすることである。傷病者のなかから，いち早く増悪した人を発見し，緊急処置を実施することが求められる。これは迅速に行う必要があり，一刻の猶予もないことが多い。また，軽傷者については，必要な治療ののち，避難所に誘導する。

　救護所での治療は，長期収容が目的ではない。しかし，搬送待ちの傷病者のほか，治療後も避難所への自力移動のむずかしい傷病者や，経過観察が必要な人が存在するため，救護所において継続したケアを行うことも少なくない。今回も，救護所に隣接する保健室を病室としてベッドを準備したが，空きベッドがない状況になった。

● **久保看護師の動き**　救護所では，次のような医療活動をした。

　1 **傷病の手当て**　倒壊した家屋や家具などの転倒・落下による鎖骨・肋骨・四肢の骨折の固定および，捻挫の固定などが多かった。また，ガラス片などによる負傷者も多く，切り傷の手当てを行うことが多かった。深い傷の場合は縫合処置を行ったが，多くはガーゼや三角巾などでおおう処置であった。

　2 **要配慮者へのケア**　発災前から，慢性疾患や手術後，あるいはがん薬物療法などで自宅療養をしていた者の診察の補助や，避難生活によって体調がすぐれない高齢者・障害者のケアにあたった。また，A市立小学校内の避難所も巡回した。避難所では，避難所生活を運営する自治組織ができていなかったため，A市立小学校の校長に対して，自治組織をつくるように助言した。加えて，次のような活動も行った。

（1）要配慮者トリアージの要請：A市立小学校の体育館では，多数の要介護者が健常な避難者と隣り合わせになっており，隣人への遠慮からおむつ交換を避け，寝たきりで過ごしていた。このような状況が続けば，要介護者の褥瘡発生の危険性が高まり，また生活不活発病に陥る可能性がある。さらに，避難所の衛生環境の悪化や，ほかの避難者のストレス要因となるおそれもある。したがって，要配慮者を効率的・効果的に支援するため，要配慮者トリアージが必要である。

（2）熱中症の予防：日中の気温が高いため，とくに脱水をきたしやすい幼児や高齢者に対して，本人または家族に熱中症予防のためにこまめに水分補給をするように指導した。また，家のかたづけをしている人は作業に没頭して水分補給を忘れがちであるため，注意を促した。その結果，熱中症をはじめとしたさまざまな健康問題について相談を受けることになり，被災者の健康問題の把握につながった。

3 **こころのケア**　不安を訴える避難者の話を傾聴し，必要な場合は専門のカウンセラーに引き継いだ。

夜間も含めた 24 時間体制の活動であったが，久保看護師は，外傷・骨折の手当てや，相談・誘導などは，ほぼ自立して行うことができた。妊産褥婦への対応は，助産師の資格をもつ班員が行った。

後方支援病院への緊急搬送については，南部看護師長の指示のもと行動した。今回の医療救護活動において，10 名が搬送された。その内訳は，頭部外傷の悪化，重症な骨折の疑い，内臓損傷や急性心筋梗塞の疑いなどであった。トリアージカテゴリー I の負傷者は予定どおり B 市民病院へ搬送し，軽度の骨折などは重症者の対応のできない A 赤十字病院へ搬送した。

被災者の生活の激変や，将来の見えない状況に対しては，どのような言葉もむなしく感じ，声がかけられない状況にあった。また，断片的な話の聞き方になっているのではないかというジレンマもあった。一方で，救護活動が終われば，自分の生活は確保されていることに対して，申しわけない気持ちも自覚し，つらい気持ちを班員で共有した。

4 巡回診療

● **目的**　巡回診療は，以下のようなさまざまな目的で行われる。

（1）被災者が多数の避難所に分散した場合，救護所が開設されていない避難所が発生する。この場合，診療を受けられない傷病者が避難所にとどまっている可能性がある。また，自宅で避難生活を送っている被災者も同様である。これらの見すごされがちな被災者をトリアージしながら診療できる巡回診療は，非常に重要な活動である（● 図 3-7）。

（2）こころのケアや健康相談を実施し，一次予防をおもな目的として巡回診療を行う。

（3）災害対策本部の指示のもと，巡回診療を行いながら，刻々と変化する地域の医療ニーズを把握する。また，被災者が暮らす避難所や居宅の衛生状態などの生活環境をアセスメントする。これらの結果は，救護所の開設場所や救護班による巡回診療計画などにいかされる。

● **久保看護師の動き**　今回は，すでに実施された医療ニーズのアセスメントの結果を受け，救護所の開設場所が決定されており，到着直後の巡回診療は行わなかった。派遣最終日に，A 市災害対策本部の指示により，医療ニーズのアセスメントの目的で救護所が設置されていない A 市立南小学校を巡回した。

避難所は被災者の生活の場であるため，身分や入室の目的を伝え，許可を

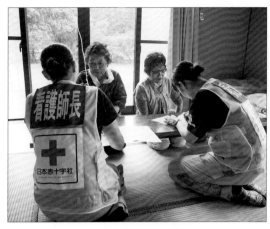

a. 被災地での巡回診療

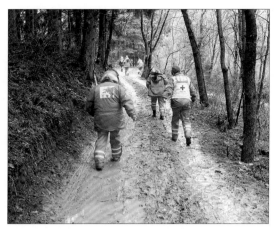

b. 車が入れない場所に徒歩で向かう救護班

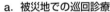

◎図 3-7　巡回診療の様子

得ることが大切である。この避難所は，Ａ市立南小学校の校長を中心に決められた役割分担や規則のもとで集団生活が行われていたため，校長に活動目的を説明し，情報を得てから巡回を始めた。

　活動の進め方としては，次の２つの方法がある。

(1) 避難所の一角に救護所を開設し，当日のみの診療を行うことを避難者に知らせ，来所する傷病者などを受け入れる。

(2) 救護班が避難所内を巡回する。

　今回は，短時間で避難所全体の状況をアセスメントする必要があったため，救護班を２チームに分け，避難所の各部屋を巡回する方法を選択した。

　体育館や教室では多数の避難者が生活しており，１畳あたりに２人という狭い空間で過ごしていた。部屋に入るごとにあいさつし，目的を伝え，声をかけながら健康状態などを観察した。また，校長から情報を得た落ち込みが激しい被災者には，血圧測定を進めながら話を聞いた。１人ひとりに声をかけることはしなかったが，避難している人が生活しているすべての場所を巡回した。

　校長をはじめとした，避難所の総括メンバーは，厳しい生活のなかでの役割の遂行であり，また逃げ場のない環境のなかでトラブルが発生することもあるため，ストレスをかかえていた。現場の苦悩を傾聴するとともに，できるだけ負担を分散させることをこころがけるよう話した。危機的状況のなかでは，平時ではささいなことではあっても，ストレスの大きさははかりしれないと感じた。

　巡回の結果，次のようにアセスメントした。

　①身体的・心理的ストレスの高まり　被災者は，傷病などの身体的ストレスだけでなく，突然，大きな地震におそわれた恐怖や環境の激変，先の見えない不安などの心理的ストレスが高まっている。とくに，家族を失った被災者や，他県からの通勤で帰宅困難になった被災者は，話し相手が少なく，孤立感・孤独感をいだきやすい状況にあるため，精神的な支援が必要である。

　2 **要配慮者トリアージの必要性**　A市立小学校同様，避難所では多数の要介護者が寝たきりで過ごしている。また，物資やマンパワーの不足によって，おむつ交換が十分にできていない。このような状況が続けば，褥瘡の発生や生活不活発病に陥る可能性があり，また避難所の衛生環境が悪化する。避難所における要配慮者トリアージを行い，医療や介護が必要な避難者へ効果的・効率的な支援を行う。

　3 **感染症発生のおそれ**　上下水道や食料事情が改善されていないため，衛生環境の悪化や体力の低下により，感染症に罹患しやすい状況になっている。夏季であるため，とくに食中毒発生の危険性が高く，集団発生に注意が必要である。

　4 **在宅避難者への巡回診療の必要性**　自宅で避難生活を送っている被災者が多数存在するという情報を得ている。ニーズのアセスメントのための巡回診療が必要である。

5 連携

　災害時の迅速な救護活動を左右するものの1つに，多様な救護主体による息の合った連携がある。医療機関どうしや，医療機関と消防や自衛隊との間などをとりもつコーディネーターにより，的確な連携が行われることが必要となる。

　今回の災害では，DMATやJMAT，DPAT，DHEAT，国および都道府県の保健医療福祉関係，自衛隊，警察，交通関係，道路関係，エネルギー関係，日本赤十字社，自警団，防災ボランティア，各種団体など，生活に関連するあらゆる団体，個人が参集している。

● **久保看護師の動き**　今回の災害における組織の連携にあたっては，A市災害対策本部内で「A市南区救護班連絡会議」が定期的に開催されており，久保看護師も到着翌日の午後5時30分から出席した。議題は，① 地域の医療ニーズや，医療機関・救護所などの診療機能に関する情報，② 救護班の診療状況，③ 連絡事項として避難所での献立の提示，紹介状，事例紹介，介護対象者リストなどがあった。

　この会議に出席することにより，地元の保健所および医師会の意見，さらにはほかの救護班の現状を知ることができ，有効かつ必要な会議であった。会議は約50名が出席し，30分間で終了した。

3 はじめての災害救護活動を終えてのまとめ

1 報告書からみる災害救護活動体験の特徴

　久保看護師は，7月27〜29日の3日間にわたる災害救護活動を終え，C市のC赤十字病院に帰任した。派遣期間および，医療救護班の班員名，救護所開設場所，診療状況などをまとめた救護活動記録は，班長である医師と南部看護師長が記載し，次の医療救護班へ引き継ぐとともに，C赤十字病院

災害対策本部へ提出した。久保看護師は，自分の学習として，はじめて救護班として出動した体験を以下のように整理した。

●**生活者として**　災害救護活動は，日常業務とは異なり，安定した生活基盤が確保されていないなかでの活動であることを強く感じた。また，救護業務以外においても，避難所のルールに従い，プライバシーのない24時間の集団生活を送ることとなった。さらに，自己完結型の装備の範囲内での生活が求められたため，睡眠や食事，排泄などの基本的な欲求についても，制約が多いものであった。

　いかなる状況においても，救護員に求められる役割を果たせるよう，心身の健康を保てることが大切だと実感した。このような非日常的な環境のなかで，使命感で高揚しつつも，自分を保つことができ，役割を遂行できたことは，自信になった。

●**専門職として**　日常の看護業務や急変時の看護とは異なる業務に追われるように過ごした3日間であった。今後は，災害の種類と災害サイクルの特徴をふまえて，おこりうる状況や傷病を想定し，救護員として予見性をもって活動できるように学習を深める必要があると感じた。今回はそのような現場に遭遇しなかったが，トリアージでたすからないと判断した負傷者には医療が介入しないという災害医療の基本方針への抵抗感がある。シミュレーション学習などによって，考えてみるべき問題だと思った。

　また，自分や家族の生命や財産，さらには仕事などについての，質も量も日常とは異なる危機に向き合う被災者に対して，どのようにかかわればよいのか悩み，同時に無力さも感じた。被災者の心理的な特徴を学習し，効果的に支援できるようにしたい。

　医療機器や医薬品が量的に圧倒的に不足しているなかで，さまざまな工夫が必要となった。日常の臨床において，医療機器に頼りすぎない観察力や判断力，また，基本的な看護技術を確実に習得することが重要であると再認識した。

2　久保看護師のその後

　久保看護師は，今回がはじめての災害救護活動の派遣であった。衝撃的な体験をし，劣悪な環境下での活動であっても，使命感をもち役割を遂行するべく全力で活動した。しかし，その体験は非日常のものである。任務完了後，C赤十字病院ではミーティングを行うことにより，救護活動によるPTSDを予防する支援が行われた。

　また，公式のミーティング以外にも，一緒に派遣されたメンバーどうしで，整理できない心理状態の表出を行った。このような非公式な場におけるかかわりが重要であることを実感する一方で，派遣メンバーのなかには，思い出したくないという理由で参加しない者もいたため，心理状態の表出を行う時期には個人差があることを学んだ。

C 被災病院における災害発生直後から数日後までの看護活動

　ここまでC赤十字病院から医療救護班第1班として被災地に派遣された久保看護師の活動をみてきた。久保看護師のような派遣された医療職者が被災地で活動を行うにあたっては，その支援を受け入れるための体制づくりが必要となる。被災地の看護師は，被災病院における患者・職員の安全確保や，被災状況の確認，二次災害の予防，多数傷病者の受け入れ体制の立ち上げなどとあわせ，受援(◯144ページ)のための準備をすることになる。

　ここでは，震源地に近いA赤十字病院に勤務する佐藤看護師の，災害発生直後から数日後までの動きを通して，被災病院での看護師の役割を概観する。

1 A赤十字病院の状況

　災害発生直後のA赤十字病院は停電により診療に一時的な混乱をきたしたが，自家発電で診療を継続し，被災者(多数傷病者)の受け入れを24時間体制で実施する方針をとった。多数傷病者を受け入れることが予想されたため，A赤十字病院救護班の被災地への派遣は不可能であった。また，急性期医療には対応していないことから，重症度の高い傷病者の受け入れには限界があった。そこで，重症度の高い患者は，災害拠点病院であり，通常の診療機能を維持しているβ県のB市民病院への搬送となった。

　なおA赤十字病院では毎年1回，災害対応訓練を実施しており，多数傷病者受け入れ訓練や災害対策本部訓練を実施している。

2 佐藤看護師の状況

　佐藤看護師は，A赤十字病院の整形外科病棟に勤務している4年目の看護師である。A市内のA赤十字病院近くのアパートでひとり暮らしをしている。A赤十字病院で1か月ほど前に行われた災害対応訓練では，多数の傷病者の受け入れエリアの中等症(黄色)エリアを担当した。

　発災時，佐藤看護師は日勤での病棟勤務中であり，ナースステーションで夜勤担当より申し送りを受けていた。

3 災害発生直後の被災病院における看護師の活動

● **安全確認**　佐藤看護師は，ナースステーションで担当患者のスケジュールを確認していたところ，ドンと下から突き上げられるような揺れを感じ，つづいてなにかにつかまらないと立っていられないほどの地震におそわれた。

自身の身をまもるために姿勢を低くし，近くにあったテーブルの下にもぐり，揺れがおさまるまでじっとしていた。電灯が消え薄暗くなり，ストッパーをかけていなかったパソコンカートはナースステーション内を揺れ動き，テーブルに固定していなかったものは床に落ち散乱した。揺れは1分程度でおさまり，そののち師長から「スタッフどうしの安全確認」の指示がなされ，互いに受傷の有無を確認した。そこに病院の全館放送にて「災害対応レベルⅢで災害対策本部を立ち上げて対応する」旨の連絡が入った。

● **患者の安全と病棟の被災状況の確認**　その後，師長より，アクションカードに従い「周囲の安全を確認しながらの患者の安全確認」「病棟の被災状況の確認」を行うように指示が出された。佐藤看護師は，病棟に準備されていたヘルメットをかぶり，廊下・病室の安全を確認しながら，担当している患者のもとへ向かった。患者が地震の揺れで転倒・転落していないか，点滴スタンドが倒れて事故抜針していないか，パニックに陥って危険な行動をとっていないかなどを確認してまわり，担当の全患者の安全確認を行った。また，医療機器の作動状況と建物の損壊状況，二次被害の危険（漏水，ガス漏れ，壁・ガラスの破損など），避難経路は確保されているかなど，被災状況の確認を行った。幸いにも，けがをした患者はおらず，設備にも大きな不具合はなかったため，その旨を師長に報告した。

● **多数の傷病者の受け入れエリアの立ち上げと看護活動**　その後，師長より「当院は多数の傷病者を受け入れることとなったため，受け入れエリアでの対応を行う」と指示を受けた。そのため，佐藤看護師は，病棟で勤務を続けるスタッフに自身の担当患者を託し，受け入れエリアに向かった。受け入れエリアのリーダーより，中等症（黄色）エリアの立ち上げと患者対応の指示を受けたため，訓練で実践したことを思い出しながらエリアの立ち上げを行い，きたるべき多数の傷病者への対応に備えた。

多くの傷病者が搬送されるなか，佐藤看護師は，倒れてきた箪笥（たんす）により受傷し右下腿骨折疑いのある患者を受け持った。日ごろの整形外科病棟での経験をいかし，骨折に伴う痛みの緩和ケアを行うとともに，バイタルサイン測定や検査のための移動の際も声かけを行い，地震の恐怖や不安の軽減をはかった。患者は，同居していた家族を心配していたため，院内で待機していた家族に対面してもらい，患者自身の不安の軽減や家族ケアを行った。その後，入院病棟が決定し，患者さんより「たいへんなときにていねいに対応してくれてありがとう」との言葉をもらった。佐藤看護師は，自身も被災しながらはりつめた緊張感のもと看護ケアを行っていたが，この言葉により安堵することができた。

発災から数日後の被災病院における看護師の活動

　A赤十字病院は建物の倒壊は免れたが，壁には亀裂が入り，内部は物が散乱し，整形外科病棟でもかたづけをしながらの業務が続いていた。佐藤看護師のアパートも建物の被害はなかったが，部屋の中は足の踏み場もないほ

ど物が散乱していた。しかし，かたづける時間も余裕もないまま数日が過ぎようとしていた。

　そのような折，全国の赤十字病院から看護師たちが A 赤十字病院に派遣されてくることになり，佐藤看護師が勤務している整形外科病棟にも 2 名の看護師が日勤帯に支援に入ることになった。病棟では，応援の看護師の業務内容や看護提供方式への組み込み方について話し合いがもたれた。その結果，整形外科病棟は日常生活の援助が多いため，看護提供方式には組み込まず，フリーに動いてもらうこととなった。4〜5 日ごとに応援の看護師が交替するため，病棟オリエンテーションを準備し，応援の看護師に依頼する患者情報と援助内容をシートに詳しく記載すること，その日のリーダーが応援の看護師の相談役になることを申し合わせた。

　受援に際しては，新人看護師・中途採用者へのオリエンテーションや，日ごろ行っている病棟間応援体制の活動経験がおおいにいかされることになった。応援の看護師たちも自律的に活動し，患者に「全国から支えられている」という気持ちを感じてもらうことができた。佐藤看護師はほかの病院からの応援のおかげで半日の休みをもらえることになり，やっと自宅の部屋をかたづけることができた。

D　亜急性期の救護班における看護

1　災害発生から 2 週間後の状況

　地震発生後 2 週間を経過すると，余震の回数も減少し，被災地は徐々に落ち着きを取り戻していく。一方，避難生活を続けている被災者には，新たな問題も発生している。

　避難所での集団生活により，食中毒などの消化器感染症や，冬季にはインフルエンザなどの呼吸器感染症が集団発生しやすい。また，狭い場所での避難生活が続くことで，深部静脈血栓症や生活不活発病，不眠やストレスに起因する疾患の発生のおそれもある。さらに，被災地の医療機関の被災状況によっては，必要な医療が受けられないことで，本来なら軽症で治癒する疾患が重篤化したり，慢性疾患が増悪したりすることも考えられる。災害による傷病への対応だけでなく，災害関連死(●37 ページ)を予防することが重要である。

　このような時期に救護看護師として被災地に派遣される場合は，どのような心構えをもって，またどのような準備をして現地に向かったらよいだろうか。

　湯浅看護師は，C 赤十字病院に勤務する卒後 3 年目の看護師である。発災直後に第 1 班として派遣された久保看護師は，以前，同じ病棟に勤務していた先輩看護師である。

　C赤十字病院からは震災後，交代で救護班が派遣されており，すでに4班の救護班が派遣されている。本日(8月8日)，湯浅看護師は第5班の要員として，2日後の8月10日(火)に出発するように指示を受けた。ここでは，湯浅看護師の活動を追いながら，亜急性期における看護活動の実際を展開する。

2　出動までの情報

1　情報収集

　第5班のブリーフィングは，明日行われる予定である。

　地震の規模や被災の状況のほかに，避難所の設置場所や，復旧状況も含めたライフラインの状況などを，新聞を読み直して把握することにした。

　また，久保看護師からは，現地の被害の状況および，どのような傷病者の救護活動にあたったか，治療やケアはどのように行ったのか，救護班の生活状況(食事や睡眠など)などを聞くことができた。

◆ 災害の状況(地震発生から現在までの2週間の状況)

　震度4程度の大きな余震が1週間ほど続いていたが，現在はおさまってきている。しかし，身体に感じないような余震は現在も続いているようである。

　避難所のライフラインについては，電気は復旧しているが，水道・ガスは復旧していない。避難所となっている小学校の体育館や教室などには冷房が設置されておらず，日中の室温は30℃をこえ，夜間でも25℃を下まわらない日が続いているとのことである。

◆ 被災者の生活の状況

　避難所にいる被災者は，生活パターンがほぼ定まり，食事も災害対策本部から支給されているほか，ボランティアのたき出しなども受けているようである。

　日中は自宅に戻ってあとかたづけをしたり，勤め先が近い人のなかには仕事を始めている人もいるとのことであった。学校は夏休みに入っているが，小中学生を遊ばせたり，学習指導をしたりするボランティア学生が避難所を訪れ，喜ばれているというニュースもあった。昨日は，A市立小学校の校庭に自衛隊が簡易風呂を設営し，被災者に開放しており，「2週間ぶりの入浴でさっぱりした」と喜んでいる被災者の映像がテレビで流されていた。

◆ 救護活動の状況

　現地の救護活動の指示は，A赤十字病院およびA市災害対策本部から出ており，第5班はA市立小学校内に設置された救護所が活動の拠点となる。

　食事(パンやおにぎりなど)や水は，A市災害対策本部から支給されている。

　近隣の赤十字病院から派遣された救護班も到着しており，また現地の医療施設から派遣された救護班もおり，徐々にマンパワーは充足しつつある。

2　出動前のアセスメント

　明日のブリーフィングを前にして，湯浅看護師は収集した情報をもとに次のようなアセスメントを行い，自分も含めた第5班の救護活動をどのように行ったらよいかを考えた。

　①高温による障害　8月に入り，連日最高気温30℃をこす日が続いており，幼児や高齢者は脱水症を引きおこす危険がある。また，ときには重篤な熱中症を引きおこすことも考えられる。

　②上下水道の不通に伴う障害　電気は復旧したが，上下水道はまだ復旧していないとのことであり，避難所が設置されているA市立小学校では，1日1回行われている給水車による給水に頼っているようだ。したがって，水分補給が十分にできているか，注意が必要となる。また，トイレの汚染もひどく，排泄回数を減らそうと，みずから水分を制限している被災者もいるようである。

　③食生活に伴う障害　差し入れの非常食や，ボランティアのたき出しなどにより，食生活は改善されつつあるようだが，被災直後の食料の配布などにはトラブルもあったようだ。高齢者などは食べ残しをとっておき，いたんだものを食べ，下痢や嘔吐（おうと）などの食中毒様の症状が発生するおそれがある。

　④余震の影響　まだ，震度4程度の余震が発生している。小学生や中学生でも親から離れず，夜も熟睡できていない様子であり，のちにPTSDを発症するおそれがある。

　⑤慢性疾患患者への対応　発災後1週間は，重症の外傷患者が多かったとのことだが，3班目の救護班は高血圧症や糖尿病などの慢性疾患患者への対応が多かったとの報告があった。今後は，高齢者を中心とした慢性疾患患者への対応が必要となるだろう。

　⑥ボランティアなどの救護者や保健師などの行政担当者の健康問題　ボランティアや現地対策本部で活動している救護員や行政担当者のなかには，ほとんど休息をとらずに奔走（ほんそう）している者もいるとのことである。とくに，みずからも被災者でありながら災害対応を行っている現地の行政担当者などの心身の疲労が増していると思われる。

演習4

　発災が冬季の場合は，どのような障害が予測され，それに伴いどのようなアセスメントを行ったらよいだろうか。

（解答は238ページに掲載）

3 救護活動の実際

1 出動前の準備

　8月9日午前9時，C赤十字病院の会議室に，第5班のメンバーとなる産科の医師1名，内科の医師1名と，救護活動経験のある看護師長1名（こころのケア要員の研修担当者），救護経験はないが10年目の助産師が1名，湯浅看護師，運転手として事務職員の6名が集合した。また，第1班から第3班で活動してきた救護班の代表者も出席している。

　前班からの活動報告やアドバイスを聞いたのちに，2人の医師と看護師長から第5班の主たる活動内容が次のように説明された。

(1)活動場所は前班と同じ，A市立小学校となるだろう。A市災害対策本部に確認する。

(2)食中毒などの感染症，生活不活発病やこころのケアを含めた災害関連死の予防活動とともに，高齢者や慢性疾患患者の医療相談を行う。また，必要に応じて地域の医療機関や精神保健の専門家に引き継ぐ。

(3)産科医師は，妊婦や乳幼児の診察や健診を助産師とともに行う。

(4)救護所の来所者が少ないときには，避難所内を巡回する。

● **看護師長のアドバイス**　ブリーフィング終了後，湯浅看護師は看護師長にこころのケアについて質問し，自分にできるかどうか不安であることを打ち明けた。看護師長は，湯浅看護師の不安を理解し，次のようなアドバイスを与えた。

　こころのケアは特別な治療ではなく，病棟で患者の気持ちを理解するときと同様に，被災者のこわい思いや体験を聴き，そのときの気持ちを共有するという態度でかかわるとよい。血圧を測定したり，脈をみたりしながら観察するとともに，無理に話を引き出そうとせず，被災者の話に耳を傾けることが必要である。また，PTSDのおそれがあるときには，専門のカウンセラーに引き継ぐことが重要となる。

2 引き継ぎの際の情報収集

　8月10日午前8時にC赤十字病院を出発した湯浅看護師は，前日のブリーフィングで顔を合わせた第5班の要員と，車中で到着後の行動計画を話し合い，イメージしながら過ごした。午前10時にA市災害対策本部に到着し，活動場所として指示されたA市立小学校の救護所に移動した。第4班から引き継ぎを受け，午前11時から救護活動を開始した。

　引き継ぎの内容はほぼ予測していたものであったが，実際の現場では次のような事態もおきているとのことだった。

　①**避難所の狭さによる問題**　広い体育館ではあるが，約80世帯，150人ほどが収容されており，間仕切りもなくプライバシーが保てない状況で，ときには隣どうしで口論がおこるようになった。また，小学校の校庭に自家用

車が50台ほど並んでおり，10世帯ほどがその中で避難生活をしているとのことであった。高温による脱水も重なり，深部静脈血栓症を発症しやすい環境にあると考えられる。

2 **乳幼児とその親の問題**　10人ほどいる乳幼児には，おむつかぶれや汗疹（あせも）が見られるようになり，痛がって泣く乳幼児の声に母親たちは気をつかい，いらだっている様子がみられる。

3 **高齢者と認知症患者の問題**　高齢者や認知症の人は，外に出ることもなく，動きが少ない。また，立ったり座ったりするときに関節が痛む人や，便秘の人もいるようである。

4 **妊婦の問題**　妊婦も数人おり，妊娠4〜7か月とのことである。第1班で久保看護師と同行した助産師が妊婦の観察は行っており，とくに異常はないとのことである。

　引き継ぎ終了後，午前11時から2つのグループに分かれ，救護所での診療を開始することになった。湯浅看護師は内科医師・看護師長とともに内科チームとして行動することになった。避難所を管理している責任者や避難者の代表者にあいさつをした際に，今回は助産師に加え，産科の医師も救護班に入っているため，妊婦健診を行うことができることを伝えた。すると，もう1つの避難所であるA市立中学校の体育館につくられた避難所にも妊婦がおり，健診を受けてもよいかとの相談があり，災害対策本部の了解を得て行うことにした。

● **活動計画**　第5班の内科チームは，以上の情報から救護所や巡回診療における，次のような活動を計画した。
(1) 災害による傷病や，慢性疾患などへの応急診療
(2) 感染症の予防
　• 食中毒予防のための食品管理や，感染症対策のための環境整備
(3) 脱水症，熱中症や熱射病などの夏季におこりやすい疾患の予防
(4) 生活不活発病や認知症の予防
　• 深部静脈血栓症，運動機能低下や便秘など，生活不活発病予防のための
　　運動・マッサージの実施・指導
　• 必要に応じ，リハビリテーションの専門家との調整
　• 深部静脈血栓症予防のための弾性ストッキング使用法の指導
　• 生活リズムの調整・指導（水の消費を抑えたタオル清拭の実施・指導など）
(5) こころのケア（行政担当者などの支援者を含む）
　• 血圧測定やマッサージなどのケアを通した声かけや傾聴
　• 必要に応じ，精神保健の専門家との調整
(6) 避難所スタッフの健康管理（行政担当者などの支援者を含む）
　なお，指導内容は，救護所への来所者だけでなく，避難所全体に伝わるように工夫する。

③ 湯浅看護師の活動

　8月11日，前日に看護師長と一緒に救護活動を実施した湯浅看護師は，看護師長からのアドバイスに従い，こころのケアをこころがけて避難者の様子を観察した。その結果，女性高齢者Kさんの様子が気になり，継続的なこころのケアが必要と判断した。

◆ Kさんの情報

　Kさんは，被災前から独居生活をしていた。当日はたまたま戸外の畑で作業をしていたところ地震が発生し，自宅は全壊状態となり，着の身着のままの状態で，民生委員に避難所である体育館に連れて来られたとのことであった。

　昨日，看護師長とともに体育館の避難者を巡回し，血圧測定を行った際に，Kさんは体育館の片隅で，毛布をかぶってひとりで座っていた。湯浅看護師が声をかけても表情が乏しく，周囲の避難者とも話をしていないようであった。血圧はふだんから高いと話していたが，降圧薬などにより治療を受けていたかについては，記憶がはっきりしなかった。

◆ Kさんの看護問題の明確化

　上記の情報より，次のような看護問題が明らかになった。
#1　環境の変化および治療の中断による血圧の上昇のおそれ
#2　不活発化による生活不活発病発生のおそれ
#3　地震の恐怖を体験したことによるPTSDのおそれ

◆ 実施と評価

#1　環境の変化および治療の中断による血圧の上昇のおそれ

　バイタルサインを測定し，内科の医師に相談したが，降圧薬を投与するほどではないと判断され，注意して様子を観察することにした。できれば毎日救護所に来てもらい，血圧測定をするようにKさんに伝えた。

#2　不活発化による生活不活発病発生のおそれ

　湯浅看護師は看護師長に，少し時間をかけてKさんとかかわりたいと相談した。本日は，現地の看護学校の学生達が，ボランティア活動として午後から体育館を訪問する予定であり，一緒に足浴を行うことにした。

　午後，看護学生20名が来所し，救護所が設置されているA小学校校舎の廊下に足浴サービスの準備をした。体育館では，被災者に声をかける看護学生たちの明るい声が響いていた。湯浅看護師は一緒に体育館を訪れ，Kさんにも「足のお風呂に入りませんか」と声をかけた。Kさんは興味を示し，数人の高齢者と一緒に足浴サービスを受けに来た。

　看護学生たちは，支援物資が入っていた衣装ケースや発泡スチロールの箱などを利用して，3人1組で足浴を行った。足浴の前後で関節を動かしたり，

あたためている間に，肩や背中をマッサージしたりした。

　湯浅看護師も K さんの肩をもみながら，声をかけていった。K さんは徐々に口を開き，ほかの高齢者と「お風呂に入ったのは地震のあと，はじめてよ。足がぴかぴかで軽くなった」と笑顔で話をしていた。

#3　地震の恐怖を体験したことによる PTSD のおそれ

　足浴をきっかけに，周囲の人たちと少し笑顔を見せながら話をするようになった K さんであるが，今後余震がおこったときや，避難所から出て応急仮設住宅などでひとり暮らしを始めたときに，不安が強くなる可能性がある。後続の救護班や現地の保健師などに，継続して観察をお願いすることにした。

> **演習 5**
> 　子どもが被災した場合，PTSD の徴候を早期に発見するためには，どのようなことを観察したらよいか述べなさい。
>
> （解答は 239 ページに掲載）

◆ 救護者自身のこころのケア

　翌 12 日は，第 5 班の任務終了日である。湯浅看護師は K さんのことが気がかりで，このまま帰ってよいのだろうかという気持ちになり，看護師長に気持ちを打ち明けた。

　看護師長は「そういう気持ちは誰にでもあるものよ。あなたが帰ったあと，K さんのことを誰が心配するのかと思っているのでしょう。派遣期間中に解決しない問題は，次の救護班に引き継ぐことが大切。あなたは今回の活動で十分にがんばっていましたよ。帰ったら，おいしいものを食べて，十分に休みましょう。帰ってからも心配ごとがあれば，いつでも相談に来てね」と述べた。

　湯浅看護師は，最後に K さんを訪れ，血圧測定をし，本日で帰還することを K さんに話した。K さんは笑顔で，昨日の足浴やマッサージのことへの感謝を述べ，「次に来る看護師さんにも頼んでね」と言った。

　湯浅看護師は，救護活動記録に K さんのことを記録し，次の救護班に引き継ぎをした。

　12 日の夕刻，第 5 班は無事に C 赤十字病院に帰還し，待っていた院長に報告をして解散をした。帰る際に，看護師長は湯浅看護師を呼びとめ，もう一度「救護活動から日常生活に戻ること」のたいへんさを伝えた。

　1 か月後，C 赤十字病院では，今回の地震救護活動に出動した各班の活動報告会が開催された。湯浅看護師は，今回の救護活動の体験から得たことを伝え，自分を救護に出してくれた病棟師長や同僚に感謝していることを述べた。

E 慢性期・復興期の看護ケア班における看護

1 災害発生から2か月後の状況

● 医療・福祉の状況　地震発生から2か月を経過すると，急性期・亜急性期対応型の医療救護班の多くは被災地から撤退する。この時期になると，行政や医療・福祉施設の機能はかなり復旧していることが多いが，災害の規模によっては完全には復旧していないこともある。また，小規模な医療施設では復旧を断念する場合もあり，医療・福祉の需要とサービス供給のバランスが大きくくずれたままとなっていることもありうる。

● 住民の生活の状況　急性外傷などへの診療ニーズは減少するが，慢性疾患患者・障害者・高齢者などの要配慮者は，災害による生活環境の変化や，医療・福祉サービスへのアクセスの悪化により，発災前とは異なる多様な問題をかかえるようになる。その一方で，仕事を再開し，発災前の生活を取り戻しつつある者もいる。このように慢性期・復興期は，被災者の生活状況に差が生じはじめる時期でもあり，その差が被災者に多様な心理的ストレッサーとなって影響を与えていく。

　被災者が復興に向けて歩むなかで，変化しながらかかえるさまざまな問題は，急性期・亜急性期型の医療救護班が撤退することにより，見えにくくなる危険性がある。したがって，この時期の災害看護には，潜在化しがちなさまざまな問題をアセスメントし，災害を生き抜いた人が，さまざまな困難をかかえながらも「生きて暮らしていくこと」への支援が求められる。急性期の災害医療における看護から，被災者の生活を基盤とした看護へと力点を移しての看護実践が必要となる。

● 看護ケア班の派遣　C赤十字病院は，A市災害対策本部の要請を受け，発災2か月後の10月より，慢性期・復興期の救護活動として，看護師2人1組で構成する「看護ケア班」の派遣を開始した。ここでは，C赤十字病院に勤務し，卒後15年目で，皮膚・排泄ケアの認定看護師の資格取得後，5年目を迎える糸原看護師が，救護経験のある卒後25年目の瀬戸看護師長とともに，第2班として派遣された活動を追いながら，慢性期・復興期における救護活動の実際を展開する。

2 出動までの情報

　糸原看護師と瀬戸看護師長は，出動の2日前に行われたブリーフィングに参加した。ブリーフィングには，C赤十字病院災害対策本部長である院長のほか，看護部長，心理療法士，糸原看護師の上司や，看護ケア班を統括する

看護副部長と事務課長も参加していた。

　前班からの引き継ぎは現地で行われる。糸原看護師は，現地から毎日，C赤十字病院の災害対策本部あてに送られてくる報告書に目を通し，自分なりに情報を整理していた。さらに，看護ケア班を派遣するにあたり，現地におもむき，A市災害対策本部などの関係各所と調整を行った看護副部長と事務課長からブリーフィングを受けた。

1 看護ケア班の活動

◆ 活動目的・内容

　A市立小学校周辺のA地区の保健師と連携して，避難所や応急仮設住宅などで暮らす被災者に対して，安全・安楽な健康生活の再構築に視点をおいた看護ケアを中心とする救護活動を行う。

▌目的
(1) 避難所・応急仮設住宅などの被災者の健康レベルの把握
(2) 生活不活発病や慢性疾患の増悪の予防
(3) 日常生活の援助
(4) そのほか，健康レベルに応じた保健指導・教育

▌おもな活動内容
(1) A地区の保健師とともに調整した計画書に基づき，応急仮設住宅や在宅などの避難者を巡回訪問し，健康レベルに応じた看護ケアを提供する。
(2) A市立小学校で避難生活を送る人々の健康管理を行う。
(3) 派遣期間は3週間である。

◆ 看護ケア班の活動体制

(1) 災害対策本部のあるA市役所から，活動の拠点であるA市立小学校までは，公共交通機関を利用しておもむく。
(2) A市立小学校には，A地区の保健・福祉行政を担うための派出所が開設されている。活動は，派出所に常駐する保健師と連携して行う。
(3) 毎夕，A市立小学校の会議室では，A地区で活動する保健師と看護ケア班，介護チームなどの関係者が集まり，活動報告や計画の修正を行う。問題状況は保健師を通して，市やA市災害対策本部に情報提供される。
(4) 使用する資材などは，事前に拠点事務所，または宿泊するビジネスホテルに搬入することができる。

2 情報収集

◆ 地震発生から2か月の被災地の状況

　余震はほぼおさまり，A市内のライフラインはすべて復旧し，幹線道路では路線バスが再開した。しかし，鉄道は再開の目途がたっていないため，道路はつねに渋滞している。また，農村地区では，がれきの撤去や道路の補

修が進まないため，住民は幹線道路のバス停まで歩き，バスを利用していた。

　行政面では，地区ごとに窓口となる派出所が設けられているが，対応はとどこおりがちである。保健・福祉サービスは，他県から派遣された保健師や看護師が2名程度，各派出所に常駐する体制が整いつつある。A市立小学校を拠点とする，A地区派出所の2名の保健師も，他県から派遣されている。発災2週間目から配置されているため，A地区の情報は途切れることなく蓄積され，活動にいかされている。

◆ 被災者の生活の状況

　C赤十字病院の救護班が活動したA市立小学校の避難者は，発災初期の1/3程度に減少している。避難者の一部は建設型応急住宅に移ったが，建設が遅れているため，アパートを市が借り上げ，仮設住宅として提供する賃貸型応急住宅を利用する人も多くいる。また，環境の変化をおそれる高齢者や障害者は，修繕が十分でなく，交通手段も復旧していない自宅で在宅避難生活を継続していた。

　一方で，市街地に住む被災者や避難所に住む若い世代の人々は，自家用車を購入して通勤し，職場復帰をしているため，日中の避難所や応急仮設住宅では，高齢者がひとりで過ごしているという状況が多い。

◆ 看護ケア班第1班の活動状況

　第1班は，今後，看護ケア班が実働するためのネットワークづくりなど，活動体制の確立に多くの活動期間を費やした。その成果で，行政だけでなくA地区の住民も，看護ケア班の活動目的を理解しつつある。

　数軒で実施した避難者訪問により把握できた状況は，次のとおりである。

　①在宅避難者への巡回訪問　在宅避難者の多くは，農村部に単身，または夫婦で暮らす高齢者である。高齢者のなかには，バス停のある幹線道路まで歩くことができない人も多い。そのため，受診できず，発災時に受けた傷の治癒が遅延している人や，持病の高血圧の内服を中断している人もいた。また，避難者は，互いの家を行き来することもなく，一日中，家の中に閉じこもって過ごしている。

　②避難所の健康管理　発災後，2か月にわたりA市立小学校で避難生活を送る人々は，将来への不安だけでなく，集団生活による大きなストレスをかかえている。ストレス性と思われる高血圧症を発症した壮年期〜老年期の人が数名おり，脳出血で緊急入院となった壮年期の男性もいる。A市立小学校では多くのボランティア団体が活動しており，トイレ掃除などの生活環境を整えている。そのため，避難所の高齢者は役割負担が少なくなり，さらに秋になり気温が下がったことから，疲労などによる体調不良を訴えることは減少した。その一方で，役割がなくなったことで，つねに横になっている高齢者も増えている。

3　出動前のアセスメント

　糸原看護師と瀬戸看護師長は，ブリーフィングを行ったメンバーとともにアセスメントを行い，第2班の救護活動をどのように行ったらよいかを考えた。

　①生活不活発病の予防　在宅避難者が多い農村地区と避難所はともに，高齢者が閉じこもりによって深部静脈血栓症や運動機能低下，便秘などの生活不活発病を発症しやすい環境である。筋力・心肺機能などの身体機能の維持だけでなく，認知症の進行や，うつ状態から引きおこされる孤独死・自殺を予防する取り組みが必要である。

　②ストレス性疾患の予防と慢性疾患の増悪予防　避難者は災害後の多くのストレスによって，高血圧症などの新たな疾患を発症している。また，災害時に受けた傷や慢性疾患の増悪が生じている。発症を予防し，健康を増進する一次予防に努めることおよび，疾患の早期発見から早期治療へと医療機関につなげるしくみや，継続して受診しやすい体制を検討し，行政に提案する必要がある。

　③賃貸型応急住宅への避難者に関する情報収集　賃貸型応急住宅は，アパートなどの一室を市が借り上げ，応急仮設住宅として提供するものである。地域の住人が分散して居住することをしいられることとなり，周囲に知人がなく，閉じこもりによる心身のさまざまな問題を生じやすい。賃貸型応急住宅への避難者の実態が把握できていないため，巡回訪問を行う必要がある。

4　出動前の準備行動

◆　資材の準備

　糸原看護師は，看護ケア班としての活動をするうえで，皮膚・排泄ケア認定看護師としての知識や技術をいかしたいと考えた。たとえば，傷のある高齢者が，自分で処置できるような資材の工夫などの支援を行う，あるいは足浴などのスキンケアを通して，保清だけでなくリラクセーション効果をはかり，こころのケアを行うことである。瀬戸看護師長からも，ぜひ資格をいかした活動をしてほしいと言われたため，必要物品を拠点事務所に発送することにした。

◆　こころとからだの準備

　糸原看護師は，被災地が復興しつつある慢性期の派遣では，二次的PTSDのリスクは少ないと考えていた。しかし，心理療法士からの説明で，看護ケア班は派遣期間が長いうえ，班員が2名と少ないため，支え合う人的資源が乏しく二次的PTSDに陥りやすいことを理解した。具体的には次のような対策が伝えられた。

（1）派遣者の心身の休息をはかるため，派遣前日ならびに，帰任後3日間は休暇を与える。

（2）派遣中も，C赤十字病院での勤務と同様に週休2日制をまもり，心身を休める。

（3）病院災害対策本部への報告は，報告書をメール添付で提出する以外に，2日に1回は心理療法士に電話連絡を入れ，自身のメンタルケアを意識的に行う。

（4）二次的PTSDを予防するため，帰任後は心理療法士を含めたミーティングを実施する。

　糸原看護師は，派遣期間中に自分自身でリラクセーションが行えるように，お気に入りのアロマグッズを持参することにした。

3　救護活動の実際

1　引き継ぎの際の情報収集

　糸原看護師と瀬戸看護師長は10月16日の午後，A市立小学校にある看護ケア班拠点事務所に到着した。第1班からの引き継ぎの内容は，事前情報と大きな変化はなかったが，気がかりなこととして，次の情報が追加された。

　1 保健師の疲弊　保健師2名は，派遣から2か月が経過したが，休日も仕事に追われ，ほとんど休めていない。彼女らの派遣期間は半年の予定だが，最近は，「いつまで体力がもつだろうか」と話し，疲れきった表情である。

　2 避難所にいる高齢者の認知症の進行　A市立小学校に避難している高齢者に対しては，第5班の医療救護班以降，ボランティアの協力を得て，生活不活発病および認知症の予防に取り組んできた。ときどきボランティアの人たちが来訪してマッサージを行っているが，最近はボランティア自体が減少しているため，継続できていない。一部の高齢者で認知症が進行している。

● **活動計画**　看護ケア班第2班は，出動前のアセスメントに加え，引き継ぎから得た情報に基づき，次のような活動計画をたてた。なお，計画するうえで，これまでの看護ケア班の活動を発展させながら継続する下記の（1）と（2）に加え，避難者自身の能力をいかした共助の視点という慢性期・復興期の救護活動の特徴をふまえて（3）を立案した。

（1）農村地区を中心とした在宅避難者への巡回訪問の継続
- 以前の看護ケア班の訪問計画を引き継ぎ，定期的な訪問を行う。
- 慢性疾患患者などの継続して治療が必要な避難者の受診行動を阻害している要因を整理する。内容に応じて，保健師とともにA市復興対策室に対応策を提言する。

（2）賃貸型応急住宅への巡回訪問の開始
- 賃貸型応急住宅への入居者情報をもとに，保健師とともに訪問計画をたて，避難者の健康状態・生活状況の実態を把握する。

（3）コミュニティの再構築を目ざした集いの場の運営
- 集いの場である「健康サロン」に参加することで，生活不活発病による心身の機能低下や，高ストレスからくる循環器疾患の発症および，災害

関連死を予防する。
- 被災者自身が，「健康サロン」を運営または参加することを通して，コミュニティを再構築し，共助の力を高める。
- 高齢者の身体的な機能を高めるだけではなく，新しいコミュニティのなかできずなを深めることで，こころの交流をはかり，避難者のストレス緩和がはかれる場とする。
- 健康サロンを開催する過程で高齢者にも役割を分担してもらい，高齢者の能力をいかせるよう工夫する。
- 活動を契機に，地域で互いに支え合う共助の力を再生し，復興を推進する力にする。ひいては保健師の疲弊がやわらぐことを期待する。

2　糸原看護師の活動

　着任2日目の10月17日から，瀬戸看護師長と活動を開始した。巡回訪問の際は，現地採用の元タクシー運転手が運転と案内役を担っているため，救護活動に専念できる体制がとられていた。

◆ 実施

(1) 農村地区を中心とした在宅避難者への巡回訪問の継続
- 看護ケア班第1班が立案した訪問計画にそって実施した。血圧測定などを定期的に行いながら，受診が必要か否かを判断し，必要時には受診をすすめた（●図3-8）。
- 訪問は第1班から継続して実施しているため，巡回を楽しみに待つ高齢者も増えていた。巡回日以外も，地区長と役員が分担して，ひとり暮らしの家庭を訪問しはじめており，地域で被災者どうしが支え合っているのを感じた。
- 慢性疾患患者などの，継続的に治療が必要な避難者に聞きとりをした結果，受診行動を阻害しているおもな要因は交通手段がないことであった。バス路線である幹線道路まで，または診療所のある市街地までの移動手段を確保する必要があることを，市に対して保健師とともに要望した。

(2) 賃貸型応急住宅への巡回訪問

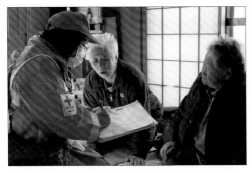

●図3-8　在宅避難者への巡回訪問

- 賃貸型応急住宅への入居者情報をもとに，保健師と訪問計画をたて，避難者の健康状態・生活状況の実態把握を目的に，計画の1/3を巡回した。
- A地区の賃貸型応急住宅避難者は，世帯主が仕事に復帰している家庭が多く，昼間は母親と乳幼児のみ，あるいは高齢者のみといった状況がほとんどであった。
- 育児不安で泣きつづける専業主婦のいる家庭や，アルコールに依存する高齢者の世帯がいくつかあった。このようなハイリスク群は保健師と連携し，医療機関を受診できるようにした。

(3) コミュニティの再構築を目ざした集いの場の運営

- 「健康サロン」の運営にあたっては，A市立小学校の避難者のうち，仕事についていない高齢者10名（男性3名，女性7名）の協力を得た。
- 参加対象者は，看護ケア班が巡回する農村地区の在宅避難者や賃貸型応急住宅避難者も含めた。
- 「健康サロン」は，看護ケア班がA市立小学校の避難者の協力を得ながら週1回，定期的に開催した。
- 「健康サロン」では，看護師が血圧測定を行ったあと，「運動パンフレット」にそって，参加者全員でからだを動かすように運動指導を行った（◖図3-9-a）。
- 運動時間のあとには，体調などで参加がむずかしい避難者も含めて「茶話会」を設け，B市のボランティア団体から定期的に寄付されるお菓子と飲料を提供した。
- 出席した日は，参加者に配布した「健康サロンカレンダー」に捺印し，参加意欲を高めるように工夫した（◖図3-9-b）。
- 看護ケア班第2班が帰任するころには，「健康サロン」を開始したころの運営協力者が主体となり，毎日開催するようになった。彼らが自主的に決めた内容は，① 運動は毎日行う，② 運動の前には寄贈された自動

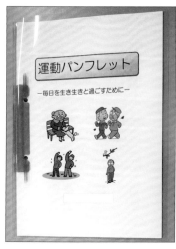

a. 運動パンフレットの例

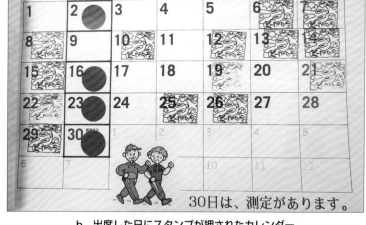

b. 出席した日にスタンプが押されたカレンダー

◖図3-9　集いの場「健康サロン」で用いられた運動パンフレットとカレンダー

血圧計で健康チェックを参加者自身が行う，③ 運動時間の前後に 15 分ずつ BGM を流して皆で歌ったり，話したりできる時間をつくる，であった。

◆ 評価

(1) 農村地区を中心とした在宅避難者への巡回訪問の継続
- 巡回訪問により，治療や支援が必要な被災者をトリアージすることができた。
- 皮膚・排泄ケアの知識・技術をいかした個別指導を行ったことで，在宅避難者自身でケアができるようになりつつある。また，農村地区はコミュニティが維持されているため，住民どうしで支え合う機能が復活している。
- 現時点では，閉じこもりによる心身の問題は回避されている。引きつづき，計画にそって訪問を実施しながらコミュニティの力をアセスメントし，巡回訪問の頻度を検討する。

(2) 賃貸型応急住宅への巡回訪問
- 農村地区とは異なり，コミュニティが構築されていないため，避難者は周囲に話し相手や相談相手がおらず，孤独感・孤立感が強まりやすい。
- 虐待や自殺などのおそれがあるハイリスク群については，保健師と連携して専門の医療機関を受診させる体制をつくる。また，ハイリスク群に対しては，毎日，直接訪問，あるいは電話訪問を行う。

(3) コミュニティの再構築を目ざした集いの場の運営
- 「健康サロン」の参加者は，協力者を除き，1 日平均 15 名で，多い日には 30 名ほどであった。障害者や，運動を好まない高齢者も茶話会には参加しており，「健康サロン」の利用者が増加しつつある。また，参加者からは，「毎日からだを動かすので，からだの動きがよくなった」「気分が晴れた」といった意見があり，活気も感じられる。閉じこもりによる生活不活発病の予防対策として成果をあげている。
- 乳幼児を連れて参加した母親たちは，高齢者に子どもを預け，同じ母親どうしで育児の悩みを語り合っていた。また，高齢者からは，育児の先輩としてのアドバイスや，被災しながらも育児をがんばっていることへの賞賛をもらい，少しずつ笑顔を取り戻している。
- 協力者は開催当初よりも増えた。広報をみずから行い，運営に関する新たな提案も積極的に行っている。高齢者は，「健康サロン」の運営や参加を通して，また無意識に子育て支援の役割を担うことで，新たな役割を獲得し，生きがいにつながっているようだ。また，役割を遂行することを通して，高齢者を中心とした新しいコミュニティが再構築されつつある。
- 「健康サロン」の運営は，協力者のみで可能になり，看護ケア班は「健康サロン」での健康指導・支援に集中できるようになった。気がかりな事項は保健師に情報提供をし，連携をはかった結果，保健師は広域を巡

回することなく，「健康サロン」に参加した被災者の健康情報を効率的に得ることができた。また，保健師の拠点である A 市立小学校で「健康サロン」を開催したことにより，気がかりな被災者とは直接に面接を行い，参加者への保健指導を行う場としても活用できている。

　このように，糸原看護師をはじめとする看護ケア班第2班は，慢性期・復興期の特徴をふまえた災害看護活動を展開することができた。今後も継続して看護ケア班は派遣されることになった。糸原看護師は，被災地の共助の力をいかす活動ができるように，さまざまな協力をしていこうと思いながら，日常の業務に戻っていった。

> **演習6**
> 　本章では地震災害を例に看護を展開したが，災害は地震のみではなく，近年は大雨や洪水による災害も増加している。大雨や洪水による災害に対して，平時からどのような準備を行うことができるだろうか。
> （解答は 239 ページに掲載）

演習の解答と解説

◆ 演習1

　① 冬季の発災で予測される状況の1つに**火災**がある。地震や津波で倒壊した家屋のがれきからの自然発火や，ガスもれ・通電による火災に加え，冬季は暖房器具の使用による出火の危険性が高まる。さらに，空気が乾燥している地域では類焼しやすい。発災時間が食事の時間帯であった場合は，調理器具からの出火がおこりやすくなるなど，発災の時期・時間により状況を推察する必要がある。

　火災による傷病には，重症熱傷や気道熱傷がある。また，建物火災では，一酸化炭素などの有毒化学物質による中毒症状にも対応する必要がある。

　火災のほかに，冬季には低温・積雪といった気象状況から，**低体温症**による凍死の危険性が高まる。また，寒さを避けるために車中泊生活を続けることによって，一酸化炭素中毒や深部静脈血栓症の発症も考えられる。被災者・救護者ともに，厳冬期災害の特性を理解することが重要である。

　② 被災地が沿岸に面している場合には，**津波**の発生を想定し，津波の高さや浸水の程度，津波の到達時間に関する情報収集を行う。津波は第二波のほうが大きいケースもあることなど，危険性について理解し，救護者自身が二次災害に巻き込まれないように留意する。

　津波の高さや浸水の程度によるが，津波に巻き込まれた被災者は，あちらこちらにからだをぶつけて多発性の外傷を負い，また，溺水による低酸素・低体温状態で搬送される。津波の第一波の到達時間が発災から短いほど，トリアージカテゴリーⅠ（赤）や0（黒）が多くなる。よって，急性期での救急医療のニーズが軽微である一方，生存した慢性疾患患者などへの日常的な医療

提供が求められる可能性がある。

　被災者をおそう津波は，海水や生活汚水など，清潔な水ではない。創傷や呼吸器・消化器感染症の併発を急性期から予測しつつ，処置することが求められる。また，津波による汚泥が乾燥して粉塵となったものを吸うことで，肺炎をおこす可能性があるため，救護者もマスクを着用して活動する。

◆ 演習 2

　① 不安があれば他者に表出するように努める。人に語ることで，なにが不安なのかが整理でき，ことがらによっては，対策を講じてから被災現場へ向かうことができる。

　派遣前の救護者は，「被災者をたすけなければならない」と使命感や責任感で自身をふるいたたせている人，反対に，高揚して不安に気づきにくい人もいる。不安な気持ちはストレスのサインであり，否定的な感情を無理に晴らそうとせず，自分のストレス状態を把握したうえで対処する手段を探索し，対処行動をとるというパターンを身につけることが重要となる。

　中村看護師は，今回，不安を表現したことで，派遣経験のある看護師とともに，救護所で手術になった場合に必要な物品を検討して準備した。また，相談するなかで，自分なりに注意事項を整理して出動することができた。

　② 実際に派遣されたときに，自分自身がどのような状況下におかれるのかを想像する。災害救護活動の実際を記録した映像を視聴する，あるいは救護体験記を読むことで，自分がおかれる状況の理解を深めるのもよい。

　どのような気持ちがおこったのか，なにを感じているのかを，グループのメンバーに話してみる。このとき，話しやすいグループの雰囲気や，反対に話しにくい雰囲気はなにか，あるいは話せる自分や話せない自分を感じるようにする。また，ほかのメンバーがなにを感じているのかを共有する努力も必要である。

◆ 演習 3

　今回，軽・中症者の受療が多いと想定されていることから，救護所のレイアウトで重要な点は，軽症者によって救護所が機能不全に陥ることを予防することにある。

　救護所の入口に担架架台などを設置してトリアージを行い，軽症者は「軽症者処置エリア」で処置し，「中症・重症者処置エリア」を通ることなく退所できるようにすることで，中症・重症者の処置を妨げないような動線を確保する（●図3-10）。

　また，中症・重症者は「中症・重症者処置エリア」で対応する。さらに，一定の広さが確保できる場合は，便宜的に図のように，AとBのエリアに分け，観察や処置が頻繁に必要な傷病者はAのエリアへ，安静目的や点滴処置など，一時的にベッド上安静が必要な傷病者はBのエリアへ搬入するなど，救護員の動線も考慮する。また，医療設備の整った病院で治療を継続するための搬送待ちの傷病者は，搬送しやすいようにBのエリアや出口に

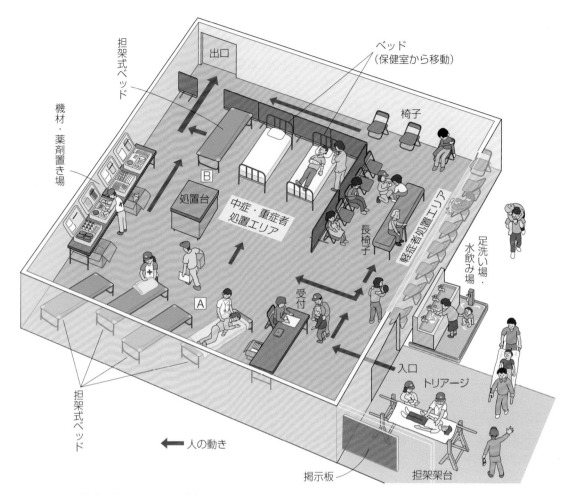

担架式ベッド

出口

ベッド
（保健室から移動）

機材・薬剤置き場

椅子

処置台

B

中症・重症者
処置エリア

長椅子

軽症者処置エリア

足洗い場・水飲み場

A

受付

入口

トリアージ

担架式ベッド

← 人の動き

掲示板

担架架台

○**図3-10　救護所内のレイアウト例**

近いベッドに収容するなどの工夫をする。

　また今回, 救護所を小学校に設置したため, 保健室のベッドを利用したり, 応接室のソファーを軽症者の診察台に使ったりするなどの工夫を行った。さらに, 救護所の近くの教室を救護員の待機・休憩室として利用し, 救護物品などのストックの保管にも用いた。

◆ 演習4

　災害が冬季の場合, 多数の被災者が1か所で生活をともにする避難所において, 最も懸念される健康問題は, インフルエンザなどの呼吸器感染症の蔓延である。救護所が設置される場所は, 学校の体育館やコミュニティセンターなどが多く, 広い空間に多数の人々が長時間一緒に過ごしている。このような場所で, 飛沫感染するインフルエンザなどは, 次々と感染していくことが予測される。

　被災者には, 乳幼児や高齢者, また喘息や糖尿病などの慢性疾患をかかえる人などがおり, インフルエンザなどを罹患すると重症化する可能性が高い。したがって, 冬季に救護所に派遣される看護師の役割としては, 呼吸器感染

症の発生の予防と蔓延の阻止があげられる。そのためには，呼吸器感染症の発症の有無を確認し，発生した場合は患者の隔離も必要となる。また，咳エチケットや手洗い，うがいなどの保健指導や健康教育を行わなければならない。

　災害が発生した地域によっては，厳冬期は非常に気温が下がる。そのため，高血圧症や心疾患の持病がある被災者を注意して観察する必要がある。避難所の温度・湿度の管理について災害対策本部と相談することも求められる。

　避難所のライフラインが復旧しないと，あたたかい食事はとれず，気温が下がっても保温ができないため十分な睡眠もとれない。加えて，周囲の人間関係の問題も発生し，ストレスが強くなっている。このような生活が2週間も続いていれば，健康な人であっても体調をくずしかねない。高血圧症や心疾患をもつ人は，心筋梗塞・脳出血・脳梗塞などを発症する可能性が高くなる。したがって，看護師は避難所にいる人々の既往症をできるだけ把握し，救護所を訪れる人だけでなく，避難所を巡回し，血圧測定などを行いながら避難所の人々の健康状態の把握に努める必要がある。

◆ 演習5

　災害時に受ける心理的問題は，大人でも大きな問題となる。子どもは状況の認知の仕方や判断が未熟なため，子ども特有の受けとめ方や反応の仕方があることを理解しておく。なお，子どものこころに影響を与える事象は，地震などの自然災害とは限らず，交通事故を目撃したり，ときには両親の争いや学校でのいじめなどが心的外傷となり，のちに影響を与えることもある。また，破壊された家や道路，避難所となった学校や校庭，おおぜいの人々との共同生活などの生活環境の変化もストレスとなり，多様な心的反応をもたらすこともある。次のような子どもたちの行動に注意し，観察することが必要となる。

- 急に人がかわったようになったり，大声で叫んだりする。
- 大きな物音や，大声に必要以上におびえる。
- 表情がなく，ぼうっとしている。
- 外で遊ぼうとしない。
- 親や親しい人のそばを離れず，いないことに気づくと必死になってさがす。
- 指しゃぶりなど，著しい赤ちゃん返りがある。
- 腹痛・頭痛・吐きけ・めまい・食欲不振などの身体症状が出現する。

◆ 演習6

　近年，地球温暖化に伴う気候変動により，わが国でも集中豪雨や大型台風などの極端な気象事象の発生頻度が増加し，洪水や土砂災害，高潮などのリスクが増大している。ここ数年間をみても，平成30(2018)年7月豪雨，令和元(2019)年東日本台風及び前線による大雨，令和2(2020)年7月豪雨など，毎年のように水害が発生している。このような状況において，2017(平成29)年に「水防法」が改正され，要配慮者利用施設に対して，洪水時の円滑

かつ迅速な避難の確保をはかるための計画や訓練の実施が義務づけられた。また，市区町村における避難勧告などの発令に着目したタイムラインの策定や，住民1人ひとりの防災行動を促すマイタイムラインの作成が推進されている。そのため看護師は，災害時に被災者の命と健康をまもる医療者として，また地域住民の1人として，平時から居住地域と職場における水害発生時のリスク分析や，水害発生時に自身がとるべき行動をあらかじめ検討しておく必要がある。重要なポイントとして以下のものがある。

- 知る：ハザードマップ（◐142ページ）で自身の居住地，自身の職場のリスクを確認する。
- 気づく：気象庁のウェブサイトなどから防災気象情報について把握しておき，警戒レベルに応じたとるべき行動を学ぶ。
- 考える：いつ（台風予報発令時，大雨・洪水警報発令時，河川が避難判断水位に達した際など），なにをするか（どこに避難するか，出勤手段，家族の安否確認方法，患者の避難場所・方法など）について，具体的な行動をシミュレーションする。

第 **4** 章

国際看護学

A 健康を取り巻く世界の情勢と国際看護

1 健康に影響する世界の課題

人々が交流し、社会や経済が発展するなかで、世界のグローバル化が加速している。同時に、気候変動によりさまざまな問題が生じており、加えて、災害や紛争も絶えることがなく、人々の苦しみは続いている。世界で現在なにがおきているかを知り、そこで生きる人々の生活や健康の課題を理解し、命や健康をまもる看護について考えることは、グローバル化のなかで今後ますます必要となる。ここでは、健康に影響する世界の情勢を概観し、主要な世界の健康課題を解説する。

1 世界の情勢

●人口 国際連合経済社会局の「世界人口推計2022年版」によると、世界の人口は増加傾向にあり、2022年11月に80億人に達した。人口増加率は、2020年に1950年以来はじめて1%を下まわり減少しているものの、今後、世界の人口は2030年に約85億人、2050年には97億人に増える見込みである。その後、2080年代に約104億人でピークに達し、2100年までそのレベルにとどまると予測されている。

2022年、世界で最も人口の多い地域は東アジアと東南アジアで、合わせて23億人と、世界人口の29%を占めている。国別にみると、中国とインドが最大の人口を占めており、2022年にはそれぞれ14億人をこえている。また、サハラ以南(サブサハラ)のアフリカの国々の人口が増加しており、2050年までの世界人口増加の過半数を占めると予想されている。

ただし、世界的には出生率が減少している国が多くなっている。人口を維持または増加させるためには出生率が2.1以上必要であるが、世界人口の2/3は出生率2.1未満の国や地域に暮らしている。2022年から2050年の間に、61の国や地域の人口が1%、もしくはそれ以上減少すると見込まれている。

さらに、高齢化も進んでおり、世界の高齢者人口(65歳以上の人口)は、2018年にはじめて5歳未満の子どもの数を上まわった。2022年には7億7100万人となり、1980年の3倍に達している。高齢者人口は、2030年までに9億9400万人、2050年までに16億人に達すると予測されている。世界の平均寿命は2021年に71.0歳に達し、1990年から7歳のびた。しかし、後発開発途上国(◐263ページ)の平均寿命は世界平均を7歳下まわっている。

国際的な人口移動も、一部の国の人口に大きな影響を与える。たとえば高所得国(◐284ページ)においては、2000年から2020年にかけて8050万人の移民が流入し人口増加した。一方、新型コロナウイルス感染症(COVID-19)の世界的流行(パンデミック)により、2020年から2022年にかけては渡航や

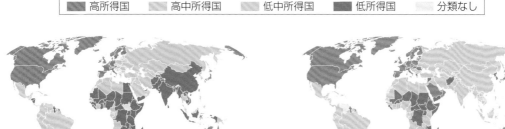

◎図 4-1　世界の所得水準別分類
世界銀行は，国民総所得(GNI)1,085 ドル以下を低所得国，1,086〜4,255 ドルを低中所得国，4,256〜13,205 ドルを高中所得国，13,206 ドル以上を高所得国に分けている(◎284 ページ)。
(World Bank：*World Bank Group country classifications by income level.* ＜https://blogs.worldbank.org/opendata/new-world-bank-group-country-classifications-income-level-fy24＞＜参照 2023-12-01＞をもとに作成)

国内の移動が著しく制限され，経済の停滞や人々の交流のあり方に変化をおこした。また COVID-19 は，人口の移動だけでなく，平均寿命や出生率にも大きな影響を及ぼした。世界の平均寿命は 2019 年の 72.8 歳から低下し，一部の国々では妊娠と出産の数が短期的に減少した可能性があると指摘されている。

●**経済と格差**　世界経済は全体として発展し，貧困は削減され，国家間の経済格差は縮小傾向にある(◎図 4-1)。

　しかし，依然として富の集中は課題として残っている。2019 年には，世界の超富裕層 26 人は，世界人口の下位約 38 億人の総資産と同額の富を保有していた[1]。国・地域別の富の分布状況を比較すると，最貧困層はインドやアフリカに集中しており，中所得層は中国に多く，高所得層は北米や欧州においてその割合が高い。ただし，北米や欧州においても低所得層は一定程度おり，同じ国・地域内における経済格差もみられる。

●**紛争と暴力**　世界の戦死者の絶対数は 1946 年以降，減少を続けている。しかし，紛争や暴力は現在も増加傾向にあり，大半の紛争は政治的民兵や犯罪集団，国際テロ組織など非国家主体❶の間で生じている。解決されていない地域間の緊張や，法の支配の崩壊，国家機構の不在または私物化，不正な経済利益，気候変動によって助長される資源の希少化が，紛争を激化させる重大要素となっている[2]。

　2022 年時点で，紛争がおこっているおもな地域は，東ヨーロッパではウクライナ，アフリカではコンゴ民主共和国，マリ，エチオピア，スーダン，中東ではシリア，イエメン，イスラエル，アメリカ大陸ではハイチ，コロン

　▭ NOTE
❶**非国家主体**
　国家から独立した，影響力をもつ個人やグループのことをいう。企業や NGO，宗教団体などのほか，本文にもあるように，テロ組織なども含まれる。

1）OXFAM：*Public Good or Private Wealth?.*（https://policy-practice.oxfam.org/resources/private-wealth-or-public-good-620599/）(参照 2023-12-01).
2）United Nations：*A New Era of Conflict and Violence.*（https://www.un.org/en/un75/new-era-conflict-and-violence）(参照 2023-12-01).

ビア，アジアではアフガニスタンなどである[1]。

　国連の報告[2]では，2022年に世界の12の武力紛争に関連して1万7千人近くの民間人が死亡したとされている。これは2021年と比較して53%の増加であり，2015年に「我々の世界を変革する：持続可能な開発のための2030アジェンダ」(●255ページ)が採択されて以降はじめての増加である。サハラ以南のアフリカとヨーロッパ，とくにウクライナでの死者が多く，また，5人に1人が女性であった。紛争状態が激化すると，貧困層や子ども，女性などの社会のなかで脆弱性が高い人々が大きな影響を受け，人権侵害や人道問題へと発展する。

● 気候変動　気候変動の要因には自然によるものと人為的なものとがある。自然の要因としては，大気自体に内在するもののほか，海洋の変動，火山の噴火による大気中の微粒子の増加，太陽活動の変化などがある。とくに，地球表面の7割を占める海洋は，大気との間で熱や水などを交換しており，海流や海水温の変動は大気に大きな影響を及ぼす。一方，人為的な要因には，人間の活動に伴う二酸化炭素などの温室効果ガスや大気汚染物質の増加，森林破壊などがある。

　現在の地球の気候は，気温上昇と海水温の上昇に伴って北極の海氷が減少しており，今後もその傾向が続くと思われている。また，熱帯低気圧の最大風速および降水量が増加する可能性が高くなっているこれらの気候変動の影響として，深刻な干ばつ，水不足，大規模火災，海面上昇，洪水，極地の氷の融解，生物多様性の減少などが発生している。

● 教育　初等教育は，極度の貧困を減らし，社会変革を促進するうえで重要な役割を果たす。ユニセフの報告によると，現在，世界的に初等教育の就学率は87%に達し，そのうち5人に約4人が修了している[3]。地道な教育支援により，教育を受けられる子どもが増えている一方で，いまだに多くの子どもが学校に通っていない現状もある。

　国際連合教育科学文化機関(UNESCO)によると[4]，2021年，学校に通っていない6〜17歳の子どもは約2億4400万人で，初等教育就学年齢(6〜11歳)は約6700万人(約11人に1人)，中等教育前期の学齢期(12〜14歳)は約5700万人(約7人に1人)，中等教育後期の学齢期(15〜17歳)は約1億2100万人(約3人に1人)であった。とくにサハラ以南のアフリカは，学校教育を受けられない子どもの数が最も多く，その割合が増加している唯一の地域である。サハラ以南のアフリカで学校に通えない6〜17歳の子どもは，2009年以降2000万人増加し，2021年には9800万人に達した。

　近年は紛争，災害，疾病，気候変動の影響が，子どもたちが教育を受ける

1) United Nations：*2022 Year In Review: As conflicts rage, international dialogue remains 'the only hope' for peace.*（https://news.un.org/en/story/2022/12/1131977）（参照 2023-12-01）.
2) United Nations：*The Sustainable Development Goals Report 2023: Special Edition.*（https://unstats.un.org/sdgs/report/2022/）（参照 2023-12-01）.
3) UNICEF：*Primary education data.*（https://data.unicef.org/topic/education/primary-education/）（参照 2023-12-01）.
4) UNESCO：*New estimation confirms out-of-school population is growing in sub-Saharan Africa.*（https://unesdoc.unesco.org/ark:/48223/pf0000382577）（参照 2023-12-01）.

ことを阻んでいるほか，貧困，ジェンダー，障害などの理由で教育を受けられない子どもが多くなっている。

2　世界の健康問題

◆ 世界の死亡原因

　世界の死因の上位は，死亡者数の順に，心血管疾患（虚血性心疾患，脳卒中），呼吸器疾患（慢性閉塞性肺疾患，下気道感染症），新生児の状態（出生時の窒息や外傷，新生児敗血症や感染症，早産の合併症）の3つに分けられる。WHO によると，2019 年には，これらを含む世界の死因の 10 位までの疾患が，世界中の 5540 万人の死亡者の 55％を占めた[1]。

　世界の死因に関する分類は，感染性疾患による死亡，非感染性疾患 non communicable diseases（NCDs）❶による死亡，外傷による死亡の 3 つに分けられる。前述の WHO の報告書によれば，2019 年は，世界の死因 10 位までのうち 7 つを NCDs が占めている。2000 年と比べると，NCDs としては，アルツハイマー病などの認知症と糖尿病が死因の 10 位以内に入り，また，虚血性心疾患は 2000 年と 2019 年ともに死因の第 1 位で，その死者数は増加している。一方，感染性疾患としては，2000 年には後天性免疫不全症候群（エイズ）と結核が死因の 10 位以内に入っていたが 2019 年には外れ，また，下気道感染症は 2000 年と 2019 年ともに感染性疾患のなかで最も死因順位が高いものの，死者数は減少している（◉表 4-1）。

NOTE

❶非感染性疾患（NCDs）
　心血管疾患，がん，慢性閉塞性肺疾患（COPD），糖尿病などの感染性疾患以外の疾患の総称である。国際的に予防および管理のための包括的な対策が必要とされている。

◆ 感染症の脅威

　これまで，ペストや梅毒，天然痘，コレラ，結核などさまざまな感染症が世界的に流行し，古くから人類を苦しめてきた。感染症を予防・治療するために，18 世紀以降からワクチンの開発や，抗生物質の発見と抗菌薬の開発，公衆衛生の向上などが進められ，1980 年には WHO により天然痘の根絶宣言がなされるなど，一時は感染症を克服したと思われた時期もあった。

　しかし，それと前後して 1970 年代にはエボラウイルス病（◉315 ページ），1980 年代にエイズが出現し，その後も新たに国際的に公衆衛生上の問題となるような**新興感染症**が次々と発生している。21 世紀に入ってからも，重症急性呼吸器症候群（SARS）やインフルエンザ（H1N1）2009，中東呼吸器症候群（MERS）などが流行した。そして，2020 年には COVID-19 が世界中で猛威をふるった。

　一方，いったんは制圧されたかにみえたが，再び流行し猛威をふるう感染症を**再興感染症**といい，2010 年代にはジカウイルス感染症やエボラウイルス病が問題となった。これらの感染症は，一国のみで解決できるものではなく，世界各国が協力して対策を進めなくてはならない。

1）WHO：*The top 10 causes of death.*（https://www.who.int/news-room/fact-sheets/detail/the-top-10-causes-of-death）（参照 2023-12-01）.

○表 4-1　世界の死亡原因 10（2000 年と 2019 年）

2000 年				2019 年			
順位	死亡原因	死亡数（千人）	全体に占める割合	順位	死亡原因	死亡数（千人）	全体に占める割合
1	虚血性心疾患	6,756	13.2	1	虚血性心疾患	8,885	16.0
2	脳卒中	5,464	10.7	2	脳卒中	6,194	11.2
3	新生児の状態	3,198	6.2	3	COPD	3,228	5.8
4	下気道感染症	3,051	6.0	4	下気道感染症	2,593	4.7
5	COPD	2,986	5.8	5	新生児の状態	2,038	3.7
6	下痢性疾患	2,648	5.2	6	気管, 気管支および肺の悪性新生物	1,784	3.2
7	結核	1,738	3.4	7	アルツハイマー病およびその他の認知症	1,639	3.0
8	HIV/エイズ	1,379	2.7	8	下痢性疾患	1,519	2.7
9	気管, 気管支および肺の悪性新生物	1,206	2.4	9	糖尿病	1,496	2.7
10	交通外傷	1,167	2.3	10	腎疾患	1,334	2.4

（WHO：*Global Health Estimates 2019: Estimated deaths by age, sex, and cause, THE GLOBAL HEALTH OBSERVATORY.*
＜https://www.who.int/data/gho/data/themes/mortality-and-global-health-estimates/ghe-leading-causes-of-death＞＜参照 2023-12-01＞をもとに作成）

　感染症の流行は，人口増加や人口移動，ワクチンが行き届いていないこと，貧困，生態系の変化，天候・気候の変化，経済発展と土地の利用，科学技術や産業の発展などが要因として考えられている。とくに所得の低い国で感染症は大きな問題となっている。三大感染症といわれるマラリア，結核，エイズが依然として死因の上位を占め，また，熱帯・亜熱帯地域の貧困層を中心とした「顧（かえり）みられない熱帯病 neglected tropical diseases（NTD）」の流行も多くの被害を出している（●289 ページ）。低所得国における感染症予防・治療を進めるため，世界的な組織活動や資金協力を行うための枠組みがつくられている。

◆ NCDs の増加

　WHO の報告[1]によると，NCDs は全世界の死亡者数の 74％を占めている。所得の高い国では NCDs が死因の第 1 位である一方，所得の低い国でも死亡者数は多く，NCDs による死亡の 77％は低所得国と中所得国で発生している。NCDs による死亡のほとんどは心血管疾患であり，次に，がん，慢性呼吸器疾患，糖尿病が続く。喫煙，運動不足，アルコールの有害な摂取，および不健康な食事生活などが，NCDs による死亡のリスクを増大させている。

1 ）WHO：*Noncommunicable diseases.*（https://www.who.int/en/news-room/fact-sheets/detail/noncommunicable-diseases）（参照 2023-12-01）.

◆ メンタルヘルス

　メンタルヘルスとは「人が自身の能力を発揮し，日常生活におけるストレスに対処でき，生産的に働くことができ，かつ地域に貢献できるような精神的に満たされた状態」である[1]。WHO の 2022 年のレポート[2]によると，世界では 9 億 7000 万人（約 8 人に 1 人）が精神疾患をかかえている。男女を問わず不安症とうつ病が最も多く，2019 年の時点で不安症は 3 億 100 万人，うつ病は 2 億 8000 万人に上る。近年の頻発する災害や紛争，グローバルな経済不況，感染症の蔓延（まんえん）などは人々に強い不安やストレスをもたらしており，とくに COVID-19 の流行は，わが国においても精神疾患患者数や自殺者数の増加というかたちでメンタルヘルスに深刻な影響を及ぼした。

　世界的に心の健康をいかに維持するかが重要性を帯びるなか，WHO は「メンタルヘルスアクションプラン 2013-2030」を策定し，次の 4 つの目標を定めている。

- メンタルヘルスに関するより効果的なリーダーシップと政策
- 地域に根ざしたメンタルヘルスおよびソーシャルケアサービスの提供
- メンタルヘルスの促進と予防のための戦略の実施
- メンタルヘルスに関する情報システム，エビデンス，研究の強化

2　国際看護学の定義

　紛争や貧困，政治社会的な要因などによって，健康がそこなわれる，または医療にアクセスできないという状況は，いまも多くの地域で発生している。安全で安心な暮らしを送ることすらむずかしい人々がいることは，遠い昔や遠くの誰かの話ではなく，グローバル化が進む現在，つねに自分ごととして関心をもちつづけ，看護師として貢献できることを考える必要がある。

● **国際看護学の定義**　国際看護学とは，「格差と社会・文化的差異という 2 つの「違い」に関する学問」[3]である。

　①**格差の是正**　国際看護学の目的の 1 つは，保健医療・健康・看護における格差の是正である。たとえば，2019 年のわが国の平均寿命は 84.3 歳であるが，人道危機が続く南スーダン（●333 ページ）では 62.8 歳，最も低いアフリカのレソトでは 50.7 歳である[4]。居住する国・地域の政情や経済状態，教育，衛生状況，医療へのアクセスなどによって人々の健康状態は大きく左右される。また，最も裕福な国のなかでも，低所得者は高所得者に比べて寿命が短く，疾病頻度は高いことが知られている[5]。国際看護学は，このよう

1）WHO：*Mental health.*（https://www.who.int/news-room/fact-sheets/detail/mental-health-strengthening-our-response）（参照 2023-12-01）.
2）WHO：*Mental disorders.*（https://www.who.int/news-room/fact-sheets/detail/mental-disorders）（参照 2023-12-01）.
3）柳澤理子：国際化と看護．茂野香おるほか：看護学概論（系統看護学講座），第 17 版．p.308，医学書院，2020.
4）WHO：*World Health Statistics.*（https://www.who.int/data/gho/publications/world-health-statistics）（参照 2023-12-01）.
5）Wilkinson, R. and Marmot, M.：*The solid facts; social determinants of health, 2nd ed.* p.7, WHO regional office for Europe, 2003.

な社会的背景の差による健康格差を是正し，世界の人々の健康の改善に取り組む学問であり，グローバルヘルス（◐251ページ）の一部を構成している。

②**社会・文化的差異の調整・理解**　国際看護学のもう1つの目的は，看護の対象となる人々の多様性を理解し，互いの違いを調整することである。国や民族によって異なった社会・文化的要素❶があり，その違いは健康に関する考え方にもあらわれる。たとえば，分娩時の出血は悪霊<ruby>悪霊<rt>あくりょう</rt></ruby>によるものであるため，対処として祈りとおまもりを使うという地域もある[1]。

明らかに有害な行為や慣習であっても，その社会・文化圏の人々にとってはそれが当然で，安心かつここちよいという場合もある。さまざまな事象を自身の価値基準のみでとらえるのではなく，社会・文化的文脈を理解・尊重したうえで，調整をはかることも国際看護学の役割である。

● **国際看護の実践**　国際看護と聞いて思い浮かべるのは，開発途上国におもむき，たくさんの現地の人たちに囲まれている看護師だろうか。それとも，野戦病院でケアを提供する看護師だろうか。もちろん，そのようなすがたも誤りではないが，国際看護が必要とされる場や職務はそれだけにとどまらない。たとえば，日本国内の医療機関での外国人患者の対応においても国際看護の知識は必要であり，また，研究者としてWHOなどの国際機関で世界の看護職の待遇を改善するプロジェクトに参画したり，海外の大学で国際協働プロジェクトを実施したりすることも重要な国際看護の実践である。多職種とチームで協働し，格差や社会・文化的差異のあるところにはたらきかける国際看護学は，グローバル化が進む世界で非常に多様な活躍が求められている。

NOTE

❶社会・文化的要素には，世界観，価値観，宗教，親族関係，教育観，生活様式などがある。

3　国際看護学の対象

国際看護学は，わが国を含む世界中のあらゆる人々が健康に暮らせるようにはたらきかけるため，その対象者は幅広い。ここでは大きく5つの対象に分けて，その特徴について解説する。

1　災害・紛争被害者

自然災害や紛争などの人為災害により住み慣れた場所を追われた人々は，さまざまな健康課題をかかえることになる。多くは着の身着のままでの避難をしいられ，親しい人たちを亡くし，みずからもやっとの思いで生きのびたといった経験をしている。避難所や難民キャンプなどでの生活は，衣食住などの基本的ニーズが満たされにくく，インフラや医療体制も不十分で，感染症や母子保健などの指標が悪化しやすい。また，PTSD（◐177ページ）を発症することもある。

わが国では，災害による被害を最小限に抑えるためにさまざまな対策が講

1）Sibley, L. M. et al.：Cultural theories of postpartum bleeding in Matlab, Bangladesh: implications for community health intervention. *Journal of Health Population and Nutrition*, 27(3): 379-390, 2009.

じられており，発災時には多くの人が適切な治療を受けたり，安全な場所に避難したりすることができる。しかし，平時から貧困や差別があり，教育が不十分であったり，インフラが整備されていなかったりする地域では，災害に対する脆弱性が高く被害が大きくなりやすい。たとえば，清潔な水を入手しにくい地域で地震が発生した場合，衛生的な避難環境の整備に努めなければ，赤痢・コレラ・カンピロバクター感染症などの水系感染症が蔓延しやすくなるだろう。このように，国・地域の平時の状況が，発災後の健康に影響を及ぼすことを知っておく必要がある。

2 開発途上国に住む人々

　開発途上国は，政治・経済・社会状況が不安定で，インフラや社会保障が整備されていないことが多い。人々は貧困のため病気になっても医療にかかることができず，また教育を受けることができないため，健康や保健に関する知識・情報を得る機会がないこともある。たとえば，国が貧困層向けの国民健康保険制度を開始し，ポスターやメールなどで周知をはかっても，字が読めないために情報を得られず申請していないという場合もある。

　また，病気やけがにより働き手が失われると，家族はさらなる貧困によって食料や生活物資を購入することができなくなり，栄養状態の悪化や感染症に罹患しやすくなるなど負のサイクルに陥りやすい。さらに，先進国に比べて開発途上国では妊産婦死亡率や5歳未満児死亡率が高く，保健医療サービスへのアクセスの困難さがうかがわれる。後述するユニバーサルヘルスカバレッジ（●257ページ）など，すべての人が保健医療にアクセスしやすくするための取り組みが必要である。それと同時に，政治・経済・社会状況を包括的に改善し，貧困者の削減や教育を受ける権利の保証，個人が健康をまもる力を獲得するための支援も行う。

3 在留外国人

　在留外国人とは，わが国の法律上は，「日本国との平和条約に基づき日本の国籍を離脱した者等の出入国管理に関する特例法」に定められる特別永住者と，「出入国管理及び難民認定法」に定められる中長期在留者が該当するが，一般的には母国ではない国に一定の期間とどまる人のことをいう（●335ページ，表4-19）。経済協力開発機構（OECD）❶によると，いまやOECD加盟国の多くで，居住者の10人に1人が外国生まれとなっている。

　在留外国人は，その国で話される言語が理解できないため，あるいは不法滞在のため，もしくは医療システムの違いや医療に対する宗教や文化の違いのため，受診をためらうなどした結果，健康課題をかかえやすい。とくに災害時には脆弱な立場となりやすく，支援にあたってさまざまな工夫が必要となる（●174ページ）。

NOTE
❶経済協力開発機構（OECD）
ヨーロッパや北米などを中心とした38か国の国々が加盟している，国際経済全般について協議することを目的とした国際機関である。

4 在外日本人

　日本国外に在留する日本人のことを在外日本人という。外務省の「海外在

住邦人数調査統計」では在外日本人を，① 旅行など在留期間が3か月未満の短期滞在者と，② 3か月以上の一時的な海外生活を送る長期滞在者❶，③ 永住権が認められ生活の本拠を海外に移した永住者に分けている。2023年10月現在，3か月以上海外に滞在している日本人は129万3565人で，このうち長期滞在者は71万8838人（約56%），永住者は57万4727人（約44%）であった。地域別にみると北米が最も多く48万9732人（約38%），ついでアジアが35万5543人（約28%），西欧が21万2301人（約16%）となっている。国別では，アメリカが最も多く41万4615人（約32%），ついで中国が10万1786人（約8%）である。

　このように海外には多くの日本人が生活しているが，日本とは異なる環境で生活を送ることでさまざまな心身の不調が生じることがある。とくに開発途上国では，衛生環境が整っていないことから感染症のリスクがある。また，長期滞在することで，ライフスタイルの変化による生活習慣病の悪化やメンタルヘルスの不調などをきたすこともある。

NOTE
❶長期滞在者の滞在目的は，おもに本人や家族の就学・就労である。

5 帰国日本人

　海外で就学・就労，またはボランティア活動などの長期滞在を経て日本に帰国した際に，滞在先の文化や生活習慣，言語になじんだことで，日本での生活に再適応するストレスをかかえることがある。生活習慣が乱れたり，周囲とうまく関係を築けなかったりといったことがおこりやすい。

　また，中国残留邦人等❷は1972（昭和47）年の日中国交正常化後から帰国が開始されたが，その時点ですでに高齢化しており，日本での新たな生活で心身の不調をきたすこともあった。また，日本語の習得がむずかしく，就労や地域生活に困難をかかえ，社会から孤立しやすいという状況もあった。近年は中国残留邦人等の子どもの世代においても，その生活苦が引き継がれていることが問題となっている。

NOTE
❷中国残留邦人等
　第二次世界大戦末期に中国または樺太（サハリン）に居住していた日本人で，戦後の混乱した状況のために日本へ帰国できなかった人をいう。

4 国際看護に関連する基礎知識

1 グローバルヘルス

◆ グローバルヘルスの変遷

● **国際保健の発展**　自国の健康課題だけでなく，他国，とくに低所得国における健康課題に取り組む学問領域を**国際保健**という。国際保健の起源は，19世紀の植民地主義時代にまでさかのぼる。当時，植民地における労働力の確保，ならびに植民地を統治する自国民の健康をまもるために，おもに熱帯病などの現地特有の感染症対策を主とする研究所が設置された。代表的な研究所としては，1887年設立のパスツール研究所や，1899年設立のロンドン大学衛生熱帯医学大学院などがあげられる。

　一方，産業革命以降の欧州においては，急激な工業化と都市化を背景に生

活環境が悪化し，チフスやコレラなどの感染症が蔓延した。これを受けて，1907年には公衆衛生国際事務局 Office International d'Hygiène Publique が設置された。同様に，アメリカでは，1902年に汎米衛生事務局 Pan American Sanitary Bureau がワシントンに設立されるなど，公衆衛生的なアプローチが世界的に重要視されるようになった。第一次世界大戦後の1923年には，国際連盟保健機関 League of Nations Health Organization が設立され，戦争に伴う世界的な感染症拡大への対応など，さまざまな国際保健活動を行った。また各国赤十字社も，戦時の救護活動や感染症対策など，当時から国際保健における重要な役割を担っていた。

● **インターナショナルヘルス**　第二次世界大戦後，多くの植民地が独立するなかで，世界の健康問題を支援するために WHO や国際連合児童基金（UNICEF）などの国際機関が誕生し，国際保健活動は発展していくこととなる。当時は，国際保健を意味する言葉として**インターナショナルヘルス** international health がおもに用いられていた。しかし，インターナショナルヘルスは，支援国と被支援国という，国と国の間，つまり国際 international を強調した言葉であり，グローバル化の進展に伴い出現しはじめた国家間をこえる地球規模の健康課題に対しては，新たな枠組みによる取り組みが必要となっていた。

● **インターナショナルヘルスからグローバルヘルスへ**　1990年代以降，新興感染症・再興感染症の流行や，気候変動による大規模災害の増加などが，世界に甚大な被害を及ぼすようになった。2000年には国連ミレニアムサミットにおいて MDGs（●255ページ）が策定され，地球規模での健康課題解決を目ざした**グローバルヘルス** global health という言葉が用いられるようになった。これまでの，支援国から被支援国への活動に焦点をあてた国際保健（インターナショナルヘルス）とは異なり，世界中のすべての人々の健康の改善と不公平な健康格差の是正に主眼をおいた，学問，研究，実践活動であるグローバルヘルスの考え方が主流となっていくこととなる[1]。

● **ワンヘルス**　20世紀後半から，人獣共通感染症❶（動物由来感染症）は増加傾向にある。HIV 感染症，SARS，エボラ出血熱，COVID-19など，多くの新興感染症が人獣共通感染症であり，また，1970年以降に報告された新興感染症の約75%が人獣共通感染症とする報告もある[2]。人獣共通感染症の増加の背景としては，人口増加による農地などの開拓や大規模開発，それに伴う生態系の変化や気候変動などによってヒトと動物との関係性が変化したために，元来，野生動物がもっていた病原体が，さまざまなプロセスを経てヒトにも感染するようになったものと考えられている。

　そのようななか，ヒトの健康と動物の健康，そしてそれを取り巻く環境の三者を包括的に扱う概念として，**ワンヘルス** one health という考え方が提唱された。2004年にアメリカで開催された「1つの世界，1つの健康」会議に

NOTE
❶人獣共通感染症
ヒトと動物に共通してみられる感染症をいう。

1）Koplan, J. P. et al.: Towards a common definition of global health. *Lancet*, 373（9679）: 1993-1995, 2009.
2）国立感染症研究所：動物由来感染症.（https://www.niid.go.jp/niid/ja/route/vertebrata/1481-idsc/iasr-topic/11810-516t.html）（参照2023-12-01）.

おいて提唱されたワンヘルスは，ヒトと動物と環境(生態系)が相互にかかわり合っているものとしてとらえ，ヒトと動物の健康と，環境の保全を担う関係者が緊密な協力関係を構築し，分野横断的な課題の解決のために活動していくことを志向するものである。現在，WHO や国際獣疫事務局(OIE)，国際連合食糧農業機関(FAO)などの専門家がワンヘルスを推進している。

◆ プライマリヘルスケアとヘルスプロモーション

● プライマリヘルスケア　1978 年に開かれた WHO と UNICEF による合同会議でアルマ-アタ宣言 Alma Ata Declaration が採択され，プライマリヘルスケア primary health care(**PHC**)の概念がはじめて定義づけられた。PHC は，アルマ-アタ宣言の第6条で，次のように定義されている[1]。

> PHC とは，実践的で，科学的に有効で，社会に受容されうる手段と技術に基づいた，欠くことのできない保健活動のことである。PHC は国家の保健システムの中心的機能と主要な部分を構成するが，保健システムだけではなく，地域社会の全体的な社会経済開発の一部でもある。PHC は，国家保健システムと個人，家族，地域社会とが最初に接するレベルであって，人々が生活し労働する場所になるべく近接して保健サービスを提供する，継続的な保健活動の過程の第一段階を構成する。

アルマ-アタ宣言では，「Health for All by the Year 2000(2000 年までにすべての人に健康を)」を PHC の目標とし，その原則として，① 住民の主体的参加，② 住民のニーズ尊重，③ 地域資源の有効活用，④ 多分野間の協調と統合があげられている(●表4-2)。

また，目標達成のための具体的なサービスの内容として，次の8項目を掲げている。
(1)健康教育
(2)食糧確保と適切な栄養

●表4-2　プライマリヘルスケアの4原則とその内容

原則	内容
① 住民の主体的参加	住民がヘルスケア活動に主体的に参加すること。
② ニーズ志向性	住民のニーズに即したヘルスケアであること。
③ 資源の有効活用	利用可能な資源は活動の場で効果的に活用する。対象国でつくられ入手可能なものは，率先して活用する。
④ 協調と統合	現地で活動する他分野(農業支援事業，教育支援事業など)や，対象国の現状のシステム，既存の施設などと連携，協調，統合する。

注：これに「適性技術」を加え5原則とすることもある。

1) Werner, D. and Sanders, D. 著，高木史江訳：プライマリ・ヘルス・ケアの制度化．Werner, D. and Sanders, D. 著，池住義憲・若井晋監訳：いのち・開発・NGO——子どもの健康が地球社会を変える．pp.81-82，新評論，1998.

（3）安全な飲み水と基本的な衛生

（4）母子保健

（5）主要な感染症への予防接種

（6）風土病への対策

（7）簡単な病気やけがの治療

（8）必須医薬品の供給

● **ヘルスプロモーション**　1986 年，WHO はカナダのオタワで健康に関する国際会議を開催し，**オタワ憲章**を採択した。オタワ憲章によると，**ヘルスプロモーション** health promotion（**HP**）とは，「人々がみずからの健康をコントロールし，改善することができるようにするプロセス」であり，「身体的，精神的，社会的に well-being に到達するためには，個人や集団が（中略）環境を改善し，あるいはかえられない環境に対処することができなければならない」[1]とされ，ヘルスプロモーション促進のために，個人の主体的な健康づくりと，健康増進のための環境づくりという 2 つの方向性が示されている[1)]。

　また，2005 年に開催された WHO ヘルスプロモーション会議では**バンコク憲章**が採択され，ヘルスプロモーションについて「人々がみずからの健康とその決定要因をコントロールし，改善できるようにするプロセスである」と再定義された[2)]。

　オタワ憲章では，ヘルスプロモーションの活動方法として 5 つの活動が提示されている（●表 4-3）。また，バンコク憲章では，ヘルスプロモーションの活動を展開していくうえで不可欠な 5 つのプロセスがあげられている（●表 4-4）。

● **プライマリヘルスケアとヘルスプロモーションの共通点と相違点**
PHC と HP の共通点として，健康を社会的・経済的生活を送るための資源としてとらえていることや，保健分野だけでなく関連分野との連携や調整の

▭ NOTE

[1]なお，well-being とは，良好・快適な状態，安寧な状態，もしくは健やかな状態を意味する。

---

column　ヘルスフォーオール 21

　WHO は，1998 年の総会で，「21 世紀，すべての人々に健康を Health for All in the 21st century（ヘルスフォーオール 21〔HFA21〕）」を世界保健宣言として採択した。この宣言には，① 基本的人権としての健康，② HFA21 政策の必要性，③ PHC を目ざして保健システムの開発を続ける，④ 世界が一致して，すべての人々の良好な健康状態を目ざす，⑤ すべての人々に HFA21 のビジョンを共有するようはたらきかける，という 5 項目が含まれている。HFA21 は，21 世紀はじめの 20 年間の健康戦略の目標を，「世界中の人々が生涯を通じて可能な限り高い健康水準に達すること」においている。

1）WHO：*The 1st International Conference on Health Promotion, Ottawa.*（https://www.who.int/teams/health-promotion/enhanced-wellbeing/first-global-conference）（参照 2023-12-01）．

2）WHO：*The Bangkok Charter for Health Promotion in a Globalized World.*（https://www.who.int/teams/health-promotion/enhanced-wellbeing/sixth-global-conference/the-bangkok-charter）（参照 2023-12-01）．

○**表 4-3　ヘルスプロモーションの活動方法**

1. 健康な公共政策づくり
2. 健康を支援する環境づくり
3. 地域活動の強化
4. 個人技術の開発
5. ヘルスサービスの方向転換

(島内憲夫・鈴木美奈子訳：ヘルスプロモーションについて，日本ヘルスプロモーション学会.＜http://www.jshp.net/HP_kaisetu/kaisetu_head.html＞＜参照 2023-12-01＞による，一部改変)

○**表 4-4　ヘルスプロモーションのプロセス**

プロセス	内容
1. 唱道	人権と連帯意識に基づいた健康を唱道すること
2. 投資	健康の決定要因に焦点をあてた持続的な政策，活動そして社会的基盤に投資すること
3. 能力形成	政策開発，リーダーシップ，ヘルスプロモーションの実践，知識移転や研究，そして健康識字のための能力を形成すること
4. 規制と法制定	すべての人々の健康と well-being を達成するために，有害なものから高水準の保護と，平等な機会を保障するための規制と法律を制定すること
5. パートナーと同盟	持続的な活動を創造するためにパートナーと公的組織，民間組織，非政府組織そして市民社会による同盟をつくること

(島内憲夫・鈴木美奈子訳：ヘルスプロモーションについて，日本ヘルスプロモーション学会.＜http://www.jshp.net/HP_kaisetu/kaisetu_head.html＞＜参照 2023-12-01＞による，一部改変)

必要性を指摘していることなどがあげられる。

　相違点としては，PHC の主要な活動は，食料の供給と栄養の改善，安全な飲料水の供給，感染症対策など，ヘルスシステムやインフラが整っていない国の健康問題やその対応に重点がおかれている。その一方，HP では，非感染性疾患，とくに生活習慣病の予防・治療における自己管理能力の開発や，健康を支援する公共政策や環境を整備していくという対応に重点がおかれている。

◆ 人間の安全保障

　安全保障とは，一般的には，攻撃や侵略から国の領土や政治的独立をまもること，すなわち「国家の安全保障」という意味で用いられている。しかし，第二次世界大戦や東西冷戦を経て，国家の安全保障という狭義の概念にとどまらず，国家を構成する1人ひとりを飢餓や貧困，健康問題，環境問題といった脅威からまもるという概念へと拡大していった。この新しい安全保障の概念を**人間の安全保障**といい，国連開発計画(UNDP)による「人間開発報告書1984」で，はじめて公に取り上げられた。2003年の人間の安全保障委員会の報告書では，人間の安全保障は「人間の生にとってかけがえのない中枢部分をまもり，すべての人の自由と可能性を実現すること」と定義されている[1]。

　また，その達成のためのアプローチとして，政府や国際社会による「保護（プロテクション）」と，個人やコミュニティによる「能力強化（エンパワーメント）」が必要であると指摘している(○図4-2)。

1）外務省：人間の安全保障——分野をめぐる国際潮流.（https://www.mofa.go.jp/mofaj/gaiko/oda/bunya/security/index.html）（参照 2023-12-01）.

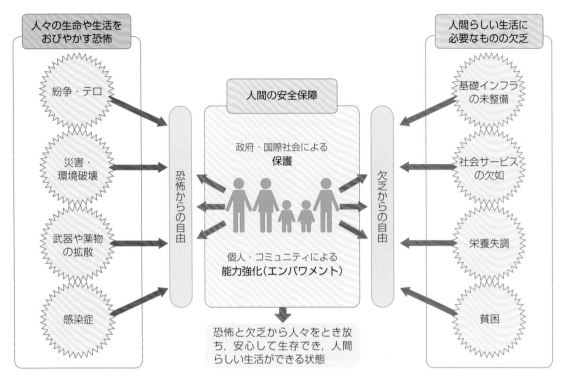

●図 4-2　人間の安全保障の概念図

　貧困や経済問題，食料問題，さらには気候変動に伴う災害など，さまざまな問題が国家の枠をこえて複雑に関連し合い深刻さを増している。人々の生命や健康，生活に影響を及ぼすこれらの問題に対して，国家を中心としたアプローチだけでなく，より人間を中心とした包括的なアプローチが求められている。

◆ 持続可能な開発目標（SDGs）

● **MDGs**　2000 年 9 月，国連ミレニアムサミットにおいて，国連ミレニアム宣言が採択され，これをもとに**ミレニアム開発目標** Millennium Development Goals（**MDGs**）がまとめられた。MDGs では，開発途上国の貧困削減や飢餓の撲滅（ぼくめつ）など，2015 年までに達成すべき 8 つの目標，21 のターゲット，60 の指標が設定された。その後，MDGs は，その目標を達成した国がある一方，達成できなかった国もあり，その課題は**持続可能な開発目標** Sustainable Development Goals（**SDGs**）に継承された。

● **SDGs**　SDGs は，2015 年 9 月の国連サミットで採択された「我々の世界を変革する：持続可能な開発のための 2030 アジェンダ」に記載されている，2016 年から 2030 年までの国際目標を定めたものである。持続可能な世界を実現するための 17 の目標と 169 のターゲットから構成されており，人間，豊かさ，地球，平和，パートナーシップといった分野でとるべき行動を示している（●表 4-5）。

　持続可能な開発とは，将来の世代のために地球環境や資源がまもられ，将

▶表4-5　SDGsの目標

目標1.	あらゆる場所のあらゆる形態の貧困を終わらせる
目標2.	飢餓を終わらせ，食料安全保障および栄養改善を実現し，持続可能な農業を促進する
目標3.	あらゆる年齢のすべての人々の健康的な生活を確保し，福祉を促進する
目標4.	すべての人々への包摂的かつ公正な質の高い教育を提供し，生涯学習の機会を促進する
目標5.	ジェンダー平等を達成し，すべての女性および女児のエンパワメントを行う
目標6.	すべての人々の水と衛生の利用可能性と持続可能な管理を確保する
目標7.	すべての人々の，安価かつ信頼できる持続可能な近代的エネルギーへのアクセスを確保する
目標8.	包摂的かつ持続可能な経済成長およびすべての人々の完全かつ生産的な雇用と働きがいのある人間らしい雇用（ディーセントワーク）を促進する
目標9.	強靱（レジリエント）なインフラ構築，包摂的かつ持続可能な産業化の促進およびイノベーションの推進をはかる
目標10.	各国内および各国間の不平等を是正する
目標11.	包摂的で安全かつ強靱（レジリエント）で持続可能な都市および人間居住を実現する
目標12.	持続可能な生産消費形態を確保する
目標13.	気候変動およびその影響を軽減するための緊急対策を講じる
目標14.	持続可能な開発のために海洋・海洋資源を保全し，持続可能なかたちで利用する
目標15.	陸域生態系の保護，回復，持続可能な利用の推進，持続可能な森林の経営，砂漠化への対処，ならびに土地の劣化の阻止・回復および生物多様性の損失を阻止する
目標16.	持続可能な開発のための平和で包摂的な社会を促進し，すべての人々に司法へのアクセスを提供し，あらゆるレベルにおいて効果的で説明責任のある包摂的な制度を構築する
目標17.	持続可能な開発のための実施手段を強化し，グローバルパートナーシップを活性化する

（外務省：持続可能な開発のための2030アジェンダ．JAPAN SDGs Action Platform. <https://www.mofa.go.jp/mofaj/gaiko/oda/sdgs/about/index.html><参照 2023-10-01>をもとに作成）

来の世代がそのニーズを充足する能力をそこなわずに，なおかつ現世代のすべての人のニーズを充足する開発を意味する。各国はその力を結集し，あらゆる形態の貧困に終止符を打ち，不平等とたたかい，気候変動に対処しながら，平和で公正な社会を築き，女性のエンパワメントを進め，地球上の誰ひとり取り残さない leave no one behind ことを誓っている。

● **SDGsの特徴**　SDGsは，経済・社会・環境の3つの側面を調和させるものであり，その対象は，貧困，飢餓，健康と福祉，ジェンダーだけでなく，エネルギー，気候変動，リサイクル，紛争や気候変動など多岐にわたる（▶表4-5）。

　医療職者が直接的にかかわるのは，健康・福祉に関する目標3である。目標3では，①妊産婦死亡率の低下，②新生児死亡率および5歳以下死亡率の低下，③エイズ，結核，マラリアおよび「顧みられない熱帯病」（▶289ページ）などの根絶，ならびに肝炎や水感染症などへの対処，④非感染性疾患（▶245ページ）による若年死亡率の低下，⑤薬物濫用やアルコールなどの物質濫用の防止・強化，⑥交通事故の死傷者の減少，⑦リプロダクティブヘルスに関するサービスの利用の向上，⑧ユニバーサルヘルスカバレッジの達成，⑨有害化学物質ならびに大気・水質および土壌の汚染による死亡および疾病の件数を大幅に減少させる，などが具体的な達成基準としてあげられている。

◆ ユニバーサルヘルスカバレッジ（UHC）

　ユニバーサルヘルスカバレッジ universal health coverage（**UHC**）とは，「すべての人が適切な健康増進，予防，治療，機能回復に関するサービスを，支払い可能な費用で受けられる」ことを意味する[1]。UHC の達成は SDGs の目標 3 のなかでも，重要なターゲットである。UHC では，疾病をターゲットとするのではなく，3 本の柱である「誰もが」「適切な費用で」「良い質の」医療サービスを受けることができるように，包括的なシステムを整備することに重点をおいている。UHC の実現のためには，次の 3 つのアクセスを改善する必要がある。

（1）物理的アクセス：近所に医療施設がない，医薬品や医療機材がない，医師や看護師がいない，など。

（2）経済的アクセス：医療費の自己負担が大きい，受診のための交通費が高い，病気に伴い収入が減る，など。

（3）社会習慣的アクセス：サービスの重要性・必要性を知らない，家族の許可が得られない，言葉が通じない，賄賂(わいろ)を要求される，など。

　わが国では，国民皆保険や高額費療養制度などさまざまな公的保険制度が整備されており，UHC の達成度が高い国の 1 つである。しかし，COVID-19 の流行下では，感染症に対する制度や体制が十分でないことが明らかになった。COVID-19 の流行前から UHC の達成度が低かった国においては，一層，医療制度のはなはだしい不備や社会的保護の著しい格差，さらには国内および国家間の大きな構造的不平等が露呈することとなった。コミュニティ，経済，そしてあらゆる人の健康のために，UHC に基づく充実した公衆衛生制度や緊急事態への備えが欠かせない。

2 看護師の国際組織と国際的な移動

● **国際看護師協会（ICN）**　看護師の国際組織として，各国の看護師協会からなる**国際看護師協会** International Council of Nurses（**ICN**）がある。ICN は国際的な保健医療専門職団体として，1899 年に世界ではじめて設立された最大の組織で，2 年ごとに開催される会員協会代表者会議（CNR）に合わせて，世界各国の看護師が集まる ICN 大会を開催している。これは世界最大規模の看護学会であり，100 か国以上から 4 千人以上の看護師が参加している。

　ICN の活動は，すべての人々への質の高い看護，堅実な世界的保健政策，および看護の知識の発展の保障と，看護の人材の世界的充足を目ざしている。あらゆる差異をこえて，どの国のどのような対象者に対しても，看護の専門性を発揮できるようにするために，ICN の 3 つの重点目標（世界の看護を 1 つにすること，世界の看護師と看護を強化すること，保健医療政策に影響を及ぼすこと）や，5 つの基本的価値観（先見性のあるリーダーシップ，革新性，

1）JICA：ユニバーサル・ヘルス・カバレッジ（UHC）.（https://www.jica.go.jp/about/organization/sdgs/UHC.html）（参照 2023-12-01）.

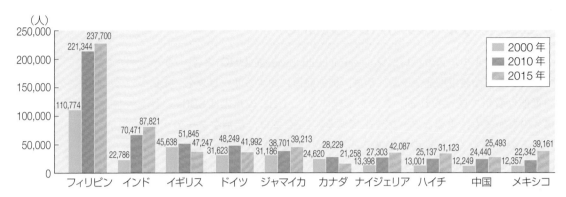

●図 4-3　おもな OECD 諸国で働く看護師の出身国別の人数

(OECD：*Foreign-born doctors and nurses in OECD countries by 25 main countries of origin, 2000/01 and 2010/11. International Migration Outlook 2015. International nigrantion and movement of nursing personnel to and within OECD countries 2000 to 2015* をもとに作成)

連帯，説明責任，社会正義），そして「ICN 看護師の倫理綱領（2021 年版）」[1]などについて理解しておかなければならない。

● **看護師の国際的な移動**　近年，看護師の国際的な移動が増加し，各国の労働状況に影響を与えている。たとえば，アフリカからヨーロッパへといったように，おもに開発途上国から先進国への経済的な理由やキャリアアップを求めての移動が多い。OECD 加盟国で働く看護師の出身国別の人数をみると，43％が低所得国または低中所得国の出身であった（●図 4-3）。

わが国では，2008 年より経済連携協定 Economic Partnership Agreement（EPA）[2]に基づくインドネシア，フィリピンおよびベトナムからの外国人看護師・介護福祉士候補者の受け入れが始まっている（●表 4-6）。すでに国家試験に合格した者は病院などのケアの現場で就労しており，異なる宗教・文化・習慣をもつ外国人の看護師とともに，互いの文化を尊重しながら一緒に看護を提供する機会が増えつつある。

一方で，このような看護師の国際的な移動が，専門職の頭脳流出や，国家間の医療資源としての看護師数の格差につながるとして問題視されることもある。看護職の国際的な移動にはさまざまな議論があることを念頭においておきたい。

● **諸外国の看護制度**　将来的に海外の大学や大学院に留学し，その国の看護師資格の取得を目ざす人もいるだろう。国際社会において看護を学び実践するにあたっては，諸外国の看護教育制度や看護制度の違いを知ることが大切である。国によって看護師の名称や資格の種類，看護教育機関・期間，国家試験の有無，免許更新制度の有無などが異なり，看護師の地位や働き方も，それぞれの国の文化・社会的背景に影響されている（●表 4-7）。

3 文化を考慮した看護

日本国内であっても国外であっても，看護にあたる際には，対象者の個別の社会・文化的背景を理解し，尊重することが前提である。なぜなら，人の行動はそれぞれの文化に影響を受けていることが多く，その人の望む看護も

NOTE

[1]「ICN 看護師の倫理綱領」（2021 年版）の前文には，「看護ケアは，年齢，皮膚の色，文化，民族，障害や疾病，ジェンダー，性的指向，国籍，政治，言語，人種，宗教的・精神的信条，法的・経済的・社会的地位を尊重するものであり，これらを理由に制約されるものではない」（公益社団法人日本看護協会訳）とあり，国際看護学を実践するにあたり必要な要素が多々含まれている。

[2]経済連携協定（EPA）

貿易の自由化に加え，投資，人の移動，知的財産の保護や競争政策におけるルールづくり，さまざまな分野での協力の要素などを含む，幅広い経済関係の強化を目的とする協定。

○表 4-6　EPA 受け入れ実績

	インドネシア人		フィリピン人		ベトナム人	
	看護師候補者	介護福祉士候補者	看護師候補者	介護福祉士候補者	看護師候補者	介護福祉士候補者
2012 年度	29	72	28	73	—	—
2013 年度	48	108	64	87	—	—
2014 年度	41	146	36	147	21	117
2015 年度	66	212	75	218	14	138
2016 年度	46	233	60	276	18	162
2017 年度	29	295	34	276	22	181
2018 年度	31	298	40	282	26	193
2019 年度	38	300	42	285	41	176
2020 年度	23	274	49	269	38	193
2021 年度	8	263	11	226	37	166
2022 年度	16	271	19	218	22	131
累計	738	2,900	667	2,680	239	1,457

インドネシアからの受け入れは 2008 年度，フィリピンからの受け入れは 2009 年度，ベトナムからの受け入れは 2014 年度から実施されている。
（厚生労働省：インドネシア，フィリピン及びベトナムからの外国人看護師・介護福祉士候補者の受入れについて．＜http://www.mhlw.go.jp/stf/seisakunitsuite/bunya/koyou_roudou/koyou/gaikokujin/other22/index.html＞＜参照 2023-12-01＞をもとに作成）

また，各人の文化によって異なるからである。グローバルな健康課題に取り組む国際看護学において，文化的視点をもつことは重要である。

● **レイニンガーの看護理論**　「文化を考慮した看護」を提唱した有名な看護理論家として，アメリカの看護学者で人類学者である**レイニンガー** Leininger, M. M. があげられる。ほかにも，ギガー Giger, J. N. とデビッタイザー Davidhizar, R. や，パーネル Purnell, L. が理論・モデルを提唱している（○表 4-8）。

レイニンガーは，ニューギニアのガドゥスアップ Gadsup 地域にわたり，そこに暮らしながら人々の生活を観察した。そこでの研究をもとに，**サンライズイネーブラーモデル**[1] sunrise enabler model という，文化ケアの多様性と普遍性を説明する看護モデルを構築した（○図 4-4）。これは，人々の背景という要素が，健康に影響を与えていることを示したものである。

サンライズイネーブラーモデルの地平線の中心にある「多様な医療システムにおける個人，家族，集団，組織」とは，看護の対象となる人々である。昇る太陽をあらわす半円の中心には，これらの人々の全人的健康（安寧）が位置づけられ，ケアの表現・パターン・実践と相互に影響し合っている。それが，技術的要因や教育的要因，経済的要因などのさまざまな社会・文化的要因や世界観に取り囲まれ，また相互に影響し合っている様子が矢印で可視化されている。

文化と健康の関係の例として，シエラレオネでの，人が亡くなったときに

□NOTE
●単にサンライズモデルともいう。

◉表4-7　おもな国の看護教育と資格取得，外国人看護師の資格取得要件

国名	看護教育	資格取得	外国人看護師の免許取得要件
アメリカ	養成課程の入学要件： 　12年間の教育 教育機関/期間： 　専門学校/3年間，大学/4年間，コミュニティカレッジ/2〜3年間，看護以外の学位取得者を対象とした短期教育プログラム（Accelerated program）/11〜18か月	資格の発行機関・認定機関： 　各州の看護師委員会（Board of Nursing） 資格試験：有 更新制度：1〜4年ごと（州により異なる）	申請先：各州の看護師委員会（Nursing Board） 審　査：各州による。ただし資格試験（NCLEX-RN）と語学力審査は共通して課せられる。また，多くの州で，NCLEX-RNの受験には，外国看護学校卒業生審議会（CGFNS）によるCertification Program（資格が基準に達しているかどうかの判断を補助するもの）の認定証が必要となっている。
カナダ	養成課程の入学要件： 　12〜13年間の教育 教育機関/期間： 　専門学校/2〜3年間（ケベック州のみ），大学/3〜4年間	資格の発行機関・認定機関： 　各州・準州の規制機関 資格試験：有 更新制度：1年ごと	申請先：各州・準州の規制機関 審　査：各州・準州による。ただし資格試験（CRNE）と語学力審査は共通して課せられる。
イギリス	養成課程の入学要件： 　12年間の教育または大学入学レベルの修了証書，10年以上の教育または看護専門学校レベルの修了証書 教育機関/期間： 　大学/3年以上	資格の発行機関・認定機関： 　NMC（Nursing and Midwifery Council；看護助産令に基づき設置された職能団体） 資格試験：なし 更新制度：3年ごと	申請先：NMC 審　査：資格試験はないが，語学力審査と個人ベースでの審査がある（登録プログラムの受講が必須）。
韓国	養成課程の入学要件： 　12年間の教育 教育機関/期間： 　大学/4年間	資格の発行機関・認定機関： 　Ministry of Health and Welfare 資格試験：有 更新制度：3年ごと	申請先：Ministry of Health and Welfare 審　査：保健大臣が認める海外の学校を卒業している者は，国家試験の受験。それ以外の学校の卒業者は，国家試験の前に受験資格の審査がある。

注：上記は概要を示したものであり，詳細・最新の情報については当該国の看護規制機関などに問い合わせされたい。
（公益社団法人日本看護協会：海外の看護事情．<https://www.nurse.or.jp/nursing/international/working/>＜参照 2023-12-01＞をもとに作成）

◉表4-8　文化を考慮した看護の看護理論家たち

理論家	理論・モデル
レイニンガー	サンライズイネーブラーモデルによる文化ケアの多様性と普遍性の説明
ギガーとデビッタイザー	次の6つの視点からなる文化アセスメントモデル ① コミュニケーション，② 空間，③ 社会的性質，④ 時間的志向，⑤ 環境の調整，⑥ 生物学的差異
パーネル	次の12の視点からなる文化アセスメントモデル ① 概観/伝統習慣，② コミュニケーション，③ 家族役割と家族関係，④ 労働関係，⑤ 生物文化的な生態学，⑥ ハイリスクな行動様式，⑦ 栄養，⑧ 妊娠・出産・育児，⑨ 死に対する考え方，⑩ 精神性，⑪ 保健行動，⑫ 保健医療従事者の概念

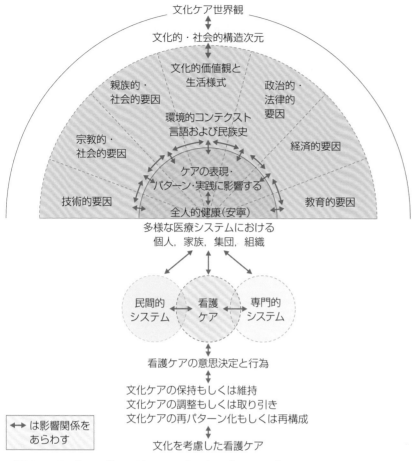

図4-4　レイニンガーのサンライズイネーブラーモデル

この図は，その社会に存在する世界観や，文化的・社会的な要因が，人々の健康に影響を
及ぼしていることをあらわしている。

(Leininger, M. 著，稲岡文昭監訳：レイニンガー看護論——文化ケアの多様性と普遍性．p.47，医
　学書院，1995 による，一部改変)

大勢で弔(とむら)い，葬儀では遺体を洗い触れて告別するという伝統的価値観があ
げられる。この価値観は，2014 年のエボラウイルス病の感染拡大の要因の 1
つとなった。このような生活様式や文化的価値観，親族的・社会的要因，教
育的要因などの違いによって，人々のケアの表現・パターン・実践が変化し，
各人の全人的健康(安寧)に影響を与えているのである。

　さらに，サンライズイネーブラーモデルの下の部分には，看護ケアのあり
方が示されている。民間的システム(文化的に学習され伝承された伝統的・
家庭的な知識と技能)と，専門的システム(公的に教育機関で教授・学習され
た専門的ケアの知識と技能)，そしてその中間に看護ケアがある。つまりレ
イニンガーは，まず上部の半円(看護の対象者の文化ケアのあり方)で，人々
の健康は社会文化的要因と切っても切り離せない関係にあることを示したう
えで，民間的システムと専門的システムを結びつけることで，文化を考慮し
た看護が可能になることも示したのである。

　また，レイニンガーは，文化を考慮した看護の実践には次の 3 つのパター

ンがあるとしている。

□1 **文化ケアの保持もしくは維持** ある文化背景をもつ対象者が，みずからが大切にするケアの信念・価値観を保持もしくは維持することによって，みずからの健康を保ち，病気から回復し，障害や死と向き合うことができるように導く。前述のシエラレオネの例でいうと，看護職者が，地域の人々が大切にしている伝統的な埋葬や告別の方法を尊重して支援を行うことである。

□2 **文化ケアの調整もしくは取り引き** 対象者の望むケアが，看護職者が提供するケアよりも有意義でないと考えられる場合に，調整・取り引きを行って折り合いをつける。シエラレオネの例でいうと，地域のキーパーソンから，伝統的な埋葬方法や儀礼においても，遺体に触れずに死者と告別する方法を実施してもらうように提案することである。

□3 **文化ケアの再パターン化もしくは再構成** 対象者が，よりよい健康上のアウトカムが得られるように，みずからのライフスタイルを組み直し，変容し，修正する支援を行う。シエラレオネの例でいうと，遺体に触れるという伝統的な告別方法では生命がおびやかされるような場合に，看護職がそのほかの多様な対処法について提案し，文化ケアを再構成する支援を行うことである。

● **イーミックな見方とエティックな見方** また，レイニンガーは，言語学者のパイク Pike, K. L. の研究を取り入れ，人々の文化を理解するためには**イーミック** emic な見方と**エティック** etic な見方が必要であると考えた。イーミックとは，その地域の人々の内部的な視点であり，できるだけその心理状態に近づいて「なぜこの人たちはそうするのか」を考えることである。一方，エティックとは，地域の外側からの視点であり，客観的あるいは科学的に考えることである。イーミックな見方で人々の文化を知り，看護師の専門的なエティックの見方で分析することが文化を考慮するうえで有効であるとしている。

たとえば，エボラウイルス病の流行時にシエラレオネで現地調査を行った人類学者ニアン Niang, C. は，「なぜ住民たちは隔離病棟への入院を拒否するのか」という点をイーミックの視点から明らかにした[1]。すなわち，シエラレオネの人々は，恐怖心から感染対策を受容できておらず，隔離病棟への入院は死ぬことと同義であると考えていることがわかった。一方，エティックの視点では，感染予防のために手洗いや消毒，遺体に触れないことなどが重要である。ニアンは住民と医療対策チームとの対話を促し，住民が自分たちの心配ごとを率直に伝えられること，また医療対策チームも住民の懸念に配慮することが重要だと指摘した。

● **文化が違うということ** 文化の違いによって，人それぞれに生活様式が異なり，考え方も異なる。わが国では常識とされることが，国外では行われていないことも多い。たとえば，死者の見送り方について，わが国では葬式の際には一般的には喪服を着て香典を持参し，葬儀場では静かに死者に別れ

---

1) Niang, C. and Fleck, F.：The human factor. *Bulletin of the World Health Organization*, 93 (2): 72-73, 2015.

を告げ，遺体は霊枢車に乗せて火葬場へ移送し茶毘（だび）に付すことが多い。しかし海外では，服装が自由だったり，銅鑼（どら）や爆竹を鳴らしたり，遺体に口づけをしたり，埋葬も土葬や鳥葬などさまざまである。それぞれの地域の文化によって規定され，そこに暮らす人々がよいと考え安心する死者の見送り方がある。互いにこのような文化の違いがあることを理解する必要がある。

B 国際協力の基礎知識

1 国際協力のしくみ

1 国際協力の概要

● **開発途上国**　人口 1 人あたりの国民総所得 gross national income（GNI）が低く，産業構造が一次産業にかたよった国は，**開発途上国** developing country とよばれる。一般的には，開発援助委員会 Development Assistance Committee（DAC）が作成する「援助受取国リスト」に記載されている国・地域が該当する。世界の約 8 割の国がこのような開発途上国である[1]。また，国連開発計画委員会 committee for development policy（CDP）が認定した基準に基づき，46 か国（2021 年 11 月現在）が開発途上国のなかでも最も開発が進んでいない**後発開発途上国** least developed country（**LDC**）❶ とされている[2]。

● **貧困が引きおこす社会状況**　世界銀行によれば，1 日 1 人あたり 2.15 ドル未満で生活する**絶対的貧困層**❷ は，これまで年々減少する傾向にあったが，COVID-19 の世界的流行によって，2020 年にはおよそ 7000 万人増加した。2022 年末までに世界で 6 億 8500 万人（世界人口の 9.3%）が極度の貧困状態におかれているとされる。とくに開発途上国の貧困層は，COVID-19 の影響で生計手段を失い，さらにウクライナ人道危機に伴う食料やエネルギー価格の高騰により，栄養・保健・教育などのあらゆる面で深刻な危機に直面している。

貧困は教育や雇用の機会を奪い，社会不安をまねくことから，しばしば紛争の原因にもなっている。このような国々では，安全な飲料水や基礎的な衛生施設を利用できない人々も数多く，衛生状態の改善をはばんでいる。また，これらは，乳幼児死亡率の高さ，妊産婦の健康阻害，感染症などをもたらしており，その国だけで対処できない状態となっている。

このような問題は，世界規模での健康問題や紛争の深刻化といったかたちで，ほかの国々の安全や発展をもおびやかしている。国境をこえた地球全体

NOTE

❶ 以下 3 つの基準を満たした国が LDC と認定される。ただし，当該国の同意が前提となる。① 1 人あたり GNI が 1,018 ドル以下（2011〜2013 年平均），②人的資源開発指数 human assets index（HAI；栄養不足人口の割合，5 歳以下乳幼児死亡率，妊産婦死亡率，中等教育就学率，成人識字率を指標化したもの），③経済的脆弱性指数 economic vulnerability index（EVI；人口規模，地理的遠隔性，農林水産業の割合，沿岸の低地域居住人口の割合，自然災害の被災者数など，外的・内的要因による経済の不安定性を指標化したもの）。

❷ 2022 年 9 月に世界銀行は，国際貧困ライン（◯283 ページ）を 2017 年の購買力平価（PPP）に基づき，1 日 2.15 ドルに改定した（改定以前は，1 日 1.90 ドルであった）。

---

1 ）OECD：*DAC List of ODA Recipients――Effective for reporting on 2022 and 2023 flows.*（https://www.oecd.org/dac/financing-sustainable-development/development-finance-standards/DAC-List-of-ODA-Recipients-for-reporting-2022-23-flows.pdf）（参照：2023-12-01）.

2 ）United Nations：*List of Least Developed Countries.*（https://www.un.org/development/desa/dpad/wp-content/uploads/sites/45/publication/ldc_list.pdf）（参照 2023-12-01）.

の問題は，世界各国が資金や技術をもち寄り，力を合わせて取り組む必要がある。

● **わが国と世界との関係**　他方，わが国の食料自給率はカロリーベースで40％を下まわっており[1]，小麦・大豆をはじめとする穀類，畜産物，油脂類の多くを輸入に頼っている。輸入食料の生産には，大量の水が使われており，地球上の限られた淡水を，わが国が間接的に輸入しているといえる。また，わが国は石油・天然ガスなどのエネルギー資源の約80％を海外からの輸入に頼っている。このようにわが国は世界各国に食料や資源の多くを依存しており，私たちの生活やわが国の産業の発展には，国際社会の平和と安定が欠かせない。世界中の人々がよりよく生きることのできる未来を目ざし，人類共通の課題に取り組むことが求められている。

● **国際協力とは**　こうした国際社会全体の平和と安定，そして発展のために国境をこえて相互に協力することを**国際協力**といい，狭義には，おもに開発途上国の人々を支援することをさす。

　国際協力には，国が行う**政府開発援助** official development assistance（**ODA**）や，国連などを通じて多国間で行われる支援のほか，さまざまな国際機関，団体，組織がかかわっている。大規模災害時の募金など，市民による国際協力も活発化している。また，**非政府組織** non-governmental organization（**NGO❶**）や**民間非営利組織** nonprofit organization（**NPO❷**），大学，地方自治体などが，おのおのの専門分野で国際協力に取り組んでいる。近年，企業による CSR（corporate social responsibility）活動も重要な役割を担っている。CSR とは，企業の社会的責任のことである。企業には，みずからの利益を求めるだけでなく，その責任として社会に役だつ活動が求められており，その一環として国際協力も行われる。

　さらに，国連が提唱した**責任投資原則** principles for responsible investment（**PRI❸**）のポリシーにそって，多数の企業が環境 environment，社会 social，ガバナンス governance それぞれの頭文字をとった ESG への取り組みを強化し

NOTE

❶NGO
　民間の組織でおもに国際協力活動を行う，通常非営利の団体をいう。国連憲章においては，国連と連携を行う民間組織と定義されており，国連総会のオブザーバーとして発言権を有するものもある。

❷NPO
　利益を分配しない公共目的のために活動・貢献する市民団体（民間非営利組織）のことをいう。わが国では，「特定非営利活動促進法」により法人格を得た団体（特定非営利活動法人）も含まれる。

❸PRI
　持続可能な社会の実現のために，投資時には，企業の財務状況だけでなく環境問題や人権問題などに対する活動も評価するべきとする考え方である。

> **column**　**BNA と BHN**
>
> 　1960年代後半から提起されるようになった開発論に，ベーシック-ニーズ-アプローチ basic needs approach（BNA）がある。第二次世界大戦後の復興に向けた援助のなかで，経済成長のみでは貧困を解消するのに十分でなく，人的資本への投資として教育や保健・医療が重要だという考え方である。具体的な BNA の定義と戦略は，1976年の世界雇用会議で国際労働機関 International Labour Organization（ILO）が，貧困層への所得分配の手段として打ち出した。この BNA に基づき，衣食住，保健・医療，教育など，人間が尊厳をもって生きていくうえで最低限必要なニーズを満たす方策として，ベーシック-ヒューマン-ニーズ basic human needs（BHN）が提唱された。世界銀行は他援助機関に先がけて，教育，健康，安全な水，栄養，家屋などといった BHN の充足を方針とした援助を展開した。

1）農林水産省：令和4年度食料自給率.（http://www.maff.go.jp/j/zyukyu/zikyu_ritu/012.html）（参照 2023-12-01）.

ている。この一環として，気候変動への対応や，所得格差の是正，水・食料資源の確保といった分野を中心に企業の資源を国際協力に活用する動きが加速している。

　国際協力は，従来，「国際救援」と「開発協力」というおもに2つの異なる分野で実施されてきた。しかし，近年では，これらは連続した支援のプロセスであり，相互に連携する取り組みとしてとらえられるようになってきている。

2　国際救援

　災害や紛争が原因で人々が苦難に陥った際，国籍・人種・宗教などの違いによる差別なく，人間としての尊厳をもって，人々は保護と援助を求める権利がある。

---

column　人間開発

　1980年代後半に，新しく国連開発計画 United Nations Development Programme（UNDP）は，人間開発 human development の考え方を提唱した。人間開発とは，「人々が各自の可能性を十全に開花させ，それぞれの必要と関心に応じて生産的かつ創造的な人生を開拓できるような環境を創出すること」とされている[*1]。これは，人々こそがまさしく国家の富であり，おのおのにとって価値ある人生をまっとうすることを人々に可能とする選択肢の拡大こそが開発だというものであり，経済成長は，人々の選択肢を拡大するための1つの手段にすぎないことになる。

　その国の人々の生活の質や発展度合いを示す指標である人間開発指数 Human Development Index（HDI）をつくったハック Haq, M. U. は「開発の目的は，人々が，長寿で，健康かつ創造的な人生を享受するための環境を創造すること」と言っている[*1]。人間開発指数は，長寿で健康な生活，知識，人間らしい生活水準という指標によって算出される。UNDP の「人間開発報告2021-2022」で公表された各国のランキングによると，スイス，ノルウェー，アイスランド，香港（中国），オーストラリア，デンマーク，スウェーデン，アイルランド，ドイツ，オランダが上位10か国で，日本は19位で，HDI最高国は66，高位国は49，中位国は44，低位国は32か国となっている[*2]。

　UNDP は HDI のほかに，各国における男女格差をはかるおもな国際的指数としてジェンダー不平等指数 Gender Inequality Index（GII）や人間貧困指数 Human Poverty Index（HPI）なども出している。GII は，保健分野，エンパワメント，労働市場の3つの側面から構成されており，男女の不平等による人間開発の可能

性の損失を示している。2022年の日本の値は191か国中22位であり，妊産婦死亡率などの指標が評価された結果と考えられる[*3]。

　HPI は，経済的な側面だけでなく，健康でないことや識字率，改善された水資源を利用できない人の割合，年齢のわりに低体重の子どもの割合および医療サービスを受けることができない人の割合という人間らしい生活水準の問題から開発途上国の人間貧困指数（HPI-1）を割り出し，また，60歳まで生存できない出生時確率，機能的識字能力に欠ける成人の割合，貧困ライン以下で暮らしている人の割合や長期失業率から特定 OECD 国の人間貧困指数（HPI-2）を示している。

---

*1　国連開発計画（UNDP）駐日代表事務所：人間開発とは.〈http://www.undp.or.jp/hdr/〉（参照2023-12-01）.

*2　UNDP：*The Human Development Report 2021/2022 — Uncertain Times, Unsettled Lives*：*Shaping our Future in a Transforming World*.〈https://hdr.undp.org/content/human-development-report-2021-22〉（参照2023-12-01）.

*3　なお，世界経済フォーラム World Economic Forum は，2023年7月，「The Global Gender Gap Report 2023」を発表し，各国における男女格差をはかるジェンダーギャップ指数 Gender Gap Index（GGI）を発表した。GGI は，「経済」「教育」「政治」「保健」の4つの分野のデータから作成され，0が完全不平等，1が完全平等を示している。2023年の日本の総合スコアは0.647，順位は146か国中125位（前回は146か国中116位）。先進国中最低レベルで，アジア諸国のなかでも韓国や中国，ASEAN 諸国より低い結果となった。教育では0.997（47位），健康では0.973（59位）であったのに対して，経済で0.561（123位），政治では0.057（138位）であったことが大きく影響している（https://www3.weforum.org/docs/WEF_GGGR_2023.pdf）。

　被災者となった人々の生命と尊厳をまもるためには，第一に被災者自身の自助や共助が求められるが，災害の規模と被害の深刻さによっては，それだけでは対処できず，被災国政府による公助が必要となる。

　被災国政府の対応をもってしても，被災者のニーズに迅速かつ十分にこたえられない場合に，国連機関，各国政府，国際赤十字，国際 NGO などのさまざまな機関が，救援スタッフや資金などの資源を投入し，被災者の保護と援助を行う人道支援活動が**国際救援** international disaster response である。その場合，人道援助機関の間で相互の調整と連携が求められる。

　国際救援の第一の目的は，被災者の死亡・罹病を予防・軽減することである。それは，災害に対して最も脆弱な人々の苦痛を予防し，軽減するという**人道の原則**のうえにたっている。たとえば，災害の種類によって死亡率と罹病率の規模や傾向は異なるが，粗死亡率❶crude mortality rate や 5 歳未満児死亡率 under-5 mortality rate（U5MR）を，災害以前の基準値の 2 倍以下に維持するか，災害以前の基準値が不明の場合は，粗死亡率は 1 万人あたり 1 人/日以下，5 歳未満児死亡率は 1 万人あたり 2 人/日以下に引き下げることが求められている[1]。

NOTE
❶粗死亡率
　一定期間の死亡者数をその期間の人口で除した数値。

3 開発協力

　開発とは，新しいものを産み出すことや，対象にはたらきかけて発展・向上させたり，人々の役にたつかたちにかえたりすることを意味する。そして，経済的・社会的発展の水準が先進諸国に比べて低く，経済成長の途上にある開発途上国に対して，経済的・社会的な発展・向上を促す支援のことを**開発協力**または**開発援助**という❷。

　第二次世界大戦後，アフリカ地域を中心に旧植民地が独立するなかで，国家間の経済格差が顕著になり，貧困が国際的な問題となった。そこで 1961年，国連総会において 1960 年代を「**国連開発の 10 年** United Nations Development Decade」とする決議がなされ，1970 年までに開発途上国の経済成長率を年率 5％にする目標がたてられた。これをきっかけに，政府を中心に開発協力という用語が普及したといわれている。

　しかし，各国による経済成長への努力の一方で，さらなる経済格差の拡大と貧困の増大，安全な水の不足，飢餓と栄養不良，感染症の蔓延，保健医療サービスの欠如，自然災害や公害の多発，教育機会の欠如など，おもに開発途上国の人々の健康や生活をおびやかすさまざまな問題が深刻化・慢性化した。そこで，開発協力は経済発展の支援にとどまらず，社会開発や社会的弱者の救済，さらには個人や地域社会の危機に対応する能力（レジリエンス，●279 ページ）の向上など，幅広い分野での国際協力が求められるようになった。あわせて，政府機関のみではなく，国際機関や国際 NGO，民間企業や学術機関，一般市民などの多様な資源が携わり，互いに連携することが必要とされている。

NOTE
❷開発協力と開発援助は，ほぼ同義で用いられている。従来，政府間援助では開発援助という言葉が一般的であったが，支援を受ける国と提供する国は対等な関係であるべきとの視点から，開発協力が用いられるようになった。

1 ）The Sphere Project : *Sphere Handbook 2018.*（https://spherestandards.org/handbook-2018/）（参照 2023-12-01）.

　2015年に国連サミットで採択された「**持続可能な開発のための2030年アジェンダ**」では，先進国から開発途上国への一方的な支援ではなく，人類が共有する地球規模の課題に対してパートナーシップを築いて取り組むことで，将来にわたって誰もが安心してゆたかに暮らす社会の実現を目ざしている。

　なお，2023（令和5）年6月に，わが国の開発途上国支援の基本方針である「開発協力大綱」が8年ぶりに改訂され，そのなかでは開発協力を次のように定義している[1]。

（1）開発途上国との対等なパートナーシップに基づき，開発途上国の開発課題や人類共通の地球規模課題の解決にともに対処し，法の支配に基づく自由で開かれた国際秩序のもと，平和で安定し，繁栄した国際社会の形成に一層積極的に貢献すること。

（2）わが国および世界にとって望ましい国際環境を創出し，信頼に基づく対外関係の維持・強化をはかりつつ，わが国と国民の平和と安全を確保し，経済成長を通じてさらなる繁栄を実現するといった国益の実現に貢献すること。

4 国際人権法と国際人道法

● **国際人権法**　国際法上，平時の人権保障については**国際人権法** international human rights law が適用される。国際人権法は，人権を国際的に保障するためのさまざまな法規の総称であり，個人の国家権力からの自由と保護を一般的に規定している。

　人権は国内問題として，国内問題不干渉義務のもと，各国の専属的事項とされてきた。しかし，第二次世界大戦の反省から，1945年の国連憲章において人権保護が規定され，1948年の国連総会で**世界人権宣言**が採択されたことが，国際的な人権保障の始まりとなった。国際人権法は，強制力をもった履行手続きを備えていないが，国連の人権機関・規定とは別に，独自の人権裁判所を有している。そして，その実効性を担保しているのが欧州人権条約，米州人権条約，アフリカ憲章（アフリカ人権憲章）などである❶。

● **国際人道法**　国際人権法に対して，武力紛争の影響や手段を制限し，戦時下であっても人間の生命や尊厳を保護することを目的とする国際法規範すべてを包括して**国際人道法** international humanitarian law（IHL）とよぶ。その起源は，アンリ＝デュナンが著書『ソルフェリーノの思い出』で提案したことに基づき作成された，1864年のジュネーブ条約である。現行のおもな文書としては，1949年の**ジュネーブ4条約**，および1977年と2005年の合計3つの追加議定書がある。これらジュネーブ諸条約は，その遵守を確保するために，「重大な違反行為」の処罰のための国内法の整備を締約国に義務づけている。

● **国際人道法と国際人権法の適用**　今日では，国際人道法と国際人権法が

1）外務省：開発協力大綱．（https://www.mofa.go.jp/mofaj/gaiko/oda/seisaku/taikou_202306.html）（参照 2023-12-01）．

適用される状況は，必ずしも単純に戦時・平時というように二分できない。国際人道法は武力紛争時にのみ適用されるが，紛争の形態を見分けることが重要である。一方，国際人権法については人権問題がある場合に適応されるため，1960年代後半から，国際人権法が戦時にも継続して適用されうることが，国連や人権条約機関の議論・判例を通して認められるようになった。国際司法裁判所や米州人権委員会は，国際人道法を特別法 lex specialis と表現しているが，国際人権法と互いに補完的に適用されることが求められている。国際人道法は，武力紛争そのものの合法性を問うものではなく，正・不正とは無関係にどのような武力紛争にも適用される。一方，武力行使そのものの合法性を問うものには国連憲章がある。

● **国際人道法と核兵器禁止条約**　国際人道法に基づき，化学兵器禁止条約や対人地雷禁止条約など，さまざまな兵器の規制に関する条約が締結されている。さらに，2021年には核兵器禁止条約が発効された。これは核兵器の開発や実験，獲得，保有，貯蔵，使用から，それによる威嚇までを広く禁止するものである。また，締約国が本条約の適用や履行，核軍縮のさらなる措置について定期的に締約国会議を開くことも定めている。核兵器禁止条約は，核兵器による壊滅的な人道上の被害をなくすために定められた初の条約として非常に重要である。

---

column	患者安全に関するグローバルアクションプラン 2021-2030

2019年にジュネーブで開催された WHO 総会では，患者の安全をまもる行動計画策定の決議がなされ，さらに 2021年の WHO 総会において「**患者安全に関するグローバルアクションプラン 2021-2030**」が採択された。

その背景には，医療サービスの不足や安全でない医療により，世界中で数百万人もの命が危険にさらされている現状がある。WHO によると，世界の死亡や身体的な障害をもたらす主要な原因のうちの1つが安全性に欠けるケアであるとされ，とくに低・中所得国においては，安全性に欠けるケアによる事故などが毎年 1億 3400万件に上り，毎年およそ 260万人が死亡しているとの報告がある[*1]。

アクションプランの根底にある理念は「Do no harm（害悪を及ぼさない）」である。経済水準やインフラ水準，紛争・災害の有無などによらず，すべての人々が害悪をこうむることなく，いつでも安全で適切な保健ケアを受けられる世界を目ざしている。その実現のために，政府機関，医療機関・医療従事者，患者，援助機関，学術機関など保健医療・ケアにかかわるすべての当事者が連携することが求められる。

「患者安全に関するグローバルアクション」では，次の7つの戦略を掲げている。

(1) すべてのヘルスケアの計画と提供の場面において，患者への回避可能な害悪をゼロにする観点とルールを盛り込む。

(2) 患者を日々，害悪からまもる信頼性の高い保健システムと保健組織を構築する。

(3) すべての臨床過程において安全を担保する。

(4) より安全なヘルスケアの実現に向けて，患者と家族の参画・強化を促す。

(5) より安全なケアシステムの構築に貢献するため，ヘルスワーカーを力づけ，教育し，技術の向上をはかり，保護する。

(6) リスクを軽減し，回避可能な害悪の程度を低減し，ケアの安全を向上させるため，つねに情報と知識を共有する。

(7) 患者の安全を向上し，ケアの質を高めるため，部門や国家間の協働と連携・連帯を構築し，維持する。

*1 WHO：*Global Patient Safety Action Plan 2021-2030.*（https://www.who.int/teams/integrated-health-services/patient-safety/policy/global-patient-safety-action-plan）（参照 2023-12-01）.

5 難民条約

　難民の保護を保障して問題を解決するには，国際的な協調と団結がきわめて大切である。この認識に基づいて，1951年「難民の地位に関する条約」が採択された。また，1967年に採択された「難民の地位に関する議定書」は，1951年の条約にあった地理的・時間的制約を取り除いたもので，この2つを合わせて**難民条約** refugee law という。難民条約は，難民の法的地位を規定し，難民に対する人道的な取り扱いを定めている。

● **難民の定義**　難民条約において，**難民** refugees とは，「人種，宗教，国籍，政治的意見やまたは特定の社会集団に属するなどの理由で，自国にいると迫害を受けるかあるいは迫害を受けるおそれがあるために他国に逃れた」人々と定義されている。難民条約には，難民は迫害の危機に直面する国へ送還・追放されてはならないという**ノン-ルフールマン** non-refoulement **の原則**がある。難民に対して基本的な水準の生活ができるように支援を行うことは，難民受け入れ国の義務である。国連難民高等弁務官事務所(UNHCR，◑270ページ)は，当該の受け入れ国とともに難民を支援する任務を与えられている。

● **国内避難民の定義とその保護・支援のための根拠**　**国内避難民** internally displaced people(**IDPs**)とは，とくに武力紛争，人権侵害あるいは自然もしくは人為災害の影響の結果として，またはこれらの影響を避けるため，みずからの住居もしくは常居住地から逃れたり離れたりすることをしいられた，あるいは余儀なくされた者・集団であって，自国の国境をこえていないものをいう。

　国内避難民は，当該国の政府が，紛争などにより国内の人々を保護する能力が著しく低下した状態で発生する。そのため当該国の政府からは支援を受けられないケースがほとんどである。この場合，国際人権法や国際人道法が国内避難民を保護・支援するための根拠となる。これまで国内避難民支援においては，「国内強制移動に関する指導原則」が，支援を行う際の指針となってきた。また，2012年にはアフリカ国内避難民の保護と支援のために，批准国が国内避難民の保護と支援を行う法的拘束力をもたせたカンパラ条約が施行された。

2 国際救援・保健医療協力分野で活躍する国際機関

　国際救援や保健医療協力分野に携わるおもな機関には，① 国際連合(国連)機関，② 政府機関・政府間機関，③ 国際赤十字・赤新月運動，④ 国際NGOの4つがある。

1 国連機関

　国連機関とは，総会，安全保障理事会，経済社会理事会などの6つの主要

機関と国連開発計画(UNDP), 国連難民高等弁務官事務所(UNHCR), 国連児童基金(ユニセフ〔UNICEF〕)などの補助機関および世界保健機関(WHO)などの専門機関の総称である。ここでは, 国際救援および保健医療協力分野で活躍する国連機関について概説する。

[1] **国連人道問題調整事務所** UN Office for the Coordination of Humanitarian Affairs(**OCHA**) 1991年に設立され, 各国政府や国連機関, 国際赤十字・赤新月運動, 国際NGOなどの人道支援活動を調整するほか, 緊急・人道支援ニーズの情報やデータを取りまとめ, 活動に必要な資金・物資・人員などの資源の確保, 国際社会へのアドボカシー(●15ページ)を担っている。

[2] **ユニセフ** United Nations Children's Fund(**UNICEF**) 1946年に設立され, すべての子どもたちの命と権利がまもられる世界を実現し, 基本的なニーズを充足し, もてる能力を十分に発揮できる機会を拡大することを目的とした組織である。緊急時の対応に加え, 保健・栄養・水と衛生・教育・暴力や搾取からの保護などを行っている。

[3] **世界保健機関** World Health Organization(**WHO**) 世界中のすべての人々の健康を増進・保護することを目的に1948年に設立され, 感染症や保健課題に関する科学的な情報の提供や, 規範・基準の設定, 各国の感染症や疾病対策への技術支援, グローバルな保健問題への国際協力の推進などを実施している。新型コロナウイルスやHIVなどの感染症のみならず, 高血圧や, がんなどの疾患についても情報を収集・分析し, 国際的なガイドラインの作成などを行っている。本部はジュネーブにあり, 世界各地に6か所の地域事務局と約150か所の事務所がある。2022年現在, 194の国と地域が加盟している。

[4] **国連難民高等弁務官事務所** Office of the United Nations High Commissioner for Refugees(**UNHCR**) 1950年に設立され, 世界各地の難民・国内避難民などに対して, 難民条約に基づいて, 人道的見地からの保護と支援を行っている。また, 本国への自発的帰還, あるいは現地や第三国への定住支援など, 難民問題の解決へ向けた活動を行っている。

[5] **国連世界食糧計画** United Nations World Food Programme(**WFP**) 1963年に国連総会と国際連合食糧農業機関(FAO)の決議で設置された。飢餓・貧困の撲滅を使命として1963年から活動している。食糧配給を通じて経済的・社会的な開発および, 災害時における緊急支援を行う。

[6] **国連開発計画** United Nations Development Programme(**UNDP**) 世界の貧困や格差を是正し, 人々がよりよい生活を築けるように, 各国が知識・経験・資金を活用するための支援を目的としている。とくに, 貧困の根絶, 国家のしくみの整備, 災害や紛争などへの危機対応強化, 環境保全, クリーンエネルギーの普及, ジェンダー平等の実現を重点活動分野としている。

[7] **国際移住機関** International Organization for Migration(**IOM**) 世界的な人の移動(移住)問題を専門に扱う政府間機関であり, 2016年に署名された「移民と難民に関するニューヨーク協定」に基づき国連に加入した。2023年現在, 加盟国は175か国となっている。わが国は1993年に加盟した。「正規

のルートを通して，人としての権利と尊厳を保障するかたちで行われる人の移動は，移民と社会の双方に利益をもたらす」という基本理念に基づき，移民個人への直接支援から関係国への技術支援，移住問題に関する地域協力の促進にいたるまで，幅広い活動を続けている。

2 政府機関など

先進諸国には，おもに開発途上国において，経済・社会開発や紛争や災害からの復興あるいは経済の安定に寄与することを目的とした政府機関がある。

ここでは，日本の国際協力機関である JICA と，アメリカ・イギリス・スウェーデンの政府機関，および欧州連合(EU)と国際移住機関(IOM)について概説する。

● **JICA　国際協力機構** Japan International Cooperation Agency(**JICA**)は，わが国の政府開発援助(ODA，●280ページ)の実施機関として，開発途上国への国際協力を行っている。「人間の安全保障」と「質の高い成長」を使命(ミッション mission)として，保健医療，防災・復興，農村開発，資源・エネルギー，平和構築，ガバナンスなどのさまざまな分野で，開発途上国がかかえる課題解決のための資金協力や技術協力を実施している。また，国際緊急援助隊事務局をおき，救助チーム，医療チーム，専門家チーム，自衛隊部隊，感染症対策チームからなるわが国の国際緊急援助隊の派遣や訓練を担っている。

● **アメリカの政府機関**　アメリカの政府開発援助の中心的な役割を担うのが**アメリカ国際開発庁** U.S. Agency for International Development(**USAID**)である。USAID は，国務省の監督下におかれ，アメリカの外交政策に基づき，経済成長・貿易振興・農業開発，保健，紛争予防・人道支援などを柱とした援助を開発途上国に提供している。

● **イギリスの政府機関**　イギリスの政府開発援助は，援助政策の立案から実施まで，**イギリス国際開発省** Department for International Development(**DFID**)の責任のもとに行われている。DFID の支援は，国際機関を通した援助比率が約半分を占め，とくに EU を通じた援助額が最大となっている。

● **スウェーデンの政府機関**　スウェーデンでは，**スウェーデン国際開発協力庁** Swedish International Development Cooperation Agency(**Sida**)が国際支援・協力活動を担っている。世界の貧困を減らすことを使命としている。スウェーデン政府の政策に基づき，国連機関や国際赤十字・赤新月運動，国際NGO に対して，資金を拠出する。

● **欧州連合(EU)　欧州連合** European Union(**EU**)は，欧州連合条約に基づき，幅広い分野での協力を進めている政治・経済統合体である。EU は，世界中の紛争や自然災害に対する人道支援を，欧州委員会人道援助・市民保護総局 European Civil Protection and Humanitarian Aid Operations(**ECHO**)を通して行っている。**ECHO** は支援の実施にあたって，国連機関，国際赤十字・赤新月運動，国際 NGO などと緊密に協力し，資金，食糧，飲料水と衛生設備，避難施設，医療設備などを提供している。

○表4-9 国際赤十字・赤新月運動の各機関のおもな役割

機関	おもな役割
赤十字国際委員会	紛争時に，中立機関として犠牲者の保護と救済を目的として1863年に設立された最初の赤十字機関である。 ICRCは，救援事業，国際人道法の普及，捕虜・抑留者の訪問，紛争などで離散した家族が連絡を取り合ったり，再会できるように支援する安否調査活動などを実施している。 また，国連の会議にオブザーバーとして参加している。
国際赤十字・赤新月社連盟	「健康の増進，疾病の予防，苦痛の軽減」を目的とする各国の赤十字・赤新月社（国際連盟規約第25条）の連合体として，1919年に設立された国際機関である。 国際救援や復旧・復興支援の調整，感染症の予防や保健・衛生状態の改善，防災・減災，気候変動への対応，地域社会やボランティアのネットワークの強化などの活動を実施し，各国の赤十字・赤新月社の活動基盤を高める役割も担っている。 その年の世界の災害状況をまとめた『World Disasters Report』を1993年から毎年発行している。 また，国連の会議にオブザーバーとして参加している。
各国の赤十字・赤新月社	赤十字の理念を掲げて，各国で人道的活動を実施する組織である。法律などで，その国の自治権を有する補助機関として認められている。2023年現在，日本赤十字社を含め，世界191社（赤十字社156社，赤新月社34社，イスラエルはその名称として「ダビデの赤盾社 Magen David Adom」を使っている：2023年2月現在）がある。 各国の人道ニーズに合わせて，災害救護，保健衛生，救急法の普及，防災・減災，血液事業などといったさまざまな活動を行っている。大規模な災害や感染症の蔓延などが発生し，その国の赤十字・赤新月社だけでの対応が困難な場合は，IFRCの調整のもとで，各国の赤十字・赤新月社が資金や人材を提供して互いに協力している。

3 国際赤十字・赤新月運動

国際赤十字・赤新月運動 International Red Cross & Red Crescent Movement（以下，国際赤十字とする）は，**赤十字国際委員会** International Committee of the Red Cross（**ICRC**），**国際赤十字・赤新月社連盟** International Federation of Red Cross and Red Crescent Societies（**IFRC**），**各国の赤十字社・赤新月社** National Red Cross/Red Crescent Society の3つの機関から構成されている（○表4-9）。紛争や災害時の緊急救援はもとより，その後の復旧・復興支援，感染症の予防や水・衛生の管理，防災・減災など長期の開発協力にも取り組んでいる世界最大の人道支援機関である。

4 国際NGO

国際救援や医療保健に携わる国際NGOのうち，国連経済社会理事会から特殊協議資格や総合協議資格をもつNGOとして認定され，わが国にも事務所のある主要なものについて概説しておく。

● **オックスファム** オックスファム Oxfam は，第二次世界大戦中に，イギリスのオックスフォードの人々がギリシア支援を行ったのが始まりで，ヨーロッパの戦後復興，植民地独立に伴う難民支援，自然災害に対する緊急支援などを行ってきた。現在は，90か国以上にその国のオックスファムがあり，オックスファム・インターナショナルは，その連合体として活動している。

● **セーブ・ザ・チルドレン**　**セーブ・ザ・チルドレン** Save the Children は，災害や人道危機の被害にあった子どもや地域社会に対する支援，妊産婦・母子保健・栄養，教育支援，子どもの保護などを実施している。世界29か国のセーブ・ザ・チルドレンメンバーによる連盟組織で，約120の国と地域で活動している。

● **ワールド・ビジョン**　**ワールド・ビジョン** World Vision は，キリスト教精神に基づいて開発援助，緊急人道支援などを行っている。

● **カリタス**　**カリタス** Caritas は，全世界に広がるカトリック教会のネットワークで活動を展開している。災害や戦災からの復興，貧困の撲滅，教育の充実，人権，保健衛生などを優先事項として，世界各地で活動している。国際的な連盟として国際カリタスがある。

● **ケア**　**ケア** CARE とは，The Cooperative for American Remittance to Europe（対欧送金組合）の略で，もともと第二次世界大戦後のヨーロッパを支援するために，アメリカの22の団体が協力して設立された。現在は，世界各地で保健，水と衛生，食料と栄養，気候変動対応，ジェンダー平等などの活動を展開している。また，紛争や災害に際しては，緊急支援活動を行っている。

● **国境なき医師団**　**国境なき医師団** Médecins Sans Frontières（**MSF**）は，紛争や貧困によって生命の危機に直面している人々に直接医療が届けられるよう，独立・中立・公平の立場で約70の国と地域で医療・人道援助活動を行っている。紛争や自然災害の被害者や，貧困などで保健医療サービスを受けられない人々など，対象は多岐にわたっている。

3 国際救援の調整

1 国連のクラスターアプローチ

　自然災害や難民救援など大規模な人道支援活動において，さまざまな国連機関や，国際赤十字・赤新月運動，国境なき医師団，オックスファムなど，多くの国際機関や国際NGOが活動している。その一方で，資金の確保をめぐる援助機関の間での熾烈な競争や，調整機能の欠如が，効果的な支援活動をはばんできた。また，国連機関どうしの役割や機能についても重複が多いとされ，近年，国連事務総長の諮問機関で，さまざまな改革案が出されてきた。

　そうした動きのなかで，国際救援に携わる国連機関，国際赤十字などで構成される機関間常設委員会 Inter-Agency Standing Committee（IASC）は，支援分野ごとに強みをもつ救援機関が各分野（クラスター）で中心的な役割を担う機関（リード-エージェンシー）を定めた。そして，リード-エージェンシーを中心とする人道機関間で協力関係を構築することにより，現場で必要とされる支援に対応しながら，支援効果を高める**クラスターアプローチ**を2005年に導入した（●図4-5）。

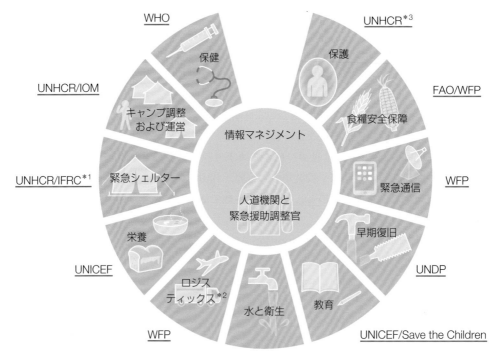

◉図4-5 クラスターアプローチにおけるリード-エージェンシー

IASC は主要な人道機関を招集して，国連緊急援助調整官を議長とした会合を開き，緊急救援活動の調整を行う。各クラスターのリード-エージェンシー(赤下線にて示した機関)を中心として人道機関間で協力関係を構築することにより，現場で必要とされる支援に対応する。

＊1 IFRC は，自然災害時の緊急シェルターについての会議の招集者を担う。IFRC と OCHA 間の協定書において，その責任範囲は連盟憲章が定める範囲をこえるものではない。

＊2 ロジスティックスとは，もともと軍事用語の兵站の意味であり，作戦に必要な物資補給のための輸送や管理などを意味している。そこから，さまざまな資材や物資などの物流(調達，輸送，保管，管理・調整，配布)の効率的な管理の意味として用いられている。

＊3 UNHCR は，保護分野についての主導的な役割を担う。災害時または大規模な人口移動を伴わない複合危機において，UNHCR・OHCHR・UNICEF の3機関は適宜協議を行い，そのなかでリード-エージェンシーを特定する。

　この取り組みは，必要とされる支援と実施される支援のギャップと重複を解消し，説明責任を明確にすることをねらいとしている。また，国際法や国連の制度レベルの改革ではなく，現場レベルの改善策として位置づけられている。

2 わが国の国際救援機関・団体

　わが国の国際救援に携わる救援機関・団体として，政府機関の政府国際緊急援助隊とジャパン・プラットフォームについて概説する。

●政府機関　1987(昭和62)年に施行された「国際緊急援助隊の派遣に関する法律」(JDR 法)により，**国際緊急援助隊** Japan Disaster Relief(**JDR**)として，救助チーム，医療チーム，専門家チーム，自衛隊部隊の派遣が可能となっている。また，2014 年に西アフリカで流行したエボラウイルス病への支援(◉315 ページ)の経験をふまえ，感染症による被害に対してより効果的な支援を行うため，2015(平成27)年に感染症対策チームが新たに設立された。

現在は，災害の種類や規模，被災国の要請に応じて，これらのいずれかのチームを単独で，ないしは複数のチームを組み合わせて派遣している。

　①**救助チーム**　警察庁・消防庁・海上保安庁などの救助隊員から構成され，被災地での被災者の捜索・発見・救出・応急処置・移送などに従事する。

　②**医療チーム**　あらかじめ国際協力機構(JICA)の国際緊急援助隊事務局に登録された医師・看護師・薬剤師などで構成され，被災者の診療またはその補助を行い，さらに感染症の予防や蔓延防止などの活動を行う。

　③**専門家チーム**　関係省庁や地方自治体から災害の種類に応じて推薦された技術者や研究者などで構成され，災害への応急対策と復旧活動の指導を行う。

　④**自衛隊部隊**　大規模な災害が発生し，とくに必要があるとみとめられるとき自衛隊部隊が派遣される。

　⑤**感染症対策チーム**　感染症に関する幅広い支援を実施するため，疫学，検査診断，診療・感染制御，公衆衛生対応の4つの専門機能と，自己完結型の活動を行うためのロジスティックスを合わせた5つの機能から構成されている。

● **NGO**　国際人道支援組織**ジャパン・プラットフォーム**は，NGO，経済界，政府が対等な協力関係のもと，国内外の自然災害の被災地域，紛争地域および開発途上国における援助活動において，それぞれが有している人材，資金および知識や経験を互いに活用することを目的につくられた。

　2023年現在，ジャパン・プラットフォームには，わが国の47のNGOと日本赤十字社が参加団体として登録されている。

3　災害に対する支援のあり方

　災害の被害に対して取り組む緊急救援のみにとどまらず，その後の復興支援や，将来の災害の危険性を想定して，被害軽減や被害抑止といった災害対策にも包括的に取り組むことを**災害マネジメント** disaster management という(◐図4-6)。

● **災害対策**　災害の背景には人間の行為があるという視点にたつと，完全な自然災害(天災)など存在しない。人間の力を結集して災害に備えることが重要である。災害対策とは，災害を事前に予測し，かつ，その被害を可能な限り防止する手段を講じ，人々に与える影響を軽減・抑止する取り組みをいう。

　具体的には，地域の人々を対象とした防災教育・訓練の実施，防災資機材の整備，防災情報の発信，ボランティアの登録・育成などのほか，被害抑止としては堤防・砂防ダムの設置，防災林の整備，住宅の耐震化，安全な避難所の整備の支援などがある。

● **予測型対応**　従来の救援活動は，災害発生後，いかに迅速に対応するかに力点がおかれてきた。一方で，ひとたび災害にみまわれると，被災地へのアクセスルートが遮断され，連絡手段も途絶えるなど，外部からの救援が困難になる場合もみられる。そこで，おもに気象災害においては，以前の災害

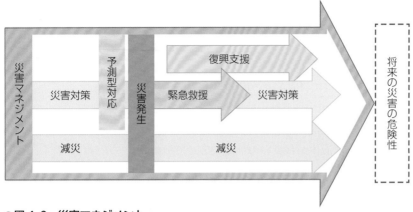

●**図4-6 災害マネジメント**
災害発生後の緊急救援や復興支援だけでなく，将来の災害の危険性を想定して，災害対策
や減災にも包括的に取り組むことが必要である。

データに基づき，どのような条件がそろえば高い確度で災害がおこるかを予
測し，災害発生前に災害対応活動を開始することで被害を減らす試みが進ん
でいる。これを**予測型対応** anticipatory action という。たとえば，短期の予測
としては，豪雨の予報や台風の進路予測などに基づき避難することなどがあ
げられる。

　一方，長期の予測としては，家畜が住民の生計に必要な財産となっている
国において，冬の強い寒波が予測されたとき，家畜を大量に失わないように
獣舎を拡張するための資金を提供することなどがあげられる。予測型対応に
ついても，外部からの救援に依存することなく，自主防災組織など地域主導
で対応するしくみをつくることが望ましい。

●**緊急救援**　緊急救援には，災害発生直後の生存者の捜索・救助・避難，
応急医療処置，こころのケアなどの急性期の救援活動をはじめ，被災者が避
難生活をする際の食料・生活必需品，住居，保健医療，水と衛生管理，離散
家族の再会などといったニーズへの対応などが含まれる。被災者は希望を
失った無力な存在ではなく，尊厳ある人間であるとの視点にたって，救援活
動への被災者の主体的な参加を実現することが，救援活動を効果的・効率的
に実施するうえで重要となる。

　国際緊急救援の期間は，災害の種類と規模などにより異なるが，おおむね
1〜6か月間となることが多い。

●**支援の現地化**　災害発生後に最も早く現場にかけつけ，救援の手を差し
のべるのは，いうまでもなく被災しながらも生き残った地域社会の1人ひと
りである。さらに，人々が災害に立ち向かえるように，災害マネジメントの
すべての過程に主体的に取り組むことが，被害を最小限に抑え，かつ救援活
動を効果・効率的に実施するうえで重要である。

　2016年に開催された世界人道サミットで採択されたグランド−バーゲンに
おいて，人道支援の現地化 localization が提唱された。これは，支援先の国の
政府や現地 NGO，市民社会組織など，現地の人々が構成する組織が支援の

実施・評価・予防の中心となって意思決定を行い，人道危機対応に主体的に取り組むことをさす。

　現地化を進めることで，その地域のニーズや課題が活動により反映され，また，現地の人的・物的なリソースを活用する範囲が広まる。さらに，資金や技術が現地に行きわたることで，将来にわたって支援の成果が持続することが期待される。グランド–バーゲンでは，2020年までに人道支援の資金の25％以上を現地組織に拠出する目標がたてられた[1]。

● **復興支援**　大規模な災害の被災地では，建物，道路，給水や電気などのライフラインが被災し，人々が生計手段を失うなど，多岐にわたって深刻な

---

column　気候変動の影響

　自然災害の件数は年々増加し，その半数がアジア地域で発生している。わが国においても，豪雨災害などの頻度や被災規模が拡大している。仮に今後，気候変動に対してなにも対策をとらないと，21世紀末の気温は，20世紀末に比べて3.3〜5.7℃上昇すると予想されている[*1]。また，世界の平均海面水位は最大1.01 m上昇し，台風などの暴風雨がさらに激化すると予想されている[*1]。

　これまで，気候変動による自然災害のリスクを軽減するために，各国政府や国連・国際機関，NGOや学術機関などがさまざまな取り組みを行ってきた。それは，おもに次の2つの対策に整理される。

（1）緩和策 mitigation：気候変動のこれ以上の進行を抑え，将来の地球環境を少しでも改善するための取り組みである。たとえば，温室効果ガスを削減するために電気自動車の普及に取り組んだり，エネルギーの節減に努めたり，あるいは再生可能エネルギーを活用したりすることなどがあげられる。植林を通して二酸化炭素の吸収を促す施策もこれに該当する。

（2）適応策 adaptation：すでに生じている気候変動の影響に対して，人的・社会的な被害を軽減する取り組みである。たとえば，防災・減災や，熱中症・感染症の予防，気候変化に即した農産物の普及，さらには気象災害による被災者への救護活動なども含まれる。

　これまで国際社会では緩和策を中心に議論されてきたが，近年は適応策の重要性が着目されるようになっている。将来のリスクの軽減と目の前のリスクへの対応の，いずれもが重要である。

　また，赤十字国際委員会（ICRC）と国際赤十字・赤新月社連盟（IFRC）は，2021年に「人道団体のための気候・環境憲章」を採択した。この憲章は，人道支援に携わるさまざまな機関が，気候と環境にかかわる問題に向き合い，人々に支援の手を差しのべ，そして将来のリスクを軽減するために連携することをよびかけたものである。

　「人道団体のための気候・環境憲章」では，次の7つの取り組みを掲げている[*2]。

（1）増大する人道ニーズへの対応を強化し，気候と環境の危機がもたらす影響に人々が適応（対応）できるよう支援する。

（2）温室効果ガスの排出を迅速に削減するなど，事業活動の環境持続性を高める。

（3）地域の担い手とコミュニティのリーダーシップを尊重し，取り組みにいかす。

（4）気候と環境に関するリスクを理解し，現実的な解決策を見いだす能力を高める。

（5）気候と環境への取り組みを強化するために，ほかの人道団体や，人道分野以外の機関とも協働する。

（6）気候変動対策と環境保護をこれまで以上に緊急的，積極的に実施するため，政府などへのアドボカシー（提言）を行う。

（7）具体的な目標を設定し，取り組みの進捗状況を公表する。

*1 気象庁：IPCC AR6 WG1 報告書　政策決定者向け要約（SPM）暫定訳．（https://www.data.jma.go.jp/cpdinfo/ipcc/ar6/index.html）（参照 2023-12-01）．
*2 ICRC・IFRC：*THE CLIMATE & ENVIRONMENT CHARTER FOR HUMANITARIAN ORGANIZATIONS*．（https://www.climate-charter.org/）（参照 2023-12-01）．

1）桑名恵：人道支援における「現地化」の潮流と課題：世界の動向と日本のNGOをめぐる状況からの考察．Journal of International Studies（4）：111-128，2019.

影響が及ぶ。緊急救援が終了したあとも，人々が健康で安全な生活を取り戻すためには長期間を要することもあり，これを支援するのが復興支援である。復興支援には，住宅や学校などの再建，給水・衛生環境の回復，職業訓練を通じた生計手段の確保等，被災の状況に応じてさまざまな取り組みがある。

● **救援から開発への連続性**　災害発生の背景には，地域社会の脆弱性がある（◉25ページ，図2-2）ため，援助により災害前と同じ状態に戻すだけでは，今後おこりうる災害に対して，同程度の災害リスクの状態に戻るだけになってしまう。重要なことは，人々の災害に対する知識・態度・行動を高め，災害に対して抵抗力のある地域社会を築くことである。したがって，開発途上国に対する国際救援は，急性期における基本的ニーズを満たすと同時に，将来の災害に対する脆弱性を軽減させることを目ざし，災害に対する被災現地の対応能力を高めるように計画しなければならない。

　従来，開発途上国に対する国際救援と開発協力にかかわる機関・団体は，互いに連携せず，独自に活動する傾向があった。そのため，国際救援と開発協力にギャップが生じてきた。たとえば，国際救援は，通常きわめて短期間であり，ともすると，その国の開発戦略・施策とかけ離れた救援を行い，問題視されることもあった。他方，開発協力にあっては，その国の災害の歴史に関係なく開発事業計画を策定・実施するということが多々あった。また，人道危機への対応が支援する機関・団体の主導で決まり，被災地の意思が活動に反映されない事態も生じた。

　1991年の国連総会決議において，「救援，復興および開発の連続的実施（コンティニュアム continuum❶）」の重要性が指摘された[1]。以来，人道危機への対応として「救援だけでは不十分」との認識は国際社会で広く共有されてきた。しかし実際には，コンティニュアムの実現は容易ではなかった。そのおもな要因は，コンティニュアムという概念の不明瞭さと，共通理解の欠如にあった。近年の大規模災害と紛争についてのケーススタディを通じ，人道危機対応のプロセスは段階的・時系列的（リニア linear）に移行するという認識が国際救援機関の活動に強く反映されていること，そして，従来のコンティニュアムという概念では「予防」が明確に位置づけられていないことが判明したのである。

　このことから，人道危機対応の救援，復旧・復興，予防を段階的・時系列的に進むプロセスではなく，互いに重複し往来しうる，すなわち**ノン-リニア** non-linear であることを認識し，戦略・調整・拠出・寄付に反映させ，国際救援と開発協力の連携を強化するべきだという見解が提唱されるようになっている[2,3]。

　そのためには，人道危機対応にかかわる国際機関や国際NGOの協力の促進が必要となる。さらに，危機発生時から予防のための活動や長期の復興を

□ NOTE

❶従来，わが国では「切れ目のない（シームレス seamless）」という言葉が使われてきたが，近年ではコンティニュアムが使われることも多い。

1）United Nations : *Strengthening of the coordination of humanitarian emergency assistance of the United Nations.*（https://digitallibrary.un.org/record/135197）（参照2023-12-01）.

2）JICA Research Institute : *The continuum of humanitarian crisis management ; Messages for the World Humanitarian Summit.*（https://www.jica.go.jp/jica-ri/publication/booksandreports/post_25.html）（参照2023-12-01）.

3）Hanatani, A. et al: *Crisis Management Beyond the Humanitarian-Development Nexus.* Routledge, 2018.

見すえた活動が求められる。たとえば，国際的な救援資金についても，被災直後の緊急救援のみに急いで使用するだけでなく，被災地をよりよい状態に再建すること，ひいては創造的復興のための開発協力に対して活用できるようにしなければならない。

　以上のことからわかるように，災害マネジメントとは，単に災害の被災者を救助し，被害をもとどおりに回復することにとどまらず，以前よりも災害に対してより抵抗力のある状態をつくることをいう❶。最近は，災害で社会システムや事業の一部の機能が停止しても，全体としての機能をすみやかに回復できるしなやかな強靱さという意味で，**レジリエンス** resilience という用語が使われている。復興支援には，住宅再建などにとどまらず，保健衛生の強化，将来の災害に備える防災教育や防災対策など，将来の災害を見すえた開発協力への連続性が求められる。緊急救援から復興支援，さらには開発協力に続く取り組みは，災害の種類と規模によるが，数年以上に及ぶことが多く，息の長い人道支援が必要となる。

●**保護・ジェンダー・包摂**　紛争や災害の影響下にある人々は，命や健康のリスクにさらされるのみならず，人間としての権利や尊厳をおびやかされることがある。紛争や災害時には，とくに女性や子ども，高齢者，障害者，経済的困窮者，民族的マイノリティーなど，社会的に弱い立場の人々への配慮が求められる。国際救援においては，このような人々が暴力・差別・排除などによる被害から保護され，尊厳がまもられること，そして，人々の声やニーズが活動に反映され，その権利が満たされることが必須である。権利や尊厳がおびやかされるリスクは，災害などが発生する前から潜在していた場合も多い。その地域の現状を正しく理解し，社会・文化的背景や個々がおかれた立場に合わせた取り組みが求められる。

NOTE

❶このような，復興段階から次の災害発生に備えて，災害に対してより強靱な地域づくりを行うという考え方を，よりよい復興（**ビルドバックベター** build back better）という。2015 年に開催された第 3 回国連防災世界会議で採択された「仙台防災枠組 2015-2030」で定義された。

4　わが国の受援体制整備の必要性

　東日本大震災のような大規模災害時には，海外からの国際支援の申し出がある。しかし，これまで，わが国はほかの国々へ支援を行うことだけを考え，国際支援の受け入れ，すなわち受援についてはあまり考慮してこなかった。現金の寄付以外の，救援のための人員の受け入れや救援物資の受け入れはきわめて限定的であり，法的・制度的な整備も十分になされていない。

　これは国際支援を受け入れる際も同様であり，受け入れの適否の判断基準や手順についての基本方針を明確化しておく必要がある。そのためには，すでにあるスフィアスタンダード（◉311 ページ）のような災害援助に関する国際基準をふまえた国内統一最低基準を定め，適用しなければならない[1]。

　1）受援体制の整備のあり方についての詳細および，その他の教訓からの提言については，「東日本大震災と国際人道支援研究会提言書」を参照されたい（https://www.jrc.ac.jp/application/files/9315/5023/4779/39a087a91c2a677d4a78217c7d6b2a1a1.pdf ＜参照 2023-12-01＞）。

4　開発協力と関連機関

　開発協力を行うためのしくみとしては，政府が中心となって行う政府開発援助（ODA）やNGOによるものがある。ここでは，JICAや，青年海外協力隊，NGOによる開発協力を述べる。

1　政府開発援助（ODA）

● **ODAとは**　政府開発援助 official development assistance（**ODA**）とは，政府または政府の実施機関によって行われる，公的資金を用いた資金・技術提供による協力のことである。開発途上国の経済・社会の発展や福祉の向上に役だつために，開発途上国の政府などに対して，または国際機関を通じて行われる。

● **ODAの意義**　グローバリゼーションが急速に進み，国民の暮らしは国際社会のありさまとますます切り離せないものとなってきている。国の平和と繁栄を維持していくためには，これまで以上に国際社会全体の平和と繁栄に貢献していくことが求められている。

　ODAは，その国の外交を推進し，国際貢献を果たすうえで最も重要な外交手段の１つである。ODAを積極的に活用し，開発途上国の安定と発展や地球規模の課題の解決に貢献することは，協力国の国益にかなうものでもある。

● **わが国のODAを取り巻く環境**　昨今，わが国のODAを取り巻く環境は，国際的にも国内的にも大きく変化してきている。わが国の経済・財政状況が厳しいなか，ODA予算は大幅に減少される傾向にある。OECDの開発援助委員会 Development Assistance Committee（DAC）は，欧米や日本などの主要31か国がメンバーとなっている。2014年より，アラブ首長国連邦が中東諸国からの初のDACの情報や統計資料を提供する参加国となった[1]。DACの2023年４月の統計によると，2021年の拠出相当額で最も多いのはアメリカで，478億500万ドル，ついでドイツの332億7200万ドル，わが国は３位の176億3400万ドルである。また，ODAの支出純額の対国民総所得（GNI）比については，DAC全体の平均は0.33％（前年も0.33％）である。国別にみると，この比率が最も高いのはルクセンブルクで0.99％，ついでノルウェーの0.93％，スウェーデンの0.91％である。わが国は0.34％で，DAC加盟国中，第12位である[2,3]。

● **無償援助と有償援助**　ODAには無償援助と有償援助がある。災害や紛争時に国連機関や国際赤十字などを通じて，わが国が任意拠出するのは，無償援助である。これに対して，開発途上国政府からの要請により，たとえば

1）OECD：*DAC members.*（http://www.oecd.org/dac/development-assistance-committee/）（参照 2023-12-01）.
2）外務省：2021 年における DAC 諸国の政府開発援助（ODA）実績（確定値）.（https://www.mofa.go.jp/mofaj/gaiko/oda/shiryo/jisseki.html）（参照 2023-12-01）.
3）OECD：*Compare your country, Aid statistics by donor, recipient and sector.*（https://public.tableau.com/views/AidAtAGlance/DACmembers?:embed=y&:display_count=no?&:showVizHome=no#1;）（参照 2023-12-01）.

道路整備や橋の建設といったインフラ整備などのために供与される資金は通常，長期かつ低利の借款のかたちをとる有償援助となる。

● **タイドによる ODA**　わが国の政府は，かつては ODA 資金による調達適格国を日本のみとするタイドとよばれる ODA を行っていた。これは，開発プロジェクトに必要となる資材や役務の調達を，ODA の援助供与国に限定することを条件として供与される割合が多く，日本企業への利益誘導となっているという内外からの批判を受けていた。しかし，タイドで供与されることが日本企業の輸出振興につながり，わが国の高度経済成長に貢献したという一面もある。

● **アンタイドによる ODA**　アンタイドはタイドの逆で，開発プロジェクトに必要となる資材や役務の調達を，ODA の援助供与国の企業でなくても自由に入札ができる場合をいう。現在，有償援助の円借款による ODA では，ほぼ 100％がアンタイドとなっている。

● **わが国の ODA の重点分野**　わが国の ODA は，MDGs の達成率への貢献，平和への投資，持続的な経済成長のあと押しを重点分野としてきた。しかし，わが国の長期にわたる経済低迷と新興国のインフラの需要の急激なのびを考慮し，日本企業の強みをいかしたインフラの輸出を ODA で積極的にあと押しし，相手国の経済発展と，日本自身の力強い経済成長の両方を実現させる方針をとりはじめている。

2 JICA の技術協力専門家と海外青年協力隊

開発途上国への開発協力において，わが国では JICA を通じてさまざまな人材の派遣を行っている。

● **技術協力専門家**　JICA（◯271 ページ）では，各種の**技術協力専門家**が1〜2 年程度の契約期間で，各人の専門技術をいかして働いている。たとえば，海外で実施する技術協力プロジェクトなどにおいて，相手国のカウンターパート（中央官庁の政府高官やプロジェクト現場の関係者）に対する技術移転や，制度や組織の改善，プロジェクトのマネジメントや調整業務などを行っている。

また，JICA 在外事務所で，担当分野・課題に関する案件の形成やプロジェクトの実施管理などを行っている。

● **求められる資質や能力**　多様化・高度化する現場ニーズに，より的確に対応するための「国際協力人材に求められる資質や能力」として，JICA は6 つをあげている（◯表 4-10）。

● **海外協力隊**　このような専門家派遣とは別に，JICA は幅広い分野で公募可能な案件を「一般案件」，一定以上の経験・技能などが必要な案件を「シニア案件」として，20 歳から 69 歳までの日本人と日系人を募り，**海外協力隊**を派遣している❶。派遣目的は技術や経験をいかし，派遣先の人々と同じ言葉を話し，生活・協働しながら開発途上国の国づくりに協力するためであ

NOTE

❶「一般案件」では通常「青年海外協力隊」だが，46 歳以上の場合は「海外協力隊」として派遣される。なお，上記は 2018 年秋の募集以降の改定による。従来の区分である 20 歳から 39 歳の青年海外協力隊員は，2023 年現在，59か国に 725 人を派遣中。これまでの実績は 93 か国，4 万 6640 人。40 歳から69 歳対象のシニア海外ボランティアは，26 か国に56 人を派遣中。派遣実績は 78 か国に 6,620 人である[1]。

1）JICA：事業実績／派遣実績．(https://www.jica.go.jp/volunteer/outline/publication/results/)（参照 2023-12-01）.

●表 4-10　国際協力人材に求められる資質や能力

分類	資質・能力
① 分野・課題専門力	特定分野・課題などの専門知識・経験，適正技術・知識選択(開発)経験・スキル
② 総合マネジメント力	問題解決の方向性を提示し，解決していく力，案件・業務を運営管理する力，人材育成や組織強化を実現する力
③ 問題発見・調査分析力	問題の発見力，情報収集・分析力，案件発掘・形成能力
④ コミュニケーション力	語学力，プレゼンテーション能力，交渉力，社会性・協調性・共感力
⑤ 援助関連知識・経験	援助手法(参加型開発等)，評価方法，世界の援助の潮流などに関する知識，開発援助の現場，援助機関などにおける援助実務経験
⑥ 地域関連知識・経験	特定国・地域の法制度，社会風習，援助受入体制などの知識/特定国・地域における実務経験

(JICA：6 つの資質と能力. <https://partner.jica.go.jp/jicas_jobView?cat=jicas_job&param=six_abilities><参照 2023-12-01> をもとに作成)

る。対象地域はおもに開発途上国である。活動分野の例として，感染症・HIV/エイズ対策，学校教育，障害児・者支援，コンピュータ技術，コミュニティ開発，野菜栽培，スポーツ全般などがあり，派遣対象としては看護師，保健師，日本語教師，ソーシャルワーカーなどがあげられている。

3　国際協力と NGO

　政府や国際機関とは違った民間の立場から，国境や民族，宗教の壁をこえて活動する NGO は，わが国では 1970 年代後半のインドシナ難民の大量流出をきっかけに設立されるようになった。とくに 1980 年代半ばのアフリカの飢餓状況は，その動きに拍車をかけたといえる。また，このころから，欧米に国際本部を有する国際 NGO がわが国に支部をおくかたちで活動を始めた。

　現在，わが国の国際協力 NGO は 400 以上あるといわれ，世界で活動している。

● NGO 活動の対象分野　国際協力を行う NGO 活動内容は，教育・職業訓練，開発・貧困，保健・医療，環境，農業・漁業などの幅広い分野に及ぶ。また，おもな対象者は地域住民・市民全般，子ども，女性，若者，貧困層，難民・国内避難民など多様である。

● NGO 活動の形態　NGO 活動の形態としては，資金助成，緊急救援，日本国内への情報提供，開発教育などがある。また，政府や国際機関などに政策上の提言を行う活動(アドボカシー)，フェアトレード(公正な貿易)などの活動をしている団体もある。

● 国際協力 NGO センター　国際協力 NGO センター Japan NGO Center for International Cooperation(JANIC)は，わが国の国際協力 NGO 間の結びつきや，NGO と政府や企業との協力を進めるなど，NGO が活動しやすくなるように支援している。このほか，市民への NGO 活動への理解の促進や政府への政策提言・調査研究などの活動を行っている。

● NGO と ODA の連携事業　開発途上国や地域でより有効に開発援助を

展開するために，NGO と ODA が連携する場合もある。NGO と ODA の連携事業としては，日本 NGO 連携無償資金協力や草の根技術協力事業などがある。

　□1 日本 NGO 連携無償資金協力　わが国の NGO が開発途上国・地域で行う経済・社会開発事業に外務省が資金協力を行う。

　□2 草の根技術協力事業　わが国の NGO，大学，地方自治体および公益法人などの団体による開発途上国の地域住民を対象とした協力活動を，JICA が ODA の一環として，促進して助長することを目的に実施する。

C 国際協力と看護

1 開発協力・国際救援における看護の基礎知識

　本章 B 節「国際協力のしくみ」では，国際救援や開発協力にかかわる機関とその支援のあり方を述べた。ここでは，開発協力や国際救援の対象となることの多い開発途上国の現状と看護について述べる。

1 開発途上国と健康

◆ 貧困と健康

● 貧困の定義　国連は，**貧困**を「教育，仕事，食料，保険医療，飲料水，住居，エネルギーなど最も基本的な物・サービスを手に入れられない状態のこと」[1]と定義している。この貧困のとらえ方の代表的なものに絶対的貧困と相対的貧困がある。

　絶対的貧困とは，生きていくうえで最低限必要な衣食住や医療へのアクセス，教育機会の欠如など，人間として尊厳ある社会生活を営むことが困難な状態をさす。一方，**相対的貧困**は，その国や地域の水準などといった相対的な基準で比較し，大多数よりも貧しい状態のことをさす。基本的なニーズを満たすことがむずかしい開発途上国では絶対的貧困が問題となる。それに対し，相対的貧困は，先進国においても所得格差の問題としてあらわれる。

● 貧困の指標　貧困をはかる指標はいくつかある。その代表的なものに，世界銀行が示す**国際貧困ライン**と**所得階層別分類**，そして国連開発計画とオックスフォード大学が開発した**多次元貧困指数** multidimensional poverty index（**MPI**）がある。

　□1 国際貧困ライン　1 人あたり 1 日 2.15 ドル未満[2]で暮らす生活を，極度

1）United Nations：*World Summit for Social Development Programme of Action - Chapter 2.*（https://www.un.org/development/desa/dspd/world-summit-for-social-development-1995/wssd-1995-agreements/pawssd-chapter-2.html）（参照 2023-12-01）.
2）World Bank：*Fact Sheet: An adjustment to Global Poverty Lines.*（https://www.worldbank.org/en/news/factsheet/2022/05/02/fact-sheet-an-adjustment-to-global-poverty-lines）（参照 2023-12-01）.

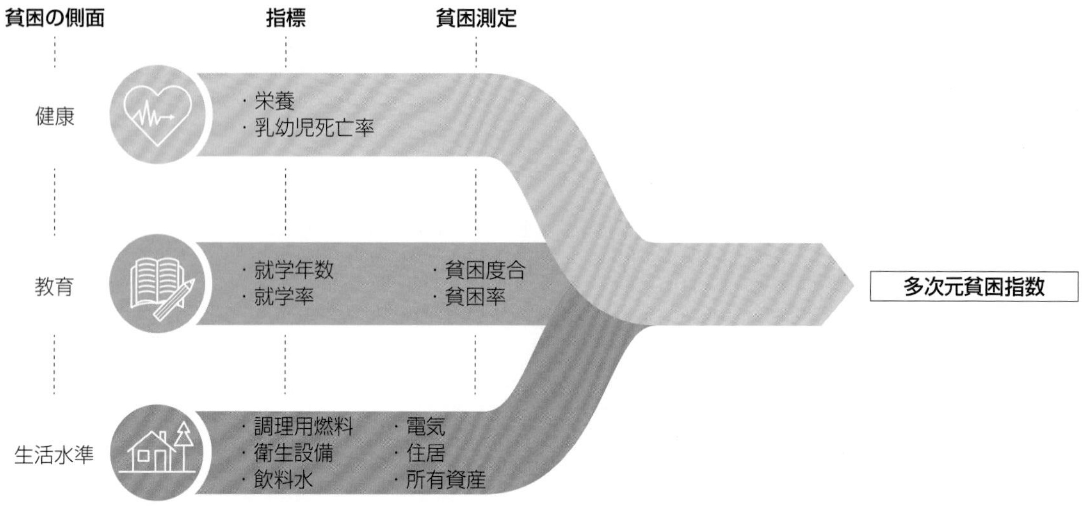

貧困の側面
指標
貧困測定
健康
・栄養
・乳幼児死亡率
教育
・就学年数
・就学率
・貧困度合
・貧困率
多次元貧困指数
生活水準
・調理用燃料
・衛生設備
・飲料水
・電気
・住居
・所有資産

図 4-7　多次元貧困指数（MPI）

（The United Nations Development Programme and Oxford Poverty and Human Development Initiative : *2023 GLOBAL MULTIDIMENSIONAL POVERTY INDX(MPI)*. ＜https://hdr.undp.org/content/2023-global-multidimensional-poverty-index-mpi#/indicies/MPI＞＜参照 2023-12-01＞をもとに作成）

の貧困（最低限の衣食住のニーズが満たされなくなるレベル）とするものである❶。数値は，物価の変動に従い定期的に改訂されている。国際貧困ラインは，SDGsのグローバル指標にもなっているほか，世界全体の極度の貧困層の数を把握する役にもたっている。

NOTE

❶前述したように，国際貧困ラインが1人あたり1日2.15ドル未満となったのは2022年9月からであり，それ以前は1日1.90ドル未満であった。

2 所得階層別分類　1人あたり国民総所得（GNI）に基づき，低所得国を1,085ドル以下，低中所得国を1,086〜4,255ドル，中高所得国を4,256〜13,205ドル，高所得国を13,206ドル以上の，4つの所得グループに分けたものである[1)]。開発途上国の多くが低所得国・低中所得国である。

3 多次元貧困指数（MPI）　貨幣ベースの貧困指標である国際貧困ラインや所得階層別分類を補完するものであり，健康・教育・生活水準に関する指標で構成されている（◎図4-7）。よりSDGsの「貧困の撲滅」の進捗度を相対的に測定できるようなものとなっている。

● 貧困の状況　1990年以降，絶対的貧困層の割合は減少傾向にある。国連によると，国際的貧困ラインで暮らしている人々が世界人口に占める割合は，2015年の10.8%から，2019年は8.5%と減少した[2)]。しかし，COVID-19の世界的流行とウクライナ人道危機が経済活動を激変させ，食品や燃料価格の高騰を引きおこし，貧困状況の改善を後退させたことで，2020年は9.3%に上昇した。2020年には，世界中で7億2400万人が極度の貧困状態にある。この傾向が続けば，2030年までには世界人口の7%にあたる約5億7500万人が依然として極度の貧困状態にあり，そのほとんどがサハラ以南のアフリカで暮らすことになると推定される。

1）World Bank : *World Bank Country and Lending*.（https://datahelpdesk.worldbank.org/knowledgebase/articles/906519-world-bank-country-and-lending-groups）（参照 2023-12-01）.

2）United Nations : *The Sustainable Development Goals Report 2023: Special Edition*.（https://unstats.un.org/sdgs/report/2023/）（参照 2023-12-01）.

● **貧困と健康格差**　人の健康状態は，遺伝などの生物学的要因や生活習慣だけで決まるのではなく，教育，雇用状況，所得水準，性別，民族性などの社会的背景によっても影響を受けることがわかっている。このような健康に影響を及ぼす社会的背景のことを，**健康の社会的決定要因** social determinants of health（**SDH**）という。SDH は，地域や社会経済状況の違いによって，健康にさまざまな差を生じさせ，健康格差の原因になっている。

　貧困層が多い開発途上国とその他の国々との健康格差は，保健指標で明白に示される。前述したように，世界の平均寿命に比べて後発開発途上国の平均寿命は短い（◐242ページ）。また，2020 年の U5MR は，高所得国の 4.9 に対し，低所得国は 67.4 と明らかな差がある[1]。さらに，2020 年の妊産婦死亡の 95％は低所得国と低中所得国で発生している[2]。そのほか，後述するように低所得国ではマラリア，HIV/エイズ，結核の感染者がいまだ多く，また，非感染性疾患（NCDs，◐245ページ）による死亡も増加傾向にある。

　保健医療費に関しても，高所得国と低所得国では開きがある。2020 年に，世界の人口の 15％を占める高所得国が世界全体の保健医療費の 80％を使用したのに対して，8％を占める低所得国の保健医療費は世界全体のわずか 0.2％であった[3]。加えて，開発途上国では，保険制度が整備されておらず，医療費の自己負担が多く，病気になることでさらなる貧困状態に陥る。

● **おもな死因**　これまで，世界的な傾向として感染性疾患による死亡は減少傾向にあった。しかし，COVID-19 のパンデミックは多くの死者を出し，

---

column　貧困削減戦略

　開発途上国における貧困削減への世界的な取り組みは，開発の複雑さに対する理解が深まるにつれて下記のように変化してきた[*1]。
（1）1950 年代：インフラ整備に焦点をおき，多くの資金が投入されたが，持続可能な計画や当事者意識の欠如などからあまり効果が得られなかった。
（2）1970 年代：個人の権利の向上だけでなく，貧しい人びとの収入を増加することができるとして保健医療と教育に焦点があてられた。
（3）1980 年代；貧困削減計画はガバナンスと社会制度の枠組みやコミュニティの参画向上に焦点をあてたが，不安定な政治が貧困削減の障害となることが報告された。
（4）2000 年以降：MDGs に「極度の貧困と飢餓の撲滅」を掲げ，開発の意思決定プロセスにおいて，

地域社会のエンパワメントや，国および地方政府の関与などを提唱したことで，ガバナンスと制度の改善がみられた。しかし，いまだ開発途上国では，貧困状態が続いている。

　そして 2015 年からは SDGs において，あらゆる形態の貧困に終止符を打つための努力が続いている。ところが，2019 年末に発生した COVID-19 の世界的流行が，低所得国の貧困状況をさらに露見し悪化させた。今後は，よりよい復興（◐279ページ）のため，食料安全や居住，所得補償など，健康のための社会経済的状況の改善がより必要とされている。

*1 Cobbinah, P. et al.：Rethinking sustainable development within the framework of poverty and urbanization in developing countries. *Environmental Development, 13*：18-32, 2015.

1）World Bank：*DataBank Health Nutrition and Population Statistics.*（https://databank.worldbank.org/source/health-nutrition-and-population-statistics）（参照 2023-12-01）.
2）WHO：*Maternal mortality.*（https://www.who.int/news-room/fact-sheets/detail/maternal-mortality）（参照 2023-12-01）.
3）WHO：*Global spending on health：rising to the pandemic's challenges.*（https://www.who.int/publications/i/item/9789240064911）（参照 2023-12-01）.

| | 感染性，母体，周産期および栄養関連 | | 非感染性疾患（慢性疾患） | | 損傷（外傷，障害） |

	低所得国の死因	高所得国の死因	世界の死因
1位	新生児仮死および出生時損傷	虚血性心疾患	虚血性心疾患
2位	下気道感染症	アルツハイマー症などの認知症	脳卒中
3位	虚血性心疾患	脳卒中	COPD
4位	脳卒中	気管，気管支および肺の悪性新生物	下気道感染症
5位	下痢性疾患	COPD	新生児仮死および出生時損傷
6位	マラリア	下気道感染症	気管，気管支および肺の悪性新生物
7位	交通事故	大腸がん	アルツハイマー症などの認知症
8位	結核	腎臓病	下痢性疾患
9位	HIV/エイズ	高血圧性心疾患	糖尿病
10位	肝硬変	糖尿病	腎臓病

◉図4-8　低所得国，高所得国および世界の死因（2019年）
（WHO：*The top 10 causes of death, Fact sheets.* ＜https://www.who.int/news-room/fact-sheets/detail/the-top-10-causes-of-death＞＜参照2023-12-01＞より作成）

世界の平均寿命を低下させた。また，COVID-19流行以前の2019年の時点でも，低所得国では三大感染症といわれるマラリア・結核・HIV/エイズや，下痢性疾患による死亡が10位以内に入っている（◉図4-8）。高所得国での死因の上位10のうち感染症は下気道感染症のみであるが，低所得国では死因の上位10のうち5つを感染症が占めている[1]。また，NCDsによる早期死亡の86%が低所得国と中所得国でおこっている[2]。

◆ 教育と健康

　健康と同様に教育も基本的人権である。教育は雇用や社会参加，意思決定につながっており，健康状態にも密接にかかわっている。たとえば，女性の識字能力は，子どもの教育，栄養，将来の可能性によい結果をもたらすことが知られているほか，家庭内暴力の減少や，ヘルスリテラシー[1]の向上をもたらし，結果的に保健医療サービスの利用が増えるなどの効果が確認されている[3]。しかし，低所得国の子どものうち6人に1人は学校へ行けていない。また，兄弟姉妹の世話や家庭の仕事をする慣習のある国の女児は，男児と比較して就学が困難であることがわかっている[5]。

▣NOTE

❶ヘルスリテラシー
　生涯を通じて生活の質を維持・向上させるための能力のことである。①健康情報をさがし，見つけ，獲得する，②得た健康情報を理解する，③得た健康情報を分析・解釈，判断，評価する，④情報伝達と情報の活用により健康の維持・増進のための意思決定を行う，という4つの能力から構成されている[4]。

1）WHO：*The top 10 causes of death.*（https://www.who.int/news-room/fact-sheets/detail/the-top-10-causes-of-death）（参照2023-12-01）.
2）WHO：*Noncommunicable diseases.*（https://www.who.int/news-room/fact-sheets/detail/noncommunicable-diseases）（参照2023-12-01）.
3）WHO：*Health equity and its determinants.*（https://www.who.int/publications/m/item/health-equity-and-its-determinants）（参照2023-12-01）
4）Sørensen, K. et al.：Health literacy and public health：a systematic review and integration of definitions and models. *BMC Public Health*, 12：80, 2012.
5）UNESCO：*Access.*（https://www.education-progress.org/en/articles/access）（参照2023-12-01）.

● **学習貧困**　10 歳までに簡単な文章を読んで理解できない児童を，**学習貧困** learning poverty という。2019 年の学習貧困の割合は，高所得国では 8.0% であるのに対して，低所得国は 91.6%，低中所得国では 60.4% に上ると推測されている[1]。

　学習貧困にある児童は，初等・中等教育でその後の人生に役だつような教育を受けることが困難になってくる。そのため，賃金の安い肉体労働など危険を伴う仕事をせざるをえず，けがなどの傷病リスクが高い傾向にあり，さらに開発途上国では保険や傷病に伴う休暇といった制度が整っていないことが多く，適切な治療を受けることがむずかしいという負のサイクルに陥りがちとなる。

◆ 水と保健衛生

● **清潔な水とトイレなど衛生設備の現状**　開発途上国では，水道施設や浄水施設が整っておらず，川や池，湖などの不衛生な水をそのまま利用せざるをえない状況にある人々が多い。

　世界的にみると，安全に管理された飲料水❶を利用できている人の割合は，2000 年の 60.8% から，2022 年には 72.9% に改善している[3]。しかし，サハラ以南のアフリカなどの地域では安全な水を入手しにくく，また，都市部と農村部の国内格差がある国もあり，いまだ 22 億人が安全に管理された飲料水の利用が困難な状況にある[4]。こうした地域では，日々，何時間もかけて水くみをするのはおもに女性と子どもの仕事となっている。

　トイレなどの安全に管理された衛生設備❷を利用できる人の割合についても，世界的には，2000 年の 32.3% から 2022 年の 56.6% と改善しているが，サハラ以南のアフリカでは 25.6% にとどまっている[3]。とくに開発途上国の農村部では，トイレ設備をもたない家庭がほとんどであり，草むらなどで用を足すなど，屋外排泄が一般的である。

　また，開発途上国では，廃棄物管理・処理が不十分で，家庭ごみを含む多くの固形廃棄物が，単に捨てられたり燃やされたりしている。開発途上国では，固形廃棄物の約 93% が道ばたや空き地などに投棄・焼却されているという報告もある[5]。

　こうした場所は，水と空気を汚染する有害物質の流出や，ネズミやカ（蚊）など疾病を媒介する有害動物の繁殖の温床となる。さらに，しばしば女性や子ども，失業者が，投棄場所で廃棄物を拾うリサイクル業にかかわっており，不健康な環境下におかれている。

● **水と衛生環境が及ぼす健康への影響**　開発途上国では，水や衛生設備の

NOTE

❶安全に管理された飲料水

　WHO とユニセフによれば，安全に管理された飲料水とは，自宅敷地内にあり，必要なときに利用でき，排泄物や化学物質による汚染がない，改善された水源から得られる飲み水と定義されている[2]。改善された水源とは，たとえば配管された水，保護された井戸や湧水，雨水，梱包されて配達される水などである。

❷安全に管理された衛生設備

　WHO とユニセフによれば，安全に管理された衛生設備とは，ほかの世帯と共有されておらず，排泄物が安全かつ衛生的に処理される設備を備えた施設と定義されている[2]。たとえば，下水あるいは浄化槽につながっている水洗トイレや，足場のある落とし込み式の簡易トイレなどが含まれる。

1 ）World Bank et al.：*State of Learning Poverty 2022 Update*.（https://www.unicef.org/media/122921/file/State%20of%20Learning%20Poverty%202022.pdf）（参照 2023-12-01）.
2 ）JMP：*Drinking water*.（https://washdata.org/monitoring/drinking-water）（参照 2023-12-01）.
3 ）World Bank：*DataBank Health Nutrition and Population Statistics*.（https://databank.worldbank.org/source/health-nutrition-and-population-statistics）（参照 2023-12-01）.
4 ）UNICEF：*Drinking water*.（https://data.unicef.org/topic/water-and-sanitation/drinking-water/）（参照 2023-12-01）.
5 ）World Bank：*What a Waste 2.0：A Global Snapshot of Solid Waste Management to 2050*.（https://openknowledge.worldbank.org/entities/publication/d3f9d45e-115f-559b-b14f-28552410e90a）（参照 2023-12-01）.

利用が困難なことにより，衛生環境が整っていれば予防可能なはずの感染症で毎年多くの人々が亡くなっている。たとえば，下痢性疾患の流行は劣悪な衛生状態を示す指標となるが，2019 年には世界全体で 150 万人が死亡[1]し，とくに 5 歳未満児では 37 万人が亡くなり死因の第 2 位となっている[2]。

　そのほか，おもに開発途上国の熱帯や亜熱帯地域では，水と衛生環境に関して次のような疾患が問題となっている。

　1 水系感染症　汚染された水を摂取することで発症する感染症で，代表的なものに腸チフス，赤痢，コレラなどがある。開発途上国では，水道設備の整備が不十分なため，汚染された水により深刻なコレラの流行にみまわれることがある。

　2 力媒介感染症　カは放置された水たまりで繁殖する。病原体を保有するカに刺されることで，ウイルス感染症であるデング熱，チクングニア熱，ジカウイルス感染症，日本脳炎などのほか，原虫疾患であるマラリア（◯291ページ）などを発症する。

　3 土壌伝播蠕虫感染症　ヒトの糞便で汚染された土壌に含まれる虫卵によって感染する腸内寄生虫疾患である。原因となる蠕虫には回虫や鞭虫，鉤虫などがある。とくに貧しい地域ではいまだに代表的な疾患である。消化器症状のほか，妊娠中の女性が感染すると貧血や低出生体重児のリスクと

---

column　コミュニティから屋外排泄を減らす大地震後のハイチでの取り組み

　2010 年，ハイチでマグニチュード 7.0 の大地震が発生した。日本赤十字社は，震災当初から支援活動に入り，さらに復興支援の一環として，おもに農村部におけるトイレや給水設備の修理・設置と，地域ボランティアによる疾病予防・健康促進活動を，ハイチ赤十字社と協働して行った。

　2010 年当時，ハイチは西半球の最貧国といわれ，長引く政情不安や治安の悪化，社会インフラの崩壊，貧困などが問題となっており，乳幼児死亡率，U5MR，妊産婦死亡率はいずれも西半球で最も高かった。また，農村部におけるトイレ利用率は 18.4％，屋外排泄率は 41.1％と報告[*1]されており，多くの人々が畑や草むらや小川などで用を足していた。筆者もコミュニティを巡回した際には，たびたび用を足したあとに遭遇した。とくに，子どもの水様便のあとを家の周囲で目にすることが多かった。トイレがないため，排泄後に手洗いできる設備も見あたらず，多くの人々は川の水を利用していた。

　トイレや給水設備の修理・設置は，コミュニティの

人々を巻き込んで，場所の選定から修理訓練まで含み，当事者意識を高めるように行われた。また，手洗いの重要性と感染症予防の話し合いは，地域ボランティアによって，子どもから大人まで繰り返し行われた。なかには「川の水のほうがおいしい」「においからトイレを使いたくない」といって利用を控える人々もいたが，支援活動が終わりに近づいた 2014 年末には，「以前は，村を歩いていると用を足したあとがよく見られたが，いまは見られなくなった」とボランティアの 1 人がうれしそうに報告してくれた。

　トイレや給水設備を設置するだけでは屋外排泄は減らせない。利用が習慣化し，利益を感じられるまでには時間がかかる。2020 年の報告[*1]では，農村部のトイレ利用率は 25.4％で屋外排泄率は 31.4％とゆっくりではあるが改善傾向にある。

---

*1 World Bank：*DataBank World Development Indicators*.（https://databank.worldbank.org/source/world-development-indicators）（参照 2023-12-01）.

1）WHO：*The top 10 causes of death.*（https://www.who.int/news-room/fact-sheets/detail/the-top-10-causes-of-death）（参照 2023-12-01）.
2）WHO：*Diarrhea.*（https://www.who.int/health-topics/diarrhoea#tab=tab_1）（参照 2023-12-01）.

○**表 4-11　顧みられない熱帯病**

・ハンセン病	・囊虫症・条虫症
・ブルーリ潰瘍	・エキノコックス症
・リーシュマニア症	・食物媒介吸虫類感染症
・リンパ系フィラリア症（象皮症）	・ギニア虫感染症
・菌腫	・アフリカ睡眠病
・オンコセルカ症（河川盲目症）	・狂犬病
・風土病性トレポネーマ症	・住血吸虫症
・疥癬と外部寄生虫症	・土壌伝播蠕虫感染症
・シャーガス病	・トラコーマ
・デング熱・チクングニア熱	・有毒ヘビ咬傷

（WHO：*Neglected tropical diseases*. ＜https://www.who.int/health-topics/neglected-tropical-diseases#tab=tab_1＞＜参照 2023-12-01＞をもとに作成）

なる。また，子どもが長期にわたり繰り返し感染すると，貧血や栄養不良から通学が困難となり，学習能力の低下を引きおこすことがある。

　4 顧みられない熱帯病 neglected tropical diseases（NTD）　おもに熱帯地域の貧困層の女性と子どもを中心に蔓延している感染症のことをいう（○表4-11）。世界からあまり関心を向けられず，十分な対策がとられてこなかったが，大半は生活水準・衛生環境の改善により予防が可能であり，そのためには政府や援助国，製薬会社，NGO を含む，さまざまな機関などの連携による包括的な対策が必要である。

◆ 子どもの健康

●**5 歳未満児の死亡と死因**　世界の国々の間には，子どもの生存率に大きな格差が存在している。世界銀行によると，2021 年の世界の 5 歳未満児死亡数は約 503 万人で，そのうちサハラ以南のアフリカは約 290 万人と約58% を占めている[1]。また，世界の U5MR は 38.1 だったのに対し，サハラ以南のアフリカでは 73.0 と格差が大きかった。

　5 歳未満児の死因は，下気道感染症，下痢性疾患，髄膜炎，外傷，マラリア，先天性異常，出産時の合併症となっており，その多くがワクチン接種などにより予防可能である[2]。

●**予防接種**　子どもは予防接種を受けることで，予防可能な病気から保護され，成長することができ，自己の可能性を最大限に発揮する可能性を得ることができる。予防接種は，最も経済的な公衆衛生上の介入といわれており，毎年数百万の命を救っている。

　予防接種の世界的な取り組みは，1974 年の拡大予防接種計画（EPI）に始まる。2012 年には WHO の総会において世界ワクチン行動計画（GVAP）が採択され，「生まれた場所や住んでいる場所に関係なく，すべての人が健康の向上のためにワクチンの恩恵を受けられる世界」を 2020 年までに達成する

1）World Bank：*DataBank*.（https://databank.worldbank.org/）（参照 2023-12-01）.
2）Perin, J. et al.：Global, regional, and national causes of under-5 mortality in 2000-19：an updated systematic analysis with implications for the Sustainable Development Goals. *Lancet Child & Adolescent Health*, 6（2）：106-115, 2022.

ことがビジョンに掲げられた[1]。その後，GVAPの意向を引き継ぎ，予防接種アジェンダ2030(IA2030)が開始されている。

● **子どもの栄養**　エネルギーまたは栄養素の摂取量と必要量のバランスがとれていない状態を栄養不良という。通常は摂取量の不足に基づく状態をさすが，過剰摂取による病的な栄養状態も含まれる。

栄養不良には，発育阻害❶，消耗症❷，過体重❸などがある。2022年，世界全体の5歳未満児のうち，22.3％が発育阻害，6.8％が消耗症，5.6％が過体重と推定されている[2]。2012年と比べると，発育阻害と消耗症は減少しているが，過体重は若干増加している。

また，地域別にみると，発育阻害はオーストラリアとニュージーランドを除くオセアニアが44.0％と多く，消耗症は南アジアが4.7％で最も多い。過体重はオーストラリアとニュージーランドが19.3％で最も多い。

◆ 性・ジェンダーと健康

性あるいはジェンダー❹は，健康状態に複雑に影響する。たとえば肺がんは男性に多く，乳がんは女性に多いなど，生物学的な性差が疾病の発症率や経過に影響することはよく知られている。ジェンダーによる社会規範や役割の違いもまた，さまざまな健康問題にかかわっている。たとえば，女性は夫の許可がないと病院に行けないといった社会規範があれば，女性が保健医療サービスにアクセスする妨げとなる。あるいは，薪を燃やして家族の食事を用意するのが女性の役割であるという社会では，女性に呼吸器疾患が多くなるだろう。

世界では，女性の地位が男性より低い国・地域がいまだに多く，意思決定権が男性にゆだねられる傾向にあるなど，ジェンダーによる不平等や差別が存在している。とくに開発途上国では女性の識字率が低い傾向にあり，健康に関する情報を得にくいといった問題もある。

● **リプロダクティブヘルス／ライツ(性と生殖に関する権利)と現状**　1994年の国際人口開発会議で，リプロダクティブヘルス／ライツ reproductive health/rights が提唱され，性と生殖の選択・決定権は女性自身にあることが確認された。これは，人々が安全で満足のいく性生活を営むことができ，子どもを産むか産まないか，いつ，何人産むかを決める自由があるということを意味する。

現在でも多くの女性が，妊娠と出産に起因した要因で死亡し，女性性器切除❺female genital mutilation(FGM)や児童婚，強制結婚などの有害な伝統的慣行に従わざるをえないなど，リプロダクティブヘルス／ライツに関する課題に直面している。また，世界中の女性の約3人に1人が，一生のうちに配偶

1) WHO：*Global Vaccine Action Plan.* (https://www.who.int/teams/immunization-vaccines-and-biologicals/strategies/global-vaccine-action-plan) (参照 2023-12-01).

2) UNICEF et al.：*Joint child malnutrition estimates —— levels and trends*(*2023 edition*). (https://data.unicef.org/resources/jme-report-2023/) (参照 2023-12-01).

3) WHO：*Female genital mutilation.* (https://www.who.int/news-room/fact-sheets/detail/female-genital-mutilation) (参照 2023-12-01).

NOTE

❶発育阻害
栄養摂取が不足しており，年齢に対し身長が低すぎる状態をいう。

❷消耗症
栄養摂取が不足しており，身長に対しやせすぎている状態をいう。

❸過体重
エネルギー摂取量が必要量を上まわり，身長に対し体重が重すぎる状態をいう。

NOTE

❹性 sex とは，個人が女性か，男性か，あるいはそのどちらにも属さない性(インターセックス)かを規定する生物学的な特徴の総称である。一方，ジェンダー gender とは，性に基づき定められた社会的・文化的に期待される役割や行動様式を意味し，時代や地域によって変化する。

NOTE

❺女性性器切除
女性性器切除とは，伝統的な慣行として，おもに15歳までの少女の外性器を部分的または完全に切除したり，傷つけたりする行為であり，現在でも30の国々で少なくとも2億人に実施されている[3]。女性性器切除は，健康上の利点はまったくなく，尿路感染や月経困難，心理的問題などのリスクを増大させることから，世界的に女性に対する人権侵害ととらえられている。

者や恋人など，親密な関係にある（またはあった）人から身体的暴力や性的暴力を受けていると報告されている[1]。さらに女性は，紛争や災害による避難民・被災者という状況においても暴力にさらされるなど，より困難な状況におかれることが多い。

●**LGBT と健康課題**　LGBT とは，女性同性愛者 lesbian（レズビアン），男性同性愛者 gay（ゲイ），両性愛者 bisexual（バイセクシャル），トランスジェンダー transgender（性自認が身体的性別と異なる人）の頭文字であらわした性的マイノリティの総称のことである。さらに，インターセックスを加えた LGBTI や，性自認・性的思考が定まっていないクエスチョニング questioning あるいはクィア queer を加えた LGBTQ，無性愛 asexual（アセクシャル）を加えた LGBTA などの言葉もある。

　性的マイノリティの人々は，社会や医療現場での差別やスティグマなどから保健医療サービスの利用に障壁があり，関連して心理・社会的ストレスをかかえて精神疾患に陥ることも多い[2]。また，HIV/エイズや性感染症の治療・予防，トランスジェンダーのホルモン療法へのアクセスなど，性的マイノリティ特有の健康課題もある。

　近年は，差別からの法的保護や，性的マイノリティの人々の社会進出がみられるようになっている。しかし，2020 年の段階で，いまだ 67 か国で同性愛が犯罪として扱われているという報告もある[3]。

◆ 感染症

　近年の医療の進歩は目ざましく，世界の感染症による死亡数は大幅に減少した。しかし，前述したように，低所得国では感染症がいまだ死亡原因の上位を占めている。三大感染症といわれるマラリア，HIV/エイズ，結核は，とくに低所得国を中心に蔓延し，毎年多くの命をうばっている。

▌マラリア

●**マラリアの現状**　WHO によると，2021 年のマラリアの感染者数は世界で 2 億 4,700 万人，死亡者数は 61 万 9,000 人と報告され，前年より 200 万人増加した[4]。マラリアは 84 の国々で蔓延しており，なかでもアフリカ地域に多く，全世界の感染者数の 95%，死亡者数の 96% を占めている。なかでも 5 歳未満児は，アフリカ地域の死亡の約 80% を占めると報告されている。妊娠中のマラリア感染は貧血や重篤な病気から死にいたる可能性があり，妊婦・胎児・新生児に重大なリスクとなっている。

●**マラリア撲滅に向けて**　MDGs では，目標の 1 つに「HIV／エイズ，マラリア。その他の疾病の蔓延の防止」が掲げられ，多くの国々でマラリアを

1）WHO：*Violence against women.*（https://www.who.int/news-room/fact-sheets/detail/violence-against-women）（参照 2023-12-01）.

2）Blondeel, K. et al.：Violence motivated by perception of sexual orientation and gender identity：a systematic review. *Bulletin of the World Health Organization*, 96（1）：29-41L, 2018.

3）World Bank：*Sexual Orientation and Gender Identity.*（https://www.worldbank.org/en/topic/sexual-orientation-and-gender-identity）（参照 2023-12-01）.

4）WHO：*World Malaria report 2022.*（https://www.who.int/publications/i/item/9789240064898）（参照 2023-12-01）.

減少させるなどの成果があった。これは，その後SDGsの目標3.3「2030年までに，エイズ，結核，マラリアおよび顧みられない熱帯病といった伝染病を根絶するとともに肝炎，水系感染症及びその他の感染症に対処する」に引き継がれている。

さらに，マラリア撲滅に向けた取り組みを加速させるために，WHOは「マラリアのための世界技術戦略2016-2030」を2015年に採択した。この戦略は，①マラリアの予防策，診断薬，治療を誰もが受けることができ，②マラリア制圧への努力を加速化し，③マラリアの調査を重要な介入策とすることで，2030年までに世界のマラリア罹患率と死亡率を2015年比で90％削減することを目標にしている。

▌HIV/エイズ

● **HIV/エイズの現状**　WHOによると[1]，2022年末の時点で，世界のHIV感染者数は3900万人と推定され，その2/3がアフリカ地域で報告されている。これまで新規感染者数は減少傾向にあったが，近年は増加傾向にあると報告する国もある。

HIV感染対策は，男性同性愛者やトランスジェンダー，セックスワーカーとその客，注射薬物使用者などの感染リスクの高い集団への対応がカギとなる。しかし，こうした人々に対する根深い偏見や差別，暴力が社会構造的な障壁となり，サービスへのアクセスが制限されるなどの問題をかかえている。

● **新たな世界エイズ戦略**　前述したように，SDGsの目標3.3にエイズへの対処が掲げられている。また，国連合同エイズ計画（UNAIDS）では，2021年に「世界エイズ戦略2021-2026」を掲げている。それ以前の90-90-90ターゲットでは，地域や感染者の背景によって格差が生じていたため，「世界エイズ戦略2021-2026」は不平等の解消に焦点があてられた内容になっている[1]。

▌結核

● **結核の現状**　結核は，世界的に主要な死因の1つである。WHOによると[2]，2022年には130万人が亡くなっており，その多くは低所得国と中所得国の人々である。そのため，結核は貧困の病気ともいわれる。また，結核はHIV感染者のおもな死因の1つであり，2022年には16万7000人のHIV感染者が結核により亡くなっている。近年は，多剤耐性結核菌（MDR-TB）も公衆衛生上の大きな問題となっている。

● **結核終結への戦略**　WHOは，2014年に「世界結核終息戦略」を決議した。また，結核の対処は，前述したようにSDGsの目標の1つにもなっている。WHOは，2035年までに結核死亡者を95％低下，結核発生率を90％低下させることを目ざしている。

1）WHO：*HIV and AIDS*.（https://www.who.int/news-room/fact-sheets/detail/hiv-aids）（参照2023-12-01）.
2）WHO：*Tuberculosis*.（https://www.who.int/news-room/fact-sheets/detail/tuberculosis）（参照2023-12-01）.

2　国際看護活動の展開過程

　看護活動をグローバルに展開するためには，対象となる地域の歴史や宗教，生活様式といった文化的な背景を十分に理解することが前提条件となる。国際看護活動の対象は，貧困などのために非衛生的な環境での生活を余儀なくされ，感染症などの疾病に苦しむ個人，そして災害や紛争などで日常の生活が一変し，健康がおびやかされやすい状況下にある集団である。よって，個人を対象とした看護過程の展開もあるが，国際看護活動の展開は，集団を対象とする地域での保健活動の過程を主として考えることになる（◉図 4-9）。

　展開の過程は，情報収集・アセスメント，計画，実施，評価からなる。地

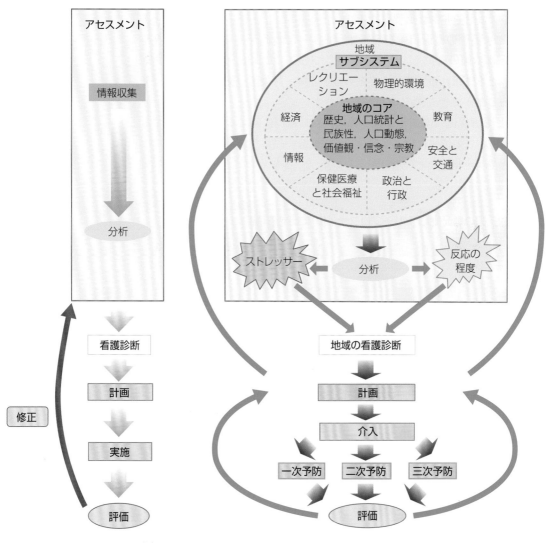

a. 個人を対象とした看護過程　　**b. 集団を対象とした地域診断過程**

◉**図 4-9　看護過程と地域看護過程の関係**
（Anderson, E. T. and McFarlane, J. 編，金川克子・早川和生監訳：コミュニティアズパートナー——地域看護学の理論と実際，第 2 版．p.140, 医学書院，2007 をもとに作成）

域看護活動の過程の代表例としては，コミュニティ-アズ-パートナーモデル，PDCA（Plan〔計画〕—Do〔実施〕—Check〔評価〕—Action〔改善〕）サイクルなどがある。また，PCM（Project Cycle Management）も代表的な手法の 1 つである。これらは，開発途上国での開発援助を行うために，計画・立案，実施，評価という一連のサイクルを，プロジェクト-デザイン-マトリックスとよばれるプロジェクト概要表を用いて運営・管理する方法である[1]。この手法は，JICA や多くの開発協力団体で使用されている。

◆ 情報収集と分析および問題の明確化

▌ 必要な情報項目

　日本国内での看護や保健情報の収集とは異なり，対象とする国の概要，保健医療に関する構造，人々の生活全般についての各種指標などといった健康を取り巻く多様な情報が必要となる。

● **対象とする国の概況に関する情報**　まず，どのような国なのか，すなわち対象とする国の概況を知ることが必要である。これは，カントリープロファイルともよばれる。概況をまとめることで，対象国の文化・慣習などを理解することができる（◉表 4-12）。

● **健康と医療保健に関する情報**　次に，保健医療に関する情報を収集する（◉表 4-13）。この情報には，保健政策，保健医療提供システム，疾病構造や死因，保健医療指標などの項目がある。

◉**表 4-12　国の概況（カントリープロファイル）に関する項目**

項目	具体的な内容
① 地理	位置，面積，首都，気候
② 人口，民族	総人口と人口動態，性別および年齢層別人口，民族構成，都市と地方の人口動態
③ 文化，言語	宗教，言語と種類，習わしおよび生活習慣など
④ 歴史	近年の状況，占領や戦争などの状況など
⑤ 政治と行政	政治体制，行政体制（行政区域分けの状況），女性の政治への進出状況など
⑥ 経済	おもな産業と産業構造，GDP，失業率，職業形態，女性の就労など
⑦ 教育	識字率，教育制度，女性の教育状況など
⑧ 物理的環境	交通手段と交通網，通信網，電気，上水道など飲料水の入手，下水道など衛生施設の利用と排泄物の処理方法，公共施設，住居の形態など
⑨ レクリエーション	祭り，結婚式および葬式などの式事，集会の開催と場所など
⑩ 情報	入手方法，ラジオやテレビの普及率，携帯電話やインターネットの利用状況など

1）国際開発高等教育機構：PCM 開発協力のためのプロジェクト・サイクル・マネジメント．国際開発高等教育機構参加型計画編．pp.4-5, 2007.

◦表 4-13　保健医療に関する項目

項目	具体的な内容
① 保健医療提供システム	• 保健政策(保健衛生中長期目標またはヘルスポリシー,SDGs からみた国民の健康状態,保健医療計画,保健財政など) • 保健医療制度と提供体制(保健医療福祉施設の種類と数および設置地域,医療職者の配置状況,医療資機材と医薬品,国の基準など) • 保健医療人材育成体制(医師や看護職などの医療職の免許の状況および教育体制,施設と種類・数など) • 看護職の専門性と就労(看護職の種類,看護の専門化の状況,就労場所と数,業務内容と賃金など) • 保健医療における他国との関係(支援の状況,医療職者の国外流出状況など) • 伝統医療(有無,国の方針と利用状況など) • 小児,妊産婦の保健および疾病予防の対策 • マラリア,結核,HIV/エイズの予防対策
② 疾病構造と死因	10 大疾患,成人・小児および妊婦のおもな疾患と死因,マラリア・結核・HIV/エイズの発生状況および死亡率
③ 保健指標	平均寿命,死亡率,出生率および合計特殊出生率,乳児死亡率,妊産婦死亡率,など

(柳澤理子編著:看護の統合と実践 国際看護学 開発途上国への看護実践を踏まえて.pp.92-93, PILAR press, 2017, 梅内拓生監修:バッシュ国際保健学講座.pp.73-112, じほう, 2001 をもとに作成)

　また,保健医療に関する構造が,わが国とは異なることに留意する必要がある。たとえば,ベトナムやインドの保健医療の提供体制をみると,一次医療(村や町での医療提供,日常的な疾患の治療),二次医療(地方での医療提供,外来診療および中等度の疾患の入院治療),三次医療(都市部での医療提供,専門的な治療)の3つの階層に分かれている[1]。この保健医療の提供の3つの階層は,患者を一次レベルで発見し,重症である場合は二次レベルに紹介または搬送し,それでもむずかしいようであれば三次レベルに紹介または搬送するレファラルシステム(患者紹介システムまたは病院連携システムともいう)を示すこともある。

▌ 情報収集の場と種類

　情報収集においては,実際に対象国に出向かないと収集できない場合と,現地に行かなくても収集できるものがある。たとえば,対象国の地理上の位置や面積,歴史,人口,民族構成,産業,宗教,政治と行政,保健医療システムなどは,WHO といった国連機関などからの既存資料や,インターネット上の対象国のウェブサイトなどから情報を集めることができる。しかし,より具体的で正確な情報や,数値では表現されない質的な情報は,対象国に直接おもむき収集する必要がある。たとえば,保健センターの実際のスタッフの数や業務内容,実際に受けている保健医療を住民がどのように受けとめているか,また,看護師が実際にはどのように看護をしているのかなどである。これらは,対象国におもむいた際に,参与観察❶や住民・保健医療職者へのインタビューなどを行うことにより,情報収集が可能である。

　また,情報の種類には,量的な情報と質的な情報がある。面積や人口,保健指標などは量的な情報であり,価値観や伝統,習慣,宗教,歴史などを住

▭ NOTE
❶参与観察
　調査対象となる社会や集団に調査者自身が参加し,その一員として生活しながら,対象を直接かつある程度の期間観察する方法である。

1)厚生労働省:2022 年海外情勢報告.(https://www.mhlw.go.jp/stf/toukei_hakusho/kaigai23.html)(参照 2023-12-01).

民がどのように感じているかといった項目は質的な情報である。

▍情報の分析と問題の明確化

　情報収集を行ったあとは，さまざまな比較や視点から分析を行い，特徴や問題を明らかにする。国と国，地区と地区などといった地域間の比較を行ったり，時系列的に紛争前後や経済発展の経緯の対比を行ったり，また年単位で各種指標を比べるなどである。また，保健事業を計画する場合に，共同で企画を行う対象国の行政担当者や，サービス提供者である医療福祉関係者，事業の受け手である住民などから得た情報をそれぞれの視点で分析し，問題を明確にすることも必要である。

　これらのさまざまな項目の比較や，多角的視点からの情報を統合し，問題を抽出しなければならない。また，それらの問題を明確化するプロセスでは，評価をより正確に検証するため，対象国または地域担当者，住民などとともに行うことが重要である。

◆ 計画

　計画にあたっては，対象者との良好なパートナーシップを保つこと，地域の保健衛生以外の問題も含めて情報を把握しておくこと，病気をもつ人や社会的な脆弱性の高い人への配慮をすることなどが，重要な要素である[1]。

　対象国の担当者や住民への押しつけとならないよう，実現の可能性のある計画を立案する。対象国に行く前に情報収集・分析をして，すでに問題点を抽出していたとしても，住民の意見や，参与観察した内容が入らなければ，計画立案には不十分である。対象者と問題や課題の共有を行い，住民ニーズにそうように修正・改善する必要がある。

　加えて，保健衛生以外の地域の問題を知ることで多角的なアプローチが可能となる。具体的な例としては，次のようなものがある。

(1)社会的・経済的問題や環境問題：保健センターまでの道がない，1 日の生活費が 1 ドル未満など
(2)政治的問題：政府と反政府軍が紛争状態にあるなど
(3)文化・風習における健康への影響：呪術師や伝統的なケアの方法など

　また，社会的に脆弱性の高い人や健康がおかされるリスクが高い人を優先することも考慮する。厳しい貧困状態にある人，HIV/エイズ患者，妊婦，乳幼児，高齢者，障害がある人々については，地域のなかで優先的に保健や医療が提供されるように配慮する。

　そのほかに，実施機関，予算計画，関連する他分野との連携，同じ地域で進行中のほかの事業との整合性や連携が必要である。

◆ 実施

　計画の実施にあたっては，対象国の価値観を尊重することを忘れてはなら

---

1) Anderson, E. T. and McFarlane, J. 編，金川克子・早川和生監訳：コミュニティアズパートナー──地域看護学の理論と実際，第 2 版．pp.215-233，医学書院，2007.

ない。対象国とのパートナーシップを保ちながら住民の健康向上に向けて活動する。

活動実施にあたっては，アルマ-アタ宣言にあるプライマリヘルスケアの4つの原則を考慮する（◉252ページ）。

(1) 住民の主体的参加：住民がヘルスケア活動に主体的に参加すること

(2) ニーズ志向性：住民のニーズに即したヘルスケアであること

(3) 資源の有効活用：利用可能な資源は活動の場で効果的に活用し，対象国でつくられ入手可能なものは率先して活用する

(4) 協調と統合：農業支援事業や教育支援事業など現地で活動する他分野や，対象国の現状のシステム，既存の施設などとの連携・協調・統合をする

これらの4項目の原則と照らし合わせて，定期的に事業経過を評価し，活動が目的や原則から逸脱している場合は，修正や改善を加えながら事業を実施する。

◆ 評価

評価では，事業実施に伴うなんらかの有効性または事業自体の価値が明らかにされなければならない。それらを構成する要素は，コミュニティ-アズ-パートナーモデルによると，適切性，経過，費用効果，有効性（効果），成果である（◉表4-14）。また，PCMによる手法では，評価項目として妥当性，有効性，効率性，インパクト，自立発展性が構成要素となる[1]。

評価は，活動の改善に活用されるためのもので，計画的に時期を決めて実施する。そして，得られた評価から，必要となる新たな情報を加えて分析し，

◉表4-14 コミュニティ-アズ-パートナーモデルによる評価の構成要素

構成要素	具体的内容
適切性	• 地域のニーズを満たすものであるか • 事業やプロジェクトは今後も必要なのか　など
経過	• 予定された計画にそっているか • 人材とその人数，物品とその個数は適切であったか • 期待された対象者が予定数集まっていたか　など
費用効果	• 事業・企画・計画などの費用はどのくらいか • 経費と結果を比べてむだや改善点はないか　など
有効性（効果）	• 事業・企画・計画などの目的は達成されたか • 対象者は事業・企画・計画などに満足しているか • 事業・企画・計画などの提供者は，対象者の参加状況に満足しているか　など
成果	• 人々の健康状態や行動に変化はあったか • 事業・企画・計画などは目標に達したか • 人々の健康状態は改善されたか • 課題や問題となる根本的な原因の変化はあったか　など

(Anderson, E. T. and McFarlane, J. 編，金子克子・早川和生監訳：コミュニティアズパートナー──地域看護学の理論と実際，第2版．pp.253-254，医学書院，2007をもとに作成)

1) 国際開発高等教育機構：前掲書．p.48.

問題点を再検討し，計画をたて直して，再び実施する。実施過程においては，評価・修正を行い，PDCAサイクルの循環を活用する。

2 開発協力と看護

1 開発協力の実践のための基礎知識

◆ 開発協力の歴史

● **開発協力の始まりと経済開発**　1949年，当時のアメリカ大統領トルーマン Truman, H. S. は，就任演説で開発途上国に対する援助の必要性について述べた。これを契機として，多くの先進国が，開発途上国への開発協力へとふみ出した。1950〜1970年代は，富の再分配により貧困をなくそうとする経済開発支援が盛んに行われた。ベーシック-ニーズ-アプローチが注目されるようになったのもこのころである（ ▶264ページ, column）。

しかし，この先進国からの開発途上国へのかかわりは，開発覇権主義❶を生み出したともいわれている。また，大企業や富裕層の経済活動は活発化したが，貧困層は貧しさから抜け出せないという結果を引きおこし，格差の拡大をもたらした。そのようななか，1980年代になると，新自由主義❷が台頭し，また，多くの開発途上国が財政破綻の危機にみまわれたため，その改善のために金融安定化や構造調整計画❸などが実施された。しかし，このような強権的な市場化は，一部の開発途上国では一定の成果をみたものの，とくに後発開発途上国では経済成長に結びつかず，物価の高騰や貧困の悪化，さらには健康指標の低下といった事態をまねいた。

● **社会開発・人間開発**　この反省から，1990年代以降，開発協力が貧困削減に資するためには，それまでの経済成長を重視した政策から，教育や保健などを指標とする生活水準の向上を目標とした社会開発が必要であるという認識が広がっていった。また，国連開発計画（UNDP）により人間開発が提唱され，人々の選択肢を拡大することを目的とする開発協力の考え方も示された（ ▶265ページ, column）。このような潮流を受けて，人々の潜在能力へのアプローチ❹や，社会的弱者への配慮，さらに環境問題や感染症の蔓延といった国家間の協力関係だけでは解決困難な課題への取り組みなど，開発協力へのかかわり方は多様化していった。

その後，2000年の国連ミレニアムサミットにおいて，開発課題を地球規模で解決するためのMDGsが採択され，現在は2015年に採択されたSDGsに引き継がれている（ ▶255ページ）。

◆ 開発協力の実施上の原則

現在，グローバルな開発課題が多様化・複雑化するなかで，開発協力には，さまざまな分野からのアプローチやパートナーシップが必要とされている。開発協力が適切に行われ，開発途上国の自立的・持続的成長につながるため

NOTE

❶開発覇権主義

力をもつ国が，影響力を拡大させるために，軍事面・経済面・政治面で自国より弱い他国に介入し，その国の主権を侵害しつづけることをいう。

❷新自由主義

国家による福祉や公共サービスの縮小，大幅な規制緩和，市場原理主義の重視を特徴とする経済思想である。国家の干渉を必要最低限にすることで，自由にサービスが検討され，より市場のニーズに合ったサービスが実現し経済が活性化するという考えに基づく。

❸構造調整計画

国際通貨基金（IMF）と世界銀行が，累積債務問題に対処するために，開発途上国の政府に対して要請した経済構造や経済政策の改革案である。開発途上国の経済開発が進まないのは政府の過干渉が原因であると考え，自由市場経済を導入し，民間の活力を高めて問題に対処することを方針としていた。

❹経済学者アマルティア・セン Sen, A. は，開発協力を，個々人に与えられた潜在能力を拡大することだととらえた。豊かさとは，ただ単にお金があるということではなく，その人がなりたいものやしたいことを自由に思い描くことができ，それを達成するために社会が開かれていることである。この考え方は，のちの人間開発指数（ ▶265ページ）などにも影響を与えている。

には，専門分野を異にするそれぞれの支援者が，次のような原則に基づいて協調的に開発協力を展開することが求められる。

● **歴史や文化などの知識**　たとえば日本人が開発協力を行うにあたり，親日家の国であればその活動が快く受け入れられるかもしれないが，当然ながら，そうでない国では反発もある。支援者として，その国の歴史や文化，わが国をはじめとする諸国家との関係性などは，最低限知っておくべきである。

● **安全確保**　開発協力に携わる人の安全を確保する観点から，安全管理能力強化，治安情報の収集および安全対策の実施，関係者の安全確保などには十分注意をはらう。とくに，政情・治安が不安定な地域での協力に際しては，危機発生時の迅速な退避方法を整備するなど，安全確保に万全をつくす。

● **援助への依存・従属につながらないような配慮**　援助を受ける側が，援助側に依存したり，従属したりしないような配慮が必要である。とくに医療職者は，専門性の高い知識・技術をもっているため，依存や従属の状態をつくりやすい。開発協力の対象は単なる受益者ではなく，意思決定権をもった主体である。一方的に与える支援ではなく，かたちだけの参加とならないように，少しずつ自身で運営する，内容を考える，工夫する，責任をもつなど，自律できるように支援する。そして，お金ではなく，自己効力といった内的動機づけを伴って変化していくことを支援することが必要である。

　さらに最近は，支援される側がみずからの責任として，資源の活用と発展の方向性について，時間を含めて計画していくことが求められている。資源の活用のなかには，人権や環境の保護，民主化の促進といった内容も盛り込まれるようになった。そのプロセスと成果に，受益者・国自体が責任をもち，オーナーシップ（当事者主体）の醸成が期待されている。説明責任や透明性などはガバナンスに含まれ，ガバナンスが向上するための支援（キャパシティ－デベロップメント）も行われる。

　看護の支援場面でも同様に，持続可能性を意識して，地元スタッフ，対象地域の住民がオーナーシップをもてるようにかかわること，そして，そのしくみづくりを支援することも必要になる。

● **ジェンダー**　開発途上国では，文化や価値観，あるいは男女の担う社会的役割の違いなどから，男性の社会的地位が優位に位置づけられていることがある。そのため，女性は教育を受ける機会がない，社会における発言権がない，治安が悪化すると性暴力の標的にされやすいなど，差別や不当な扱いを受けやすい状況にある。開発協力においては，ジェンダーの尊重および女性のエンパワメントを推進していく必要がある。同時に，子ども，障害者，高齢者，少数民族・先住民族などの社会的に脆弱な立場におかれている人々を含め，すべての人が開発に参画でき，公正性の確保に十分配慮した開発協力が必要である。

● **参加型アプローチ**　参加型アプローチとは，開発途上国の住民みずからが地域の問題を発見し，解決のための計画をたて，プロジェクトを運営して評価する，といった開発協力のプロセスに参加することである。地域にとって本当に必要な開発協力を行うことにつながり，また開発協力を必要とする

層に支援が行きとどくことになる。

　たとえば，貧困は，ただ単に収入が低いということだけではなく，教育の機会の喪失や，暴力の対象になること，社会の決定からの疎外など，さまざまな状況に結びつく。参加型の評価に調査の対象となる人々が参加することで，貧困の背景がより詳しくわかるようになる。貧困を導く背景や関連事項を明らかにすることなしに，開発を行うことはむずかしい。経済状況だけでなく，住んでいる地域の社会構成や力関係などといったさまざまに影響する要因を知ることが，健康問題の改善に向けた介入においても必要である。

　また，参加型アプローチでは，住民の意向が取り入れられることで，その活動に徐々に主体性や積極性を表出できるようになる。かたちだけの参加から，行政と住民がともに考え，決定や責任にも参加するステージにいたることが可能である。

◆ 保健医療提供システム

　国の保健医療提供システムとは，その国の人々の健康の回復・維持・増進にかかわるサービスを提供するしくみ，あるいは制度のことをさす。開発途上国の人々の健康を支える保健医療提供システムについて理解することは，国際協力に携わる看護師にとって重要である。開発途上国では，一次医療を整備し提供できるように努力しているところが多く，三次医療までの機能が整備されていても，限られた人のみアクセスできるという状況の場合もある。

　また，政府から提供されるだけでなく，NGO や INGO❶などにより提供されることもある。提供されている保健医療サービスと，そのサービスを支える資源，サービスの対象者といった側面を把握することが必要である。さらに，開発途上国の政府が提示している保健政策についても確認する必要がある。各国では，限られた予算のなかで，より多くの対象にサービスを提供し，健康へのよい影響が最大になるように工夫している。

　近年，災害などにより医療の支援が外部から入っても，外部の支援者には直接的な医療行為を認めない国がみられるようになっている。有事の際に無償で提供される医療支援が，その国の保健医療提供システムに対する脅威となることがあるからである。そのような事情もふまえ，支援を終了する際には，もとの保健医療提供システムとのギャップを生まないように，持続可能性を意識した援助が重要である。

NOTE

❶ **INGO**

　International Non-Governmental Organization の略で，非政府間国際機構，すなわち国際社会にまたがって活動する NGO のことをいう。

2 開発協力における国際看護の展開

　2010 年 1 月 12 日，現地時間午後 5 時ごろ，ハイチの首都ポルトープランスから南西に 22 km の位置を震源としたマグニチュード 7.0 の地震が発生した。死者・負傷者はそれぞれ 30 万人以上に及び，18 万戸以上の家屋が倒壊，国民全体の 1/4 にあたる 230 万人が被災者となる甚大な被害をもたらした。日本赤十字社は発生直後より救護班を派遣し，傷病者支援を行った。

　ここでは，開発協力における国際看護の展開の例として，緊急支援ののちの復興支援として行われた 2010 年の地域保健活動を紹介する。

◆ 情報収集と分析

　活動開始前に，外務省や WHO，国連，世界銀行などから国の情報を収集し，また，これまでの支援の報告書にも目を通した。得られた情報は次のようなものであった。

国の概況（地理，人口，言語，宗教，気候）

　ハイチは，カリブ海地域にあり，ドミニカ共和国と接する。面積は約 27,750 km²，人口約 1158 万人。人口の 95% がアフリカ系で，公用語はフランス語とハイチ-クレオール語。宗教はキリスト教，ブードゥー教など。主要産業はコーヒー，バナナ，サトウキビなどの栽培とそれを加工した製品のほか，漁業，建設業など。1 人あたりの GNI は 1,250 ドルだが，貧富の差が大きい。熱帯海洋性気候であり，1 年を通して蒸し暑く，気温が 40℃ をこえることもある。雨季（4～10 月）と乾季（11～3 月）があり，6～11 月は毎年のようにハリケーンが大きな被害をもたらす。料理などに使用する木質燃料確保のために木の伐採が進み，大雨による地滑りや洪水などをおこしやすい。

歴史

　フランスの植民地であったが，ラテンアメリカとカリブ海地域の最初の独立国家として，1804 年に独立した。独立前はヨーロッパに砂糖を提供し，経済的に裕福であったが，独立後は政治的に不安定な状況が続き，西半球最貧困国となった。現在も国連による支援を受けている。水や電気なども外部支援により整備された。

教育

　大学教育が提供される一方，農村地ではユニセフなどの外部支援による初期教育が実施されているところもある。大学などの高度な教育は英語で提供されているところもある。

医療の状況

　経済的にゆたかな者は，アメリカで教育を受けて医療職者となり，その多くは自国内ではなく他国で働く場を見つけることが多い。国内の教育を受けて医療職者になる者もいるが，地方では安定した収入を得ることがむずかしく，首都や大都市に移ってしまう。地方で医療施設を設立しても，医療職者の確保は困難で，外部からの支援に頼っている状況である。地域の保健所などでも，職員が不在にしていることも多い。予防接種，家族計画，HIV 検査，HIV 陽性者への内服薬の配布は，無料で行われている。

地域保健活動の状況

　地震後，2010 年 7 月には，日本赤十字社だけでなく，カナダ，ドイツ，フィンランドなどの赤十字社が地域保健活動を実施した。地域保健活動の普及に関してはハイチ共和国の保健省も同意し，提供されている医療サービスと地域保健の連携も進められた。

　首都ポルトープランスから西 29 km に位置するレオガン市で活動を展開することとなった。レオガン市の赤十字事務所には，ハイチ赤十字社から派遣された事業管理者と，地域保健活動のファシリテーター❶となる看護師が 3 名いた。レオガン市を市街地，海側，山側の 3 つに分け，ファシリテー

━ NOTE

❶**ファシリテーター**

　集団での問題解決などの場において，その場を活性化し，人々の参加や協働を促進するはたらきを担う人のことをいう。

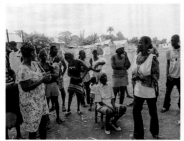
a. 市街地エリア
テントの住宅が並ぶ。

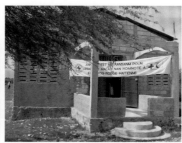
b. 海側エリア
海抜が0m以下の地帯が多く，
大雨が降ると一帯が水没する。

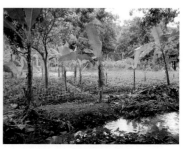
c. 山側エリア
バナナやコーヒーの農園が多くある。

○**図4-10 レオガン市の3つのエリア**

ター3名がそれぞれ担当することとなり，この3名を日本赤十字社の要員が支援した（○図4-10）。レオガン市の赤十字事務所には給水・衛生部門があり，地域保健活動にあたって情報交換を密に行った。そのほか，事務所には，活動に必要な会計・物品管理などを行う支援部門もあった。

◆ 問題の明確化

事前調査により，次のような問題が明らかになった。

● **感染症の蔓延** 住民は手洗いの習慣がなく，安全な水の確保に対する知識もなかった。嘔吐や下痢などの消化器症状による脱水への対応なども十分に身についていなかった。そのため，感冒などの呼吸器感染症のほか，腸チフスやコレラなどの水系感染症の蔓延がみられた。とくにコレラは，これまでハイチには存在しない疾患であり，支援者がもち込んだとされたため，住民の怒りが激しくなることもあった。ハイチでは複数のパートナーをもつ人が多く，また，避妊薬を注射したり，コンドームの使用率が低かったりするため，HIV感染症やB型・C型肝炎，梅毒などの性行為感染症がみられた。そのほか，マラリアやデング熱などといった力が媒介する感染症もあった。

● **リプロダクティブヘルス** 貧困により栄養が不足した女性が多く，その女性が出産した児は低出生体重児であることが多い。妊娠期に健診を受ける習慣もあまりなく，早産・流産・死産などもみられた。

● **小児に対する支援** 生まれた子どもに対する保育の知識が乏しい母親が多く，出生直後から授乳せずにトウモロコシの粉をといたスープを飲ませていることなどもあった。安全な水が確保されないために，乳幼児の嘔吐・下痢があり，感染症で命を落とす乳幼児も少なくなかった。

● **性差による暴力** 男性から女性への暴力がみられることがあった。とくに海側の地域では多かったため，地域保健活動で取り上げる必要があった。

◆ 計画

日本赤十字社が展開するレオガン市での活動は，初期調査を経て，地域住

民参加型保健（CBHFA，○330ページ）を用いることとなり，次のような進め方が計画された。

(1) 対象地域のリーダーを中心に住民の了解を得たあと，地域保健活動を行う住民ボランティアを選出する。

(2) その地域に頻発する健康問題について，ボランティアから情報を収集し，計画を立案する。

(3) ボランティアに健康問題に対する基礎知識や対策を学習してもらう。

(4) その知識をもって家庭訪問を実施し，地域住民の健康知識と実践の向上を目ざす。

(5) 定期的に家庭訪問を実施し，継続して健康に対する改善行動が実施されていることを確認し，定着を目ざす。

　また，このようなCBHFAの活動と並行して，給水・衛生部門によるトイレの設置と水場の作成を行うこととなった。

◆ 実施

● **対象地域の活動承認**　最初に，対象地域のリーダーたちに集まってもらい，地域保健活動について理解してもらう集会を開いた。集会は，1回だけでなく何回も行った。これまで外部からの支援を得る機会が多かった地域のリーダーたちは，地域住民はなにがもらえるのかという姿勢でいることもある。金銭ではなく知識を得てもらうことを伝えると，金銭や物品をもらえないことに反対されることもあり，また，金銭を要求されることも多かった。何度も説明し，活動の目的と予測される成果を伝え，先に活動が始まった地域の健康問題の改善結果を知らせることで，地域保健活動に興味をもち理解を示すリーダーもいた。活動を承認したあとに金銭を要求される場合もあり，活動が延長・停止することもあった。リーダーに理解してもらったあと，住民に対して地域保健活動についての説明会を実施した（○図4-11）。

● **ボランティアの選出**　対象地域の住民から地域保健活動を行うボランティアを選出してもらった。字が読める人を選出してもらい，また，男女比が大きくかたよらないように配慮してもらった。教師経験のある人や大学生，主婦などといったさまざまな背景をもつ人がボランティアを担った。一般的に1人のボランティアが10〜15家庭を担当するが，住宅の密集度が低い地域は，移動時間を考慮して担当家庭数を少なくすることもあった。また，ボランティアのなかからリーダーを男女1人ずつ決めてもらった。

● **ボランティアの教育**　選出されたボランティアとともに，対象地域の健康問題について検討した。水・衛生に関する疾患，虫が媒介する疾患，性感染症，家族計画，新生児のケアなどのほか，呼吸器感染症が流行する時期の特定や，農業収穫や漁の活発な時期，祭りなどの行事も合わせて情報を得た。そして疾患が流行する時期には，その疾患に関する知識が普及しているように，年間計画をたてた（○図4-12）。年間計画に合わせて，健康問題に関する知識や予防行動についての学習が行われた（○図4-13）。ボランティアには，健康問題に関する教育だけでなく，地域で活動することの意味や継続するこ

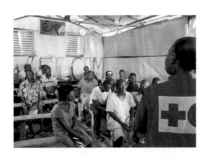

◉図4-11　地域住民に対する説明会

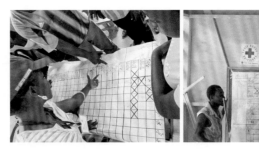

◉図4-12　年間計画
カレンダーを用いて検討しているところ（左）と，完成した年間計画カレンダー（右）を示す。

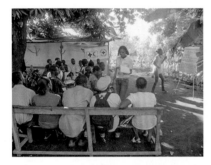

◉図4-13　健康問題の学習会の様子
立っている2人がファシリテーターで，ボランティアに教えている。

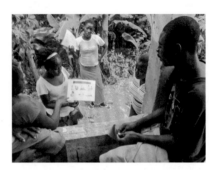

◉図4-14　ボランティアによる家庭訪問の様子

との重要性，および次の災害の準備として救急法についても教育を行った。

● **実施**　ボランティアの教育が終わると家庭訪問が開始された（◉図4-14）。初回だけでなく定期的に家庭訪問の様子をモニタリングし，地域住民の関心の高い健康問題はなにかを情報収集しながらの実施となった。各ボランティアには，対象地域で何件の家庭訪問を実施したか，何人にかかわったか，話題はなにかなどについて，週単位で集計した報告書を提出してもらった。ハイチでは，ロールプレイやドラマ仕立ての集団教育が好まれ，その際には，広場や小学校の建物などを利用した。そのため，家庭訪問に加えて，集会もたびたび実施された。さらに，ラジオ放送や公衆アナウンス活動なども情報伝達の効果があった。

● **集計・分析**　活動の報告書はリーダーに集められ，リーダーが対象地域の集計を行い，各地域の担当ファシリテーターへ提出してもらうようにした。集められたデータは，ボランティアの数，ボランティアが実施した家庭訪問の数，教育を受けた地域住民の数，家庭訪問以外の情報伝達イベントの開催回数，参加者数などである。ファシリテーターに集まったデータは事業管理者に報告された。さらなるデータの集計・分析などは，日本赤十字社の要員が行っていたが，徐々にハイチの事業管理者およびファシリテーターが行えるように支援した。また，前述した活動の量に関するデータだけでなく，活動を通してみられた変化について，事例紹介などのかたちで質の変化がわかるようにファシリテーターにナラティブレポートを書いてもらった。

◆ 評価

　さまざまな支援活動の結果，ハイチでは，2012 年までにおよそ 3 万 5 千人が仮設テントから仮設住宅へと移り，8 万人以上が安全な水を得られるようになった。病院や学校の再建も進み，約 260 万人に健康に関する知識・技術を普及することができた。

　地域保健活動の結果としてみられた大きな変化として，妊婦健診の広まりがある。これにより，HIV 陽性者を，無料で内服薬を配布しているサービスにつなぎ，継続服用を支援することができた。また，性感染症の予防行動についても指導することができた。また，HIV 陰性の母親には，出産後の積極的な母乳育児を支援し，母乳育児率が上がることで病気になる新生児が減り，また順調に体重増加する新生児が増えた。

　さらに，水・衛生に関する知識や技術が定着したことや，蚊帳（かや）の配布と適切な指導を実施したことなどにより，感染症を早期に収束することができるようになったことも大きな変化であった。

　地域保健活動を継続して行うことで，多くのボランティアが，自分たちでも疾患を減らすことができる，予防できると認識することができた。この体験は自己効力感❶を高めることにもなり，ボランティア活動を主体的に実施することにつながった。このような変化により，健康問題だけでなく，さまざまな地域や社会での問題への対応力も向上し，レジリエンスが高まることにつながったと評価した。

NOTE
❶自己効力感
　ある行動について，「自分にはそれをする力がある」という自分の能力に対する認識のことをいう。

3 国際救援と看護

1 近年の世界における災害と難民・国内避難民の現状

◆ 災害の発生状況

● **年平均による災害統計の比較**　世界各地域の災害件数❷について[1]，1971〜1995 年の 25 年間の年平均と，1996〜2005 年，2006〜2015 年の各 10 年，および 2016〜2022 年の 7 年間の年平均の災害件数を比較してみてみると，災害発生件数は，1971〜1995 年に比べてすべての地域で大幅に増加したが，1996〜2005 年をピークに減少に転じている。最近の 7 年間と 1971〜1995 年の年平均との比較では，アフリカを除く地域では約 1.5〜2 倍となっているが，アフリカでは約 3.7 倍となっている（◉図 4-15）。

　死者数においてはアジアが最も多く，1971〜1995 年の年平均が 59,748 人で，ついで 1996〜2005 年の年平均が 54,338 人となっている。1971 年以降に

NOTE
❷主要な援助機関などが使用しているデータベースとして，ベルギーの災害疫学研究センター Centre for Research on the Epidemiology of Disasters（CRED）の EM-DAT があり，① 死者数 10 人以上，② 被災者数 100 人以上，③ 国家非常事態の宣言あり，④ 国際援助の要請ありのいずれかを満たす災害が入力されている。

1）ここで取り上げている災害の各統計データは，CRED のデータベース（EM-DAT）から抽出したデータを日本赤十字社が本書掲載用に集計処理したものである（データ抽出日：2023 年 1 月 24 日）。同データベースから抽出される情報は抽出時点における最新データであるが，本書改訂前に掲載した当該数値は更新されている場合があり，ここで取り上げた数値と必ずしも合致しないことがある。

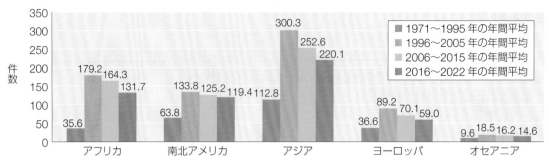

●図 4-15　世界各地域の災害発生件数の比較（1971〜2022 年）

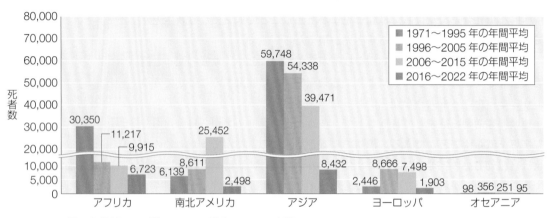

●図 4-16　世界各地域および期間ごとの災害による死者数

10 万人をこえる死者数を記録した災害は全 10 件あるが，このうち半数はアジアでおきている（●図 4-16）。

　1971〜1995 年以降の被災者数の年平均をみると，アフリカと南北アメリカが増加の一途をたどり，2016〜2022 年の年平均との比較では，それぞれ 3.4 倍，5.4 倍となっている。1971〜1995 年においてアジアが全世界の被災者数の年平均の 89％を占めていたが，直前の 7 年間ではその割合は 60％に減少している（●図 4-17）。

　災害による損害額の推計では，1971〜2022 年の総額において，南北アメリカおよびアジアが全世界の損害額のそれぞれ 41％を占めている。

● **2016〜2022 年の災害発生件数**　2016〜2022 年の間，世界では年平均 545 件の災害が発生した。このうち，地震・洪水などの自然現象に起因する災害は，年平均 388 件おきている。残りの 157 件は産業災害，交通災害，その他の事故による災害である。

● **気象・水文災害に関する割合**　2016〜2022 年の間に発生した災害のうち，気象・水文[1]に起因する災害は 61.8％で，なかでも洪水が災害全体の 31.6％，台風など暴風雨によるものが 19.7％を占めている（●表 4-15）。これらの災害による死者数は，すべての災害の死者の 49.8％を占め，被災者数では全被災者の 97.5％に上っている（●表 4-15）。

● **地震・津波災害に関する割合**　災害の種類別で死者数の割合をみると，

▢NOTE

❶水文
　地球上の水の循環や，その存在状態，ならびに環境との相互関係のことをいう。

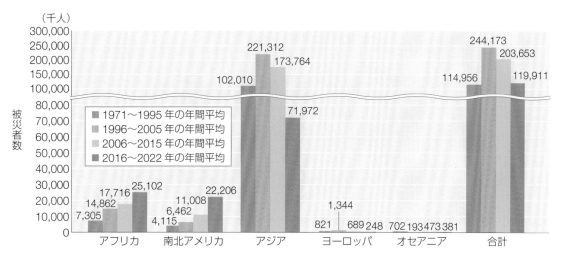

◎図 4-17　世界各地域および期間ごとの災害による被災者数

◎表 4-15　災害の発生・被害状況（2016〜2022 年）

		発生件数(%)	死者数(%)	被災者数(千人)(%)	損害額(百万ドル)(%)
気象・水文災害	洪水	1,204　(31.6)	33,945　(24.7)	324,814　(38.7)	276,839　(22.4)
	台風など暴風雨	752　(19.7)	13,751　(10.0)	251,169　(30.0)	723,739　(58.5)
	寒波・熱波	86　(2.2)	12,125　(8.9)	3,386　(0.4)	7,550　(0.6)
	干ばつ	100　(2.6)	2,595　(1.9)	225,797　(26.9)	45,270　(3.7)
	豪雨などによる地滑り	122　(3.2)	4,780　(3.5)	997　(0.1)	2,581　(0.2)
	その他	96　(2.5)	1,096　(0.8)	11,781　(1.4)	77,667　(6.3)
	小計	2,360　(61.8)	68,382　(49.8)	817,944　(97.5)	1,133,646　(91.7)
地球物理災害	地震・津波	177　(4.6)	12,207　(8.9)	13,241　(1.6)	84,706　(6.9)
	火山噴火	33　(0.9)	1,046　(0.8)	3,475　(0.4)	2,351　(0.2)
	その他	2　(0.0)	25　(0.0)	0　(0.0)	0　(0.0)
	小計	212　(5.5)	13,278　(9.7)	16,716　(2.0)	87,057　(7.1)
生物災害	感染症	136　(3.6)	24,568　(17.9)	4,149　(0.5)	0　(0.0)
	害虫被害	10　(0.3)	0　(0.0)	0　(0.0)	0　(0.0)
	小計	146　(3.9)	24,568　(17.9)	4,149　(0.5)	0　(0.0)
産業災害		135　(3.5)	3,797　(2.8)	325　(0.0)	15,705　(1.3)
交通災害		759　(19.9)	22,195　(16.1)	73　(0.0)	0　(0.0)
その他の事故		202　(5.3)	5,327　(3.9)	171　(0.0)	6　(0.0)
合計		3,814(100.0)	137,547(100.0)	839,378(100.0)	1,236,414(100.0)

地震・津波が 8.9% と約半数を占めている（◎表 4-15）。2006〜2015 年には，2008 年の中国での四川地震，2010 年のハイチ地震，2011 年の東日本大震災など，地震・津波による災害が頻発したことから地震・津波災害による死者

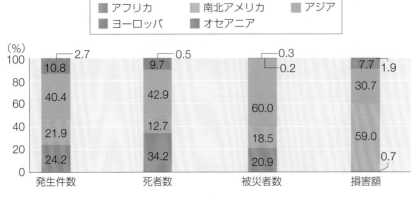

図例：
■ アフリカ　■ 南北アメリカ　■ アジア
■ ヨーロッパ　■ オセアニア

	発生件数	死者数	被災者数	損害額
オセアニア	2.7	0.5	0.3	1.9
ヨーロッパ	10.8	9.7	0.2	7.7
アジア	40.4	42.9	60.0	30.7
南北アメリカ	21.9	12.7	18.5	59.0
アフリカ	24.2	34.2	20.9	0.7

◉**図 4-18　地域別の災害被害状況（2016〜2022 年）**

数の割合が最も高かった。直近の 7 年間では気象・水文災害による死者数の割合が最も高くなっている。

● **地域別の災害被害の割合**　2016〜2022 年の 7 年間における災害発生件数，死者数，被災者数，被害総額を地域別でみると，アジア地域が最も多い（◉図 4-18）。

　これはアジア地域には中国，インド，インドネシア，パキスタン，バングラデシュ，そして日本のような人口が非常に多い国々があり，しかも，洪水・干ばつ・暴風雨・地震などの災害が頻発するためである。

● **小島嶼開発途上国における深刻な経済被害**　災害による損害額については，一般的には生活がゆたかな人間開発指数（HDI）の最高位国や高位国において高くなる。

　しかし，小さな島々からなる小島嶼開発途上国においては，HDI にかかわらず一度の災害がその国の年間の国内総生産（GDP）をこえるような経済被害をもたらすこともある。

　たとえば，2004 年のスマトラ島沖を震源とするインド洋津波によるモルディブの被害額は GDP の 60％をこえている。また，2022 年のトンガ沖で発生した海底火山の大規模噴火による地震・津波災害でのトンガの被害額は GDP の約 36％に上った。阪神・淡路大震災の経済被害が GDP の 2％であったことと比較すると，その影響は歴然としている。

　このように，小さな島嶼国にとって，災害が経済活動に与える影響はきわめて深刻なのである。さらに，このような国々は，地球温暖化による海面上昇の被害を受けやすく，人口が少なく，遠隔性が高いなど，島国固有の問題による脆弱性のために，持続可能な開発が困難な状態にある。

◆ 難民・国内避難民の発生状況

　第二次世界大戦以降，アジア地域やアフリカ地域で国家独立を求める紛争が増加した。

　また，1990 年以降は，ソマリアや旧ユーゴスラビア，ルワンダなどをはじめとした民族紛争が多発するなど，冷戦構造の崩壊後は国内紛争が増加し

ている。さらに，2001 年 9 月 11 日のアメリカ同時多発テロを契機に，欧米諸国とイスラーム諸国との衝突や，イラク戦争が勃発した。これらの武力紛争の結果として，難民や国内避難民(●269 ページ)が発生するなど，多くの人々が犠牲をしいられている。

● **近年の難民・国内避難民の状況**　UNHCR が発表した 2022 年の統計報告[1]によると，新たに 1900 万人が紛争や迫害，人権侵害のために移動をしいられた。すなわち，毎日 5 万 2 千人相当が，紛争や迫害によって新たに国内外で保護を求め，避難を余儀なくされていることになる。年間に増加した難民・避難民の規模としては過去最大であり，その背景には，ウクライナからの大量の避難民の発生などがある●。この結果，2022 年末時点での難民と国内避難民の総数は 1 億 840 万人に達した。このうち難民は 3530 万人で，2940 万人は UNHCR が取り扱い，590 万人はパレスチナ難民で，国連パレスチナ難民救済事業機関(UNRWA)の管轄下にある。また，540 万人が庇護を申請した。全難民・国内避難民のうち 18 歳未満の子どもが約 40％を占めており，2022 年における保護者のいない子どもの庇護申請は 5 万 1700 人であった。

2022 年に帰還した難民数は約 600 万人である。2022 年の庇護申請数は 260 万件で，庇護申請数が最も多かったのはアメリカの 73 万 400 件，ついでドイツの 21 万 7800 件，コスタリカの 12 万 9500 件，スペインの 11 万 8800 件，メキシコの 11 万 8800 件と続く。各国の政府統計によると，2022 年は 11 万 4300 人の再定住が許可された。

全難民の 52％がシリア(650 万人)，ウクライナ(570 万人)，アフガニスタン(570 万人)の 3 か国で占められている。9 年連続で，トルコが最も多くの難民を受け入れており(360 万人)，ついでイラン(340 万人)，コロンビア(250 万人)，ドイツ(210 万人)，パキスタン(170 万人)の順である。人口に占める難民の数が最も多い国・地域は，オランダ王国の構成国の 1 つでベネズエラの北西部に浮かぶ島であるアルバで，人口の 6 人に 1 人が難民である。ついでレバノンの 7 人に 1 人，キュラソーの 14 人に 1 人となっている。

NOTE

● 2022 年に，イラン政府が同国に流入しているアフガニスタン人避難者数を新たに上方修正したことも重要な要因の 1 つである。

2 国際救援活動の基本理念

◆ 国際赤十字・赤新月運動及び災害救援を行う　非政府組織(NGO)のための行動規範

▌ゴマの難民キャンプでの失敗

映画「ホテル・ルワンダ」や「ルワンダの涙」で描かれたルワンダにおける国内紛争において，ツチ族の大量虐殺をしていたフツ族が一転して，隣国に難民として逃れる事態がおこった。1994 年 7 月のことである。1 日に 100 万人からの人々が逃れたといわれる。コンゴ民主共和国東部ゴマ地区も人道

1) UNHCR：*Global Trends Forced Displacement 2022.* (https://www.unhcr.org/global-trends-report-2022) (参照 2023-12-01).

危機の現場の１つとなった。難民の健康問題にとって不可欠な水と衛生施設の設営など，難民受け入れ準備が整わないままに大量の難民が一度に流入したことと，救援資材の不足や大規模な難民流入に経験の乏しかった救援スタッフによる感染管理の失敗により，コレラや赤痢にかかり，数万人が命を落とした。

　このできごとは，国際救援に携わる人道援助機関にとって大きな転換点となった。これ以前から多くの機関は，人道援助を効果的に行うためには，みずからの専門性の水準を高める必要性があると認識していた。しかし，ゴマでの不幸なできごとは，すべての人道援助機関に対して，説明責任を求める動きを加速させた。

▌人道援助機関にとっての説明責任

　今日，大規模な自然災害や難民問題が地球上のどこで発生しても，その情報と映像は瞬時に世界中をかけめぐる。国際救援の現場には，被災国の政府機関（軍隊を含む）や地元の NGO に加えて，世界中からさまざまな人道支援 NGO，支援国の政府機関，メディアなどが殺到し，現場はさながら人道援助の国際競技場に変貌する。

　しかし，人道援助機関と一言でくくっても，救援現場では諸外国からのさまざまな質の団体が活動しており，援助の担い手となる機関のプロ意識の欠如や，おそまつな運営ならびに資金調達をめぐっての競争，人道援助機関の間での調整機能の欠如など，数々の問題や課題が存在している。また，国際救援活動においては，NGO の貢献が不可欠である一方，一部の団体が独自の常識にそった医療や食料援助を実施することで，本当に必要な援助が被災者に届かないことや，不適切な援助しか受けられない被災者が出てくることがある。

　これらの問題への取り組みはやがて，人道援助の責任の性質と範囲を明確にし，国際救援の原則と理念を共有することで，説明責任をより明確にしようとする動きに発展していった。

●**説明責任の重要性**　では，説明責任が国際救援において重要なのだろうか。一言でいえば，人道援助機関は，被災者個人と地域社会の生命・健康に対して，被災国の政府とともに，大きな権限をもつことになるからである。つまり，誰が援助を受け，誰が受けないかを決定し，なにが，いつ，どこで与えられるかを決め，被災者がいつ，どこへ行き，なにを食べ，どこの避難所で生活をするべきか，私的な場や公共の場としてどれだけの広さを与えられるか，などということについて影響力を行使し，また決定する権力をもつことになるからである。

　国際救援活動において，説明責任の土壌をつくり，実行するためには，国際救援を行う際に人道援助機関がもつ権力を強く認識する必要がある。そして，権力をもつことにより責任も発生する。

　そこで求められることは，国際救援とは単に救援物資を輸送・配布することではなく，人間，それも救援を受ける権利をもった尊厳ある人間を相手にすることである点を認識することである。

　説明責任が目ざすところは，人道援助機関の権限が，公平性，個人の尊厳，正義という枠組みのなかで発揮されるという保障である。被災者は，情報を与えられて話し合いをする権利，自分たちの人生に影響を与える権利，不安や不満の声をあげる権利，そしてその声に対しての回答を得る権利をもった個人であるという認識を，人道援助機関で共有することが求められているのである。

▌災害救援の行動規範

　ゴマの教訓をもとに，1994年に国際赤十字と6つの国際NGOが協力して，「国際赤十字・赤新月運動及び災害救援を行う非政府組織（NGO）のための行動規範 Code of Conduct for the International Red Cross & Red Crescent Movement and NGOs in Disaster Relief」（以下，行動規範）が策定された（▶表4-16）。

　10項目からなる行動規範は，最初の4項目として，赤十字の7原則の最初の4原則，すなわち「人道，公平，中立，独立」という人道援助機関がまもるべき重要な原則を掲げている。さらに，受益者の援助運営への関与の必要性（第7項），災害対策・減災（第8項），受益者と寄付者双方に対する説明責任（第9項），被災者の尊厳と広報のあり方（第10項）など，国際救援に関する基本的な行動倫理を規定している。

　この行動規範は，国際法のように法典化されたものではないが，2023年2月現在，950のNGO（そのうち日本のNGOは48）[1]が，人道援助の原点を見失うことがないように自戒を促す指針として，その尊重の意思を登録（登録先は国際赤十字・赤新月社連盟）している。また，行動規範には，援助活動に関係する被災国政府と援助国政府および政府間機関に対する勧告も含まれている。

◆ 人道憲章と人道対応に関する最低基準（スフィアスタンダード）

　人道支援の質と説明責任の向上を目的として，1997年に多くの国際NGOと赤十字・赤新月運動によって**スフィアプロジェクト**❶が開始された。1998年に，**人道憲章と人道対応に関する最低基準** Sphere Project: Humanitarian Charter & Minimum Standards in Humanitarian Response をまとめた「スフィアハンドブック」試版が，続いて2000年，2004年，2011年，2018年に改訂版[2]が発行された。改訂には，各支援分野の関係者が協議にかかわった。その内容は，科学的根拠と世界中の支援関係者によるそれまでの現場検証の結果から導かれたものである。スフィアは次の2つの基本理念に基づいている。

（1）災害や紛争の影響を受けた人々には，尊厳ある生活を営む権利があり，したがって支援を受ける権利がある。

（2）災害や紛争による苦痛を軽減するために，実行可能なあらゆる手段が尽

❏NOTE
❶ 2018年版の改訂に伴い，スフィアプロジェクトという名称はスフィアに改称された。

1）IFRC：*Signatories to the Code of Conduct.*（https://www.ifrc.org/code-conduct-signatories）（参照 2022-11-25）.
2）Sphere Association：スフィアハンドブック―人道憲章と人道支援における最低基準.（https://jqan.info/wpJQ/wp-content/uploads/2019/10/spherehandbook2018_jpn_web.pdf）（参照 2023-12-01）.※英語版（https://spherestandards.org/wp-content/uploads/Sphere-Handbook-2018-EN.pdf）

○表 4-16　国際赤十字・赤新月運動及び災害救援を行う非政府組織（NGO）のための行動規範

① 人道的見地からなすべきことを第一に考える。
② 援助はそれを受ける人々の人種，信条あるいは国籍に関係なく，また，いかなる差別もなしに行われる。援助の優先度はその必要性に基づいてのみ決定される。
③ 援助は，特定の政治的あるいは宗教的立場の拡大手段として利用されてはならない。
④ 我々は，政府による外交政策の手段として行動することがないように努める。
⑤ 我々は，文化と風習を尊重する。
⑥ 我々は，地元の対応能力に基づいて災害救援活動を行うように努める。
⑦ 援助活動による受益者が緊急援助の運営に参加できるような方策を立てることが必要である。
⑧ 救援は，基本的ニーズを満たすと同時に，将来の災害に対する脆弱性をも軽減させることに向けなければならない。
⑨ 我々は，援助の対象となる人々と，我々に寄付をして下さる人々の双方に対して説明責任を有する。
⑩ 我々の行う情報，広報，宣伝活動においては，災害による被災者を希望の失った存在としてではなく，尊厳ある人間として取り扱うものとする。
第一付属書：被災国政府に対する勧告
- 被災国政府は，人道援助機関の自主的，人道的，公平な行動を認識し，尊重しなければならない。
- 被災国政府は，人道援助機関が迅速に被災者と接触できるよう取り計らわなければならない。
- 被災国政府は，災害時の援助物資と情報のタイムリーな流通に便宜を図らなければならない。
- 被災国政府は，調整のとれた災害情報及び救援計画を提供するように心掛けねばならない。
- 武力紛争時の救援活動は，国際人道法の定めるところにより，決定される。
第二付属書：援助国政府に対する勧告
- 援助国政府は，人道援助機関の自主的，人道的，公平な行動を認め，尊重しなければならない。
- 援助国政府は，援助活動の独立性を保証した上で資金を提供しなければならない。
- 援助国政府は，人道援助機関が災害の被災者と接触できるように便宜を図らなければならない。
第三付属書：政府間機関に対する勧告
- 政府間機関は，現地・外国の人道援助機関を重要なパートナーと認識しなければならない。
- 政府間機関は，国際的及び国内の災害救援のための全体的枠組み調整を行うことにより，被災国政府を支援しなければならない。
- 政府間機関は，国連機関に提供される安全保障を人道援助機関に与えなければならない。
- 政府間機関は，国連機関に提供される関連情報が人道援助機関も利用できるように便宜を図らなければならない。

＊ 上記は項目のみを抜粋したものであり，詳細については以下の出典にある web サイトを参照されたい。
（IFRC：*Code of Conduct for the Movement and NGOs in Disaster Relief.* ＜https://www.ifrc.org/our-promise/do-good/code-conduct-movement-ngos＞＜参照 2022-11-25＞より作成）

　くされなくてはならない。
　「スフィアハンドブック」は，① 人道支援の倫理的，法的，実践的な基礎を概説した部分と，② それらを土台とした技術的支援分野と支援の最低基準，基本指標などを詳述した部分から構成されている。
　① の部分は，スフィアハンドブックの構成，その使用方法，および基本理念の概説と，ハンドブックの具体的な利用方法が説明されるとともに，スフィアの基礎である 12 項目の人道憲章が掲載されている。人道憲章は，既

給水・衛生	食糧・栄養	避難所(シェルター)	保健医療
□1人1日最低15Lの水を使用できる。 □どの住居も500m以内に給水所がある。 □給水所で水くみを待つ時間は30分をこえない。 □各家庭に10〜20L用の水調達容器が最低2個ある。 □トイレ設備が住居から50m以内にあり，昼夜を問わずいつでも安心かつ安全に使用できる。 □同じトイレを使うのは最大で20人まで。	□1人1日あたり，2,100kcalを提供する。 □総エネルギーの10〜12%はタンパク質，総エネルギー量の17%は脂質で提供される。 □ビタミン，ミネラルなどの微量栄養素が摂取できる。 □急性栄養失調を予防し，対応する。	□1人あたりの居住空間の床面面積は，最低3.5m²とする。 □男女間のプライバシーが確保される。 □可能であれば，生計手段のための場所を提供する。	□1万人あたり1つの保健医療施設，25万人あたり1つの地区病院または地方病院，1万人あたり18以上の入院患者用ベッド。 □熟練の分娩介助者(医師・看護師・助産師)が人口1万人あたり23人以上いること。 □6か月から15歳までの子どもの少なくとも95%が，麻疹に対するワクチンを受けている。 □6〜59か月の子どもの少なくとも95%は，適切な量のビタミンAの投与を受けている。 □12か月の子どもの少なくとも90%はDPTの3回の摂種を受けている。

◉**図 4-19　災害援助の基本指標などの具体例**

存の法的権利と義務の抜粋であり，支援に携わる者の共通の信念を明文化したものでもある。この行動規範は，1994年に提唱された「災害救援における国際赤十字・赤新月運動および非政府組織(NGOs)のための行動規範」のうえになりたっており，スフィアハンドブックに不可欠な構成要素である。人道憲章は，権利保護の原則，人道支援の必須基準 Core Humanitarian Standard(CHS)，そして最低基準に関する倫理的および法的な根拠を示している。

　②の技術的支援分野では，(1)給水・衛生および衛生促進(WASH)，(2)食料安全保障および栄養，(3)避難所および避難先の居住地，(4)保健医療の4つの分野にかかわる援助の最低基準，基本指標などに関する具体的な規定を示している。たとえば，1人の1日あたりの水や食料などの基準である(◉図4-19)。保健医療は，「保健医療システム」と，「必要最低限の保健医療サービス」の2節で記述されている。必要最低限の保健医療サービスには，感染症，子どもの保健医療，セクシュアル-リプロダクティブヘルス，外傷ケアおよびトラウマケア，精神保健，非感染症，緩和ケアの各項について最低基準，基本行動，基本指標，ガイダンスノートが記されている。

　スフィアはこれまでに40以上の言語に翻訳され，国際的に認知されたものになっている。2018年版の序文にあるように，まさに人道支援初心者の出発点であり，また経験豊富な者へは優先順位の高い活動に関する指針や詳細な技術情報の入手場所などを示して，普遍的なよりどころとなっているのである。

◆ 緊急医療チームの分類と最低基準

　2010 年 1 月のハイチ地震における医療救援活動の教訓や，汎米保健機構 Pan American Health Organization（PAHO）主導による災害急性期の野戦病院の運営にかかる諮問会議などの協議を経て，突発災害における国際医療チームの分類と最低基準の策定作業が始まった。さらに，この策定作業は 2013 年のフィリピンの台風災害を機に立ち上がった緊急医療チーム構想 emergency medical team initiative へと発展していった。緊急医療チーム構想は，診療の質と専門性を追求することを目的とし，緊急時に提供される医療サービスに対し，安全かつ被災者中心で，タイムリー，公平，効率的なものであることを求めるものである。被災者に質の高い医療サービスを提供するために，医療チームをその可動性と提供する診療レベルに基づいて 4 つのタイプに分類し，また，医療サービスの最低基準などについても策定している（◖324 ページ，表 4-18）。該当する医療チームは，これらの基準に準拠していることの認証を WHO から受けなければならない。

3　国際的な災害救援および復興支援にかかるガイドライン

　大規模な災害が発生し，被災国の能力をもってしても十分な対応ができない場合には，国際救援が行われる。その際，諸外国からの救援の受け入れに関する，被災国側の法制度上の障害が指摘されてきた。たとえば，救援物資や救援スタッフが被災国に入るための通関やビザ発給に多くの時間を要し，結果として救援のタイミングを逃すこともあった。また入国後も，医療スタッフの資格や，持ち込んだ救援車両の登録，現地スタッフを雇用するにあたっての雇用主としての資格の問題などが生じ，救援活動に遅れが生じていた。

　その一方で，救援側においても，被災国側の意向を無視した一方的・押しつけ的な救援活動や，被災国の文化・宗教・慣習などを無視した救援活動，さらには支援ニーズではなく，政治的・宗教的な理由による支援分配の決定などの問題点が指摘されてきた。

　こうした状況を受けて，2007 年に開催された第 30 回赤十字国際会議で，「国際的な災害救援および初期復興支援の国内における円滑化および規則のためのガイドライン」が採択された[1]。このガイドラインには，被災国政府に対する，海外からの救援スタッフに対する早期のビザ発給や，救援物資・救護用資機材の関税の免除や通関手続きの簡素化，車両や通信機器の使用許可，被災国における援助機関の法的地位の付与などに関する規定が含まれている。

1）「国際的な災害救援および初期復興支援の国内における円滑化および規則のためのガイドライン」は，日本赤十字国際人道研究センター発行の「人道研究ジャーナル」創刊号に掲載されている（電子ジャーナル版〔http://www.jrc.ac.jp/ihs/journal_01/index.html〕）。また，国連の国際法委員会 International Law Commission においても，「災害時における人々の保護」に関する討議が行われており，2016 年の第 68 会期において，"Draft articles on the protection of persons in the event of disasters" が作成され，国連総会に提出された（http://legal.un.org/ilc/sessions/68/）（参照 2023-12-01）。

4　近年の特徴的な災害・紛争救援活動の概要

　ここでは，近年の特徴的な国際救援活動として，以下の7つを取り上げる。

(1)患者の血液・体液・排泄物などとの直接接触および医療機関や家族内での濃厚接触により感染することから，支援活動に新たな問題を提起した西アフリカにおけるエボラウイルス病の流行

(2)スペイン風邪の流行以来の大規模な世界的流行(パンデミック)を引きおこした新型コロナウイルス感染症

(3)今世紀最大といわれるシリアの人道危機

(4)第二次世界大戦以降，最も速いペースで大量の難民・国内避難民が発生したウクライナ人道危機

(5)複合的な影響を受けて数十年で最も深刻な事態であるにもかかわらず支援が行き届かないアフリカの食料危機

(6)気候変動の影響を受けて国土の3分の1が水没する被害が発生したパキスタン洪水

(7)政変と気候変動の複合的な危機が生じているアフガニスタン

　(1)(2)は感染症に対する国際救援活動，(3)(4)は人道危機における国際救援活動である。さらに，災害が重なるなど複雑な状況に対する国際救援活動として(5)(6)(7)を解説した。

◆ 西アフリカにおけるエボラウイルス病の流行

　エボラウイルス病●Ebola virus disease(EVD)は，主として患者の体液など(血液，分泌物，吐物・排泄物)に触れることでエボラウイルスに感染し発症する。1976年のスーダンおよびコンゴ民主共和国(旧ザイール)での流行がはじめての発見であり，その後，散発的にアウトブレイク(▶7ページ)が報告されている。過去の例では，数週間から4か月程度で流行が終息しているが，致命率は25〜90%と高く，奥地の村での感染後，あっという間に村人全員に広まり，救助がかけつけるころには，村が全滅して終息しているなど，限定的な流行が多かった。

　ここでは，2014年に西アフリカで広く流行したケースを紹介する。

●**被害状況**　2013年12月に，ギニアの2歳の男児が下痢，嘔吐，重度の脱水症状を呈し，4日後に死亡した。翌年1月には，男児の家族や，看護にあたった医療従事者，葬儀・埋葬に参加した者も男児と同様の症状と経過で死亡した。その後1か月の間に，首都コナクリなどの人口密集地域へも感染が広がり，3月になってこの病原体がエボラウイルスと確定された。さらに，ギニアと国境を接するリベリアとシエラレオネからも，それぞれ3月と5月に確定例が報告された。

　上記3か国での症例は2万8616例(疑い例を含む)であり，そのうちの死亡は1万1310例である。年齢群別にみると，いずれの国においても，10万人あたりの報告数は0〜14歳で最も少なく，15〜44歳ではその約3倍，最も多い45歳以上の年齢群では0〜14歳の3〜5倍となっている。これは，成

□**NOTE**

●**エボラウイルス病**
　エボラウイルスによる急性熱性疾患で，従前はエボラ出血熱ともよばれていたが，必ずしも出血症状を伴うわけではないことなどから，エボラウイルス病と呼称されるようになった。

人が遺体や遺体を清めた水と密接に接触する伝統的な葬儀・埋葬が，おもな感染機会であったためと考えられる。

●**救援・復興状況** この2014年の西アフリカにおけるEVD流行は，流行期間，地理的な広がり，症例数，死亡数がいずれも過去の事例を大きく上まわったことから，2014年8月，WHOは「国際的に懸念される公衆衛生上の緊急事態(PHEIC)」を宣言した。国際支援としては，単に治療を行うだけでなく，感染予防の啓発活動，遺体の安全かつ尊厳ある埋葬と遺体回収後の家の消毒，エボラウイルス感染者と接触した人の追跡調査・観察およびこころのケアも必要であった。ギニア，リベリア，シエラレオネのいずれかからの輸入症例が，ナイジェリア，セネガル，マリ，アメリカ，スペイン，イタリア，イギリスで報告されたが，いずれも適切な対応によって大きな流行は阻止され，PHEICは2016年3月に解除された。

特筆すべきは，感染対策を十分に行っているとはいえ，ひとたび感染すれば致命率が非常に高い本疾患を恐れず，支援活動に参加した地元のボランティアの献身的な行動である。流行の終息に向けて最も大切なことは「新たな感染者を出さないこと」であり，それができるのは地元の住民自身，そして住民と同じ立場から正しい知識を普及できる地域保健ボランティアである。

●**遭遇した課題** また，救援にかけつけた外国人医療者が，現地で十分な感染対策を行い二次感染の防止に努めたにもかかわらず，恐ろしい病気を本国にもち込むリスクをおかしているとして，帰国後に社会的な批判を浴びる事態が続出した。しかし，西アフリカでの感染が拡大するのをまのあたりにした国々は，対応にあたった自国や他国の医療者を保護するようになり，最終的には世論もその方針をあと押しし，感染者輸送のための特別仕様の航空機の用意や，高度治療を可能とする受け入れ施設の確立が行われた。このように，致命率が高く，国境をこえて広がる感染症の流行の対応には，その治療や予防だけが問題になるのではなく，国際社会や各国での世論醸成，社会の理解と協力も問題となる。

なお，この流行後，高い効果をもつワクチンが開発された。このワクチンは2018年にコンゴ民主共和国で発生したEVDの流行においてはじめて大規模に投入され，感染の拡大防止に成果を上げた。

◆ 新型コロナウイルス感染症の世界的流行

●**被害状況** 2019年に中国ではじめて確認された新型コロナウイルス感染症(COVID-19)は，短期間で世界的流行(パンデミック)を引きおこし，保健医療システムのみならず社会・経済に大きな打撃を与えた。WHOは2020年1月に「国際的に懸念される公衆衛生上の緊急事態(PHEIC)」を宣言し，2023年5月に解除されるまでの約3年3か月間継続された。この間にWHOに報告された感染者数は約7億6500万人，死者数は約690万人に上った。

各国の保健当局は，感染拡大を防ぐために国内外の人の移動や接触に大きな制限を課し，この行動制限により経済活動は停滞，それまで年3〜4%の

増加を続けていた世界の実質 GDP 成長率は，2020 年にはマイナス 3.1％を記録した。

　また，感染経路や感染力，予防法，治療法などが明確にわからなかった流行初期において，治療にあたる医療職者やその同居家族への差別・偏見が発生した。一方，献身的に職務をまっとうする医療職者やエッセンシャルワーカー❶に対して，敬意と謝意を表す動きが世界中でおきた。

● **ワクチン供給の取り組み**　感染拡大を防ぐためにワクチンの開発が急速に進む一方，効果の高いワクチンが高所得国に優先的に供与される傾向，いわゆるワクチン格差が生じた。これを受けて，① COVID-19 の収束には世界中で同時にワクチンを接種して抑え込むことが望ましいという医学的な理由，② 高所得国などにワクチンが独占されることへの倫理的・人道的な課題から，ワクチンを公平に各国（おもに開発途上国）に供給するしくみとして，COVAX ファシリティ COVID-19 Vaccine Global Access Facility が立ち上げられた。これは，ワクチンを共同購入するしくみで，おもに高所得国からの資金提供により開発途上国のワクチンの接種を支援するものである。このしくみによって，2022 年 11 月までに，146 か国で 18 億回のワクチン接種が行われた。また，COVAX ファシリティでは，各国配分とともに，人道支援分が取りおきされ，自国民ではない難民や反政府勢力支配地域の住民などの政府主導によるワクチン接種が困難な状況にある人々に用いるものとされた。

● **社会の変化**　COVID-19 による行動制限は，社会にさまざまな変化と適応をもたらした。多くの会議や研修にオンラインツールが用いられるようになったように，国際協力の分野においても，海外渡航が厳しく制限されたことで，オンラインでの協議が主流となった。また，開発途上国においては，先進国に頼らずに自国の人材・手法でさまざまな問題に対処していくローカライゼーションの考え方が加速した。これらの適応の一部は，COVID-19 の脅威が小さくなったあとも引き継がれている。

◆ シリアの人道危機

● **人道危機発生の経緯と状況**　2010 年 12 月，チュニジアでおきた反政府デモから始まった「アラブの春」とよばれる民主化運動は，シリアにも波及し，やがて内戦へと展開していった。この内戦はアサド政権，反体制派，少数民族のクルド人勢力，過激派組織イスラーム国（IS）など多くの武装勢力の対立によって泥沼化した。

　その後，長く続いた内戦は，2018 年には大勢が決し，2020 年にはトルコとの紛争がおきたものの，ロシアの仲介でその紛争は停戦となった。しかし，トルコ国境付近などには反政府勢力支配地域があり，クルド人勢力との対立などの不安定要素があり，内戦の終結にはいたっていない。

　このシリア危機は「今世紀最大の人道危機」といわれる。2011 年 3 月以降，シリアでは 40 万人以上が死亡，690 万人以上の国内避難民と，550 万人以上の難民が流出した（2022 年 12 月時点）。内戦前のシリアの人口約 2200 万人の半分以上が家を追われたことになる。

□ NOTE

❶エッセンシャルワーカー
　最低限の社会機能を維持するために必要不可欠な職業の労働者のことをいう。インフラ，食料，医療，教育などにかかわる職業が該当する。

● **国際救援活動**　このような状況下における救援活動には，絶対的な中立性が必要とされた。たとえば，反政府勢力下の地域へ物資を運ぶ際には，いくつもの検問所を通過する必要がある。シリア赤新月社は，シリア全土に14の支部を設置し，政府勢力下の地域においても反政府勢力下の地域においても，ニーズに基づいた人道的な支援を行ってきた。この救援の担い手は，同社の3,000人のボランティアである。同社の中立性が両勢力に高い評価を受けているからこそ担える任務であった。国際赤十字による救援だけでなく，国連機関の人道支援も同社のボランティアに依存しているところが多い。

　しかし，2011年の紛争勃発以来，犠牲となったシリア赤新月社のボランティア・職員は70人以上となった。さらに，シリアで2011年3月から2016年9月までに医師247人，看護師176人を含む782人の医療従事者が殺害された。戦略として医療従事者を標的にしていることがうかがえ，その規模はこれまでの戦争では前例がないものだと指摘されている。

　国際赤十字は，患者の医療への安全なアクセスと，医療スタッフ・施設・車両の適切な保護を確保するために，「Health Care in Danger」プロジェクトを展開している。なお，紛争下においても，負傷者や病人の迅速な治療を妨げることは，国際人道法により禁じられている。

◆ ウクライナ人道危機

　2014年，ウクライナのクリミア半島がロシアに併合され（ウクライナ危機），その後も長期にわたりウクライナ東部の州においてウクライナ軍と親ロシア派との間で散発的な戦闘が続いていたところ，2022年2月，ロシアがウクライナに侵攻し，ウクライナ人道危機が発生した。

　国際社会はロシアを強く非難し，ウクライナへの経済支援・軍事支援が継続的に行われ，紛争は長期化に向かった。戦闘の被害を避けるため，2022年末時点で，ウクライナから国外に避難した人は570万人，国内のより安全なところに避難した人は590万人となった。このようなウクライナでの膨大な難民・国内避難民の発生は，第二次世界大戦以降最速のペースでの増加となった。

　ポーランドなどの隣国や，その他ヨーロッパの国々は，これら大量の難民を積極的に受け入れた。集合避難所だけではなく，一般家庭からの申し出で避難家族に部屋を提供するなど，手厚い支援が行われた。ウクライナ政府は，60歳以下の成人男性の国外避難を原則として認めなかったため，難民の多くは女性と子ども，高齢者であった。

　戦闘による民間人への被害として，ウクライナ政府は2023年7月までに1万人以上が犠牲となったと発表した。なお，ロシア・ウクライナとも，軍事的な被害・損失は公表していない。また，人道上の問題がある兵器として禁止条約があるクラスター爆弾が使用されるなど，長期にわたる被害が懸念されている。

　ウクライナ人道危機は世界経済にも大きな影響を与えた。ロシアへの経済制裁により，エネルギー価格が上昇し，加えて世界第5位の小麦輸出国で

あったウクライナの生産量が大きく減少したため，世界的に小麦価格が高騰する事態となった。

◆ アフリカ食料危機

アフリカは長年にわたり食料安全保障を課題としてきているが，2022年には，これまでの数十年間で最も深刻な食糧危機が発生した。サハラ以南のアフリカでは，合計で1億4600万人が深刻な食料不足となった。アフリカの角[1]では，5年間連続で降雨がほとんどない状態が続いた一方，南スーダンでは4年連続で大洪水が発生した。

これまでも何度もアフリカは食料危機にみまわれてきたが，貧困，不平等，紛争などの要因に加えて，気候変動，COVID-19などの感染症の影響による食料の減産，そして同年に発生したウクライナ人道危機による小麦の価格の高騰により，おもな援助食料として供給されてきた小麦の必要量が確保できなくなったことが追い打ちをかけた。

また，国際社会は，ウクライナ人道危機に高い関心と支援を寄せつづけ，アフリカの食料危機への支援は限定的となり，忘れられた人道危機として援助が進まなかった。世界全体の食料生産は増加を続けているにもかかわらず，この地域の食料危機に対しては，国際社会の関心と適切な支援が向けられない状況が慢性的に続いている。

◆ パキスタン洪水

南アジア地域では，例年モンスーンの影響を強く受けて水害が発生しているが，パキスタンでは2022年6月から3か月間にわたり雨が降りつづき，例年の10倍以上の降雨量を記録した。それにより，数十年間で最も大きな洪水が発生し，国土の1/3が水没，1,700人以上が死亡，被災者は人口の15%にあたる3300万人をこえ，210万棟以上の家屋が損壊した。このような広域の洪水は，水が引くまでに数か月以上かかる場合もあり，この水害でも住居の復旧や，安全な水と食料の確保，保健衛生の維持，農業の再開などに大きな問題が生じた。モンスーンは気候変動の影響を受けやすく，海面温度の上昇に熱波の発生などが重なり，記録的な降雨となったと考えられている。

発災から1年が経過した時点で，被災地の子どもの12%にあたる350万人が十分な栄養を摂取できていない状態であることがわかり，新たなモンスーンの時期を迎えるなか，子どもの健康面での継続的な支援が必要であることが改めて認識された。

このパキスタン洪水は，気候変動による風水害の規模の拡大の例であるとともに，災害からの復興途中の脆弱な状態のまま次のモンスーンにおそわれることで，慢性的に被害が拡大していく悪循環の危険性を示している。気候変動への対応として，緩和策と適応策を組み合わせ，被害を抑えていくことが重要である（●277ページ，column）。

NOTE

❶アフリカの角

アフリカ大陸東端のソマリア全域とエチオピアの一部などを占める半島のことである。インド洋と紅海に向かって角のように突き出ているため，このようによばれる。

◆ アフガニスタン人道危機

　1978年の反政府勢力による武装蜂起と，翌1979年のソ連侵攻以降，アフガニスタンは紛争と政情不安を繰り返してきた。加えて，地震による被害や，近年では気候変動の影響も受け，複合的な人道危機が続いている。

　2021年8月，イスラーム原理主義に基づく国家運営を行うタリバーンが，2001年以来再び政権を掌握した。国際社会は新政権を認めず，女性の教育や社会進出に厳しい制限を行ったことなどの人権上の問題から経済制裁を行った。支援が停止した結果，それまで外国からの援助に大きく頼ってきた国民生活が困窮し，新たな人道危機となった。

　また，政変以前から，気候変動の影響を受けて徐々に深刻化した干ばつと繰り返される洪水によって農業の収穫量は減少し，人口の約半数に上る2000万人が深刻な食糧危機に直面している。さらに，2022年6月には，南東部で発生した地震により千人以上が死亡するなど，複合的な人道危機が続いている。

　政変直後，外国からの支援団体の多くが撤退するなか，国際赤十字や国際社会からの援助を受けて，国内の医療や食料支援の人道援助を引き継いだアフガニスタン赤新月社は，2千人の職員と3万人のボランティアによって全国で支援を継続した。女性職員や女性ボランティアの活動が徐々に制限されるなか，女性受益者への支援は女性が行うのが最も適していることなどを当局と話し合い，適時適切に援助が届くように努めた。

5　国際救援における看護の展開

◆ 国際救援における看護の特徴

　国際救援が必要となる状態とは，自然災害や大規模な人為的災害，紛争による大規模人口移動などにより，人々の生命と健康，尊厳がまもられない状態であり，さらに，その国の力だけでは対応できない状態である。

　国際救援活動における看護の特徴としては，次のものがあげられる。

- 災害の影響を受けたすべての人が対象である。
- 災害サイクルのすべてのフェーズで活動する。
- プライマリーヘルスケアを担う診療所から高度医療を提供する医療施設での活動，さらにリハビリテーションや疾病予防などを目的としたコミュニティのなかで活動する。
- 最大数の生命を救うために迅速で効率的な活動を実施するという災害看護の特徴に加え，被災国・地域のヘルスシステム❶の破綻を補完する役割を担う。
- できる限り早期に被災国・地域のヘルスシステムが機能するようにはたらきかける。
- 主役は現地の医療職者であり，彼らを支援する役割であることを念頭において活動する。

NOTE

❶ヘルスシステム
健康を促進・回復・維持することを目的とするすべての活動をいう。また，活動のためのしくみや制度なども含む。

- 災害マネジメントの視点をもち，ビルドバックベター（○279ページ）の考えに基づき，現地医療者を含む被災者の人々のレジリエンスを高めるよう努め，急性期だけでなく，中長期につながる活動を行うことを念頭におく。

◆ 活動の事前準備

▌活動の全体像と所属する組織・チームの使命および活動目的の理解

　国際救援活動に従事する際には，国連機関や政府の援助機関，国際赤十字，国際 NGO など，さまざまな人道支援機関に所属して，医療チームの一員として活動することになる。自分が所属する組織・チームの使命や活動目的を十分に理解し，行動できるようにしておくことが必要である。

　災害時の人道支援活動は，災害によって日常生活を送れなくなった人々に対して包括的に行われるものであり，そのために必要な支援は保健医療だけではない。災害によって失われたインフラの補完，生活場所や資材の提供，給水や汚水処理などの衛生管理，救援物資（生活必需品）の配給，さらには通信の復旧支援なども含まれる。よって，国際的な支援が必要となるような大規模災害においては，クラスターアプローチ（○273ページ）が重要となる。効果的な支援を行うためには，クラスターアプローチのコンセプトを理解し，各領域との協働をイメージできるようにしておかなければならない。

　協働するほかの組織の使命や活動目的を知ることは効果的な活動につながる。看護師は，クリニックや病院を受診する対象に医療を提供するだけでなく，対象にとって必要な支援はなにかを考え，医療以外にも適切な支援を受けられるように，他組織と連携・調整をする知識を習得することも必要である。

▌活動前の情報収集と準備

● **情報収集**　国際救援に出発する前に，被災地をおそった災害の種類や被災者の状況など，事前に入手可能な情報はできる限り収集し，現状把握に努めることが重要である。また，被災国・被災地に関する次のような基本的な情報も収集しておくとよい。

(1) 社会・文化的情報：人口，年齢構成，経済状況（GDP など），識字率およびその男女比，気候，民族，言語，宗教，治安，主要な産業など

(2) 保健指標：平均寿命，乳児死亡率，U5MR，妊産婦死亡率，栄養状態，主要な死因，予防接種の状況など

(3) 政策や制度に関する情報：保健行政システム，主要な保健政策など

　これらの情報は，被災地に入ったあとの安全確保や，支援対象者との良好な関係づくりに役だち，適切な活動の展開につながる。

　おもな情報源としては，各国政府や大使館のウェブサイトのほか，WHOや UNICEF，国連などの公的な刊行物があげられる。また，その国や地域での活動経験をもつ看護師に話を聞くことも，具体的なイメージをつかむうえで有用である。

● **保健医療キットに関する知識**　国際救援活動では，国際標準緊急対応医療キット Interagency Emergency Health Kit（IEHK）を使用することが望ましい。

IEHKは，大規模災害などの緊急事態に対応するために，国連機関や国際NGOなどによって考案・整備された，必須医薬品と衛生材料類の標準化キットである。周囲に医療施設のない被災者が必要とする初期のプライマリヘルスケアの提供を目的とし，基礎ユニットBasic unit 10セットと，7種類の補助ユニットSupplementary unitで構成されている。IEHKは，合計約1,200 kg，6.5 m³の分量で，1万人を対象に約3か月間活動することを前提に設計されている。

　一方，手術を要する外傷患者を受け入れる病院では，IEHKに加え，50人の外傷患者に2回の手術など外傷治療を行うことを目的として作成された，外傷・緊急手術キットTrauma and Emergency Surgery Kit(TESK)2019が併用される。さらにWHOでは，災害の種類に応じて，コレラキット，肺炎キットなどが近年新たに作成されている。災害後に発生する状態に応じて必要なセットを活用できるように知識を習得しておくことが求められる。

● **危機管理と安全確保**　危機管理・安全管理のためには，国際救援活動に従事する要員個々が「国際赤十字・赤新月運動及び災害救援を行う非政府組織(NGO)のための行動規範」(◯311ページ)を遵守することが前提となる。国際救援活動は，災害などにより社会的に不安定な状況で実施される。現地の人々が話す言葉や習慣・常識を理解していない状態で活動することは，国外から派遣されてきた国際救援要員にとって，危機管理や安全確保の面でのリスクが高い。そのため，活動地の文化や習慣，一般的な価値観などを把握し，現地の人々が不適切と感じる可能性がある行動はつつしまなければならない。自分自身の行動がチーム全体を危険にさらす可能性があること，また，後続のチームの活動に影響を及ぼす可能性があることを十分に理解して行動しなければならない。

　前述の行動規範に加えて，それぞれの活動現場の状況に合わせて，現地の人々の意見を参考に，安全管理規則・危機管理規則を作成し，それを遵守することが必要である。非常時には，自分自身の命だけでなく，医療者として患者やその家族の命をまもらなければならない。非常事態対応計画を作成し，内容の周知や非常時に備えた対応訓練を行ったり，現地のスタッフに現地のニュースや噂などといった外国人スタッフには伝わりにくい情報提供をしてもらったりするなど，活動地の状況変化に迅速に対応できる体制を整えることが必要である。

◆ 国際救援活動の展開過程

　医療チームとして適切な国際救援活動を行うためには，活動地域や方針を決定するための情報収集・アセスメントを行い，抽出した課題解決に向けた活動計画の策定と，その計画にそった活動の実施，そして活動評価という一連の過程を展開する必要がある。なお，医療チームの活動は，疾病の治療のみでなく，対象の社会復帰まで考える必要がある。

▌活動目的・内容・地域決定のための情報収集とアセスメント

　国際救援が必要となる大規模災害時には，被災地には災害対策本部または，

◯表 4-17　国際救援活動における初期アセスメントの項目例

アセスメント項目	内容
被災状況	・人的被害：被災者人口，傷病者人口，被災者の人口動態など ・インフラの被害：水，電気，ガス，通信の状況，道路や建物の損害状況など ・被災地の医療サービスの状況：医療施設，保健施設の稼働状況，医療職者などの現地の人的資源の有無，被災前のヘルスシステムの状況（被災地での保健医療サービス提供の実際，予防接種率，地域住民のおもな健康問題や健康に対する習慣など）
アクセス	・活動地（診療所や病院を展開する場所）への道路の状況 ・居住地と活動地の距離や交通手段
安全性	・2 次被害の危険性の有無：余震による建物の倒壊や土砂くずれ，津波被害などの影響を受けない場所，軍事施設や宗教施設，政府機関などから一定の距離があること ・被災者が生活を送るうえで必要となる敷地面積が確保でき，壁やフェンスで生活の場の安全を確保できること

クラスター本部が設置されていることもあり，そこで各支援組織の活動調整を行う。しかし，大規模災害直後の混乱状態でクラスター会議が実施されておらず，必要な情報を入手できない場合もある。その場合は，活動地域と活動内容を決定し，早期に活動を開始するために，所属するチーム単独もしくはほかのチームと協働して初期アセスメントを行う（◯表 4-17）。アセスメントの形式は，組織によって異なっているため，ほかのチームと共通のアセスメントシートを用いると同様の視点で情報収集ができ，あとで共有しやすい。

活動計画の立案

アセスメントをもとに活動計画を立案する。なお，活動計画には活動終結計画を含めるようにする。

● **具体的な活動内容，活動継続期間などの決定**　現地の支援ニーズと，医療支援提供側の方針や活動資金，人的資源の確保状態など，さまざまな条件を加味し，医療サービスの種類と範囲，活動継続期間を決定する。医療支援活動は，一組織の活動だけで完結させることは不可能であるため，レファラルシステム（◯295 ページ）の構築・確認も行う。同時に，既存の医療施設を使うのか，仮設の診療所・病院を設営するのか，スタッフの生活の拠点は既存の宿舎を借りるのか，居住用テントを設営して野営生活をするのかなどについても決定する。

● **活動のモニタリング・評価**　よりよい支援活動を提供するためには，活動の評価指標を設定してモニタリングするしくみづくりと，活動評価のタイミングや方法を活動計画のなかに組み込み，結果に応じて活動計画を修正することが必要である。

また，活動計画立案時には，どのような状態になったら活動を終了するのかを定めた活動終結計画も同時に立案し，必要に応じて，活動終結に向けての現地スタッフへのトレーニングなども計画に組み込む。

● **危機管理・非常事態発生時の対応**　活動地域が決定したら，その地域のハザードを調査し，おこりうる非常事態に備えて対応計画を立案する。具体的には，移動禁止エリアの確認，活動地域での携帯電話や無線の通信状況，携帯電話が使用できなくなった場合の衛星電話の使用方法の確認，消火器の

使用法や避難経路の確認などを計画に入れる。活動地域の文化や風習によって危機管理対応は異なることを念頭におき，派遣時は現地の状況に合わせた具体的な危機管理・安全管理計画を立案する。

▎活動計画にそった活動の実施

● **メンバーとの協働**　国際救援活動にあたっては，これまで会ったこともないさまざまな組織から集まったメンバーでチームを組んで活動することになるため，メンバー個人がもつ価値規範によってチームの活動が乱されないように，CSCA を遵守してスムーズな活動を行うことが重要となる。活動計画は，すべてのチームメンバーで共有し，メンバー全員が活動の目的や範囲などを理解することが必要である。そのうえで各自の役割を理解し主体的に任務を遂行する。

● **活動のモニタリング・評価による質の管理**　災害後の国際救援活動では，刻々とニーズが変化し，それに伴い活動内容を変化させていく必要がある。活動計画立案時には，そのニーズの変化をあらかじめ予測して立案をするが，実際には，活動の評価指標を経時的にモニタリングしながら，適宜活動計画の進捗の確認と修正を行い，活動終結へと進めていくことが必要である。

● **緊急救援における医療支援のかたち**　緊急救援における医療支援では，かつては組織の医療レベルに大きな差があり，不適切な創傷処置やコールドチェーン❶が維持されていないワクチンの接種，突然の撤退など，医療の質や倫理面で問題となる事象が多く発生した。この反省をもとに WHO は，すべての国際医療支援チームの医療提供レベルのカテゴリー化と，医療の質の担保のための基準を設け，2013 年に EMT（emergency medical team）の登録制度を発足させた[1]。

　EMT は，3 つのタイプと専門チームに分類され，各組織は，いずれかのカテゴリーにそったかたちで活動を提供できるように人材・資機材を整備し，事前に WHO の承認を受け，登録しておくことが義務づけられている（●表4-18）。

NOTE
❶コールドチェーン
　所定の温度（冷蔵・冷凍）に保ったまま流通させる手法のことをいう。

● **表 4-18　EMT のタイプ**

タイプ	活動の場	おもな役割
タイプ1	・巡回型診療 ・仮設診療所での診療	地域住民（被災者）へのプライマリケアを提供する。外来診療であり，原則として入院施設をもたない。
タイプ2	病院（タイプ1からの患者受け入れ）	内科的な緊急対応，一般的な緊急手術，産科緊急対応が可能であること。
タイプ3	高度な医療を提供できる病院	タイプ1・2からの患者の受け入れ先として，重症患者や複雑な手術を必要とする患者を受け入れることが可能であること。
専門家チーム	・既存の医療施設 ・タイプ2・3の病院	感染症対応，心理・社会的支援，または泌尿器科や眼科，口腔外科など，専門性が高い治療が必要となる場合に，既存の医療施設やタイプ2・3の病院に参加して活動する。

1）WHO：*EMT Global classified teams.*（https://www.who.int/emergencies/partners/emergency-medical-teams/emt-global-classified-teams）（参照 2023-12-01）.

　国際救援における医療支援では，被災国・地域のヘルスシステムのなかで，需要と供給のバランスが維持できなくなった部分を補完することが重要である。被災国と WHO が主導して，被災国・地域に必要な医療支援ニーズを同定し，それを満たすために EMT がそれぞれの役割を果たす。

　2022 年の時点で，EMT として 37 チームが登録されている。わが国では，JDR（●274 ページ）が，タイプ 1，タイプ 2，専門家チームとして登録されているほか，日本赤十字社ではタイプ 1 とタイプ 2 を提供する準備が整っている。

● **EMT における看護師の役割**　EMT として国際救援活動に派遣される看護師は，整えられた医療提供の場で直接的な医療・看護を提供するだけでなく，日々変化する状況の把握や，医療支援を提供するために必要な診療所・病院の運営管理・スタッフ指導に関する役割も担う。

　看護師の役割としては，以下に示す内容がある。

　1 二次アセスメント　傷病者の人口動態，居住地域，インフラの復旧状況，生活必需品の供給状況などと，疾病傾向や栄養状態などの診療データを照合し，活動地域の被災者の健康状態のアセスメントを行う。これは，現状把握だけでなく，これから被災者が遭遇する健康問題を予測し，予防のための対策を講じるためにも必要である。

　2 診療介助　タイプ 1 の場合と，タイプ 2 の場合について解説する。

（1）タイプ 1：外来診療の補助，処置室での点滴や創部洗浄，創処置などを行う。老若男女，内科・外科にかかわらずすべての症例に対応できる広範な知識が必要となる。また，身体的な症状で受診する人のなかにも，一定の割合で心理的な支援が必要な人が存在する。看護師は，患者の訴えや表情などから，心理的な支援が必要な人を見きわめ，専門の支援を提供している団体へ紹介する役割を担う。

（2）タイプ 2：タイプ 2 は，手術室や ICU を備える病院であるため，タイプ 1 よりも重症な患者への治療・看護の提供が必要となる。タイプ 1 での役割に加え，入院患者の治療・療養環境を整えることが必要となる。夜間の睡眠の確保や，病状に応じた食事の提供を行い，疾病から回復するための栄養状態を整えることや，リハビリテーションの実施なども必要である。

　3 衛生管理　診療所や病院の清掃は清掃担当者に依頼することが多いが，診察室や処置室など専門的な衛生管理が必要となる部門の衛生保持は，看護師の管理下で行うことが多い。国際救援では，感染症が蔓延しやすい環境での支援活動となることもあり，感染管理にはとくに注意をしなければならない。

　4 医療資機材や薬剤の管理　薬剤や衛生材料の消費量の確認や補充，衛生材料が適切に使用されているかのモニタリングなどは，看護師と薬剤師が協働して行う。

　5 カルテの管理　従来，国際救援活動における患者情報は，IEHK 内のヘルスカードに記載して管理してきた。近年では，ヘルスカードとともに

HIS（health information system）という ICT ツールが導入され，データ集計や電子カルテへの移行がなされつつある。

⑥**診療データ入力や報告書の作成**　国民や寄付者などの活動資金の提供者や活動を見まもる人々に対し，救援活動の結果を説明する責任がある。また，後続のチームや今後の活動にいかすため，活動の履歴を残し，可視化できるようにする必要がある。HIS を使用し，日ごとにクラスター本部へ診療データや報告書を提出し，被災者の疾病罹患状況の把握をタイムリーに行う。

⑦**現地スタッフの指導・教育**　現地スタッフとの協働なしには効果的な支援活動はできない。経験が少ない看護師や，看護学生とともに活動することもあり，現地スタッフへの OJT を行うことは重要な役割となる。診療の補助やカルテ整理，診療データの入力などといった看護業務のすべてにおいて OJT を続けることで，活動終結時には現地スタッフのみで活動を継続する力を習得することにつながる。

⑧**巡回診療の診療介助，物品準備，関係者との調整など**　巡回診療を行う場合は，拠点となる診療所を設営し，そこに必要な物品をすべて運んで活動する。薬剤や衛生材料，カルテなどの準備や整理は看護師が責任をもつことが多い。巡回診療の実施においては，巡回診療場所決定のためのアセスメントや，地域の承諾を得ること，ボランティアの招聘など多くの調整が必要となるが，これらは事務管理要員と看護師が協働して行う。

⑨**保健衛生活動・調査**　国際救援の場では，感染症が蔓延する危険性が高い。傷病者の疾病傾向を注意深くモニタリングし，感染症の発生を早期に察知し，必要な感染拡大防止策を講じることは看護師の重要な役割である。

⑩**母子保健活動**　国際救援活動が必要となるのは開発途上国の場合が多く，人口増加率が高い，つまり妊婦や子どもが多い地域であることが多い。妊婦健診や新生児の健診，予防接種などは，現地の保健省やユニセフなどと協力して行うことが多い。

▌活動の終結

現地のヘルスシステムの回復に伴い，外部からの支援のニーズは減少してくる。あらかじめ想定していた活動終結の指標に基づき，段階的に実施している活動の終結を行う。展開していた診療所や病院を完全に終結し，患者を現地のヘルスシステムへ移行することもあれば，国際救援要員は撤収し，現地スタッフのみで活動を継続する場合もある。国際救援要員の撤退前には，活動を継続する現地スタッフに対し，医療資機材の使用方法やメンテナンス方法の指導，薬剤管理の方法などの指導を行う。活動終了時には，資機材の寄贈を含め，地域のヘルスセンターや診療所など，活動地のヘルスシステムの担い手に引き継ぎを行う。

6　紛争地における看護

前述したように，紛争は複合人道危機を引きおこし，大量の難民や国内避難民を発生させるなど，現在も子どもたちや女性を含む多くの人々が犠牲になっている。紛争の犠牲者への人道支援活動は，国際社会全体における喫緊

の課題である。とくに人々の生命や安全をまもるための医療活動は，人道支援において重要な役割を担っている。

　武力紛争下では，人命ばかりでなく，生活環境や生活手段を含めたあらゆるものが奪われる。水や食料，住居といった基本的ニーズを確保することすらむずかしく，医療へのアクセスも困難になる。また，それらが長期化する可能性があるため，人々の健康はさらにおびやかされる。

　武力紛争地にある医療施設は，治安の悪化による危険な状態のなかでも負傷者を受け入れ，必要な治療・ケアを行うことが求められる。医薬品や医療設備などは不足しがちであるが，それにもかかわらず負傷者は次々と発生するため，看護師をはじめとする医療スタッフは厳しい環境下での活動をしいられることとなる。

◆ 紛争地の救援活動における看護の役割

●ジュネーブ4条約にみる看護の役割　1949年のジュネーブ4条約は，紛争時の看護師を含む医療スタッフの権利と義務も定めている。医療スタッフの権利としては「いかなる場合にも，医療スタッフ，衛生施設，医療用輸送手段などを攻撃してはならず，つねにこれを尊重し，保護しなければならない」と規定されている。また，医療スタッフの義務を，傷者または病者について「性別，人種，国籍，宗教，政治的意見またはその他類似の基準による差別をしないで人道的に待遇し，かつ，看護しなければならない」「治療および看護をしないで故意に遺棄してはならず，また，伝染または感染の危険にさらしてはならない」「緊急な医療上の理由がある場合に限り，優先権が認められる」と規定している。このように医療スタッフは，医療の本来の目的である，傷病者を救護し，看護することで人間の苦痛を緩和するという人道的任務にあたる義務がある。

●ICN看護師の倫理綱領にみる看護の役割　「ICN看護師の倫理綱領」にも，「看護師の専門職としての第一義的な責任は，個人，家族，地域社会，集団のいずれかを問わず，看護ケアやサービスを現在または将来必要とする人々に対して存在」し「個人，家族，地域社会の人権，価値観，習慣および宗教的・精神的信条がすべての人から認められ尊重される」ようにすることなど，ジュネーブ4条約と同様のことが示されている。

　つまり，看護師は，平時・非常時にかかわらず，看護を必要とする対象を尊重し，差別なくケアを提供するものである。

◆ 紛争地の救援活動における看護の展開

　紛争地での救護活動は「できるだけ多数に最善のことをする」ことであって，「全員にすべてのことをする」ではない。限りある医療設備・医薬品・人材・時間を考慮したトリアージを何度も行い，必要に応じて適切な治療・看護を提供しなければならない。そのためには，知識・経験・判断力・行動力はもとより順応性・柔軟性も求められる。

　おもに紛争地の既存の医療施設に救援物資や医療スタッフが派遣され活動

する場合が多いが，独自に病院を開設する場合もある。また，病院内だけで
なく，医療チームとして現地におもむいて医療活動を行うこともある。

● **戦傷外科**　武力紛争の犠牲者の多くが武器による身体の損傷を負ってお
り，その治療には戦傷外科治療が適応される。**戦傷外科**とは，紛争という特
殊な状況下において，さまざまな制約や危険性のあるなかで，弾丸による穿
通創や爆傷などによる特殊な損傷を，安全かつシンプルに治療するものであ
る。

　弾丸や砲弾は，多くの軟部組織や骨，重要臓器を破壊する。また，紛争時
の損傷は汚染されていることが多く，感染が重大な脅威となる。したがって，
戦傷外科は基本的には損傷部の掻爬・切除後に開放創のままとし，4〜7 日
後に待機的一次閉創 delayed primary closure（DPC）を行うことが基本である。
また，骨折に対しても外固定や牽引を用い，感染のリスクの高い内固定は避
ける。抗菌薬の使用も慎重に行う。

● **戦傷外科看護**　戦傷外科での看護は，前述した戦傷の病態生理・治療原
則を理解して実践する周手術期看護が中心となる。つまり，① 患者の不
安・苦痛を最小限にする，② 手術後合併症を予防する，③ 創傷治癒促進の
ための創傷・栄養管理が重要となる。そのためには，看護師は注意深い観察
に基づいたアセスメントと，タイムリーな看護ケアの提供を行う必要がある。
また，医療資機材や人材が不足した場合に，原理・原則をふまえて，現地に
あるものを工夫して柔軟に対応する必要もある。

◆ 紛争地の救援活動における看護の課題

● **危機にたつ紛争下での医療支援**　2016 年から 2022 年の 7 年間で，世界
中の医療施設への攻撃は 5,909 件，医療職者への攻撃による死亡は 1,172 人，
負傷は 2,277 人，誘拐は 889 人であった[1]。これは，先に解説した紛争の
ルールを定めたジュネーブ 4 条約で明確に禁止されていることである。医療
施設や医療職者への攻撃は，紛争によって負傷した人を治療できなくなると
いうだけにとどまらず，紛争が終結したあとも，その地域全体の医療に深刻
な影響を与える。看護師は，自身はもとより，患者や医療施設の安全管理も
担う必要がある。また，紛争の多様化により NBC 対策（●67 ページ）も必要
になることがある。

● **広範囲の知識・情報収集の必要性**　紛争地では，予防接種で防げる感染
症をはじめとした風土病の増加や，栄養失調などといった紛争による保健衛
生サービスの減弱を原因とする問題も発生する。また，生活習慣病の治療が
続けられないことも問題になることがある。

　したがって，紛争地での看護では周手術期看護や抗菌薬の適正使用を含む
感染管理の知識に加え，現地の保健衛生状況に応じてさらに広い範囲の知識
を要することがある。そのためには，必要な知識を効率よく得るための情報
収集・管理能力も求められる。

---

1 ）Insecurity Insight : *Attacked and Threatened: Health Care at Risk.* （https://mapaction-maps.herokuapp.com/health）（参照
2023-12-01）.

● **現地の看護師の労務管理・人材育成**　紛争地では，医療施設や医療人材の教育施設の多くは機能していないことが多く，看護師の人材不足または能力不足がおこる。紛争地での看護を長期的に担っていくのは現地の看護師であり，そのことをふまえて労務管理・人材育成を行う必要がある。

　現地の看護師との看護や働くことへの認識の違いを認め合いながらも，患者の安全をまもるための適正な人員配置やシフト調整を，現地の看護管理者を支えながら行う。また，ときには基礎教育を満足に受けられなかったために，読み・書き・算数が不十分で，診療録が読めない・書けない，与薬にあたっての計算ができない看護師もいる。あらゆる機会で根気よく人材育成にかかわる必要がある。

　また，自身のかかわりの継続性を保つために，支援内容の文章化と引き継ぎをすることが重要となる。さらには，ほかの支援団体や行政との協働によって，より大局にたった看護師教育体制の構築や，看護師の地位確立に向けた関与も必要になってくる。

7　事例における看護の展開

◆ バングラデシュの人道危機における看護の展開

● **バングラデシュの状況**　2017 年 8 月，ミャンマーのラカイン州周辺に住むイスラム系住民とミャンマー国軍の紛争を契機に，約 80 万人もの人々が隣国のバングラデシュ南部コックスバザール周辺へと避難した。バングラデシュ政府は，急増した避難民のためにキャンプを設置したが，狭く水はけのわるい新規造成地域に多くの人が密集して居住することとなり，また，安全な水や食料なども不足する状況が続いた。

● **支援の概要**　大規模な人口の移動のあと，国際移住機関（IOM）や国連機関，国際赤十字社，NGO などのさまざまな組織が支援にあたった。

　日本赤十字社は，ただちに現地での状況確認とニーズ調査を行い，救護班（基礎保健緊急対応ユニット〔ERU〕）を派遣し，現在も医療施設の支援を継続している。

● **避難民キャンプにおける看護師の活動**　避難民キャンプでは，早期から巡回診療が実施され，医師，薬剤師，看護師，助産師などから構成されるチームが，担当活動地で外傷や感染症のケアおよび出産の支援などを行った。栄養失調の子どもや女性も多くみられ，栄養支援部門とも協力しながらの対応が必要であった。避難による精神的な負担をかかえている人も多く，心理・社会支援も行われた。また，巡回診療だけでなく，診療所も設置し，コレラの蔓延などといった入院加療が必要な状況を想定した整備を行った。看護師は，診療の補助のほか，生活の場での健康に関する情報を収集し，衛生管理の指導なども実施した。

　なお，診療にあたっては，バングラデシュ人や避難民をスタッフとして雇用し，教育を実施した。2018 年のジフテリア流行時には，接触者を追跡するコンタクトトレーシングが行われ，予防内服による感染者の重症化予防が

はかられた。

● **地域保健活動**　医療支援開始から半年が経過しても患者数は減少せず，さらなる支援の長期化が予測された。避難民は依然としてキャンプでの生活をしいられており，下痢や皮膚疾患などの感染症，雨季の到来による被害など，劣悪な生活環境による影響が懸念された。このような状況から，関連機関と協議し，避難民を対象に 2018 年 5 月から地域保健活動を開始した。

● **地域保健活動における看護師の活動**　バングラデシュ赤新月社および国際赤十字・赤新月社連盟が実施した初期調査結果から，地域住民参加型保健 Community Based Health and First Aid（CBHFA）を用いた活動を展開することとなった。CBHFA とは，国際赤十字の地域保健活動の手法であり，地域住民が主体となり，健康問題の抽出や啓蒙方法を決定し，活動を展開する。活動の評価にいたるまでを地域住民が行い，支援が終了したあとも自分たちで健康状態を維持・向上できる能力を養うというものである。CBHFA における看護師の具体的な活動内容は次のとおりである。

　①**ボランティアの選出と育成**　CBHFA ではボランティアが主体となり，地域住民に健康普及活動を行うため，ボランティアの選出は重要である。選出にあたっては識字能力や男女比，地域貢献への意欲などを考慮し，30 名がボランティアとして選出された。

　しかし実際には，教育水準が低く，記名さえ困難な女性も多かった。そのため，活動に使用するパンフレットは絵を主体とするなどの工夫を行った（●図 4-20）。活動当初は人前で話すことにとまどう女性ボランティアも多かったが，徐々に自信をもち，トレーニングで学んだ知識や意見を地域住民に伝えることができていた。

　②**対象地域の調査**　日本赤十字社が診療所の開設および巡回診療を展開していたバルカリとハキンパラの 2 地区の 1,928 世帯を地域保健活動の対象とし，そのうち 384 世帯に地域の属性や健康問題などについて調査を行った。質問は全部で 75 問とし，事業の現状や課題を把握するとともに，これまでの活動の影響についても評価を行った。調査の目的・方法，データの取り扱い，インタビューのスキルについて事前にトレーニングを実施し，バングラデシュ赤新月社の職員が携帯端末を用いて調査を実施した。

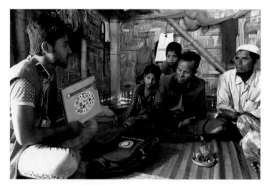

● **図 4-20　バングラデシュにおけるボランティアによる健康普及活動**
ボランティアが地域住民を訪問し，イラストを用いて栄養摂取について説明している。

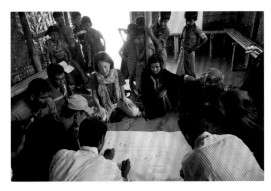

◖図4-21　バングラデシュにおけるハザードマップ作成の様子

　　3 **健康普及活動の実際**　バングラデシュ赤新月社と国際赤十字が実施した初期調査❶により，ファーストエイド，感染症対応，家族計画と母子保健，栄養，心理・社会的支援を優先順位の高い健康問題として取り組むこととなった。

　雨季の到来や地滑りによる外傷，整備されていない環境下での調理に伴う熱傷の症例が多いことから，その予防や処置について啓蒙活動を行い，ボランティアにはファーストエイドキットを配布した。ボランティアが対応に悩んだ場合はバングラデシュ赤新月社の職員に創部の写真を送信し，診療所への受診を促すケースもあった。また，キャンプでは水やトイレなどへのアクセスが限られており，下痢性疾患が多いことから，手指衛生の必要性や安全な水の取り扱いの普及活動を進めた。キャンプ内では伝統的産婆の介助による出産が多かったことから，医療保健施設での安全な出産や母子の定期的な健診の推奨も行った。迫害を受けたり，家族や財産を失った避難民も多く，心理・社会的支援も重要な項目の1つとして取り組んだ。また，キャンプは非常に流動的で整備されていない場所も多いことから，ハザードマップの作成を行った（◖図4-21）。川や不衛生なトイレ，ごみの集積場など居住地域の健康リスクや緊急時の避難経路などをあらかじめ理解するために，ボランティアで地図を作成し，認識のすり合わせを行った。

　難民支援は長期化することが多く，居住環境や支援状況も変化していくことが予測される。現地のニーズを随時把握し，状況に合致した支援を提供するとともに，長期化した活動に対するボランティアのモチベーション維持・向上への支援が重要である。

◆ レバノンの医療支援事業における看護の展開

● **レバノンの状況**　1948年のイスラエル建国以降，多くのパレスチナ人が住んでいた土地を追われ，エジプト，シリア，ヨルダン，レバノンなどの周辺国に逃れた。レバノン国内では，およそ48万人のパレスチナ難民が，70年以上もの間，故郷への帰還を切望しながら暮らしている。

　レバノンに暮らすパレスチナ難民は，国籍を取得できず，市民権や財産権も与えられず，失業率も非常に高いなかで困難な生活をしいられている。また，インフラや衛生環境が不十分であることから，事故や感染症がなどの健

━━NOTE
❶ CBHFAでは本来，対象地域ごとに健康問題を抽出することから活動が始まるが，対象である避難民は皆同じキャンプに居住しており，支援物資や生活環境，背景が類似していることから，バングラデシュ赤新月社と国際赤十字・赤新月社連盟がキャンプ全体を対象として調査を行った。

康被害が深刻化している。

●**医療支援の概要**　パレスチナ赤新月社はレバノン国内に5つの病院を運営している。それらの病院は，長年にわたってパレスチナ難民の命と健康をまもってきた。しかし，医療スタッフは，知識や技術を見直す機会が失われ，昔のままの方法や体制での診療を行っていた。さらに，スタッフの高齢化や人員不足が重なり，医療の質の低下が問題となっていた。これらの状況を受け，日本赤十字は，パレスチナ赤新月社と協力し，アセスメントを実施し，ニーズを把握したのち，病院支援事業を開始した。

　レバノンにおける医療支援は，医療職者から現地の医療職者への技術の提供が主体であり，人と人とのつながりがとても大切である。まずは現地の状況をよく理解し，支援を行う病院のスタッフはもちろん，地域の人々に受け入れてもらうことが重要である。パレスチナ難民の生活は厳しく，そのことが仕事へのモチベーションに大きく影響しているため，支援において，エビデンスや正論を押し付けるのではなく，現地に合った，最適な方法を模索することが求められる。

●**看護師の活動**　看護師は支援先の病院で次のような活動を行った。

　1 救急外来診療録とトリアージシステムの導入　救急外来には，事故による外傷患者や冠動脈疾患など，緊急治療を要する患者が多く来院していたが，患者の緊急度によって優先順位をつけて診療・治療を行うためのトリアージのしくみがなく，必要な患者に適切なタイミングで医療を提供することができていなかった。さらに，患者の名前や住所を登録する帳簿は存在したが，救急外来診療録（外来カルテ）は存在せず，診療や処置の内容は記録として残されていなかった。記録は，診療・処置を行った証拠となるだけでなく，継続した治療やケアを行うために必要であり，加えて医療やケアの質を評価するツールとなるため，教育を行ううえで重要な役割を果たす。これらのことから，日本赤十字社は，救急外来診療録とトリアージの方法論を作成し，救急外来に導入した。適切な記録と正しいトリアージが実施できるよう，勉強会の開催や実地指導を行った。

　2 看護ケアマニュアルの作成と継続した教育への支援　病院での支援開始時には，現地の看護師とともに看護を実施し，看護の質の評価を行った。改善が必要な看護技術については，看護ケアマニュアルの作成とそれを用いた実地指導や勉強会を開催した。現地の看護師が自立して人材育成を行っていくために，支援の後半には現地の看護師主体で実地指導や勉強会が行われるように助言や準備を行った。また，看護部長や看護師長といった，管理者とともに，教育の年間計画を作成した。

　3 フォローアップ体制の確立　活動の後半には，支援の継続性を考え，日本赤十字社が行ってきた取り組みを現地の看護師に引き継ぎ，責任を委譲していった。そして，日本赤十字社が現場で行っていたモニタリングや評価を遠隔で継続するためのしくみづくりを行った。その後も定期的にオンラインでの支援を行い，モニタリングの結果に対するフィードバックやアドバイスを継続している。

◆ 南スーダンの人道危機における看護の展開

● **南スーダンの状況**　現在，ICRC は，南スーダン政府側と反対勢力側の両方の地域に野外病院を 2 か所ずつもち，中立の立場を貫きながら負傷者に対して無料で医療活動を行っている。首都ジュバには南スーダン最大の軍病院があり，2013 年から赤十字国際委員会は軍病院内の 2 病棟を使用し，常時 50〜70 名の負傷者を受け入れている（▶図 4-22）。

● **看護師の活動**　負傷は銃弾によるものが 9 割以上を占める。負傷者は現地でトリアージされ，飛行機やヘリコプターで医療搬送されるが，戦闘がいったんおさまらなければ危険であることや，雨季には滑走路がぬかるみ飛行機などが着陸できないなどの問題から，受傷後数日たって搬送されることがほとんどである。搬送を行う看護師は，患者ができるだけ安定した状態で病院に到着できるよう，患者を観察し，必要な輸液や薬剤投与を行った。

病院到着後，外科医による 2 次トリアージが行われ，最も緊急性の高い患者から手術を受けることになる。武器による創傷の場合は，創部や骨の感染のため，多いときは 10 回以上も手術を繰り返すことがある。そのため輸血を必要とする場合が多いが，南スーダンでは献血に対する偏見があり，血液銀行などのシステムも十分に整っていないため，輸血用血液を入手することが非常に困難である。赤十字国際委員会は，国連南スーダン共和国ミッション United Nations Mission in the Republic of South Sudan（UNMISS）の協力を得て定期的に輸血用血液を供給しているが，地域住民に献血の重要性を啓蒙し，協力してもらえるようにはたらきかけることも重要である。

患者は，自分自身が銃撃されただけでなく，家族が同じ銃撃戦で死亡してしまったというようなトラウマをかかえ，さらに手術を何度も受けることで苦痛体験を繰り返している。場合によってはカウンセラーと協働して，心理的サポートを実施する必要がある。

紛争地では医療施設の荒廃が激しい。南スーダンでは紛争が数十年も続いているため，病院に最低限必要な電気や水さえ十分に整っていない。電気は発電機を使用しているが，常時燃料不足のため，国内最大規模の軍病院とい

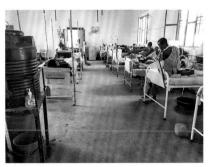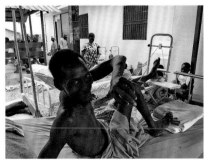

○**図 4-22　ICRC の病棟の様子**
右の写真は，駆虫剤散布のためにすべての患者を屋外に移動したところである。
（写真提供：ICRC）

えども1日の大半が停電しており，X線撮影などが行えなくなる。加えて，医療機器や試薬もないため，生化学検査などを実施することもできない。このように検査ができない状況においては，看護師の観察力が頼りである。発熱がある，脈が速いなど，バイタルサインを的確に読みとることが求められる。創部の滲出液の量・色・においなどから感染の徴候を把握し，結膜の色や毛細血管再充満時間 capillary refill time（CRT）から貧血の程度をアセスメントすることは非常に重要である。基本的なフィジカルアセスメントを1つひとつ確実に行うことが，適切な看護を行うことにつながる。

D わが国における文化や制度を考慮した在留外国人への看護の実践

　文化とは，1人ひとりのかかえる背景や習慣によってつくり出される一定の傾向のことである。人間は日々変化するものであるが，人間がつくり出す文化もまた刻々と変化しつづける。文化を考慮した看護とは，看護の対象者が変化しつづける多様な社会文化的背景をもつことを理解し尊重した看護を展開することである。

　その歴史は，1960年代にレイニンガー（●259ページ）をはじめ，おもにアメリカの看護研究者が Transcultural Nursing を提唱したことに端を発する。Transcultural Nursing は，「文化をこえた看護」，または「異文化看護」ともよばれてきた❶。

　「文化を考慮した看護」は，グローバル化とともに，提供する機会が国内外で増加してきている。海外で多国籍チームとともに活躍する日本人看護師が増加しているほか，日本国内でも外国人の増加に伴い，医療機関・保健所などでの国際対応が進められている。外国人に対しても，1人の人間として尊重し，1人ひとりに合わせた看護を実施することが大切である。分断や排除ではなく，差異を知ろうとし，理解し，ともに暮らす仲間ととらえられるような社会は，日本人にとっても暮らしやすい社会であるはずである。

　国際看護学では，自国の健康課題のみに注目するのではなく，地球規模で問題をとらえ，国際的な協働によって解決し，持続可能な世界を目ざす。そのためには，みずからのかかえる文化をこえて，互いを尊重し，多様な人々と話し合いながらヘルスフォーオール（●253ページ）を実現しなくてはならない。

　変化しつづける多様な対象1人ひとりに対し，柔軟で多様な看護を提供できる人材が求められる時代となっている。

● **わが国に在留する外国人**　母国ではない国に一定の期間とどまる人のことを**在留外国人**といい，とくに日本で生活する外国人を**在日外国人**ともいう。法務省は，在留外国人を中長期在留者および特別永住者に分類している（●表4-19）。

NOTE

❶異文化とは，自文化とは異なる文化に属する人々（おもには開発途上国）を把握しようとする立場であった。しかしながら近年は，グローバル化により，単純な「国内/国外」「自文化/異文化」という境界線はくずれつつある。グローバルヘルスの領域では，彼我の差異を生む背景に目を向け，差異を理解し，共生し，健康課題を解決することに注目する時代に突入しているため，異文化という言葉はあまり使用されなくなってきている。

●表 4-19　わが国に在留する外国人の定義

分類	定義
中長期在留者	出入国管理および難民認定法上の在留資格をもってわが国に在留する外国人のうち，次の ① から ④ までのいずれにもあてはまらない者である。なお，次の ⑤ および ⑥ の者も中長期在留者ではない。 ①「3 か月」以下の在留期間が決定された者 ②「短期滞在」の在留資格が決定された者 ③「外交」又は「公用」の在留資格が決定された者 ④ ① から ③ までに準じるものとして法務省令で定める者（「特定活動」の在留資格が決定された，台湾日本関係協会の本邦の事務所もしくは駐日パレスチナ総代表部の職員またはその家族） ⑤特別永住者 ⑥在留資格を有しない者
在留外国人	中長期在留者および特別永住者

（出入国在留管理庁：用語の解説，在留外国統計．＜http://www.moj.go.jp/housei/toukei/yougo_touroku.html＞＜参照 2023-12-01＞）

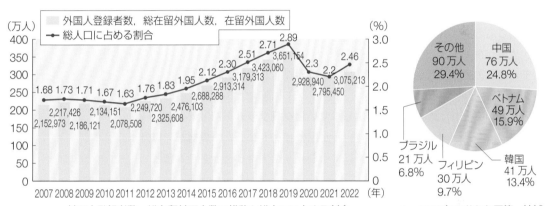

a. 外国人登録者数，総在留外国人数の推移と総人口に占める割合

調査方法などの変更のため，2011 年以前は外国人登録者数，2012〜2021 年以降は総在留外国人数，2022 年は在留外国人数を示している（各年 12 月末の数値）。また，「総人口に占める割合」は国勢調査および人口推計による各年 10 月 1 日現在の人口をもとに算出した。

b. 2022年のおもな国籍・地域別在留外国人数と割合

●図 4-23　在留外国人の推移
（出入国在留管理庁：在留外国人統計・登録外国人統計，総務省：国勢調査・人口推計をもとに作成）

　法務省入国管理局の在留外国人統計によると，2022（令和 4）年末の在留外国人数は 195 か国 307 万 5213 人で，2007 年の 215 万 2973 人と比べて増加している。近年，COVID-19 の世界的流行によって在留外国人数は減少傾向にあったが，少しずつ復調しつつある。

　地域別にみると 84％をアジアの人々が占め，国籍別では多い順に中国が約 76 万人，ベトナム約 49 万人，韓国約 41 万人，フィリピン約 30 万人，ブラジル約 21 万人となっており，以上で約 71％を占めている（●図 4-23）。在留外国人の居住地は，東京，愛知，大阪，神奈川，埼玉の順に多く，大都市に集中しているが，近年は地方都市にも広がっている。労働者・学生・観光

客・医療ツーリズム❶による患者など，多様な目的で在留している。

　このように，最近ではわが国で生活を営む外国人や，観光を楽しむ外国人が増えてきている。それに伴い，けがをしたり病気にかかる外国人も増え，医療現場では外国人患者に対応をすることもめずらしくない。外国人患者と接する際には，その文化的背景はもちろん，わが国で外国人患者がかかえやすい特有の困難を把握して支援にあたる必要がある。

NOTE
❶医療ツーリズム
　居住国とは異なる国や地域を訪れて医療サービスを受けることをさす。おもに自国では不可能であったり，高価であったりする医療を受けることを目的に行われる。医療観光，メディカルツーリズムともいわれる。

◆ 外国人がかかえやすい「3つの壁」

　一般に，出生地以外の国で暮らす外国人が直面する壁として，① 言葉の壁，② 制度の壁，③ こころの壁という**3つの壁**があるといわれる。この3つの壁は，在留外国人が病気や災害にみまわれたときには，次のような障害となる。

（1）言葉の壁：日本語の不自由さから生じるコミュニケーション障害など。

（2）制度の壁：保健医療制度を知らなかったり，利用できる保険に加入していないことで多額の医療費が発生したりすることなど。

（3）こころの壁：社会文化的背景や習慣の違いによって，周囲の日本人との摩擦が生じることなど。

　それぞれの壁に対し，次のような取り組みがなされている。

● **言葉の壁**　災害時にも使用できるやさしい日本語（○175ページ）のほか，言葉がわからなくても視覚的に理解しやすい**ピクトグラム**を使用するといった取り組みが進んでいる（○図4-24）。わが国のピクトグラムの規格が，海外の規格と異なる場合もあるため，誰にでもわかりやすいピクトグラムに統一していく試みがなされている。

　また，外国人患者の円滑な受け入れを推進する国の事業の一環として，多言語による診療案内や，異文化・宗教に配慮した対応など，外国人患者の受け入れに資する体制を第三者的に評価し，外国人が安心・安全にわが国の医療を受けられるよう，**外国人患者受入れ医療機関認証制度**Japan Medical Service Accreditation for International Patients（**JMIP**）が策定され，外国人患者の受け入れ対応・サービス・組織体制と管理などの基準で審査が行われている。認証医療機関は2023年4月8日現在71医療機関となっており，これらの医

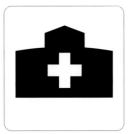

a．病院

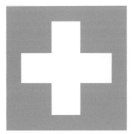

b．救護所

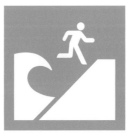

c．津波避難場所

○**図4-24　ピクトグラムの例**
（JIS Z 8210：2017による）

療機関では，受け入れ対応部署を設けてマニュアルの整備や，スマートフォンなどの電子端末による翻訳，医療通訳派遣などを行い，外国人患者を受け入れる体制を整備している。

● **制度の壁**　わが国では，国民皆保険制度のもと，誰もが社会保険への加入が義務づけられている。外国人がわが国で安心して保健医療を受けるためには，看護職も保険制度を理解し，情報提供を行う必要がある。

　常時雇用される者は国籍に関係なく健康保険に加入しなければならない。常用雇用でなくても，住民登録を行い3か月以上日本に滞在する外国人は国民健康保険の適用である。留学生や研修生については，常用雇用の労働者ではないため，国民健康保険への加入となる。国民健康保険加入者の自己負担割合は1〜3割であるが，加入していない場合は高額の自己負担となる。しかし，保険料そのものが外国人にとって高額であり，病気になっても医療を受けられない外国人がいることが課題となっている。

　また，適用事業所❶に常用雇用される限り厚生年金保険が適用となり，70歳未満の労働者は原則全員加入する。常用雇用関係にない外国人についても，労働時間や勤務期間などの条件を満たした者は厚生年金保険制度の加入対象ではあるものの，加入率は低いのが現状である。外国人の加入率が低い理由は，① 保険料の節約，② 保険の重要性の理解不足などが考えられる。

● **こころの壁**　こころの壁については，外国人を共生社会の一員として迎え入れ，協力してすべての人びとが暮らしやすい場所にしていくことが必要である。看護職者としては，彼らにこころを開き，多様な健康課題に対応できるよう，文化を考慮した看護を提供するための学習をしておくことが必要である。

　こころの壁を低くするための取り組みとして，地域の祭りに参加してもらう，消防団に入ってもらう，自国の多様な文化や日本の魅力を紹介するような機会を設けるなど，日々の交流によって地域の活性化やグローバル化に結びつけている地域もある。

　悩みをかかえた外国人に対しては，多言語での健康相談先を紹介するなどの対応がなされている。たとえば浜松市では，2010年から多文化共生センター内に，おもにブラジル人住民を対象とした「外国人メンタルヘルス相談窓口」を開設している。しかしこのような取り組みはすべての自治体で行われているわけではない。

● **在留外国人への看護の事例**　わが国における外国人への看護の事例を通じ，文化を考慮した看護とはどのようなものかを考えてみよう。

▭ **NOTE**

❶適用事業所
　健康保険の適用を受ける事業所をいう。常時5人以上の従業員を使用する一定の業種の事業所，もしくは法人の場合は1人でも常勤者がいる事業所は健康保険・厚生年金保険加入が義務づけられている。

> **事例**　**日本でイスラーム教徒の女性が出産した事例**
>
> 　Aさんは，日本の看護系大学院で学ぶインドネシア人留学生である。敬虔（けいけん）なイスラーム教徒であり，夫以外の男性に肌を見せない習慣に従って，暑さが厳しいときでも手と顔以外は洋服やスカーフでおおって生活している。来日時に第2子の妊娠4か月であったAさんは，日本での出産を決意した。そこで，1日5回の祈祷や，豚やアルコールを含まない食事などのイスラー

ムの習慣に対応できる病院をさがすことにした。看護職の同級生に相談し，インターネットで検索したり，区役所に相談したりするなどにより，対応できる病院を見つけることができた。そしてその病院に出向き，英語での対応や，イスラーム教徒の習慣への理解，女性の産科医・看護職員による周産期のケアといった要望を伝えた。

　それを受け，その病院の産科医・助産師・栄養士が協働して対応することとなった。まず，英語の話せる助産師をAさんの担当とし，また病院の国際対応メニューを利用することでAさんの希望どおりの食事を提供することができた。

　Aさんは，夜間に破水したために緊急に入院となった。その日の産科の当直医が男性であったため，助産師よりAさんにそのことを伝えて話し合った結果，緊急時でもあるためそのまま出産することで合意した。出産後，当直医以外は女性ではあったものの，男性医師に対応されたことに悲しくなり，泣いていたAさんに助産師が声かけを行った。

　のちにAさんはこのときの経験をふり返り，夜間の出産でしかたがないことであり，また男性医師も最善をつくしてくれており，いまではよい経験だったと述べている。さらに，日本の看護職者は，インドネシアの看護職者より思いやりとおもてなしのこころにあふれており，好印象をもっているとも述べた。たとえば，出産後すぐにイスラーム教典の音楽を聞かせる儀式を行えるようにしてくれたのはうれしかった。ただ同時に，日本の医療職者が，イスラーム教徒の習慣を奇異に思わないでいてくれればありがたかったとも述べた。

　このように，看護職が他職種と協働し，外国人への配慮を行い，折り合いをつけながら調整を行った。レイニンガーの，① 文化ケアの保持もしくは維持を望み，② 文化ケアの調整もしくは取り引きをしながら，③ 文化ケアの再パターン化もしくは再構成が行われた事例である。

E　21世紀の国際協力の課題

1　人道危機に対応する新たなしくみの構築

　近年，地球温暖化に起因する異常気象により，世界各地で干ばつ，洪水，冷害などの自然災害が頻発・激甚化している。紛争を逃れ，水や食料を求め，経済的な混乱からゆたかな国を目ざして，小さな船で地中海を渡り，中南米の未開のジャングルをこえるなど，命がけの人口移動の流れが世界的に増大している。また，世界的流行を引きおこしたCOVID-19は，現在も人々の脅威となっている。さらに，2022年2月からのウクライナ人道危機により，2022年末時点でウクライナから近隣国などに避難した人は570万人に上り，国内避難民は約590万人になっている。ウクライナ人道危機は各国の脱炭

素・エネルギー政策にも影響を与えており，国連気候変動枠組条約締約国会議（COP）の目標達成も困難になりつつある。また，常任理事国の拒否権行使により，国際の平和と安全に責任を負う国連安全保障理事会もその機能を果たせていない。これらの危機により，人々の対面でのコミュニケーションの機会や移動が制限され，また，経済制裁などにより国や人々の分断がより深まっている。

　気候危機，紛争，感染症とそれにより生み出された人々の政治的・経済的・社会的分断は，インフレ，燃料不足，食料価格の上昇をもたらし，貧困と飢餓を拡大している。アフリカ大陸の23か国，1億4600万人が深刻な食料不足に直面しており，アフリカの角では，約2200万人が飢餓の状態にある。アフリカの飢餓の連鎖を終わらせるには，国際社会の結束した緊急対応と食料安全保障への長期的な投資が求められている。

●**世界サミット**　人道危機が拡大・長期化し，提供される人道支援との間に大きな人道的ギャップが生じている。それに対処することを目的として，2016年にトルコのイスタンブールで世界人道サミットが開催された。各国政府や国際機関，人道支援団体，研究機関，NGO，企業が，人道主義という共通価値に基づき，人道支援の質と量を改善するために，連携して新たなしくみを構築することが議論された。世界人道サミットで提案された次の5つの取り組みは，人道危機の深刻化している今日においてなお有効なものであり，取り組むべき喫緊の課題となっている。

(1) 世界のリーダーは，紛争の予防・解決のためにグローバルなリーダーシップを発揮すること。

(2) 紛争下で，一般市民を保護し，紛争犠牲者に人道支援の手が届くよう，国際人道法，国際人権法，難民条約の遵守を強化すること。

(3) 人道危機に直面するすべての人々に必要な支援を届け，持続可能な開発目標（SDGs，◉255ページ）の開発努力のなかにこれらの人々を位置づけ，自立と地域のレジリエンスを応援し，誰ひとり取り残さない leave no one behind こと。

(4) 2015年の第3回国連防災世界会議で採択された仙台防災枠組をふまえて，人々や地域社会のレジリエンスを高めるなど，人道危機がおこってからの対応から，人道危機がおこる前の対応に取り組みの重点を移していくこと。そのため，幅広いパートナーシップを促進し，人道支援と開発協力との連携をはかること。

(5) 地域社会のレジリエンスを強化するために，地域社会の能力開発への投資を，野心的な目標設定により拡大する必要がある。長期化した人道危機に対応するために，新たな資金を確保するプラットフォームを設けること。

　国際赤十字では，地域の人々や地域社会のレジリエンスを強化するために直接かつ長期の投資を拡大する必要があるとの考えから，地域に根ざした各国赤十字社の組織強化や地域のボランティア活動への投資に取り組んでいる。また，気候危機へのレジリエンス強化，アフリカの疫病対策，安全な水の確

保などのグローバルな課題に対し，資金造成や援助協力のためのプラットフォームを設けるなどの取り組みを行っている。

　将来，看護師として，国際協力に携わる際には，医療・保健・衛生についての専門的な知識に加えて，前述した人道危機に対する新たな取り組みについても理解しておく必要がある。また，紛争下で自身の安全をまもりつつ，自身の活動が最も困難な状況にある人々の真のたすけとなるように，国際人道法，国際人権法，難民条約を学ぶことも重要である。さらには，人道危機がおこってからの対応だけでなく，人道危機がおこる前の平時の活動において，人々や地域社会のレジリエンスをいかに高めて行くかを学ぶことも大切である。

　近年，あらかじめ災害の発生が予測可能な場合には，災害対応のタイムライン（●148ページ）を作成し，災害発生前からとるべき行動を決めておく災害予測型活動計画に基づく取り組みが行われるようになってきている。感染症の対応をはじめ，医療・保健・衛生の分野においても同様の取り組みを考える必要がある。

2　これからの国際協力

　より複雑化している人道危機に対処するには，従前のように国家主権の枠組みで考える方法では，もはや太刀打ちできない。そのため，世界人道サミットは，国境をこえたさまざまなかたちでの連帯を提唱している。人道支援を取り巻く環境が急激に変化するなか，1人でも多くの人の命をたすけ，より効率的・効果的な人道支援を行うために，必要なアプローチを検討しなければならない。ここでは，国家の枠組みをこえて広まる，「ボランティア」と「イノベーション」の2つに焦点をあてて考える。

◆ ボランティア

　紛争，自然災害，疫病などの人道危機に際し，メディアなどで，海外からの支援について大きく報道されることが多い。しかし，実際には，地域のボランティアによる活動が大きな役割を果たしている。紛争，自然災害，疫病の流行時に，最も迅速かつ効果的に活動できるのは，地元のボランティアである。

　たとえば，2013年から続くシリア内戦では，国内で人道支援活動ができるのは，諸外国や国際機関ではなく，地域のボランティアで組織されたシリア赤新月社などである。2014年から2016年にかけてアフリカ西部で猛威をふるったエボラウイルス病のパンデミックでは，最も危険な遺体の埋葬，感染経路の追跡調査，地域住民に対する正しい知識の普及などの活動の多くを地元のボランティアが担った。2017年8月から2018年3月までに，ミャンマーのラカイン州からバングラデシュのコックスバザールに流入した避難民は70万人に上り，以前から流入していた避難民と合わせると90万人に達しているが，これら避難民の支援においてもバングラデシュ赤新月社のボラン

◉**表4-20　ボランティア憲章**

・我々, 赤十字・赤新月のボランティアは, 自らの使命のもとに結束し, いかなる場所であっても人々の苦しみを予防し, 軽減し, 赤十字の7原則である「人道」,「公平」,「中立」,「独立」,「奉仕」,「単一」,「世界性」を掲げ, 遵守します。
・我々は, いのちと健康を守り, 人間の尊厳を大事にします。
・我々は, 人間の尊厳を守りつつ, 互いに理解を深め, 団結し, 協力して, 平和を促進します。
・我々は, 必要な人々に支援を届けることを妨げうるいかなる政治的, 思想的または経済的な介入にも負けず, 完全に独立して使命を果たします。
・我々は, 人々の苦痛を軽減することに努め, 彼らのニーズにのみ従い, その中でも最も喫緊の課題に取り組みます。
・我々は, 国籍, 性別, 民族, 宗教, 階級, 政治的意向やその他どんな理由においても人々を差別することはありません。
・我々は, 紛争当事者のいずれにも加担することなく, 政治, 民族, 宗教, 思想などのいかなる論争にも関与しません。
・我々は, いかなる欲望にも駆られることはありません。
・我々は, 我々の(赤十字)標章が, 自らを危害から守ってくれることを信じています。しかし, それでも我々の生命は時に危険にさらされることがあります。
・我々は, 各赤十字・赤新月社に対し, 我々ボランティアの参加, 保護, 尊厳を保障し, そして我々が人道的使命を成し遂げるために必要な手段と支援を提供するよう求めます。
・我々自身が, 赤十字・赤新月そのものなのです。

(2017年国際赤十字・赤新月社連盟総会採択, 日本赤十字社国際部訳)

ティアや避難民コミュニティのボランティアが活躍している。さらに, COVID-19の流行に対しても, 各地でボランティアが感染者に食料を届けたり, ワクチン接種会場での手伝いを行ったりしているほか, ウクライナ人道危機においても避難民の受け入れに赤十字などの地元のボランティアが多く活動している。

　このような重要なボランティアの活動を支えるために, 国際赤十字では, 赤十字活動の中心を担うボランティアの権利・義務・行動規範などをうたった「ボランティア憲章」を策定し, また, ボランティアの安全な活動を確保するために, 研修・訓練, 装備の充実, ボランティア保険の付保などを推進している(◉表4-20)。

　ボランティア活動は, 無償の活動に限定されるものではない。ボランティア休暇を取得して自費で活動する人もいれば, NGOの一員として日当や旅費を得て活動する人もいる。青年海外協力隊員に志願して, 給与を得て活動することも広義の意味でのボランティア活動といえる。ボランティアやボランティア活動を定義することはむずかしいが, だからといって, ボランティア活動は善意の気持ちさえあればよい, 責任を伴わない活動ということにはならない。ボランティア活動の先には, 支援を必要とする最も困難な状況にある人たちがいる。将来, 看護師として国内外のボランティア活動にかかわる際には, 前述の「ボランティア憲章」や「国際赤十字・赤新月運動及び災害救援を行う非政府組織のための行動規範」,「人道憲章と人道対応に関する最低基準」(スフィアスタンダード)について理解を深めておく必要がある(◉311ページ)。

○表 4-21 保護，ジェンダー及び包摂に係る方針書

目的
- あらゆる暴力，虐待・差別，そして排除から人々を保護すること。

組織および事業体制
- 全ての会員，職員，ボランティアは我々の人道サービスの対象者の多様性を反映し，自らも多様でなければならない。
- 同じく，我々自身の組織も公平性に十分配慮しなければならない。
- そのための分析を行い，その実現のための幹部研修などを強化する。
- 特に組織の幹部，ガバナンスにおいては，片方のジェンダーが全体の3分の2を超えないようにする。
- 保護，ジェンダー及び包摂の検証を全ての事業に組み込むことで，人々の尊厳，アクセス，参加，安全を確保する。保護，ジェンダー及び包摂の観点を全ての職員とボランティアに求める。

（2022年国際赤十字・赤新月社連盟総会採択，日本赤十字社国際部訳・抜粋）

　ボランティアには，その活動を支援してくれる人たちだけでなく，支援の対象となる人たちに対しての説明責任 accountability が求められる。また，ニーズ調査，計画立案，活動実施，活動評価といった一連の過程のなかで，支援の対象となる人たちや地域の人々の参加，地域のボランティアとの協働は不可欠である。さらに，ジェンダーを含む最も社会的に弱い立場にある人々への保護と社会的包摂（ソーシャルインクルージョン）❶という視点に配慮する必要がある（○表 4-21）。

<aside>
NOTE
❶社会的包摂
　社会的に弱い立場にある人々を含め，すべての人が排除されることなく社会に参画する機会をもつことをさす。
</aside>

◆ イノベーションとパートナーシップ

　近年，さまざまな分野における技術の進歩や，それに伴う新たなアイデアの広まりによって，社会を大きく発展させるような価値の創出が求められている。このような**イノベーション**は，人道支援の場においても重要である。インターネットを通じ，人々がより自由につながりやすくなった現代社会では，これまでアクセスがむずかしかった相手とのコミュニケーションが可能となり，パートナーととらえられていなかった相手との**パートナーシップ**が大きな付加価値を生むことになる。以前であればミスマッチと考えられるような，あるいは，これまで競合関係にあったような相手とのパートナーシップを結ぶことによって，革新的な変化がもたらされている。ここで述べているイノベーションとは，単なる技術革新にとどまらない，このような革新的な変化を意味している。

　たとえば，企業活動と人道支援を結びつけ，企業の有するノウハウを人道支援にいかすこともイノベーションであり，次のような取り組みがある。

　1 **災害時の被災地調査や救援物資の輸送**　災害時の一刻も早い被災地調査は，救援の初動対応や救援計画の策定に欠かせない。アクセスが困難な地域においては，ドローンなどによる上空からの調査が有効である。また，被災者の支援のさまざまな場面において罹災者証明が求められるが，被害認定には時間を要する。そこで，ドローンが撮影した写真と，損害保険会社や建築士のノウハウを結びつけることで，短期間に住居などの被害認定を行うこ

とが可能となる。また，アクセスが困難な地域への物資の輸送にドローンを活用することが増えている。

　2 e コマース❶を通じた救援物資の調達　災害時には，被災地においてさまざまな救援物資が緊急に求められる。国際赤十字では，救援物資や車両などについてあらかじめ企業と取り決めた価格・納期・数量などの情報をインターネット上に掲載し，それらの物資や車両を各国の赤十字社が調達できるしくみの創設に取り組んでいる。

　3 インターネットを通じたグローバルなファンドレイジング　インターネット上にグローバルなファンドレイジング❷を可能とするプラットフォームを創設し，あらかじめ登録した団体が自己の活動を紹介して，さまざまな国の寄付者から支援を受けつけるしくみを構築している。また，インターネットを通じてグローバルなビジネスを展開している企業と協力し，ユーザーに対して募金活動を行うなどの取り組みもある。

　4 難民への現金給付　海外では，難民が居住地周辺で食料や生活に必要な物資を購入することができる場合に，現金給付を行うケースが主流になってきている。銀行やクレジットカード会社と提携し，難民にクレジットカードを発行し，そこに定期的に送金を行う方法がとられている。とくに難民の滞在が長期化し，継続的に支援を行う必要がある場合は有効な方法となっている。支援を受ける側にとっては，本当に必要とするものを購入することができ，支援する側も，物資の調達・輸送・配分に人手や経費をかけることなく支援を行うことができる。

　5 ビジネスを通じた社会課題の解決やイスラーム諸国の基金　さまざまなソーシャルビジネスや投資信託などを活用し，福祉活動や社会問題の解決に向けた取り組みが行われるようになってきている。また，イスラーム諸国では，貧しい人々や被災者の支援のためにさまざまな基金(クウェート基金やキングサルマン人道援助救援センターの資金，イスラム開発銀行の資金など)が設けられており，これらの基金を広く世界の人道問題の解決に役だてる取り組みが行われている。

　このように，さまざまな人々，企業，団体間のパートナーシップや技術の活用によって，イノベーションとして新しい資源やより効果的な方策が人道支援活動に取り入れられてきている。

□ NOTE

❶ e コマース
　インターネットなどを利用して，ネットワーク上での電子的な情報通信により商品やサービスを売買すること。電子商取引ともいう。

❷ ファンドレイジング
　公益方針や NPO 法人などの民間非営利団体が，その活動のための資金を個人・法人・政府などから集めることをいう。

📝 work 復習と課題

❶ 格差や紛争といった世界の問題が人々の健康に与える影響についてまとめてみよう。

❷ 世界的に NCDs が増加傾向にある理由を考えてみよう。

❸ 国際看護学の対象をあげて，その特徴を説明しなさい

❹ インターナショナルヘルスとグローバルヘルスの違いを説明しなさい。

❺ プライマリヘルスケアの 4 原則について説明しなさい。

❻ ヘルスプロモーションの定義について，オタワ憲章とバンコク憲章にふれて説

明しなさい。

❼ SDGs の目標のうち，医療職者が直接的にかかわるものをあげなさい。

❽ ユニバーサルヘルスカバレッジとはなにか，説明しなさい。

❾ わが国の看護制度と諸外国の看護制度の違いをまとめてみよう。

❿ レイニンガーのサンライズイネーブラーモデルについて説明しなさい。

⓫ 後発開発途上国の基準を説明しなさい。

⓬ 国際救援と開発協力について，その連続性をふまえて説明しなさい。

⓭ 難民と国内避難民の違いについて説明しなさい。

⓮ 国際救援や保健医療協力にかかわるおもな国際機関について，その目的や活動分野を調べてみよう。

⓯ 災害マネジメントにはどのような取り組みがあるか説明しなさい。

⓰ ODA とはなにか説明しなさい。

⓱ 絶対的貧困と相対的貧困について説明しなさい。

⓲ 健康の社会的決定要因の例をあげなさい。

⓳ 低所得国と高所得国のおもな死因の違いについて説明しなさい。

⓴ 三大感染症の発生を抑えるための取り組みについて説明しなさい。

㉑ 国際看護活動を展開するにあたって，必要となる対象国の情報にはなにがあるか説明しなさい。

㉒ 近年の難民・国内避難民の状況をまとめてみよう。

㉓ 国際救援活動を終結する際に必要なことはなにか説明しなさい。

㉔ 在留外国人がかかえやすい3つの壁について説明しなさい。

参考文献

1. 一盛和世ほか：顧みられない熱帯病（Neglected Tropical Diseases）制圧——第66回世界保健総会決議とWHOの取り組み. *Journal of International Health*, 28(4)：337-347, 2013.
2. 外務省：我々の世界を変革する：持続可能な開発のための2030アジェンダ（仮訳）. （https://www.mofa.go.jp/mofaj/files/000101402.pdf）（参照 2023-11-01）.
3. 環境省ほか：気候変動の観測・予測・影響評価に関する統合レポート2018——日本の気候変動とその影響. （https://www.env.go.jp/content/900449806.pdf）（参照 2023-11-01）.
4. 気候変動適応情報プラットフォーム：気候変動と適応. （https://adaptation-platform.nies.go.jp/climate_change_adapt/index.html）（参照 2023-11-01）.
5. 気象庁：気候変動. （https://www.jma.go.jp/jma/kishou/know/whitep/3-1.html）（参照 2023-11-01）.
6. 経済産業省：通商白書2020. （https://www.meti.go.jp/report/tsuhaku2020/index.html）（参照 2023-11-01）.
7. 健康・医療戦略推進本部：グローバルヘルス戦略. （https://www.kantei.go.jp/jp/singi/kenkouiryou/senryaku/r040524global_health.pdf）（参照 2023-11-01）.
8. 国際開発機構：開発援助のためのプロジェクト・サイクル・マネジメント——参加型計画編. 国際開発機構, 2007.
9. 国際協力総合研修所：指標から国を見る——マクロ経済指標，貧困指標，ガバナンス指標の見方. （http://open_jicareport.jica.go.jp/pdf/11881521.pdf）（参照 2023-11-01）.
10. 作田美文：新興・再興感染症. 国立医療学会誌 52(1)：53-54, 1998.
11. 田代順子監修：ワークブック国際保健・看護基礎論. ピラールプレス, 2016.
12. 日本看護協会：看護職の倫理綱領. （https://www.nurse.or.jp/home/publication/pdf/rinri/code_of_ethics.pdf）（参照 2023-11-01）.
13. 日本国際保健医療学会編：実践グローバルヘルス, 第3版. 杏林書院, 2022.
14. 日本災害看護学会：災害看護関連用語. （http://words.jsdn.gr.jp/words-detail.asp?id=80）（参照 2023-11-01）.
15. 柳澤理子：国際看護学, 改訂版. ピラールプレス, 2017.
16. 山越裕太：国際連盟保健機関の創設——目的および組織構造を中心として. 国際政治 172：15-27, 2013.
17. 湯浅資之ほか：プライマル・ヘルス・ケアとヘルス・プロモーションの共通点・相違点の考察——ヘルス・プロモーションの開発途上国適用への模索. 日本公衆衛生雑誌 48(7)：513-520, 2001.

18. Anderson, E. T. and McFarlane, J. 著, 金川克子・早川和生監訳：コミュニティアズパートナー──地域看護学の理論と実際. 医学書院, 2002.

19. One Health Central and Eastern Africa：*One Health Principles and Concepts.* （https://afrohun.org/wp-content/uploads/2021/01/ONE-HEALTH-PRINCIPLES-AND-CONCEPTS.pdf）（参照 2023-11-01）.

20. United Nations：*What Is Climate Change?*（https://www.un.org/en/climatechange/what-is-climate-change）（参照 2023-11-01）.

21. WHO 著, 大阪赤十字病院国際医療救援部訳：緊急医療チーム(EMT)の分類と最低基準. （日本語版）(https://www.osaka-med.jrc.or.jp/assets/pdf/magazine/bluebook_emt.pdf)（参照 2023-11-01）.

22. WHO：*Comprehensive Mental Health Action Plan 2013-2030.* （https://www.who.int/publications/i/item/9789240031029）（参照 2023-11-01）.

23. WHO：*EMT global classified teams.* （https://www.who.int/emergencies/partners/emergency-medical-teams/emt-global-classified-teams）（参照 2023-11-01）.

24. WHO：*IEHK*（*Interagency Emergency Health Kit 2017*）. （https://www.who.int/emergencies/emergency-health-kits/interagency-emergency-health-kit-2017）（参照 2023-11-01）.

25. WHO：*Safety surgical checklist.* （https://www.who.int/teams/integrated-health-services/patient-safety/research/safe-surgery/tool-and-resources）（参照 2023-11-01）.

26. WHO：*TESK*（*Trauma and Emergency surgery kit*）. （https://www.who.int/emergencies/emergency-health-kits/trauma-emergency-surgery-kit-who-tesk-2019）（参照 2023-11-01）.

27. WHO：*The Regulation and management of International Emergency Medical Teams.* （https://extranet.who.int/emt/sites/default/files/WHOIFRCReport.PDF）（参照 2023-11-01）.

28. WHO：*World mental health report: Transforming mental health for all.* （https://www.who.int/publications/i/item/9789240049338）（参照 2023-11-01）.

第 **5** 章

災害看護学・国際看護学
における教育・研究

A　災害看護学・国際看護学における教育

1　わが国の災害看護教育の発展と展望

　災害看護教育は，以前は日本赤十字社の看護専門学校や短大などの少数の看護基礎教育機関でのみ授業に取り入れられていた。しかし，1995（平成7）年に発生した阪神・淡路大震災で，多くの看護職者が救護班や被災病院，避難所，応急仮設住宅で被災者の支援にあたり，急性期のみならず中長期に及ぶ災害看護の経験を広く共有し教育にいかす必要性が生じた。

　阪神・淡路大震災の経験から，日本看護協会は**災害支援ナース**の体制を立ち上げ，看護師の登録および都道府県協会との連携，ネットワークの構築を進めた。また，1998（平成10）年には日本災害看護学会が設立され，災害看護における国内外の知識体系の構築を目ざして活動を広げた。加えて，2008（平成20）年には世界災害看護学会が発足した。また，2009（平成21）年には「保健師助産師看護師学校養成所指定規則」で定める看護師養成課程のカリキュラムが改正され，新たに設けられた統合分野の留意点として，「災害の基礎的知識を含む内容とする」と記された。

　その後も，東日本大震災や熊本地震など，災害によって多くの人々の命や健康がおびやかされる状況が続き，より専門性の高い災害看護教育が必要とされた。2017（平成29）年には**災害看護専門看護師**が誕生するなど，今後も基礎・専門・現任教育のなかでの災害看護教育の向上が必要となっている。

　世界の災害対策の動向としては，阪神・淡路大震災後の第2回国連防災世界会議で採択された「兵庫行動枠組2005-2015」，さらに，東日本大震災後の第3回国連防災世界会議で採択された「仙台防災枠組2015-2030」により，減災・防災の強化が広がっている。今後，看護においては，災害への備えを強化して発災時の健康被害を最小限にすること，そして，できる限り早期に健康増進に向けた支援を行うことが重要となる。そのため，災害看護においては，平時から災害時へとシームレスにつながる教育が必要である。

---

plus　2024年からの新しい災害支援ナース

　これまで災害支援ナースの被災地への派遣は自然災害のみを対象とし，また，法令などの根拠に基づくものではなかった。しかし，COVID-19の世界的流行をふまえて，2022（令和4）年の「感染症の予防及び感染症の患者に対する医療に関する法律等の一部を改正する法律」の制定と，それに伴う「医療法」の改正（2024〔令和6〕年4月1日施行）により，災害支援ナースは**災害・感染症医療業務従事者**として位置づけられるようになった。これにより災害支援ナースは，災害発生時や感染症の蔓延時に，DMATやDPATと同じく，「医療法」を根拠とした新たなしくみによって派遣されることになる。

2 国際看護を実践する人材像

● **国際看護活動で求められる資質**　国際看護の活動の場としては，自国以外に，自然災害にみまわれた国や紛争中の国，あるいは開発途上国などがあげられる。これらの場は，わが国とは生活環境が大きく異なり，日々の活動でも命や健康がおびやかされやすい。

　そのような国際看護活動の場への派遣にあたり，日本赤十字社が職種を問わず重要視している資質として，次のものがある[1]。

（1）一緒に活動する仲間とコミュニケーションをはかり，柔軟性をもって目標に向かって活動できること。

（2）読み書きと会話ともに英語でのコミュニケーションに支障のないこと。

（3）多様性を尊重し，多国籍の仕事環境に適応できること。

（4）前向きな態度でストレスに対処することができ，厳しい状況下での仕事，生活に適応できること。

　看護師には，これらに加えて，看護の専門性，対人関係，マネジメント，対象への助言や指導と教育，看護の質向上のための研究などの能力やスキルが必要である。

● **日本赤十字社のキャリア開発ラダー**　日本赤十字社では，「赤十字施設のキャリア開発ラダー」を作成しており，2012（平成24）年にはこれに「赤十字の国際活動における看護実践能力向上のためのキャリア開発ラダー」（国際ラダー）が加わった。国際ラダーは，ほかのラダーと同様に「赤十字」「専門能力」「対人関係」「マネジメント」「教育・研究」の5領域に分けて指標を示している。国際看護活動を目ざす看護師には，このラダーを手がかりにして，知識・技術を高められるように自身で学びをはかることが求められる。

● **研修会**　同時に，さまざまな研修会を活用して国際看護での実践力を高める必要がある。日本赤十字社および赤十字の病院では，国際活動に関する研修会が開催され，それぞれのレベルに応じた学習が進められるように整えられている。加えて，JICAなどの政府機関が行う研修会や，NGO・NPOが実施する勉強会などに参加することも，グローバルな課題に目を向けながら国際看護に対する理解を深めるのに役だつ。

● **大学院教育**　このように，勤務のかたわら研修などに参加して学習するほか，国際看護学や国際保健学，グローバルヘルスなどの領域をもつ大学院で教育を受けるという手段もある。大学院での学びは，グローバル社会における健康格差などを中心に，健康問題や保健，看護について広く系統的に探究することができる。

● **国際看護の活動の現状**　国際看護実践の現状をみてみると，JICAの青年海外協力隊では，病院や保健センター，小学校，村落地域などで看護業務

1）日本赤十字社：国際要員になるために．（https://www.jrc.or.jp/international/join/personnel/）（参照 2023-12-01）．

○表5-1　2017年度から2023年度8月末までの日本赤十字社からの国際活動への派遣者

	医師	看護師（助産師含む）	事務管理職	薬剤師	診療放射線技師	理学療法士作業療法士	臨床検査技師	臨床工学技士	臨床心理士	精神保健福祉士	その他	合計
2023年度8月末まで	4(0)	17(1)	10(1)	3	0	1	0	0	0	0	0	35(2)
2022年度	10(2)	22(2)	20(1)	4	1	2	0	1	1	0	0	61(5)
2021年度	5(2)	12(4)	3(1)	5	0	1	0	0	0	0	0	26(7)
2020年度	0(0)	1(1)	5(4)	1	0	0	0	0	0	0	0	7(5)
2019年度	11(0)	25(0)	12(3)	1	0	0	0	0	0	0	0	49(3)
2018年度	17(0)	38(0)	20(0)	4	0	0	0	3	3	0	1	86(0)
2017年度	24(0)	60(0)	32(0)	10	1	2	4	7	0	2	1	143(0)

かっこ内はリモート派遣の数である。リモート派遣とは、わが国の所属先に在勤しつつ、通常業務とは別に、海外の支援先に対して遠隔で助言指導などの活動を行う派遣形態をいう。なお、医師、看護師（助産師含む）、事務管理職以外のリモート派遣はない。

の指導や住民への啓発活動を行っているほか、看護学校における学生指導などを行っている。看護師として派遣される条件は、わが国の看護師免許をもち、実務経験が派遣時に3年以上、専門性が求められる場合には5年以上あることとなっている。そのほか、活動する場によって、特定の疾患や部署での知識や実務経験、プライマリヘルスケアや母子保健、5S（整理・整頓・清掃・清潔・しつけ）についての体系的な知識や経験、糖尿病療養指導士資格などが求められる[1]。

　日本赤十字社では、自然災害および紛争による被災者・難民への緊急救援や、開発途上国での保健医療に関する支援活動を行っている。看護師は、ほかの職種に比べて多く派遣されており、現場でのニーズの高さがうかがわれる（○表5-1）。また、2020年度からは、COVID-19の世界的流行により、ウェブによるリモート派遣という新たな支援が行われた。近年の具体的な看護師の活動の場は、次のようなものがあげられる。
（1）緊急支援：2023年1月に発災したトルコ・シリア地震における救援事業において、トルコ共和国で保健医療等ニーズの調査を行った。
（2）難民支援：レバノンやパレスチナの難民キャンプの病院において、2018年から現地の病院で医療および看護実践の質向上などを目的に看護支援を行っている。また、バングラデシュでは、2017年より、南部に設置されたミャンマーからの難民のためのキャンプで保健医療支援を行っている。
（3）紛争犠牲者支援：南スーダンで紛争犠牲者の治療を行う病院におけるマネジメントを行っている。

　1）JICA：看護師.（https://www.jica.go.jp/volunteer/application/long/job_info/nursing/）（参照2023-12-01）.

　これらの活動に参加する看護師は，前述の「赤十字施設のキャリア開発ラダー」における認定および一定水準の英語能力取得のあと，危機管理研修や緊急医療支援に関する研修，保健衛生における開発協力に関する研修などを受けていることなどの条件を満たしたうえで参加している。実際の国際看護活動には，臨床での実践による知識・スキル・姿勢が必要であり，まずは，病院内での基本的な看護実践力の向上をはかることが重要である。

B 災害看護学・国際看護学と研究

1 災害看護学と研究

　災害看護は，研究が始まってそれほど時間が経過しておらず，若い学問といえる。被災者の生活や心身の健康状態の回復・維持向上，災害がおきても健康を維持できるような備えなど，さまざまな研究が必要である。災害や被災者について理解し，健康への害を最小限，もしくは防ぐための看護の研究を積み重ね，災害看護学に必要な理論を見いだすことが望まれる。

　とくに高齢者や障害者，幼児，妊婦，病気をもつ人といった要配慮者に関する研究は重要である。なぜなら，看護師は，これらの人々の特徴や，平時からの困りごと，必要な配慮についての知識をもっているからである。

　さらに，災害看護を時間軸でみると，急性期における傷病者への医療提供，亜急性期における避難所などで避難生活を送る被災者への看護，慢性期における応急仮設住宅居住などで生活する被災者への看護・介護・福祉，そして，平時における備えや予防といった取り組みがある。これらの各期において，よりよい看護を探究する必要がある。

　東日本大震災や熊本地震，さらに近年の豪雨災害を経て，災害看護の研究は増えてきている。しかし，いまだ避難所などでの避難生活は劣悪で災害関連死の原因となっているなど，改善が急務な点は多い。生活環境の悪化で命を落とすような状況は，看護師が率先して取り組む課題であるといえる。

　災害はいつ発生するかわからず，その研究は容易ではない。また，研究を行うためには倫理審査など事前準備が重要である。災害現場では救命や生活の維持が最優先される。しかし，被災者の体験や支援者の活動のなかに，時間とともに変化していく心身の健康状態や，支援の効果・有効性などの研究対象となるものが埋もれている。

　研究手法の例として，災害時の体験や専門家の支援活動などのなかに埋もれている暗黙知を明らかにするための災害エスノグラフィー，被災者のエンパワメントや避難行動に関する意識変化などの介入を行うアクションリサーチなどがある。また，体験者への面接法や質問紙法などによる研究もある。なお，これらの研究の際には，災害の体験者が，災害から受ける心理的影響に十分注意をはらう必要がある。被災者および支援者は，災害や支援現場を

想起することで不快に思い，気分を害することがある。研究の対象者が傷つかないように，調査の時期や内容を十分吟味することが必須である。

2 国際看護学と研究

グローバルヘルスの課題としては，国の保健医療システムなどの体制や財政などにおける脆弱性，ユニバーサルヘルスカバレッジ(◯257ページ)の未整備，感染症や非感染性疾患(NCDs)および母子保健の問題，薬剤耐性菌，高齢化と人口増加，気候変動，自然災害や紛争などがある。とくに，COVID-19の蔓延によって，多くの国で保健医療システムに脆弱性があり，基本的なサービスを受けられない人が多いことが浮きぼりになった。

国際看護学においては，このような課題に対する研究が必要となる。開発途上国における人々の健康と生活の改善への研究や，健康の決定要因である文化を知ることで多様性への理解を深める研究も必要である。また，他国からの支援には終わりがあるが，そこで暮らす人々は，支援者が去っても生活を続け，状況に合わせて変化しながら，よりよい状況へと発展していく必要があり，活動の定着や持続可能性も課題となるなど，研究のテーマとして取り組むべきことがらは多岐にわたる。

研究にあたっては，実施国での倫理審査を受けることや，対象としている国の研究者などとともに研究を行うように努めることが必要である。研究の場としては，緊急救援における仮設診療所や仮設病院での活動，難民支援における保健衛生活動などがあり，研究方法には現地の医療スタッフや支援を行った看護師への質問紙調査や，国際看護活動の現状や支援についてのインタビュー，または観察を行う質的研究などがある。加えて，実装研究という新しい手法もある。これは，これまでの研究から得られたエビデンスを，臨床・公衆衛生活動，政策に実装する(組み込み，定着させる)方法を開発・検

---

plus	**プラネタリーヘルス**

現代社会，とくに先進国においては，かつてないほどの長寿と物質的なゆたかさを達成している一方，気候や生態系，水の循環，土地といったさまざまな資源に対し，過大な負荷が急速にかかり，気候変動や生物多様性の減少がおこっている。20世紀は，地球を搾取することで人間が栄えた時代といっても過言ではない。

そのようななか，2015年に医学雑誌の『ランセット』に掲載された論文において，プラネタリーヘルスという新しい概念が提唱された[1]。プラネタリーヘルスとは，地球の自然系を人類が崩壊させたことによる健康への影響を探索する領域である。加えて，地球と人間は別々な存在ではなく相互依存関係にあるととら

え，地球とその生態系，人間とその文化，という2つの健康の関係を解明し，これを適切に維持することによって，持続可能な世界を実現することが必要だという主張でもある。

このように，世界的な健康に関しては，医療や保健に限局するのではなく，ヒトを取り巻く生態系に関するさまざまな学術分野が協力して研究を行うことが必要とされている。

---

[1] Whitmee, S. et al.: Safeguarding human health in the Anthropocene epoch: report of The Rockefeller Foundation-Lancet Commission on planetary health. *Lancet*, 386(10007): 1973-2028, 2015.

証し，知識体系を構築するために行われる研究である[1]。病院の質の改善支援や，地域で行った保健衛生支援の成功例などの全体を研究的にまとめることを可能にする方法でもある。

このように，国際看護学の研究は，日々，視野を広げているとともに，さらに他領域との連携した研究が期待されている。

3 災害看護学・国際看護学の研究における倫理

研究にあたっては倫理的配慮が必要である。とくに災害看護学や国際看護学の研究は，対象となる人々が，予期せぬできごとにより大切な人を失ったり，生活の基盤がくずれていたりするなど，窮地にたたされていることがあるため，平時にも増して配慮を必要とする。

たとえば東日本大震災では，配慮を欠いた面談やアンケートの研究が，倫理審査を経ずに行われ，援助も提供せず，被災者の心身の回復を遅らせるという状況があった[2]。これに対して，日本精神神経学会は，被災者に不適切な精神的負担をしいる倫理的配慮を欠いた調査・研究は，人道・倫理に反するものであるとし，強く抗議した[3]。また，文部科学省と厚生労働省も，「健康調査・研究の中には，倫理的配慮を欠き，被災者にとって大きな負担となっているもの，自治体との調整が十分図られていないもの等が見受けられる」ことを指摘し，倫理委員会の審査を受けての実施や，被災地行政と十分に調整し被災者に適切な保健福祉サービスが提供されるように整備すること，被災者に負担をかけないことを示している[4]。

---

plus	**グリーンレスポンス**

近年，国際的な災害や紛争時の人道支援活動における環境への配慮が新たな問題になっている。国際赤十字の緊急救援では，グリーンレスポンスという考え方を提唱している。これは，環境や気候に与えるダメージを回避，または最小限に抑えて活動することである。具体的には，現地で廃棄物にならないように医療資機材や消耗品，梱包などを選択し，廃棄する場合にも処分時に現地で公害を引きおこさないように配慮をすることなどである[*1]。持続可能な世界を実現するためには，緊急救援における環境への配慮も重要な視点である。

＊1 The International Federation of Red Cross and Red Crescent Societies : *Introduction to Green Response.* (https://www.ifrc.org/document/introduction-green-response) (参照 2023-12-01).

---

1) 島津太一：もういちど！基礎編：D&I 研究とは何か？．D&I 科学研究会第 8 回学術集会：実装科学をひらく——リアルワールドとの会話．(https://www.radish-japan.org/files/conference/RADISH8_proceedings220704.pdf) (参照 2023-12-01).
2) 栗原千絵子：大規模災害と医学研究の倫理．臨床評価 39(1)：194-197, 2011.
3) 公益社団法人日本精神神経学会：東日本大震災復興支援に対する日本精神神経学会声明．(https://www.jspn.or.jp/modules/activity/index.php?content_id=174) (参照 2023-12-01).
4) 文部科学省・厚生労働省：被災地で実施される調査・研究について．(https://www.mhlw.go.jp/seisakunitsuite/bunya/hokabunya/kenkyujigyou/hisaichi/jimurenraku.html) (参照 2023-12-01).

　また，筆者がイラク戦争直後に事前調査として被災地を訪問した際，行政職員から「たくさんの外国の支援団体が来て，調査や研究といって何度も同じようなことを聞いていくが，なんの支援もしてくれない。話を聞くだけなら邪魔だから来ないでほしい」という声を聞いた。これは研究を否定しているのではなく，研究のために話を聞くだけで，まったく支援がないことを批判しているのである。まずは必要な支援を行うべきであり，調査を行う時期や場所などは別途検討しなくてはならない。

　わが国では，研究を行う際の指針として，2021（令和3）年3月に文部科学省・厚生労働省・経済産業省による「人を対象とする生命科学・医学系研究に関する倫理指針」が示されており，必要に応じて改正されるため，研究にあたっては，つねに最新のものにそって倫理的配慮を行うことが求められる。また，国外で研究を行う場合には，国際的な研究倫理指針として，WHOの協力のもと国際医学団体協議会 Council for International Organizations of Medical Sciences（CIOMS）が作成した「人間を対象とする健康関連研究の国際的倫理指針」などを用いて倫理的配慮をこころがける必要がある。

　被災者は，脆弱性が高く，意思決定力が落ちており，研究参加への自発性が十分とはいいがたい。また，開発途上国の人々は，日々の生活を送ることに精いっぱいで，教育や情報がいきわたっているとはいいがたい。また，国外で研究を行う際，研究の対象が支援国である場合，支援をする者とされる者の上下関係となることもあり，知らず知らずのうちに研究参加を断りづらくしていることもある。研究参加への自発性を担保するためには，わかりやすい説明などに留意する必要がある。

　研究を行う際には，まず対象地域の研究に関係する人々との信頼関係をつくることが必要である。研究実施に際しては，倫理審査を受けること，ほかの研究団体との重複を防ぐこと，被災地であれば行政と話し合い同意を得ること，そして被災者や現地の人々の負担とならないようにすることが必須である。災害現場であれば，被災地行政の人達も被災者であることを忘れず，十分に配慮して接することが重要である。

✏ work　復習と課題

❶ 国際看護活動で求められる資質について説明しなさい。
❷ 国際看護の実践力を高めるための学びの場にはどのようなものがあるか調べてみよう。
❸ 災害看護学・国際看護学の研究を行う際に必要な倫理的配慮についてまとめなさい。

① 応急処置・搬送法

QR コードから動画サイトのリンクを読み込むことができます。

A 応急処置

　災害発生直後，多くの傷病者が救護所や避難所に運ばれてくる。トリアージを終えた傷病者には応急処置が施されるが，物資が不足した状態で，最小限の資材と身近にあるものの応用法を理解することが大切である。

1 包帯の代用

　平時は弾性包帯やネット包帯を使うことが多いが，災害時の医療資材が不足したときには三角巾や，さらには，ふろしき，スカーフ，シーツ，ハンカチ，日本手ぬぐいなどで代用することもできる。

　三角巾は傷の大きさに応じて使用でき，広範囲の傷や関節をおおったり，手や腕をつるしたりするのに適している。開いた状態の三角巾を開き三角巾，たたんだものをたたみ三角巾とよぶ。たたみ三角巾は携帯しやすい形であり，収納にも便利である。三角巾の収納・携帯にあたっては，用途に応じて手ばやく広げて使用することができるようになっていることが大事である。

▶ 包帯として三角巾を使用する

a 三角巾のつくり方と各部の名称

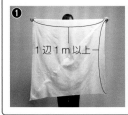 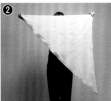 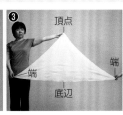

方法・留意点
❶ 三角巾は，1 辺の長さが 1 m 以上の四角の布を使用する。
❷ 対角線に沿って 2 等分に切ってつくる。
❸ 各部位はそれぞれ「頂点」「底辺」「端」という。

b たたみ三角巾のつくり方

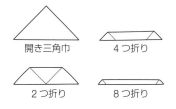

開き三角巾　　4 つ折り
2 つ折り　　8 つ折り

方法・留意点　開き三角巾を用途に応じて，2 つ・4 つ・8 つに折り，たたみ三角巾とする。
　たたむときは，三角巾の清潔を保つため，両手にかけて空中でさばく。2 つ折り，4 つ折りの三角巾はおもに被覆包帯として，8 つ折りは副子の固定などに使用する。

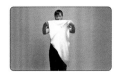

(48 秒)

c 三角巾のしまい方 1・2

1

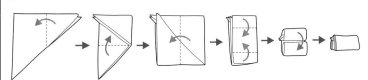

方法・留意点　三角巾を収納するときは，2 つの方法でたたんでしまう。
　三角巾のしまい方 1 は，通常，備蓄のときに折ってしまっておく方法である。この状態から広げれば開き三角巾の状態になる。

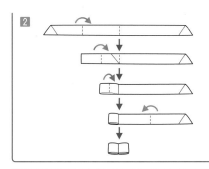

2 三角巾をしまうときも，清潔を保つために，三角巾を片腕にのせて空中でたたむ。

三角巾のしまい方 2 は，救護活動の現場に行くときに，数本，折りたたんで携帯するときの方法である。現場に到着後，ただちに処置を行うことができる。

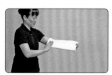
(1分2秒)

d たたみ三角巾の結び方

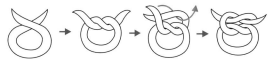

方法・留意点 三角巾を結ぶときはすばやく，また，ゆるまないように，本結び（横結び）で結ぶ。

【本結びの方法】
　右側にある三角巾の端が上になるように交差し，右手側の端で輪をつくり，その中に左手側にある端を通して，それぞれの端を左右に引く。

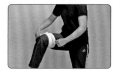
(25秒)

e たたみ三角巾のほどき方

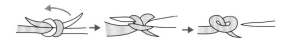

方法・留意点 本結びの結び目の右側の端を，包帯に沿って左側に引き，結び目を持って右側に引き抜けば，すばやくほどける。

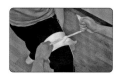
(14秒)

2 保護

　包帯をする前に，傷には適当な大きさと厚みのある保護ガーゼをあてる。滅菌ガーゼがない場合には，洗濯したきれいな布切れや，ハンカチ・タオル・シーツにアイロンで高熱を加えたもので代用する。災害時に応急手当てをする際は，保護ガーゼをあてたうえで，三角巾でおおい保護することができる。

▶ 三角巾で各部位を保護する方法

a 額，頭の周囲の保護

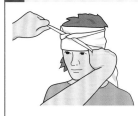

方法・留意点
額の保護：創部に保護ガーゼをあて，その上に適当な幅のたたみ三角巾をあてる。両端を後頭結節部にかけて交差し，前に持ってきて患部を避けたところで結ぶ。

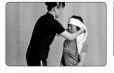
(44秒)

b 耳・頬・顎・頭頂部の保護

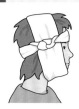

方法・留意点
耳の保護：受傷部位（耳）に保護ガーゼをあて，たたみ三角巾の中央部を患部の上にあてる。一方の端を顎へ，もう一方は頭頂部へまわす。両端を反対側の耳のやや上で交差し，一方は額に（眉に沿って）かけ，もう一方は後頭結節部にかける。両端を患側に持ってきて，患部を避けたところで結ぶ。

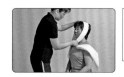
(45秒)

c　眼の周囲の保護

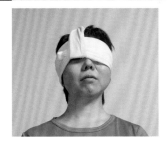

方法・留意点　　**眼の保護**：保護ガーゼをあて，受傷していないほうの眼の上から後頭部にかけてたたみ（8つ折り）三角巾（または，ひも）をかける。その上からたたみ（4つ折り）三角巾で眼をおおい，両端を後頭結節部にまわす。後頭結節部で交差させた両端を，前にまわして結ぶ。

　前に垂れている三角巾を目が見える程度に上に引き上げ，後ろに垂れている端も持ち上げて，頭頂部で結ぶ。

※たたみ三角巾の「4つ折り」「8つ折り」は目安であり，傷病者の状態に合わせて適切な幅を保つようにする。

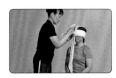

（57秒）

d　頭部の保護

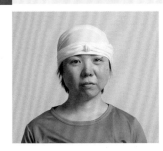

方法・留意点　　三角巾の底辺を適切な幅に折り，外側に折った底辺を額にあてる。耳のあたりで後頭部にかかっている三角巾をまとめ，端を片方ずつ後頭結節部にまわして交差し，前に持ってきて額の中央で結ぶ。後ろに垂れている三角巾の頂点を，頭頂部の布が浮き上がらないように引きながら2回ほど折りたたみ，後頭部に巻いた三角巾の中に差し込む。

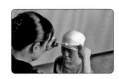

（1分4秒）

e　顔面の保護

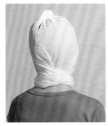
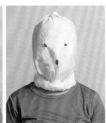

方法・留意点　　三角巾の頂点から15cm程度残して結び，頭頂部に結び目をあてて顔面をおおう。両端を後頭部で軽く交差し，前にまわして顎の下で結ぶ。頭頂部の結び目は交差部分に差し入れて隠す。

　可能であれば，眼・鼻・口の部分の三角巾をつまみ，声をかけながら切り落とし，孔をあけて視野と呼吸を妨げないようにする。

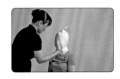

（1分48秒）

f　胸部・背部の保護

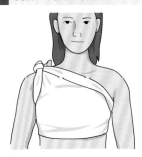

方法・留意点　　患側の肩に開き三角巾の頂点を置き，傷の大きさに合わせて底辺をひも状にならないように帯状に折り，両端を背部にまわし，頂点側の肩の下で結ぶ。結んだ端の長いほうを引き上げ，肩の上で頂点と結ぶ。

　背中の場合は前後をかえて同じ要領で包む。

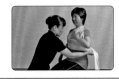

（44秒）

g　肩の保護

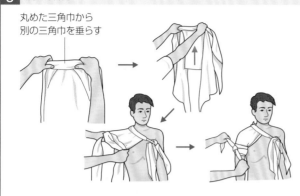

丸めた三角巾から
別の三角巾を垂らす

方法・留意点　たたみ（8つ折り）三角巾をもう1枚の開き三角巾の頂点にあててしっかり折り込み，底辺を上のほう（ひもの側）に蛇腹に折ってたくし上げる。肩にあて，たたみ三角巾の両端を反対側のわきにまわして前寄り（胸側）で結ぶ。たくし上げてあった三角巾で肩から上腕をおおい，両端をそれぞれわきの下にまわし，上腕の外側で結ぶ。

※たたみ三角巾の「8つ折り」は目安であり，傷病者の状態に合わせて適切な幅を保つようにする。

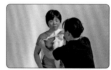

（1分56秒）

h　下腹部（殿部）の保護

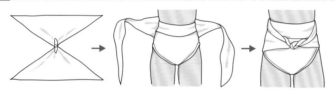

方法・留意点　2枚の開き三角巾の頂点を結ぶ。結び目を股間に置き，腹部を包んだ三角巾の両端を腰にまわして後ろで結ぶ。殿部を包み込んだ三角巾の両端を前にまわして結ぶ。

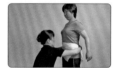

（1分24秒）

i　前腕の保護

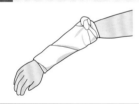

方法・留意点　適当な幅のたたみ三角巾の1/3程度のところを，患部の上に斜めにあてる。長いほうを持ち，らせん巻きの要領で巻き上げ，他方の端と前腕外側で結ぶ。巻き方により，前腕外側で斜めに結ぶ方法もある。

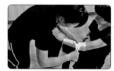

（40秒）

j　手の保護

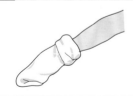

方法・留意点　三角巾を開き，底辺寄りに患部を置き，その上に頂点をかぶせてゆるく包み込む。両端を手の甲側で交差させ，手首で結ぶ。飛び出している頂点部分を結び目に巻き込む。

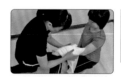

（48秒）

k　足の保護

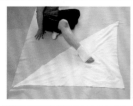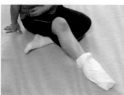

方法・留意点　患部を三角巾の中央に置き，その上に頂点をかぶせ，両端を足の甲側で交差させ，足首で結ぶ。

l　膝の保護

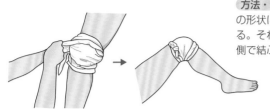

方法・留意点 　患部を十分におおうたたみ三角巾をあて，膝の形状に合わせてしぼり，両端を膝の後ろにまわして交差させる。それぞれの端を下から上に引いて，膝の上方（大腿部側）外側で結ぶ。

（1分9秒）

m　肘の保護

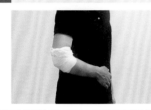

方法・留意点 　膝の保護と同様である。
患部を十分におおうたたみ三角巾をあて，端を肘の内側にまわして交差させ，肘の上方（上腕）外側で結ぶ。

3　止血

　出血は負傷に伴い発生することが多く，とくに大出血の場合は，迅速かつ適切な止血が必要となる。

止血には直接圧迫止血法，間接圧迫止血法，止血帯止血法がある。

▶ 直接圧迫止血法

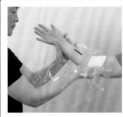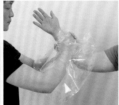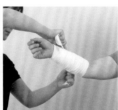

方法・留意点 　最も基本的な止血法である。出血箇所に直接ガーゼなどをあて，強く圧迫する。ビニールの手袋や袋などがあれば，感染予防のため手にはめて圧迫する。出血がおさまったことが確認できたら，血行がとまらない程度にたたみ（4つ折りまたは8つ折り）三角巾や包帯などを巻き固定する。

▶ 間接圧迫止血法

　傷口より心臓に近い動脈（止血点）を，手や指で圧迫して血液の流れをとめて止血する方法である。この方法は直接圧迫止血法では止血困難な大血管の損傷や切断などによる上下肢からの出血に対して応急に行う方法であり，第一選択は直接圧迫止血法である。

a　上腕・腋窩での止血

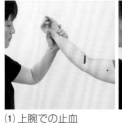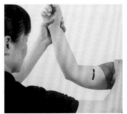

(1) 上腕での止血　　　　　　　(2) 腋窩での止血

方法・留意点
(1) 上腕での止血：上腕中央内側の血管（上腕動脈）に母指をあて下からつかんで力を入れ引っぱり，指と骨の間で血管を圧迫する。
(2) 腋窩での止血：腋窩の血管（腋窩動脈）に母指をあて上腕骨に向けて圧迫する。

b 鼠径部での止血

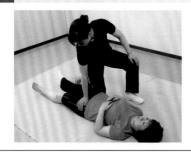

方法・留意点　鼠径部の中央(大腿動脈)を圧迫する。手のひらを鼠経部にあて，肘をのばし，体重をかけて圧迫する。

止血帯止血法

　出血している上下肢の中枢側を帯状のもの(止血帯，たたみ三角巾，スカーフなど)で血流を遮断して止血する方法である。ただし，合併症防止の観点から，大血管の損傷や切断などによる上下肢の出血など，直接圧迫止血法では止血困難な場合に行う。動脈性出血の場合は，短時間で死にいたる可能性があるため，ほかの止血法と併用してただちに止血帯止血法を実施する。

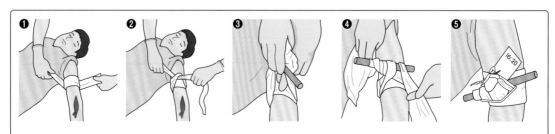

方法・留意点

❶ 5 cm 幅程度のたたみ三角巾を，出血している創傷の5〜8 cm 程度，中枢側(心臓寄り)の四肢にあて，裏側で交差させて表に戻す。

❷ 帯を半結びにする(効果性から肘，膝関節の上は避ける)。

❸ 帯と半結びの間に棒を差し込み，片手(指)で帯を押さえ，もう一方の手で棒と半結びを引き上げながら出血がみられないポイントまでねじる(圧迫，血流遮断に伴う過度な組織障害など合併症を防ぐ)。

❹ 棒の位置を固定するように帯の両端を棒の両端に巻きつけ，余った端を傷病者の四肢に巻いて結ぶ(結び目は原則，体側の表側)。

❺ 止血開始時間を札(または傷病者の皮膚)にマジックで記載し，見やすい位置につける。このとき，救護者が交代しても止血帯止血法を実施していることが確認できるよう，衣服などでおおわないなど工夫して搬送する。

※止血帯を解除すると，再出血や血流の再開による不整脈などの状態悪化のおそれがあるため，止血帯は原則として医療施設に搬送するまで解除しない。また，目安として2時間程度までは解除しないことが推奨されている。そのほか，専用の止血器具を使用することも可能である。

そのほかの出血の手当

出血	止血法
鼻出血	鼻の入口に近い鼻中隔粘膜の細い血管からの出血の場合，座って軽く下を向き，鼻を強くつまむ。額から鼻の部分を冷やし，静かに座らせる。また鼻孔にガーゼを詰め，鼻を強くつまむ方法もある。
喀血・吐血	安静にし，会話は禁止し，胸部または胃部を冷やす。
下血	安静にし，飲食は禁止する。
内出血	上肢・下肢の場合は，患部を挙上し，冷却・安静などの手当てをする。頭部・胸部・腹部の打撲などによる場合は，飲食を禁止し，全身を保温し，安静をはかる。

4　骨折などの固定

骨折などの場合，患部や患部の上下の関節を固定して動揺を防ぐことで，痛みをやわらげることができる。また，出血を防ぐとともに，動揺による新たな傷を防ぐ効果もある。

▶ 骨折箇所の固定のしかた

a　下腿部・大腿部の骨折時の固定

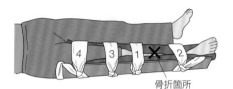

（1）下腿部の骨折時の固定

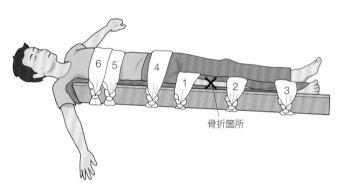

（2）大腿部の骨折時の固定

骨折箇所

方法・留意点　下腿部の骨折などでは，副子を固定するために，たたみ（8つ折り）三角巾を用いる。包帯・絆創膏・日本手ぬぐい・ストッキングなどで傷病者自身のからだに直接固定する方法もある。

(1) 下腿部の骨折時の固定：大腿部の中間部から足先までの長さの副子を外側と内側からあて，骨折部の上下からたたみ（8つ折り）三角巾で固定していく。

(2) 大腿部の骨折時の固定：外側の副子はわきの下から足の先までの長さのものを用いて，骨折部に上下から（下図の番号順に）固定していく。

(3) 副子がない場合は，両脚の間に毛布などを入れ，健側に固定する。

※たたみ三角巾の「8つ折り」は目安であり，傷病者の状態に合わせて適切な幅を保つようにする。

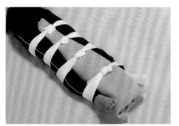

（3）副子がない場合の固定

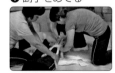 ❶ 副子をあてる

（2分16秒）

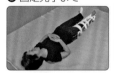 ❷ 固定完了まで

（1分11秒）

b　上腕骨の骨折時の固定

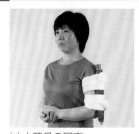

（1）上腕骨の固定

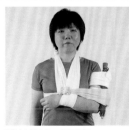

（2）からだへの固定

方法・留意点　副子には，骨折部の上下の関節を含めることのできる十分な長さと，強さ・幅が必要である。その条件を備えるものならば，身近にある新聞紙や雑誌，段ボール，棒，杖，傘，野球のバット，毛布，座ぶとんなども利用できる。
写真では折りたたみ傘を代用している。

骨折部の外側にあてて固定する。肘関節が動かないように手首をつる。さらに，固定の効果を上げ，肩関節が動かないようにする必要があれば，からだに固定する。

上腕とからだの間にすきまがある場合はタオルなどをはさむ。

---

c 手首や前腕の骨の骨折時の固定

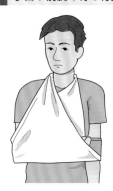

方法・留意点 肘関節から指先までの長さの副子などで，骨折部の内側と外側を固定し，肘関節が動かないようにたたみ（8つ折り）三角巾で固定する。さらに固定の効果を上げ，肘関節が動かないようにする必要があれば，開き三角巾で腕をつる。さらに，前後左右に動揺するのを防ぐ必要があれば，たたみ三角巾でからだに固定する。

※たたみ三角巾の「8つ折り」は目安であり，傷病者の状態に合わせて適切な幅を保つようにする。

❶ 副子の固定

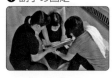

（2分33秒）

❷ 腕をつる

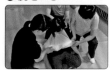

（1分29秒）

❸ からだに固定

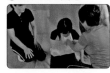

（57秒）

---

d 鎖骨骨折時の固定

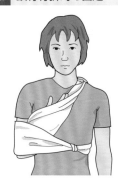

方法・留意点 鎖骨骨折は痛みが強く，患側の肩が下がっている。また，頭が患側に傾いたり，健側の手で患側の腕を支えたりしていることが多い。したがって，固定するときは，傷病者の最もらくな手の位置を確認して固定する。

開き三角巾の頂点を患側の肘に，一方の端を健側の肩にあてる。他方の端を患側のわきの下から背部にまわし，端を健側の肩の上で結ぶ。もう1枚のたたみ（4つ折り）三角巾で患側の肘を体幹に固定する。

※たたみ三角巾の「4つ折り」は目安であり，傷病者の状態に合わせて適切な幅を保つようにする。

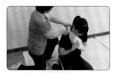

（2分24秒）

---

e 膝の固定

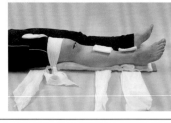 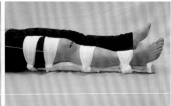

方法・留意点 殿部から踵の先までの長さの副子を下肢の背面にあてて固定する。膝窩・足首・踵には，タオルや靴下などのやわらかい物を入れる。とくに，膝関節が伸展して緊張した状態にならないように，膝窩には厚めに入れる。

---

f 足（足首）の固定

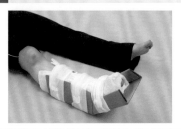

方法・留意点 バスタオル・段ボール・座ぶとんなど利用して固定する。

g 足首の捻挫時の固定

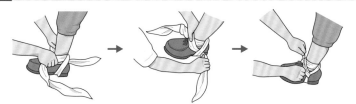

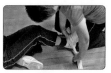

（1分25秒）

方法・留意点　足首を捻挫したときは，患部を冷水や氷嚢などで冷やし，安静にする。歩行しなければならない場合，靴をはいたままで，たたみ（8つ折り）三角巾の中央を土踏まずにあて，足首の後ろで交差して前にまわす。次に足首の前で交差し，両端を土踏まずから足首の後ろを通る三角巾に内側から通し，引き締めて足首の前で結ぶ。

※たたみ三角巾の「8つ折り」は目安であり，傷病者の状態に合わせて適切な幅を保つようにする。

h 断裂したアキレス腱の固定

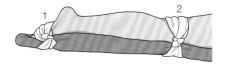

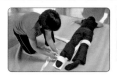

（1分53秒）

方法・留意点　腹臥位にし，副子の上につま先をのばした状態で脚を固定する。たたみ（8つ折り）三角巾で足と，膝の上を固定して，歩行は禁止する。足先は落ちない程度にゆるく固定する。

※たたみ三角巾の「8つ折り」は目安であり，傷病者の状態に合わせて適切な幅を保つようにする。

i 突き指の固定

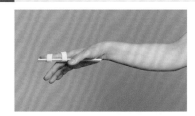

方法・留意点　冷たい水または冷湿布剤などで冷やし，割り箸・厚紙などで固定する。また，患部を心臓より高く挙上する。隣の指と固定する場合もある。

5 腕のつり方

上肢を固定する際にも，三角巾を利用できる。

三角巾で上肢を固定する方法

a 開き三角巾でつる方法

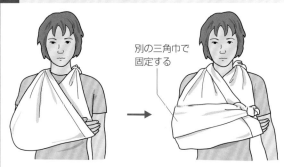

別の三角巾で固定する

方法・留意点　つろうとする腕の肘側に開き三角巾の頂点を置き，健側の肩に底辺の一端をかけ，もう一方の端を患側の肩に向かって折り上げる。両肩を出して，他方の端と首筋あたりで結ぶ。頂点をとめ結びにするか，折り曲げて安全ピンでとめる。

　つった腕をたたみ三角巾で，からだに固定すると，より動揺が抑えられる。

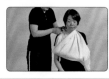

（49秒）

b たたみ三角巾でつる方法

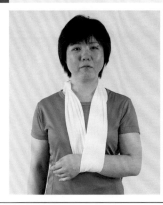 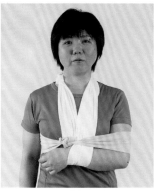

方法・留意点 開き三角巾では苦痛を伴う場合などに用いる。

手首や前腕の一部のみをたたみ三角巾でつる。

6 傷病者の保温

傷病者が低体温の場合や，手当てを行うまでに待機が必要な場合などには，傷病者の体温が保たれるように全身を毛布などで包む。

毛布のかわりに，市販のアルミシートを使用することもある。

▶ 毛布による保温方法

❶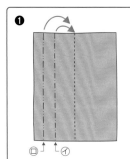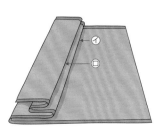

方法・留意点
❶ 毛布を要救護者の横に開き，あらかじめ半分まで扇子状に折り込んでおく（傷病者に背を向けるときは，様子を把握するために声をかけながら行う）。
❷ 傷病者を側臥位にして，毛布を背中の下に差し入れ，反対側から毛布を引き出す。
❸ 傷病者を毛布で包む。その際，肩や足を十分に包むようにする。

❷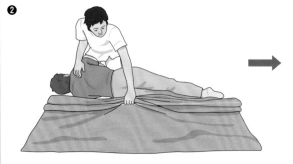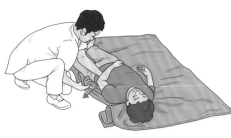

❸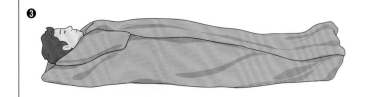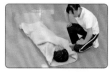

(2分)

B 搬送法

　災害発生後は，すみやかに傷病者や被災者を誘導しなければならない。しかし，地震や火災が発生した直後は，ストレッチャーや車椅子などの搬送用具だけでは，避難する機会を失ってしまうことになりかねない。災害時の搬送では，人力，または毛布・ふとんなどの手近にあるものを使用して搬送する技術を習得しておくことはとても重要である。最近では，エレベータなどが利用できない場合，高層階からの搬送には，簡易搬送用具(商品名：エアーストレッチャーなど)を用いることもある。

　傷病者を搬送するときには，搬送方法の誤りによる悪化を防ぐためできるだけ振動を与えず，移動の影響を最小限にすることが必要である。したがって，災害時の搬送は，効率性と安全性のバランスを考え，そのときに最も有効な方法を判断することが必要である。

　また，簡易搬送用具などの道具類は使用法を誤ると，搬送する傷病者や被災者のみならず，救助者自身も思わぬ負傷をすることがある。そのため，日ごろから使用方法を熟知しておく必要がある。

1 施設内での搬送方法

▶ 施設内での搬送方法

a 毛布やふとんを使用する方法

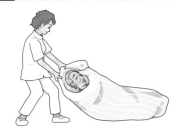

方法・留意点　動けない傷病者のベッドサイドに行き，傷病者が使用している毛布や掛けふとんなどに傷病者を包む。

　ゆっくりと滑らせるように，足→腰→頭の順にベッドから降ろす。傷病者の頭に振動を与えないように，頭側のふとんの端を両手でつかんで引きずり，安全な場所まで移動する。

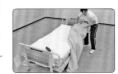

(1分49秒)

b 簡易搬送用具を使用する方法

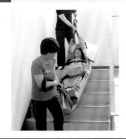

方法・留意点　傷病者のからだを固定するとめ具などをきちんと固定する。ベッドから降ろすときは，足→腰→頭の順にゆっくりと降ろす。

　傷病者の足を前方にして，2名以上で搬送する。

　階段を降りるときも，傷病者の足を前方にして，頭側の救助者が速度をコントロールしながら降ろす。

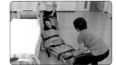

(2分3秒)

2 道具を使用せず人力で搬送する方法

　道具を用いずに搬送する場合，傷病者の意識の有無や，体格，救助者の人数などの状況に応じて，搬送方法を選択する。なお，搬送途中に傷病者の状態が変化した場合には，搬送方法の変更が必要となる場合もある。たとえば，歩いている途中で意識がなくなったり，痛みなどで歩行が困難になったりした

ときに，子どもや軽体重の傷病者であれば抱きかかえて運ぶように変更する。

　重傷者や骨折が疑われる場合には，できるだけ3人以上の救助者を確保して衝撃を与えないように搬送する。

▶ 1人での搬送方法

a 後ろから引っぱって運ぶ方法

方法・留意点 意識のない傷病者を，とりあえず安全な場所へ移動するときに用いる。

倒れている傷病者を起こすときは，傷病者の後方へまわり，自分の片足を徐々に差し込むようにして起こしていく。上半身が起こせたら，傷病者のわきの下から自分の腕を入れ，傷病者の両腕を組ませてつかみ，後方へ引っぱる。

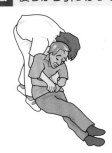

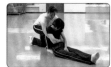

（47秒）

b 肩を貸して歩かせる方法

方法・留意点 足を負傷した傷病者の歩行をたすけながら移動する。

患側に立ち，傷病者の片腕を自分の首にかけて引き，肩と腰で傷病者をつり上げるようにして患側をやや浮かせるように固定する。もう一方の腕は，傷病者の背中を支える。前に出した救助者の外側の足に，傷病者の足を引きつけるようにして静かに半歩ずつ歩く。傷病者の状態を観察しながら移動していく。

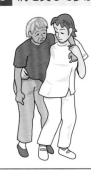

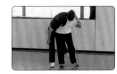

（25秒）

▶ 2人での搬送方法

a 前後について運ぶ方法

方法・留意点 1人は傷病者の後方へまわり，両肩から腕を入れて上体を起こす。もう1人は傷病者の脚を組み，両腕でかかえ込むようにして持ち，頭側を持った者が号令をかけ，立ち上がり移動する。

頭部損傷や骨折などの場合には用いない。

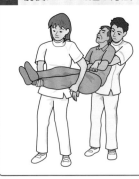

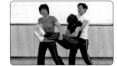

（26秒）

b 互いに手を組み合って運ぶ方法

方法・留意点 傷病者の腕を救助者の首にまわしてつかまらせる。救助者の頭側の手で傷病者の背を支え，他方の手を傷病者の膝窩にまわして互いの手首を握り合い，持ち上げる。傷病者に意識があり，重症でない場合に用いる。

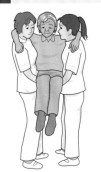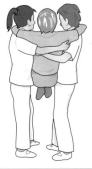

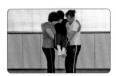

（34秒）

3人での搬送方法

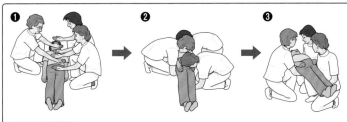
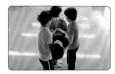

(54秒)

方法・留意点

❶ 搬送する傷病者の片側に2人，反対側に1人が片膝立ち（傷病者の頭側の膝を立てる）で座り，互いの手が交互になる（ヒューマンチェーン）ように差し出す。

❷ 傷病者のからだの下に手を入れる。このとき，傷病者の頭側にいる救助者（リーダー）は，傷病者の頭側の手を傷病者の首の下から入れ，自分の立ち位置と反対側の傷病者の肩を抱くようにして前腕で傷病者の頭部を支える。リーダーが「膝に上げる用意，上げ」と号令をかけ，2人の救助者の膝の上に傷病者を乗せる。

❸ 「立ち上がる用意，立て」の号令で，3人が立ち上がる。「前に，進め」の号令で，傷病者の足の方向へ進む。傷病者の頭側にいる救助者は，傷病者の状況を観察しながら進む。降ろすときは，逆の手順で降ろす。

3　担架を用いる方法

担架による搬送は，安全性を考えると，少なくとも4〜6人の救助者が必要となる。

担架で運ぶ方法　6人での搬送

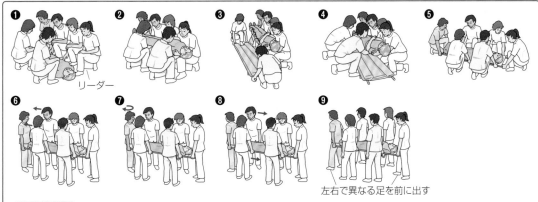

❾ 左右で異なる足を前に出す

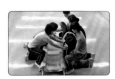

(2分25秒)

方法・留意点

❶ 傷病者の両側に救助者は4人と2人に分かれて片膝で座り，負傷している部位の頭側についた救助者がリーダーとなってかけ声をかける。救助者は互いの手を差し出して，各自の位置を確認する。

❷ 患側の反対側に保温用の毛布を敷いた担架を置き，準備が整ったらリーダーは「膝に上げる用意，上げ」などと号令をかけ，4人の膝に乗せる。

❸ 担架を傷病者に近づけ，❹「降ろす用意，降ろせ」の号令で，傷病者を担架の上に降ろし，毛布でおおって保温する。

❺ リーダーは傷病者の頭側に移動し，4人のうち，足側にいた救助者は，傷病者の足もとに移動する。「立つ用意，立て」の号令で，6人で息を合わせて立ち上がる。

❻ 両側の足側にいる2人は一歩ずつ足もと側に移動し，「よし」と声をかける。

❼ それを聞いたら足側にいた救助者は方向転換をして前を向き「よし」と合図を送る。

❽ 両側で足側に移動していた救助者はもとの位置に戻り「よし」と合図する。

❾ リーダーが「右足から前へ進め」と号令をかけ前進するが，リーダーは左足から前へ進む。これは担架の振動を防ぐためである。
担架から降ろすときは逆の手順で降ろす。

4 毛布などを使用した応急担架での搬送方法

応急担架での搬送方法

a 毛布の端をつかんで運ぶ方法

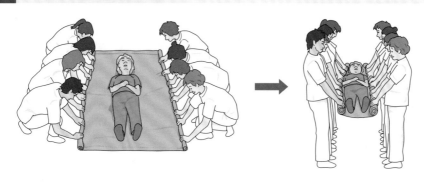

方法・留意点 担架がない場合には，毛布を縦に重ねて折り，傷病者の下に差し入れ，毛布の左右の端を丸めて両手でつかんで運ぶ方法もある。
　移動するときには全員がすり足で移動する。

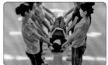

（1分27秒）

b そのほかの応急担架の例

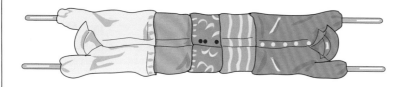

方法・留意点 長い棒状の物（物干しざおなど）と毛布，トレーナーなどの上着やロープがあれば，それらを用いて応急担架としてもよい。

撮影

　撮影時，さいたま赤十字看護専門学校と，さいたま赤十字病院看護部に所属されていた次の方々にご協力を賜りました。

阿部妙子	鈴木寛子	広瀬聡子
落合里織	高橋千賀子	本田優子
加藤京子	中嶋　恵	森　恵子
佐藤由美子	服部弓子	

巻末資料

❷ 救護装備と診療・蘇生・外科セット

▷表ⅰ 救護装備

	救護所装備	数	救護員装備	数
救護資材名	陰圧式固定具(マジックギプス)	1 式	救護員作業衣(上・下・ベルト付)	要員数×2 着
	保冷箱(大・小)	1 式	救護員作業帽	要員数
	テント	1 張	ヘルメット	
	担架，担架架台	2 組	ベスト(反射チョッキ)	
	折りたたみ寝具	4 台	編み上げ靴	
	毛布	16 枚	運動靴	
	患者掲示紙	20 枚	作業用グローブ	
	発電機	1 基	雨衣・防寒衣(上・下)	
	燃料携行缶	1 個	水筒	
	延長コード(電工ドラム)	2 本	ワッペン(胸章など)	
	投光器(三脚込み)	4 基	防塵ゴーグル	
	蛍光灯(防爆型)	4 基	防塵マスク(活性炭入り)	
	折りたたみ机	1 脚	ヘッドランプ	
	折りたたみ椅子	4 脚	携行バッグ 【全要員共通品目】 ハサミ，ペンライト，保護ガーゼ(7.5 cm × 7.5 cm)4 枚，五徳ナイフ，三角巾(中)2 枚，ライター，巻軸帯(4 号)，笛，絆創膏，救急絆(大・小各 5 枚)，消毒綿 5 枚，サージルマスク 10 枚，ビニール袋(大 1 枚・小 5 枚)，人工呼吸用マスク(一方向弁付)，ポケットティッシュ，医療用手袋，ひも(木綿 2 mm × 1 m)，安全ピン(7 号)2 個，裁縫用具(白糸 1 巻，針 5 本)，洗濯ばさみ(プラスチック)2 個，筆記用具，メモ用紙，印鑑(医師の検案書用として) 【個人準備品：参考】 身分証明書，運転免許証，筆記用具，洗面用具，着がえ(下着，靴下，スリッパなど)，時計，現金，常備薬，携帯電話(充電器付)，使い捨てカイロなど	
	テレビまたは携帯ラジオ(予備電池付)	1 台		
	携帯用マイク(予備電池付)	1 台		
	携帯無線機(150/400 MHz，充電器または予備電池付)	各 2 台		
	携帯電話(災害時優先，充電器付)	1 台		
	衛星電話(充電器付)	1 台		
	ノート型パソコン(プリンター，通信カードなどを含む)	1 台		
	被災地までの道路地図と被災地周辺の市街地図	1 冊		
	食料(救護員数×3 食×日数)	適宜		
	水(救護員×3 L×日数)	適宜		
	カセットコンロ(予備燃料付)	1 台		
	鍋，薬缶，フライパン	各 1 個		
	デジタルカメラ(記録用)	1 台		
	自動車修理工具	1 式		
	簡易トイレ	1 式		
	石けん	2 個		
	現金，トイレットペーパー，ゴミ袋，ブルーシート，ロープ	適宜		

ここに記載したものは，あくまでも最低限のリストであり，必要に応じて追加すること。
(熊本赤十字病院：常備救護班医療セット一覧)

◉表 ii　診療セット

区分	No	品名	規格	総定数
診療用具	1	体温計	電子式(4)	4
	2	血圧計	タイコス型	2
	3	聴診器		2
	4	直像鏡	耳・鼻・眼底用	1
	5	鼻鏡	和辻式(大・中)	各1
	6	ペンライト	瞳孔ゲージ，乾電池付	1
	7	酸素飽和度測定器	携帯型	1
	8	血糖測定器	針(1箱)，チップ(1箱)	各1
	9	打腱器		1
消耗品	1	メス刃	形成スカルペル　No.11・No.24	各10
	2	バイクリル	3号・4号	各2
	3	絹糸	シルクブレード　3-0・1-0	各10
	4	針付縫合糸	黒ナイロン　4-0 19 mm・5-0 19 mm	各10
	5	角針	3・5	各2
	6	手術用手袋	6.0(トーマ)・6.5(トーマ)・7.0(トーマ)・7.5(トーマ)	各5
	7	サージカルドレープ穴開き	3523 CE	10
	8	ディスポ膿盆		20
	9	舌圧子	木製	20
	10	綿棒		100
	11	三角巾	105 × 105 × 105	10
	12	滅菌綿棒	2本入	20
	13	アルコール綿	消毒用エタノール綿	1
	14	トランスポアサージカルテープ	1.25 cm × 9 m・2.5 cm × 9 m	各3
	15	布絆創膏		1
	16	エレバン	100枚入	1
	17	伸縮包帯	7.5 cm × 9 m	1
	18	処置用手袋	Mサイズ・Sサイズ	各1
	19	眼帯	ガーゼ付	2
	20	皮膚用鉛筆	2色	2
	21	紙コップ		20
	22	サインペン	赤・黒	各1

(熊本赤十字病院：常備救護班医療セット一覧)

◖表 iii　蘇生・外科セット

区分	No	品名	規格	総定数
蘇生用具	1	レスバック	シリコン製リザーバー付	1
	2	マスク	大・中・小	各1
	3	エアウェイ	・バーマン型　大・中・小 ・経鼻　8.0・7.0・6.0	各1
	4	吸引器	足踏み式	1
挿管用具	1	喉頭鏡	・マッキントッシュ ・ブレード　大・中・小	各1
	2	気管挿管チューブ	・カフ付6・7・8 ・カフ無3.5・4.5	各1
	3	キシロカインゼリー		1
	4	スタイレット	大・小	各1
	5	バイトブロック	・トーマスチューブホルダー ・バイトブロック　小	各3
	6	トラヘルパー	No.8・No.10	各1
	7	カラーシリンジ	赤　10 mL	2
	8	マルチポア	2.5 × 5.0	2
	9	酸素マスク	アトム　OX138	2
	10	酸素鼻孔カニューラ	アトム　OX20	2
	11	フィーディングチューブ	12 Fr・16 Fr・18 Fr	各1
	12	カラーシリンジ	黄カテーテルチップ　20 mL	1
	13	バルーンカテーテル	・10 Fr ・バードI.C. フォーリートレイB　14 Fr・16 Fr	各1
	14	ウロバッグ		1
	15	止血帯（CAT）		1
	16	吸引チューブ	口腔用　14 Fr, 気管用　6 Fr・8 Fr・12 Fr	各2
*1 治療用具（滅菌物）	1	攝子	・18 cm	5
			・13 cm　無鈎（ディスポーザブル）	2
			・11 cm 眼科用	1
			・耳鼻科用　ルーツェ式	1
	2	クーパー	両鈍反　14 cm, 片尖直　14 cm	各2
	3	コッヘル	14 cm　無鈎・有鈎, モスキート　無鈎・有鈎	各2
	4	持針器	マチウ　16 cm	2
	5	両頭鈍鈎	ホルクマン　1-2・00-0	各2
	6	消息子	18 cm	2
	7	消毒盆	27 × 21 × 4 cm	2
	8	シャーレ		2
	9	洗浄瓶	500 mL・250 mL	各1

●表 iii　（続き）

区分	No	品名	規格	総定数
*2 注射セット	1	駆血帯		1
	2	注射針	18 G（100本入り），22 G（100本入り）	各30
	3	JMS 輸液セット	成人用末梢ライン，小児用末梢ライン	各10
	4	インサイト	20 G，22 G，24 G	各1
	5	I.V. コンフォートフィルムドレッシング	オプサイト IV3000	30
	6	サージカルテープ	トランスポアホワイトサージカルテープ 2.5 cm	5
	7	消毒用エタノール綿	エレファワイパー EW	1
	8	ディスポシリンジ	5 mL，10 mL，20 mL	各30
	9	処置用シーツ		1
	10	針ボックス		1
*2 衛生材料	1	サバキ A ガーゼ，サバキ B ガーゼ		各30
	2	4つ折りガーゼ	10枚入り，5枚入り	各30
	3	8つ折りガーゼ	5枚入り	30
	4	10枚ロール	1本入り，2本入り	各30
	5	サージョン 7.5	5枚入り，2枚入り	各30
		サージョン 5.5	5枚入り，2枚入り	各30
	6	挿入ガーゼ	1枚入り	30
	7	角綿		3
	8	スキンサポート	1枚入り，2枚入り	各3
	9	RD ガーゼ	100枚入り	3

＊1 セットにはないが，心電計（除細動機能付）1 台と陰圧固定用具（マジックギプスセット）3 個 1 組を用意することもある。

＊2 注射・点滴に必要な物品や衛生材料は出動時に準備する。

（熊本赤十字病院：常備救護班医療セット一覧）

索引